超声掌中宝

肌骨超声诊断

主　　编　王月香

副 主 编　乔　璐

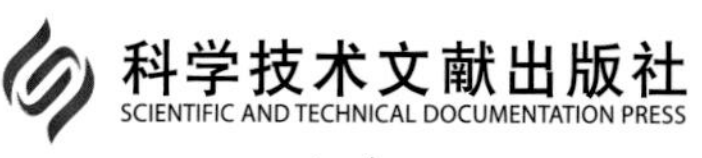

·北京·

图书在版编目(CIP)数据

肌骨超声诊断 / 王月香主编. —北京：科学技术文献出版社，2018. 9

（超声掌中宝）

ISBN 978-7-5189-4625-9

Ⅰ. ①肌… Ⅱ. ①王… Ⅲ. ①肌肉骨骼系统—超声波诊断 Ⅳ. ① R680.4

中国版本图书馆 CIP 数据核字（2018）第 148096 号

肌骨超声诊断

策划编辑：薛士滨　责任编辑：薛士滨　责任校对：文　浩　责任出版：张志平

出 版 者　科学技术文献出版社
地　　址　北京市复兴路15号　邮编　100038
编 务 部　（010）58882938，58882087（传真）
发 行 部　（010）58882868，58882870（传真）
邮 购 部　（010）58882873
官方网址　www.stdp.com.cn
发 行 者　科学技术文献出版社发行　全国各地新华书店经销
印 刷 者　北京地大彩印有限公司
版　　次　2018 年 9 月第 1 版　2018 年 9 月第 1 次印刷
开　　本　889 × 1194　1/32
字　　数　423千
印　　张　13.625
书　　号　ISBN 978-7-5189-4625-9
定　　价　138.00元

主编简介

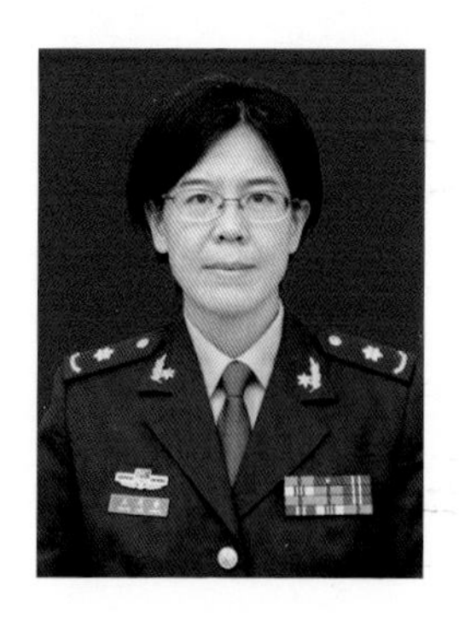

王月香，医学博士，解放军总医院超声科主任医师。任中国医师协会超声医师分会肌骨专业委员会副主任委员，北京中西医结合学会影像医学专业委员会副主任委员，中国超声医学工程学会肌肉骨骼超声专业委员会常委。完成国家自然科学基金课题二项，在研国科金一项。以第一作者发表文章30余篇，其中SCI文章10余篇。主编2本超声专著：《四肢肌骨超声入门图解》《肌骨超声诊断》。译著2本：《髋关节超声检查：婴儿发育性髋脱位的诊断与治疗》《肌骨超声必读》。为中国医师协会《中国肌骨超声检查指南》、研究生规划教材《肌骨超声诊断学》《超声医学专科能力建设岗位培训教材肌骨分册》等多部教材的编写专家。担任国家卫计委能力建设和继续教育中心超声培训师资。专业特长：四肢肌骨超声检查和相关介入治疗工作。

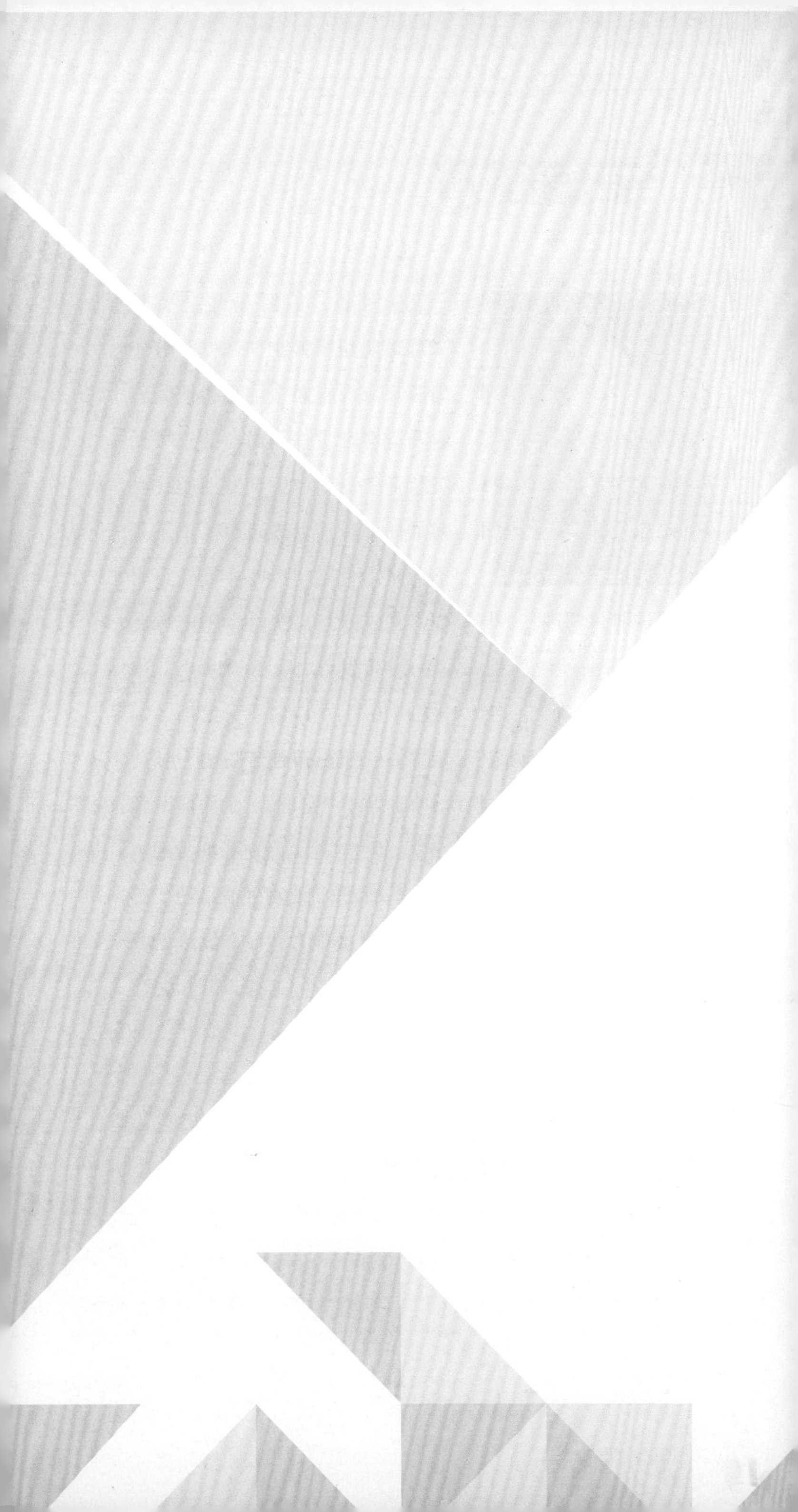

前言

肌骨超声在近十余年发展迅速，已成为超声医学重要的亚专业之一。高频超声由于具有较高的软组织分辨率，可清晰地显示四肢的肌腱、韧带、滑囊、滑膜、周围神经等结构的病变，因此已成为四肢软组织病变诊断的重要影像学手段之一。在很多软组织病变尤其是周围神经病变的诊断上，超声检查可作为首选手段而在临床发挥着重要作用。然而肌骨超声在我国的发展还存在着参差不齐的状况，很多地方医院尚未开展肌骨超声检查。因此，如何促进肌骨超声在我国的普及和发展是当前超声医学面临的任务之一。

肌骨超声专业不同于其他超声专业，其涉及的四肢肌肉、骨骼、神经等局部解剖内容较多，且超声扫查这些结构时，常常需要让患者采取一定的体位才能将这些结构清晰地显示出来。除此之外，还需要对常见临床疾病的发病机制、临床表现有一个准确的认识，才能对声像图表现进行准确的解读，对病变性质、严重程度、累及范围等作出准确的判断。因此，为了帮助超声医生更好、更快地掌握肌骨超声的基本操作和常见病变诊断，作者总结了近十年从事肌骨超声工作的经验，结合国内外最新的研究结果，精心编写了这本可以拿在手中的小而精炼的书籍，希望能为大家的肌骨超声学习提供更多的参考。本书的内容主要包括肩、肘、手腕、髋、膝、足踝和周围神经这几个部分，内容涉及超声检查方法、正常声像图表现、常见疾病的临床特征及超声表现等。本书除了配有大量的清晰超声图像外，还配有 200 多个正常及病变的超声连续扫查视频资料，读者用手机扫二维码后即可观看视频，极大地方便了读者的学习，使读者能更好地理解超声扫查过程和病变的全貌。

本书在病例收集过程和书籍编写过程中，得到了解放军总医院超声科唐杰主任、罗渝昆主任的大力支持和鼓励，并得到了科室其他老师和主任的热心支持和帮助，在此对他们表示衷心的感谢。

尽管本书在内容上力求阐述准确、条理清晰、简明扼要，但由于作者水平有限，可能会出现一些难以避免的错误，敬请大家批评指正，以使本书不断完善。

中国人民解放军总医院

王月香

目录

第1章 肩关节超声检查与常见病变诊断

第一节 肩关节超声检查

一、肱二头肌长头肌腱

肱二头肌长头肌腱起自上盂唇和盂上结节，位于关节囊内的长头肌腱经过肩袖间隙，转 30° ～45° 角后进入肱骨结节间沟，此处被肱横韧带所固定。肩袖间隙内的结构起固定位于关节囊内的肱二头肌长头肌腱的作用。

1. 肱二头肌长头肌腱横切面

患者取坐位，面朝检查者，肩关节中立位，前臂旋后放置在检查侧大腿上，此体位可让肱骨结节间沟位于前部。探头横切放在肱骨头上，可见肱骨结节间沟，其为肱骨大结节与小结节之间一个骨性凹陷，内可见肱二头肌长头肌腱，呈椭圆形的高回声结构（图 1-1-1A 与图 1-1-1B 和视频）。

动态超声检查：肘部放在身体旁保持不动，肩部做内旋和外旋动作，分别于肱骨结节间沟处和肩袖间隙处观察肱二头肌长头肌腱有无脱位。注意探头局部勿加压，以避免过大的压力而阻止长头肌腱向外脱位。

【注意事项】

■ 检查时应不断侧动探头，使声束垂直于肌腱，避免出现肌腱的各向异性伪像；

■ 在横切面上做连续扫查，向上直至盂肱关节腔内，向下直至肌腱－肌腹移行处。

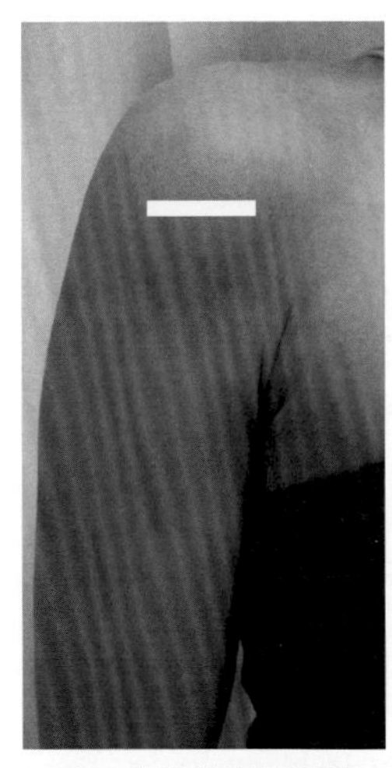

图 1-1-1A　肱二头肌长头肌腱横切面探头位置

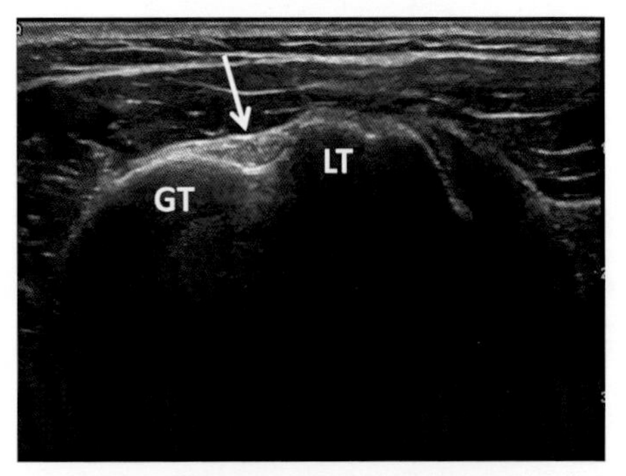

图 1-1-1B　横切面显示肱二头肌长头肌腱（↑）
GT，肱骨大结节；LT，肱骨小结节

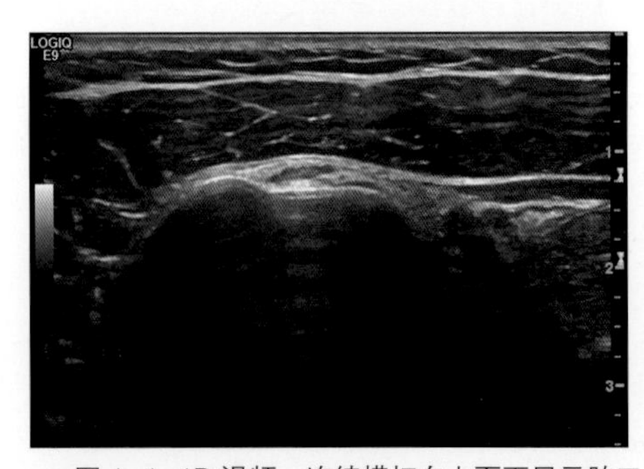

图 1-1-1B 视频　连续横切自上而下显示肱二头肌长头肌腱

2. 肱二头肌长头肌腱长轴切面

探头自上一切面旋转 90° 显示肱二头肌长头肌腱长轴，向下一直扫查至肌腱 - 肌腹移行处，向上至盂肱关节腔内（图 1-1-1C）。肌腱呈带状高回声结构，内可见多条细线状回声。检查时，注意尽可能使声束垂直于肌腱，以避免肌腱的各向异性伪像。可采用探头远侧加压、近侧轻抬的方法。

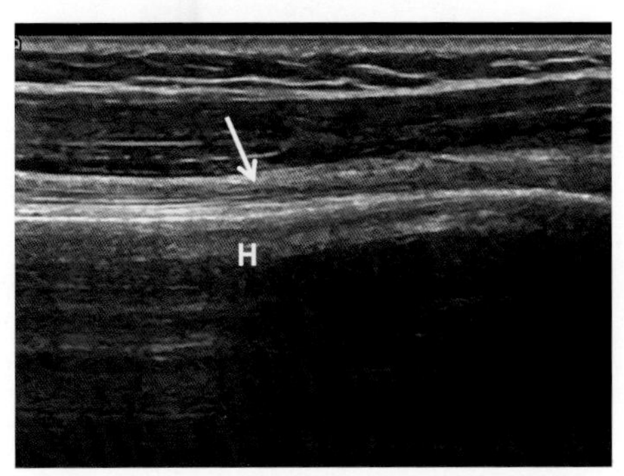

图 1-1-1C　纵切面显示肱二头肌长头肌腱（↑）

H，肱骨

二、肩袖间隙

肩袖间隙为位于冈上肌腱与肩胛下肌腱之间的三角形间隙，其顶部为喙肱韧带，内容物为肱二头肌长头肌腱和盂肱上韧带。喙肱韧带和盂肱上韧带与肩关节囊融合，形成肱二头肌长头肌腱的滑车。肩袖间隙内的结构损伤可导致盂肱关节不稳和／或长头肌腱半脱位。

检查上，探头首先横切显示肱二头肌长头切面，然后向肱骨头方向移动，直至肩袖间隙处，即位于前侧的肩胛下肌腱与后侧的冈上肌腱之间，可见肱二头肌长头肌腱的深方为低回声的肱骨头关节软骨，浅方为喙肱韧带，前方为盂肱上韧带（图 1-1-2）。

让肩部做内旋和外旋动作以观察肱二头肌长头肌腱与其浅侧喙肱韧带的位置关系。

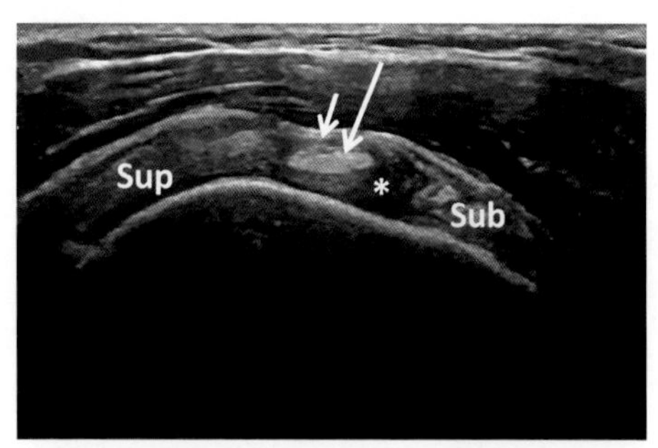

图 1-1-2　横切面显示肩袖间隙内的肱二头肌长头肌腱（长箭头），短箭头为喙肱韧带和关节囊

Sub，肩胛下肌腱；Sup，冈上肌腱；* 为盂肱上韧带

三、肩胛下肌腱

1. 肩胛下肌腱长轴切面

患者肩部外旋，探头横切从肱骨结节间沟向内侧移动，可显示肩胛下肌腱长轴切面，为纤维带状高回声附着在肱骨小结节（图 1-1-3A 与视频）。探头要向上、向下移动，以全面扫查整个肌腱。检查时让患者上臂抗阻力外旋，有助于肌腱微小撕裂的检出。

2. 肩胛下肌腱短轴切面

探头自上一切面旋转 90° ，矢状位扫查肩胛下肌腱，显示肌腱短轴切面（图 1-1-3B），呈数个高回声纤维束，间以低回声的肌腹。探头从内侧向外侧移动，直至显示肌腱在肱骨小结节的止点处。

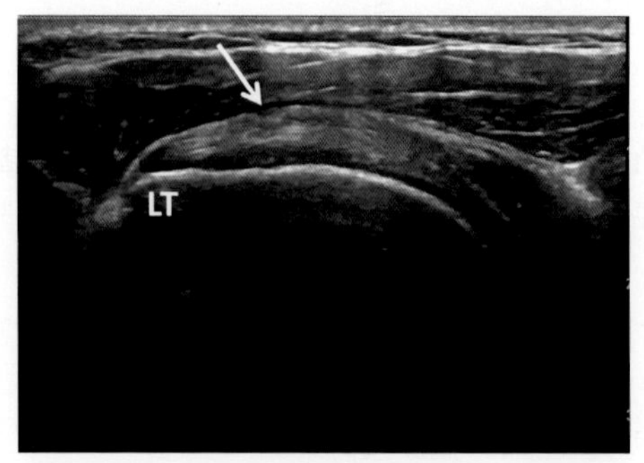

图 1-1-3A　显示肩胛下肌腱（箭头）长轴切面

LT，肱骨小结节

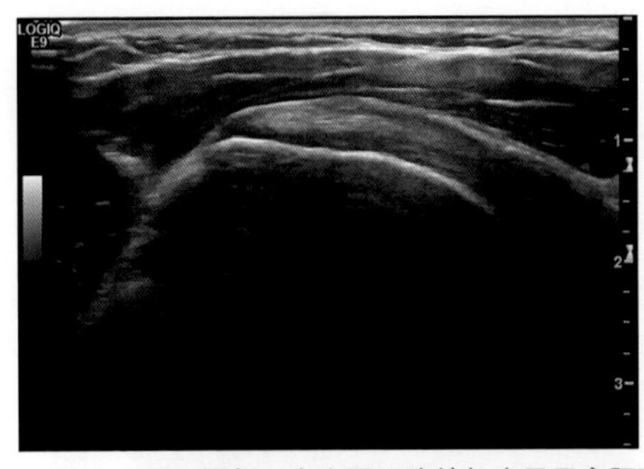

图 1-1-3A 视频 自上而下连续扫查显示肩胛下肌腱长轴切面

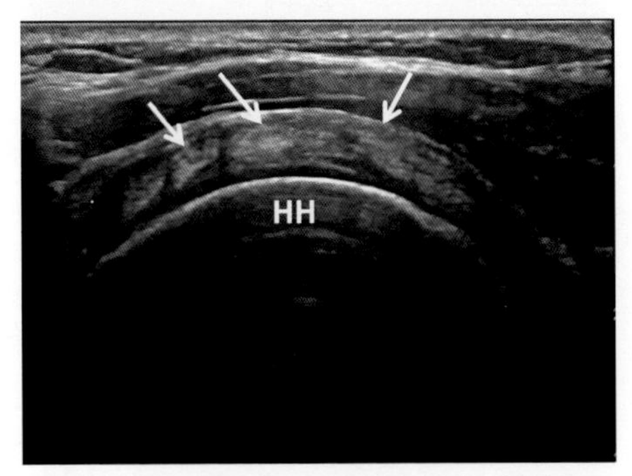

图 1-1-3B 显示肩胛下肌腱（箭头）短轴切面
HH，肱骨头

四、冈上肌腱

由于冈上肌腱部分位于肩峰下方，因此为了尽可能多地显示冈上肌腱，可采取以下体位来检查冈上肌腱。

（1）Crass 体位：患者肩部应最大限度内旋和后伸，前臂放于背后，手背紧贴对侧肩胛骨；

（2）Middleton 体位：用于不能做 Crass 体位的患者。肩部后伸，肘部屈曲并指向后方，手掌放于同侧臀部裤子后兜部位。

1. 冈上肌腱长轴切面

检查时，探头斜纵切放置在肩前外侧，显示冈上肌腱长轴，为带状高回声结构，肌腱浅侧为三角肌下滑囊，肌腱深侧为低回声的关节软骨和呈强回声的肱骨头（图 1-1-4A）。检查时，探头应向前向后移动，以全面检查整个肌腱（图 1-1-4A 视频）。

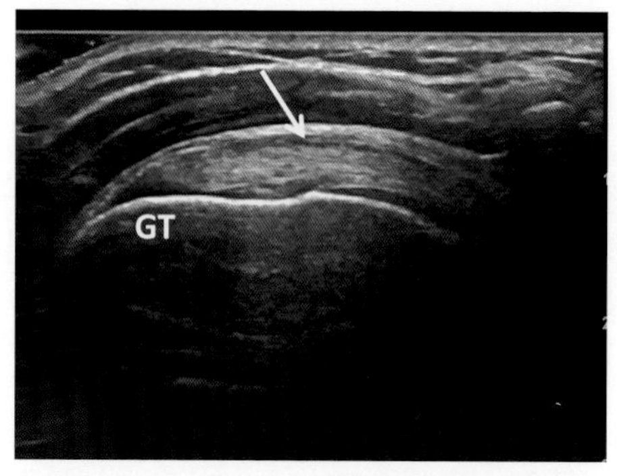

图 1-1-4A　显示冈上肌腱长轴切面（箭头）
GT，肱骨大结节

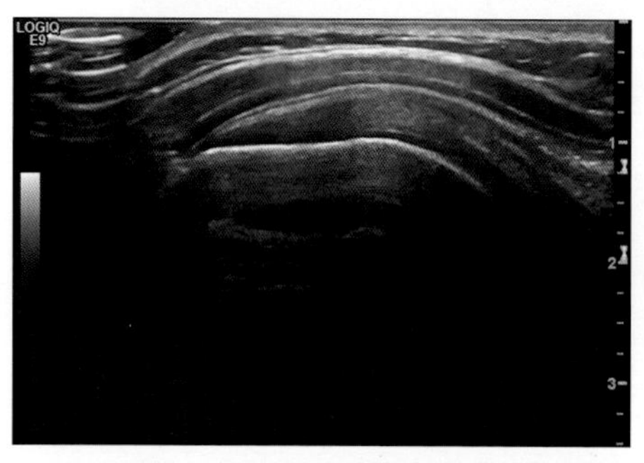

图 1-1-4A 视频　自后侧向前侧连续扫查显示冈上肌腱长轴切面直至显示肱二头肌长头肌腱

2. 冈上肌腱短轴切面

将探头自上一切面旋转 90° 显示冈上肌腱短轴切面，探头应自近侧向远侧肱骨大结节方向移动，直至显示肌腱止点部位（图 1-1-4B 与视频）。

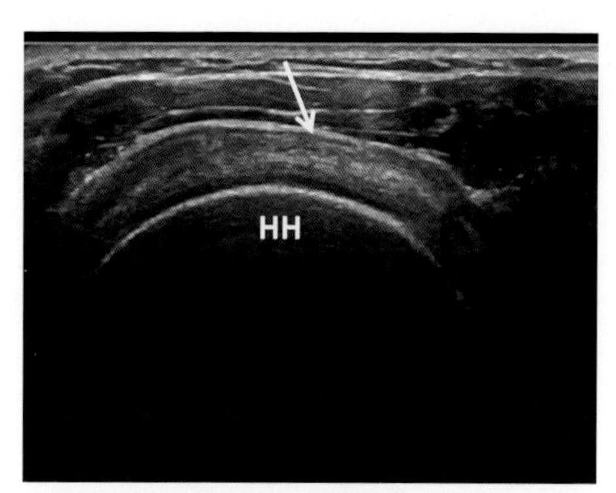

图 1-1-4B　显示冈上肌腱短轴切面（箭头）
HH，肱骨头

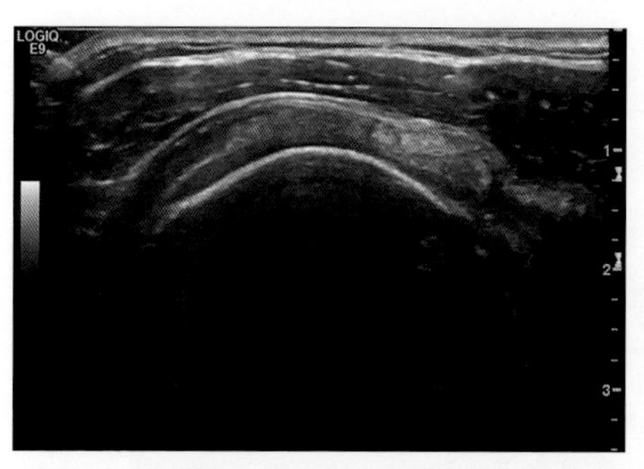

图 1-1-4B 视频　自近侧向远侧连续扫查显示冈上肌腱短轴切面

五、冈下肌腱和小圆肌腱

1. 冈下肌腱和小圆肌腱长轴切面

让患者背朝检查者，其手部放在大腿部或对侧肩上。探头斜横切放置在背部肱骨大结节内侧。冈下肌腱显示为纤维带状高回声，其在肱骨大结节附着处呈鸟嘴样（图 1-1-5A，图 1-1-5B 与视频）。让患者被动外旋和内旋肩部有利于对冈下肌腱病变的检查。检查完冈下肌腱后，向下移动探头可显示小圆肌腱（图 1-1-5C 与视频）。小圆肌腱较细小，且较少发生病变，因此可不作为常规检查项目。此体位也可用于检查肩关节后盂唇。

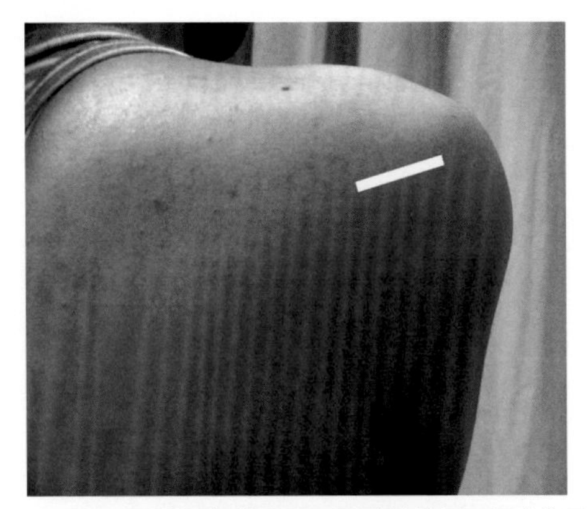

图 1-1-5A　肩后部检查冈下肌腱长轴切面探头位置

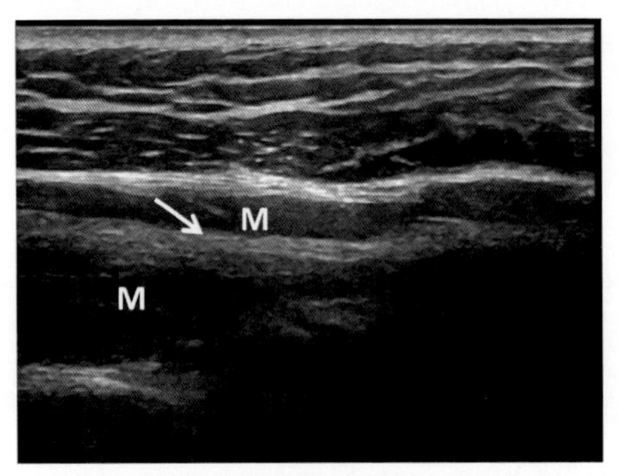

图 1-1-5B　肩后部显示冈下肌腱（箭头）长轴切面，其周围为低回声的肌腹（M）

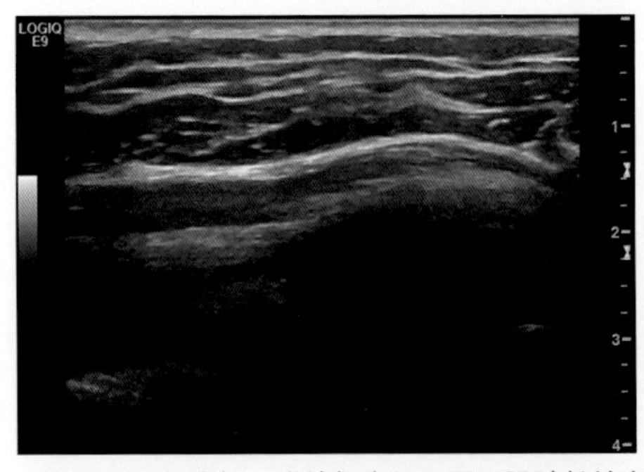

图 1-1-5B 视频　连续扫查显示冈下肌腱长轴直至其在肱骨大结节止点处

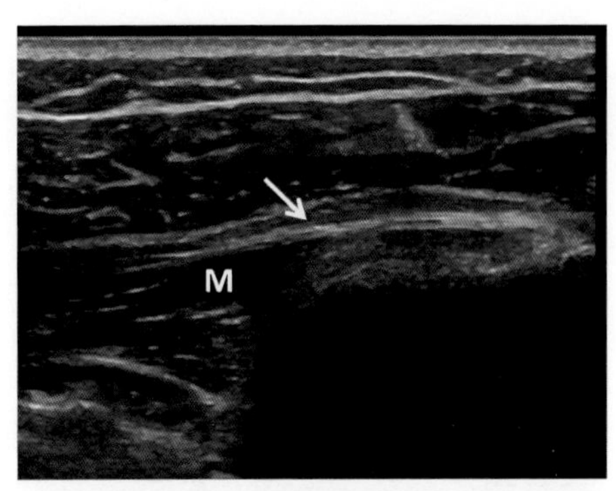

图 1–1–5C　肩后部显示小圆肌腱（箭头）长轴切面，其周围为低回声的肌腹（M）

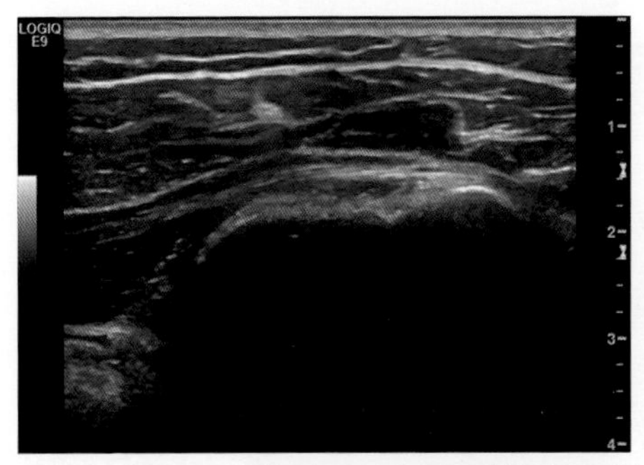

图 1–1–5C 视频　连续扫查显示小圆肌腱长轴直至其在肱骨大结节止点处

2. 冈下肌腱和小圆肌腱短轴切面

探头纵切放在肩后部肩胛冈下方，可见紧贴肩胛骨的冈下肌、小圆肌的肌腹短轴切面，探头保持纵切向肱骨头方向移动，可逐渐显示两块肌腹内的肌腱短轴切面，呈高回声结构，直至肌腱在肱骨大结节的止点处（图 1–1–5D 与视频）。

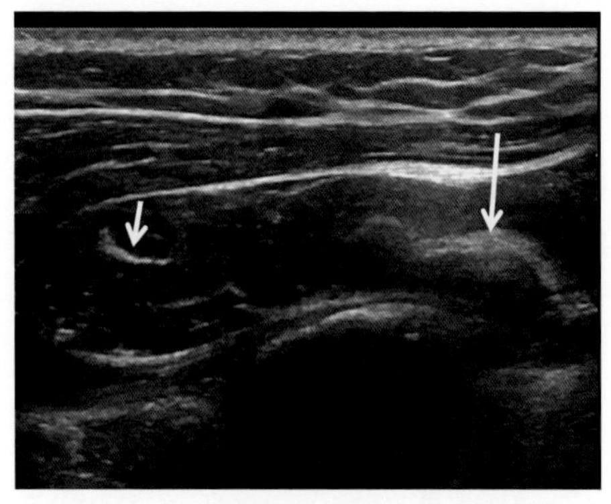

图 1-1-5D　肩后部显示冈下肌腱（长箭头）和小圆肌腱（短箭头）短轴切面，肌腱周围为低回声的肌腹

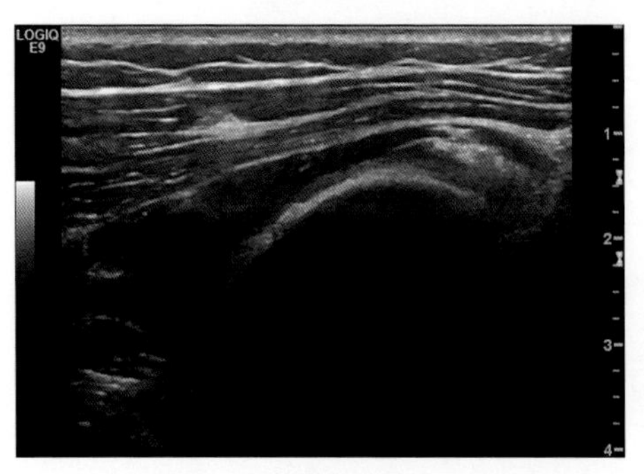

图 1-1-5D 视频　连续横切显示冈下肌腱与小圆肌腱自近侧向远侧直至其在肱骨大结节止点处

六、冈上肌、冈下肌和小圆肌肌腹

除肌腱外，还应检查冈上肌、冈下肌、小圆肌的肌腹有无异常。肩袖撕裂时如伴有相应肌腹萎缩改变，则不利于肩袖撕裂修补术的术后恢复。探头可分别放在肩胛冈的上方和下方，分别显示上述肌肉的长轴和短轴切面。正常肌肉呈低回声，内见线状的纤维脂肪分隔（图 1-1-6）。肌肉萎缩时可见肌肉回声增高，肌肉体积减小，其内肌纤维结构显示不清。

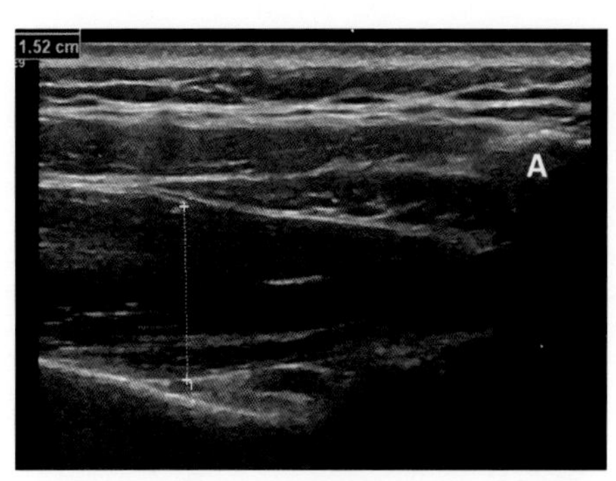

图 1-1-6　纵切面显示冈上肌肌腹（标尺）其浅侧为斜方肌
A，肩峰

七、盂肱关节后部、后盂唇

在冈下肌腱长轴切面上，可显示盂肱关节后部，关节软骨显示为带状低回声附着在强回声的肱骨头上。后盂唇呈三角形的高回声，位于关节盂周缘（图 1-1-7）。

【注意事项】

肩部中立位时，不易显示关节后隐窝内的积液。当患者为坐位时，由于重力作用，盂肱关节腔内的积液多积聚在关节腔的腋下隐窝。肩部外旋时，可显著增加关节后隐窝显示积液的敏感性。

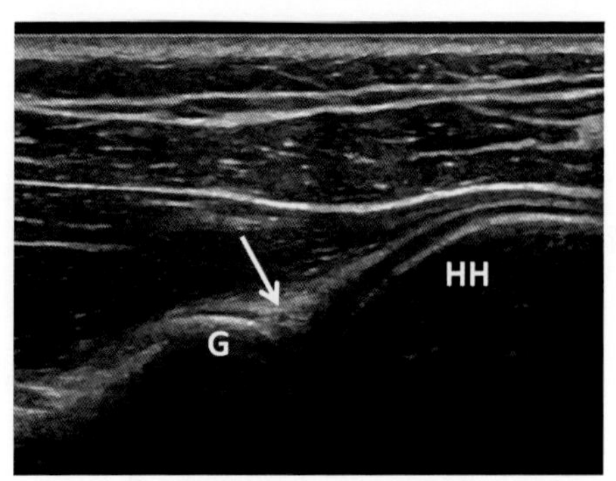

图 1-1-7　显示肩后部关节隐窝及盂唇（箭头）
HH，肱骨头；G，关节盂

八、冈盂切迹与肩胛上切迹

在显示盂肱关节后部和后盂唇切面，探头向内侧移动至关节盂内侧，可显示冈盂切迹，为肩胛冈根部与关节盂后缘之间的一个凹陷，其内为肩胛上动静脉和肩胛上神经（图 1-1-8A）。彩色多普勒检查可显示肩胛上动脉的搏动血流信号。检查时，探头应向上和向下移动以全面显示冈盂切迹。

将探头放在肩胛冈上方的冈上窝内行冠状切面扫查，探头前后移动直至显示肩胛上切迹，可见肩胛上切迹为肩胛骨的一个局部凹陷，略呈三角形，内为高回声，肩胛上神经走行其内（图 1-1-8B）。

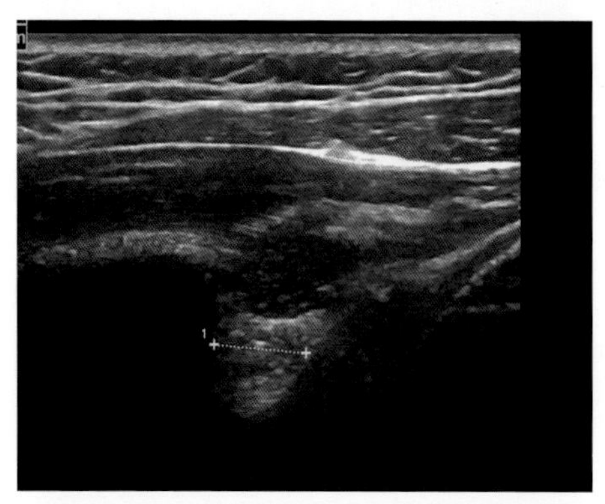

图 1-1-8A　肩后部显示冈盂切迹（标尺）

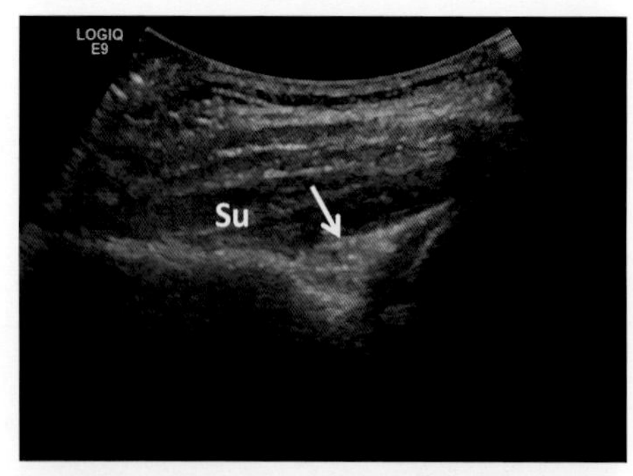

图 1-1-8B　显示肩胛上切迹（箭头）
Su，冈上肌

九、肩锁关节

患者上肢中立位放在身体一侧，探头放在肩锁关节上冠状切面显示肩锁关节。正常情况下锁骨位置要略高于肩峰（图 1-1-9）。肩锁韧带显示为连接锁骨远端和肩峰的低回声结构。检查时，探头从前向后移动，前部的关节间隙要比后部的关节间隙宽。关节内有时可见纤维软骨盘，呈薄的线状高回声。

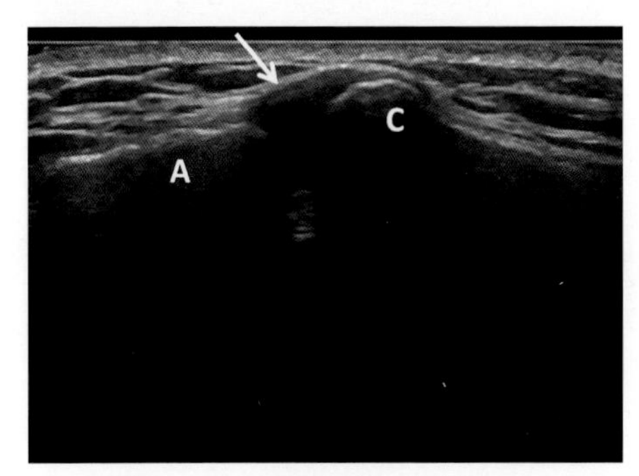

图 1-1-9　显示肩锁关节（箭头）
A，肩峰；C，锁骨

十、喙肩韧带

将探头一端放在喙突，另一端放在肩峰上可显示喙肩韧带（图 1-1-10）。

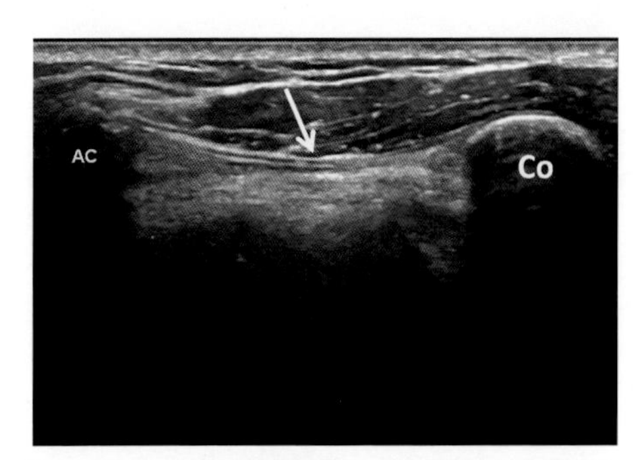

图 1-1-10　显示喙肩韧带，呈带状回声（箭头）
AC，肩峰；Co，喙突

十一、胸锁关节

将探头一端放在锁骨内侧端，另一端放在胸骨上可显示胸锁关节（图 1-1-11）。

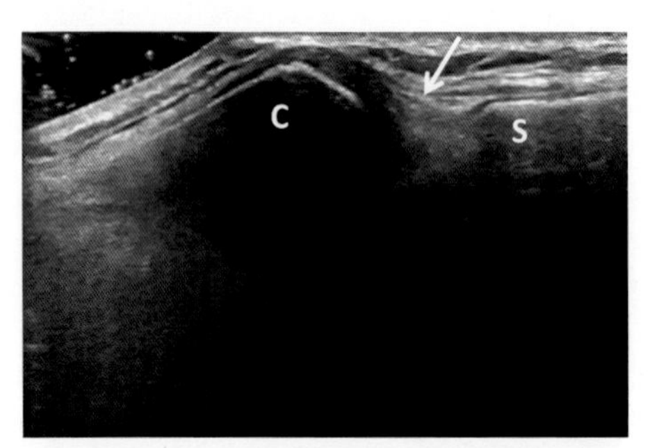

图 1-1-11　显示胸锁关节（箭头）
C，锁骨；S，胸骨

十二、肩峰下 - 三角肌下滑囊

肩峰下 - 三角肌下滑囊是人体最大的滑囊，覆盖肩部大部分区域，内侧达喙突，前部覆盖肱骨结节间沟，下缘可达肱骨大结节下方约 3cm，位于肩袖与三角肌、肩峰之间。滑囊内的少量积液可起润滑作用，以减轻肩袖与肩峰和三角肌之间的摩擦。正常肩峰下 - 三角肌下滑囊显示为薄的低回声结构，其周围可见高回声的滑囊外脂肪组织（图 1-1-12）。

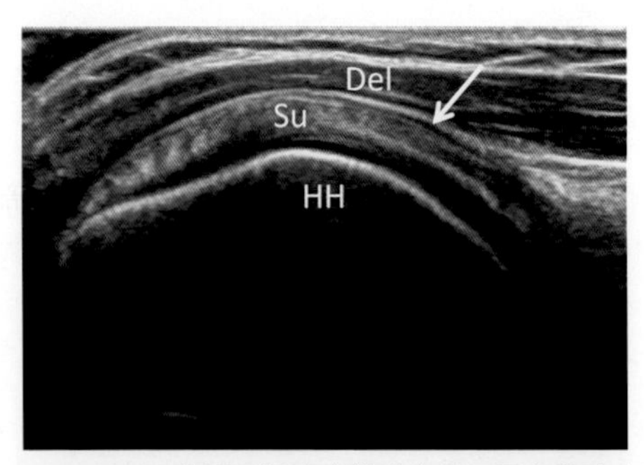

图 1-1-12　显示三角肌下滑囊（箭头）位于冈上肌腱（Su）与三角肌（Del）之间，呈细带状低回声，周围为高回声的滑囊外脂肪组织
HH，肱骨头

第二节　肩袖肌腱病与肩袖撕裂

一、肩袖肌腱病

【疾病简介】

■ 肩袖肌腱病被认为是肩袖前上部撞击的早期改变，病变首先累及冈上肌腱及其浅侧滑囊。

■ 主要病理改变为：肌腱纤维结构紊乱、黏液变性、透明样变性、软骨化生、血管增生和脂肪浸润。

【超声表现】

■ 受累肌腱局部增厚或弥漫性增厚，内部回声减低，内部纤维结构消失，伴或不伴有血流信号增多。

■ 双侧对比检查对于明确诊断具有重要作用。如两侧肌腱厚度相差 1.5 ～ 2.5mm，或肌腱厚度＞ 8mm 时提示肌腱病。

二、肩袖撕裂

肩袖撕裂损伤是中老年常见的肩关节病变，发生率占肩关节疾病的 17% ～ 41%。其发生与肌腱的退变、肩袖在肩峰和喙肩弓反复、微小的撞击，继而使肩峰前下方形成骨赘、肌腱发生充血水肿、变性、撕裂有关。

（一）肩袖部分撕裂

【病变分类】

部分撕裂根据撕裂的部位可分为 3 类：①滑囊侧部分撕裂；②肌腱内部分撕裂；③关节侧部分撕裂。每一类根据撕裂的深度分为 3 度：Ⅰ度 <3mm，Ⅱ度 3 ～ 6mm，Ⅲ度 >6mm 或超过肌腱厚度 50%。

【超声表现】

■　肌腱的关节侧、滑囊侧或肌腱内可见条形或不规则形无回声裂隙，或显示为混杂的高回声和低回声区，纵切和横切检查均可见病变（图 1-2-1 与视频，图 1-2-2）。

■　多数肩袖部分撕裂患者可合并肌腱附着处骨骼的异常改变，如骨皮质小的缺损、骨破碎和骨赘形成。

■　肩袖部分撕裂时，有时可见肱二头肌长头肌腱腱鞘内有少量积液或三角肌下滑囊内少量积液。但如果三角肌－肩峰下滑囊出现大量积液，则应怀疑有肩袖完全撕裂的可能。

【注意事项】

■　应在肌腱的长轴及短轴切面上均能显示病变。

■　应在肌腱的长轴及短轴上分别测量撕裂的范围。

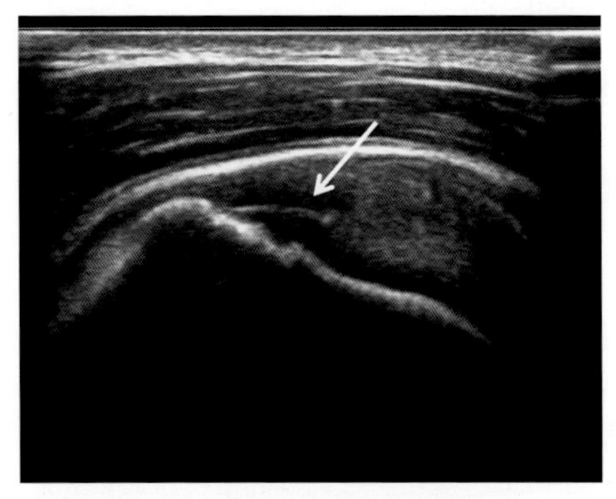

图 1-2-1　纵切面显示冈上肌腱近止点处线状高回声，其周围组织回声减低（箭头），为腱体内部分撕裂

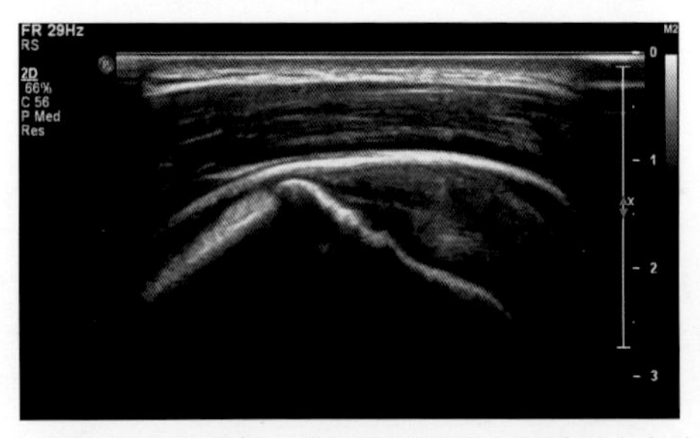

图 1-2-1 视频　纵切面显示冈上肌腱近止点处线状高回声，其周围组织回声减低

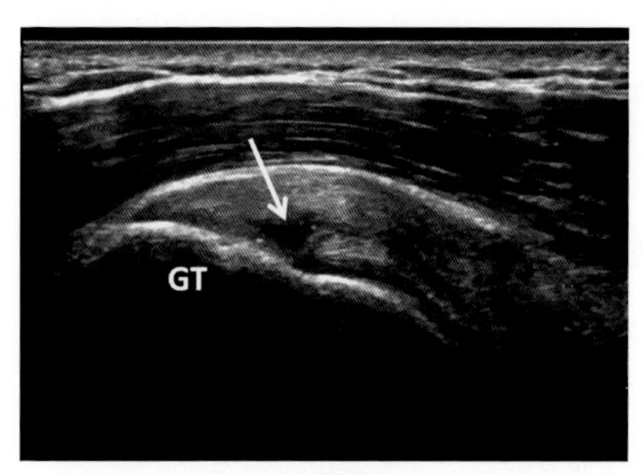

图 1-2-2　长轴切面显示冈上肌腱腱体内小范围撕裂（箭头），呈极低回声区

GT，肱骨大结节

（二）肩袖全层撕裂

【疾病简介】

■　肩袖全层撕裂是指肩袖撕裂累及肌腱的全层（从浅层至深层），从而导致盂肱关节腔与三角肌下滑囊相通。

■　全层撕裂可累及肌腱的整个宽度（从肌腱的前部至后部），或仅累及肌腱的部分宽度。

■　由于冈上肌腱宽约 25mm，如撕裂范围从肱二头肌腱向后延伸范围＞ 25mm，则撕裂不仅累及冈上肌腱，还会累及冈下肌腱。

■　巨大撕裂为撕裂宽度大于 5cm，或累及 2 个或 2 个以上的肌腱。

【超声表现】

1. 原发征象

■　局部肌腱结构缺失，可见低回声或无回声裂隙累及肌腱的全层（图 1-2-3 ～图 1-2-9 及视频）。可累及冈上肌腱的部分宽度或整个宽度，严重者可累及整个冈上肌腱和冈下肌腱，甚至肩胛下肌腱。肌腱近侧断端可回缩至肩峰下，导致三角肌直接覆盖在肱骨头上。

■　肩峰下 - 三角肌下滑囊疝入肩袖内：当肩袖撕裂时，三角肌和肩峰下 - 三角肌下滑囊可疝入肩袖撕裂处，使其形态呈凹陷状。

■　撕裂部位的可压缩性：正常肩袖不能被压缩。肩袖完全撕裂时，有时在肩袖断裂处可充填积液和组织碎屑，使肩袖的上缘可仍保持类似正常的外凸形状，易发生误诊。探头按压动态观察，可见肩袖撕裂处被压瘪而使浅测的三角肌下滑囊贴近肱骨头。

2. 继发征象

■ 肱骨大结节骨皮质不规则。

■ 肩峰下 – 三角肌下滑囊积液、滑膜增生。

■ 软骨界面征（由于肌腱撕裂、局部积液导致肱骨头软骨浅侧界面清晰显示而呈细线状高回声）。

■ 肱二头肌长头肌腱腱鞘内积液。

■ 盂肱关节内积液。

【注意事项】

■ 肩袖肌腱完整者，有时亦可见关节软骨界面征象，应注意识别。

■ 探头局部加压有助于识别未回缩的肌腱撕裂。

■ 肌腱撕裂需描述撕裂的部位和范围，短轴上应写清累及冈上肌腱的前部、中部或后部，长轴上描述撕裂是位于止点处、肌 – 腱移行处，还应描述肌腱断端有无回缩。

■ 慢性全层撕裂时，勿将三角肌或增厚的三角肌下滑囊当作肩袖组织。

■ 注意急性与慢性肩袖撕裂的鉴别：急性全层肩袖撕裂常累及肌腱的中部，多伴有关节腔或滑囊积液；慢性全层撕裂常伴有肌腱的回缩或肌腱结构缺失，关节腔或滑囊积液不多见。

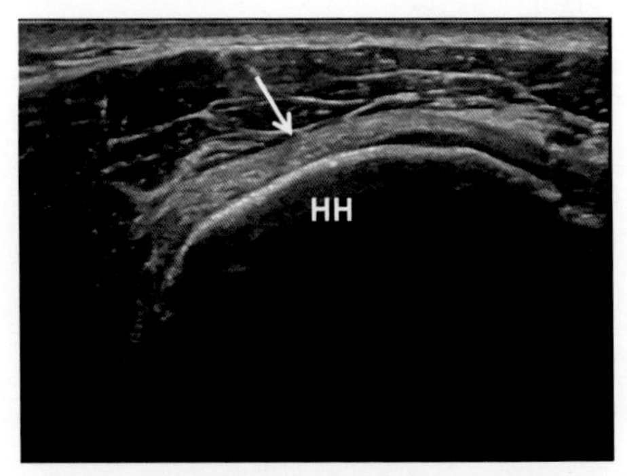

图 1-2-3A 横切面扫查可见肱骨头冈上肌腱结构缺失，三角肌下滑囊（箭头）直接覆盖在肱骨头上（HH）

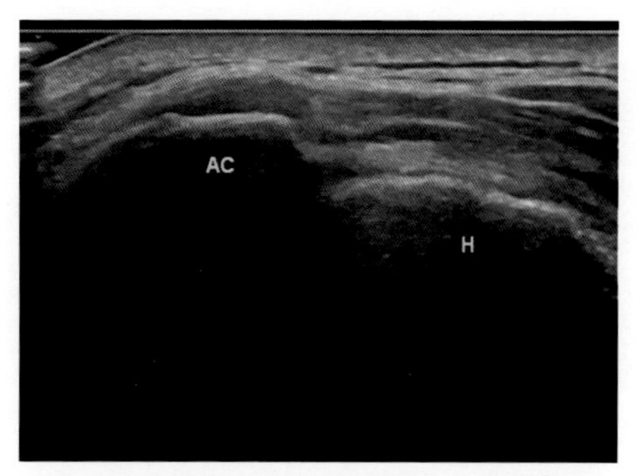

图 1-2-3B　肱骨头（H）位置上移，紧邻肩峰（AC）

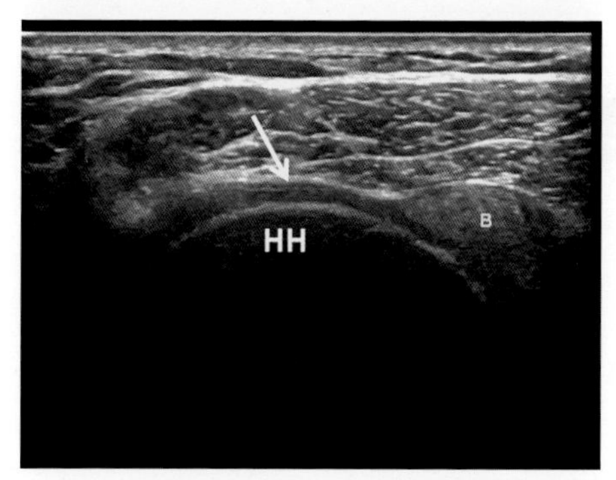

图 1-2-4　横切面显示冈上肌腱完全缺失（箭头）

B，肱二头肌长头肌腱；HH，肱骨头

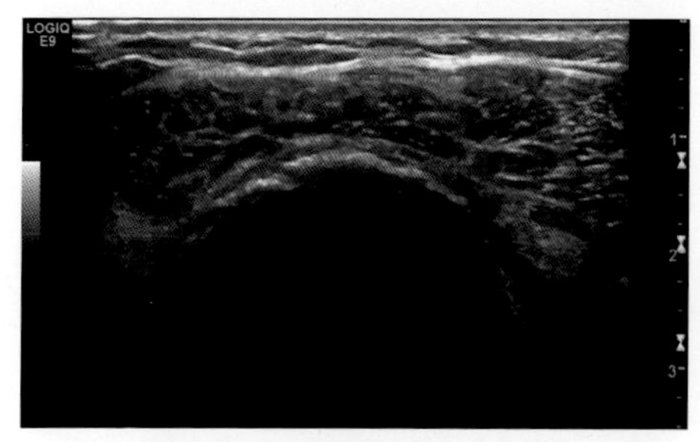

图 1-2-4 视频 1　横切面连续扫查显示冈上肌腱 - 冈下肌腱完全撕裂，结构缺失，肱骨头呈裸露状

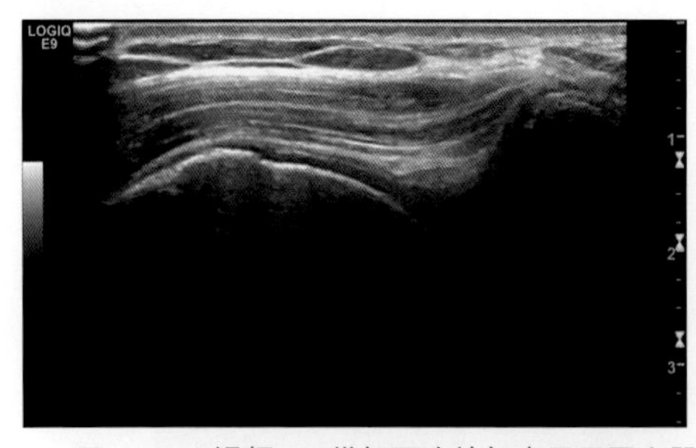

图 1-2-4 视频 2　纵切面连续扫查显示冈上肌腱结构缺失，
盂肱关节腔内的长头肌腱明显增粗

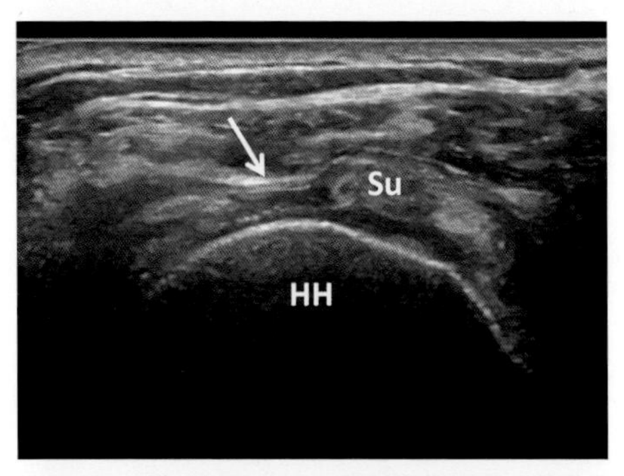

图 1-2-5A　横切面显示冈上肌腱全层撕裂（箭头），
累及部分肌腱宽度
HH，肱骨头；Su，冈上肌腱

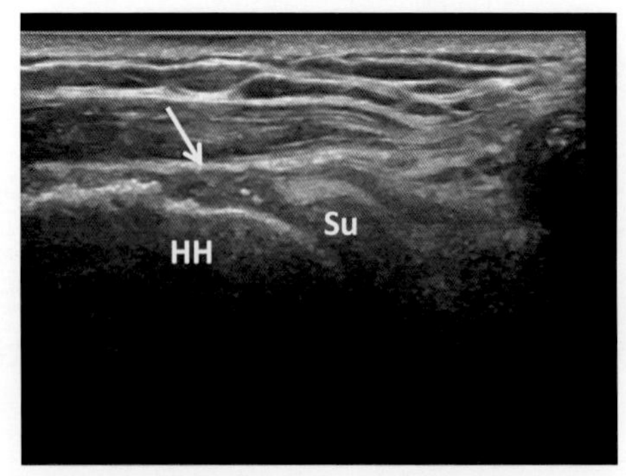

图 1-2-5B　纵切面显示冈上肌腱全层撕裂（箭头）
HH，肱骨头；Su，冈上肌腱

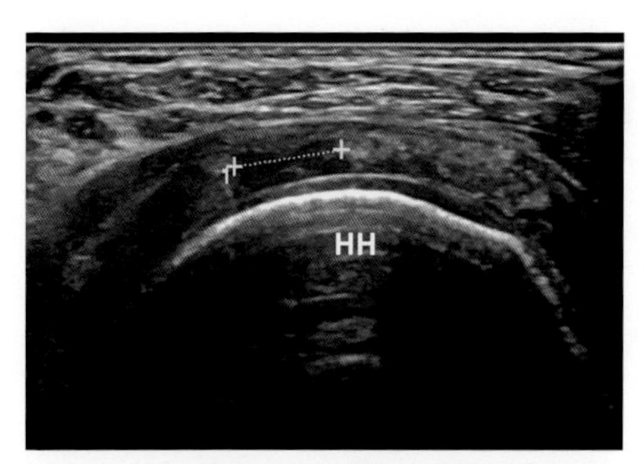

图 1-2-6　横切面显示冈上肌腱全层撕裂（标尺），累及部分肌腱宽度

HH，肱骨头

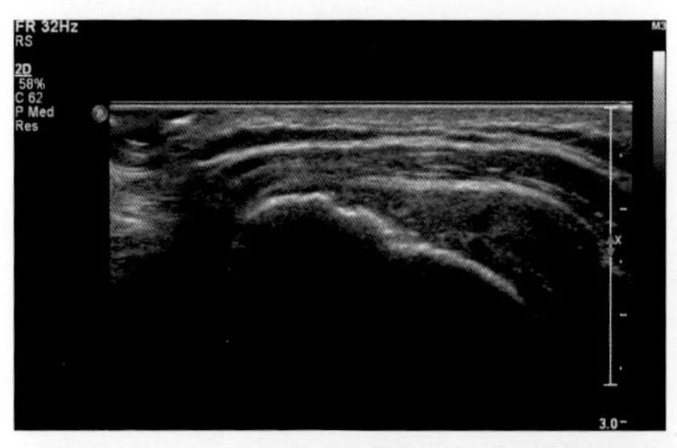

图 1-2-7 视频　冈上肌腱全层断裂

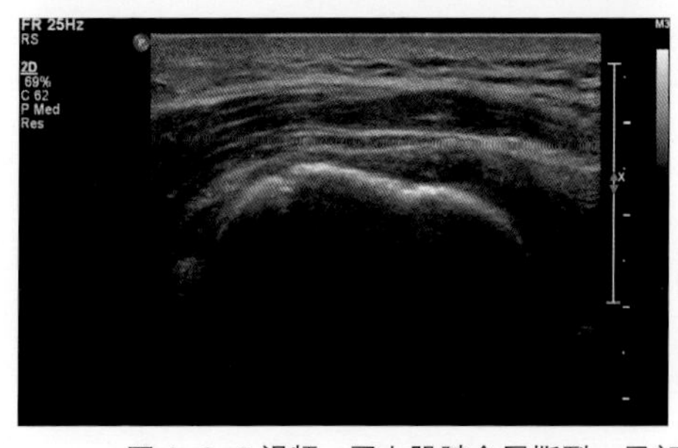

图 1-2-8 视频　冈上肌腱全层撕裂。局部可见积液

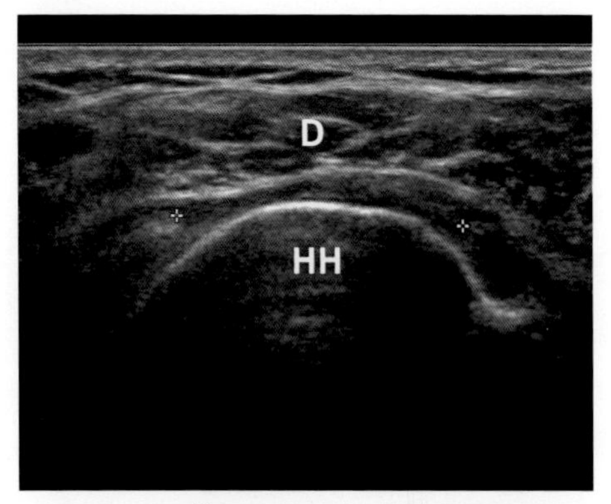

图 1-2-9　横切面显示冈上肌腱全层撕裂，撕裂范围宽约 2.3cm（标尺之间）

D，三角肌；HH，肱骨头

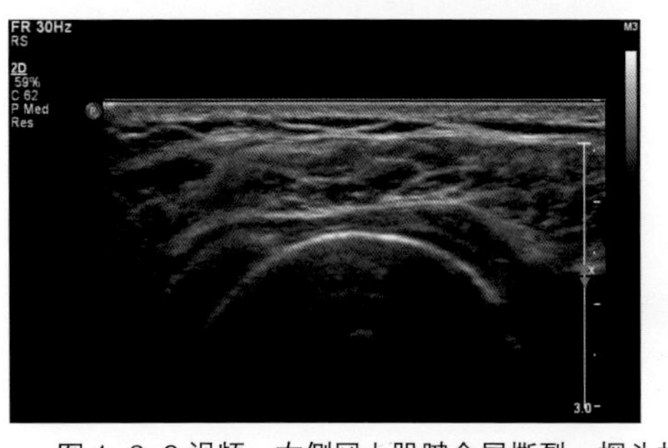

图 1-2-9 视频　右侧冈上肌腱全层撕裂，探头加压时可将浅侧滑囊直接压在肱骨头上

第三节　钙化性肌腱炎

【疾病简介】

■　钙化性肌腱炎是由于钙盐（主要为羟磷灰石钙）在肩袖肌腱内沉积所致，为肩关节疼痛的常见原因。

■　病变最常累及冈上肌腱（80%），其次为冈下肌腱（15%）和肩胛下肌腱（5%）。

■　发病机制目前还不清楚，可能与肌腱局部相对缺氧或由于某种代谢因素而导致纤维软骨化生的发生，继而发生钙盐沉积。

【临床表现】

肩袖钙化性肌腱炎的临床表现差别很大，可无任何症状，也可表现为急性疼痛和功能障碍。

【超声表现】

肩袖内钙化灶可表现为以下 3 种类型：

■ Ⅰ型：强回声斑伴边界清楚的声影。

■ Ⅱ型：强回声斑伴弱声影。

■ Ⅲ型：强回声斑后方无声影（图 1-3-1 及视频，图 1-3-2）。

多数研究认为，Ⅱ型和Ⅲ型的钙化灶为钙化物质的吸收期，探头加压时，局部压痛明显，患者常常有较明显的临床症状。Ⅰ型钙化灶为钙化物质的形成期，患者多无明显的临床症状，因此不需要处理钙化灶。

【鉴别诊断】

肱骨大结节的撕脱骨折：撕脱骨折的骨碎片边界比较清楚，其回声与其他部位的骨皮质相似，且肱骨大结节处可见骨质缺损。

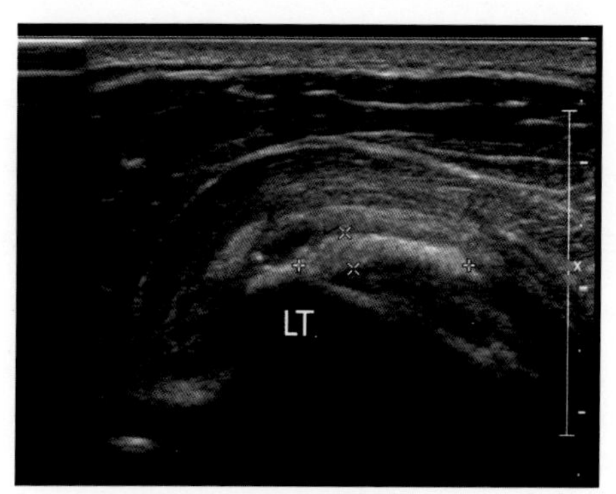

图 1-3-1　长轴切面可见肩胛下肌腱内 Ⅲ 型钙化灶（标尺），后方声影不明显

LT，肱骨小结节

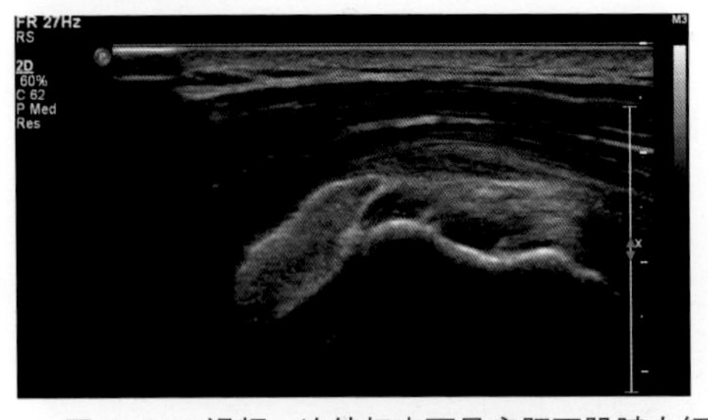

图 1-3-1 视频　连续扫查可见肩胛下肌腱内钙化灶及三角肌下滑囊内钙化灶

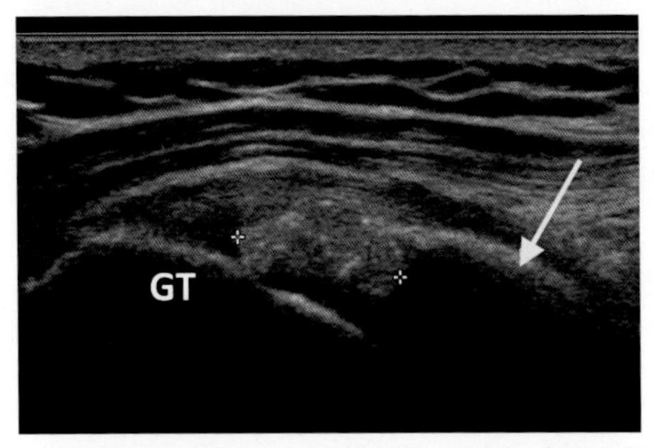

图 1-3-2　显示冈上肌腱内Ⅰ型钙化灶，后方伴声影（箭头）。另可见Ⅲ型钙化灶，后方无声影（标尺）
GT，肱骨大结节

第四节　肱二头肌长头肌腱病变

一、肱二头肌长头肌腱腱鞘炎与肌腱病

【疾病简介】

■　肱二头肌长头肌腱病变主要包括肌腱病和腱鞘炎，其发病机制主要为撞击和摩擦。

■　位于盂肱关节囊内的长头肌腱在肩部外展和旋转时易在肱骨头与喙肩弓之间受到撞击。

■　磨损可发生在肱骨结节间沟处，主要由于骨赘、骨质不规则所致的肱骨结节间沟狭窄，导致长头肌腱在结节间沟内由于反复磨损而损伤。

【超声表现】

■　肱二头肌长头肌腱劳损病变可表现为肌腱增粗，内部结构显示欠清（图 1-4-1A 与 B）。严重者肌腱可变细、表面不平，有时肌腱内部可见纵行低回声裂隙，为肌腱纵行撕裂。

■　肌腱劳损病变最显著的部位常位于肱二头肌长头肌腱在肱骨头转折处及肱骨结节间沟上部。

■　肱二头肌长头肌腱腱鞘炎时，腱鞘可显示扩张，内为积液或增生的滑膜（图 1-4-2 ～图 1-4-4 及视频）。

【注意事项】

■　检查肱二头肌长头肌腱时，除检查位于结节间沟的部分外，还要注意检查位于盂肱关节内的部分，因病变可以仅发生在此部位。

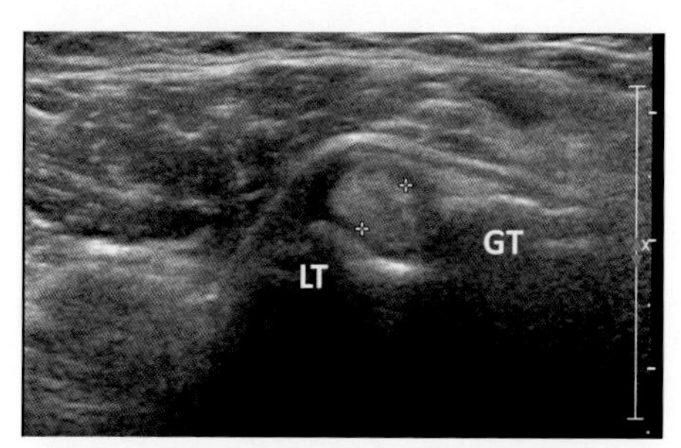

图 1-4-1A　横切面显示肱骨结节间沟上段长头肌腱明显增粗（标尺），厚约 4.9mm

GT，肱骨大结节；LT，肱骨小结节

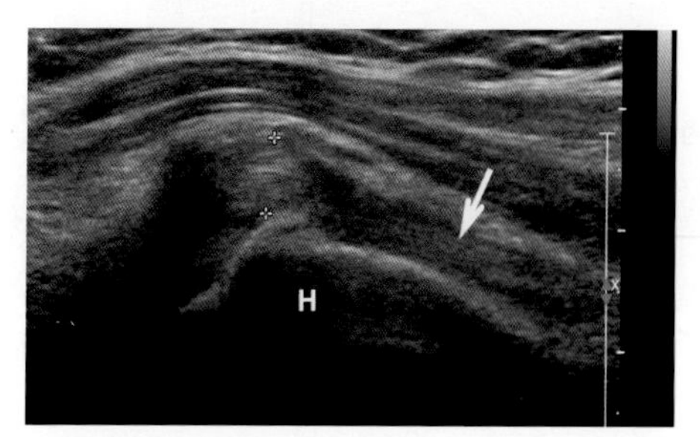

图 1-4-1B　纵切面显示肱骨结节间沟上段长头肌腱明显增粗（标尺），其下方肌腱粗细尚正常（箭头）

H，肱骨

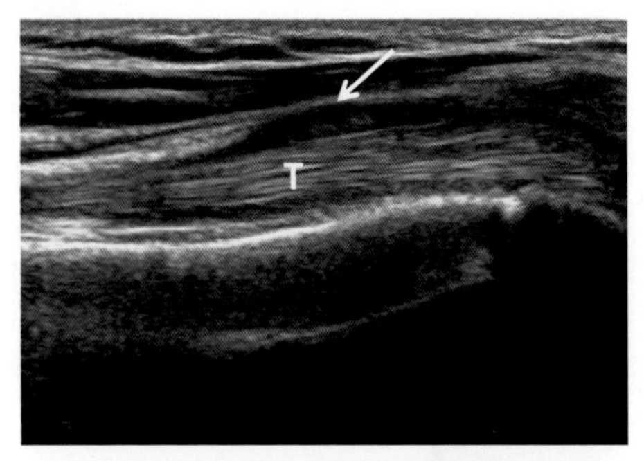

图 1-4-2A　纵切面显示肱骨结节间沟处肱二头肌长头肌腱（T）腱鞘增厚，回声减低（箭头）

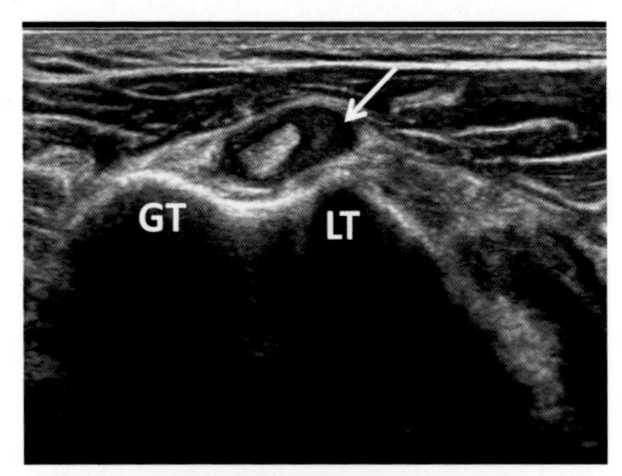

图 1-4-2B　横切面显示肱骨结节间沟处肱二头肌长头肌腱腱鞘增厚，回声减低（箭头）
GT，肱骨大结节；LT，肱骨小结节

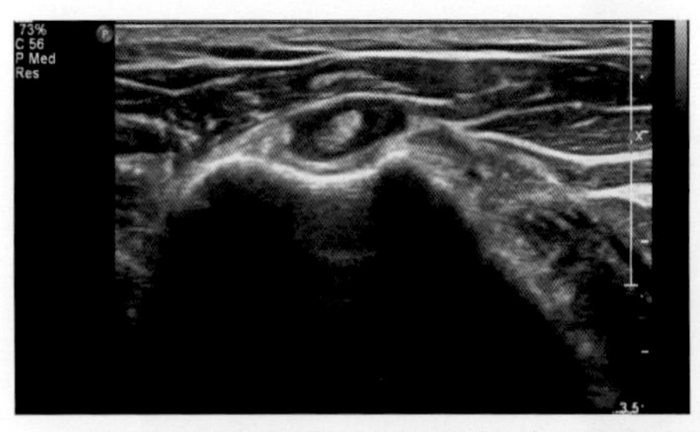

图 1-4-2B 视频　横切面显示肱二头肌长头肌腱腱鞘炎

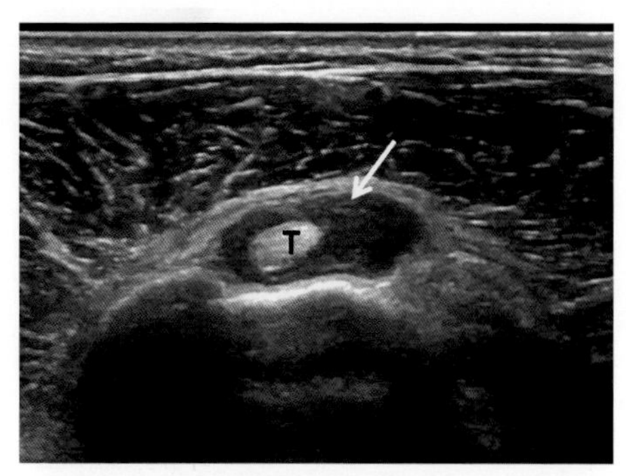

图 1-4-3A　肱骨结节间沟处可见肱二头肌长头肌腱（T）的腱鞘增厚，回声减低（箭头）

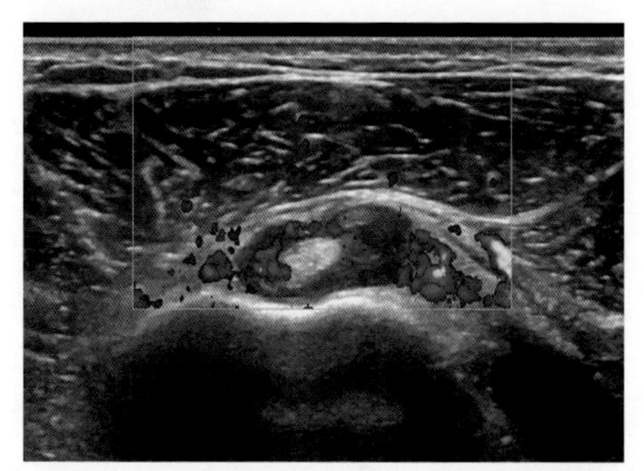

图 1-4-3B　CDFI 显示腱鞘内可见较丰富血流信号

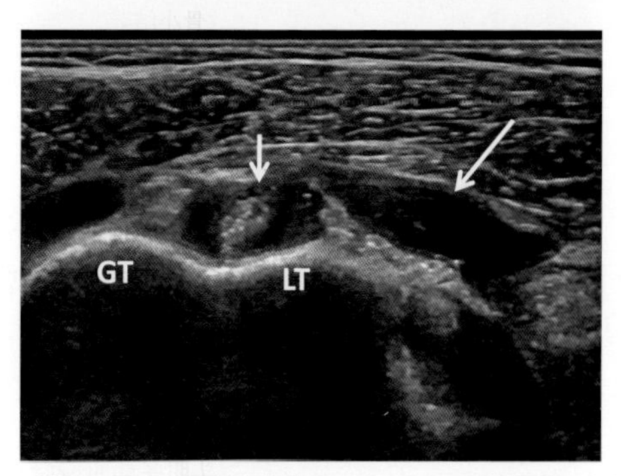

图 1-4-4A　横切面显示肱骨结节间沟处长头肌腱腱鞘增厚（短箭头），并见积液。同时可见三角肌下滑囊积液（长箭头）

GT，肱骨大结节；LT，肱骨小结节

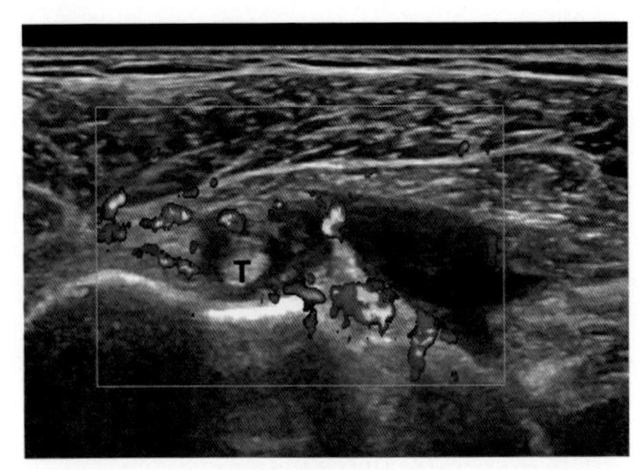

图 1-4-4B　PDI 显示腱鞘内可见较丰富血流信号
T，肱二头肌长头肌腱

二、肱二头肌长头肌腱脱位和半脱位

【疾病简介】

■　肱二头肌长头肌腱脱位可为脱位和半脱位。半脱位是指肱二头肌腱部分移位到肱骨小结节外，而脱位是指整个肌腱完全移位至结节间沟外。

■　脱位的发生与固定长头肌腱的结构如喙肱韧带和盂肱上韧带、肱横韧带和胸大肌肌腱发生损伤有关，其中喙肱韧带对于长头肌腱的稳定起着重要作用。

■　先天性肱骨结节间沟较浅，深度＜ 3mm，或结节间沟内侧壁较平坦，亦可导致长头肌腱脱位的发生。

【超声表现】

■　超声检查时，探头横切放置在肱骨结节间沟处。长头肌腱脱位后，结节间沟内未见肌腱结构，而于肱骨小结节内侧可见长头肌腱结构。部分脱位时，可见长头肌腱部分位于肱骨小结节内侧（图 1-4-5）。

■　长头肌腱反复脱位，可导致肌腱发生慢性磨损，肌腱可增粗，内部回声不均匀，有时可见纵行撕裂或部分撕裂。

■　有时可合并肩胛下肌腱撕裂。

■　怀疑肱二头肌长头肌腱脱位时，还应注意检查喙肱韧带有无撕裂。喙肱韧带撕裂时，于肩袖短轴切面显示肩袖间隙，可见喙肱韧带连续性中断，局部见少量积液。让患者做肩部内旋和外旋动作时，可见位于肩袖间隙内的长头肌腱活动度增大，这是由于喙肱韧带断裂后导致其对长头肌腱的固定作用消失所致。

■　怀疑间断性脱位时，可让患者做肩部外旋、内旋动作以动态观察肱二头肌腱有无向内侧脱位。

【注意事项】

■　应注意对位于盂肱关节内的长头肌腱进行检查，因肌腱脱位可发生于位于盂肱关节内的部分。

■　检查肱二头肌长头肌腱时，让患者肩部做最大程度的内旋和外旋有助于明确诊断。

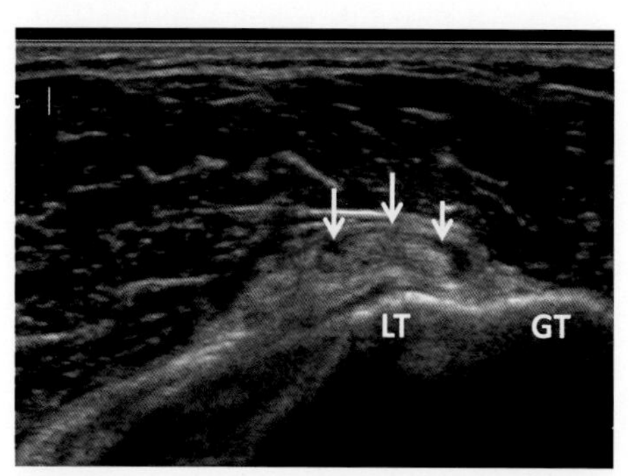

图 1-4-5　横切面显示左侧肱骨结节间沟处肱二头肌长头肌腱（箭头）部分位于肱骨小结节（LT）内侧，肱骨结节间沟较平坦

GT，肱骨大结节

三、肱二头肌长头肌腱断裂

【疾病简介】

■　肱二头肌腱长头肌腱断裂多发生在已有肌腱病和肌腱进行性退变的肌腱上，患者年龄多大于 50 岁，无明显外伤史，少数患者可为肩部直接暴力外伤所致。

■　长头肌腱断裂的部位多位于盂肱关节内水平，断裂后肌腱回缩，导致肱骨结节间沟空虚。

【临床表现】

■ 急性创伤性肱二头肌长头肌腱断裂有明确的创伤史，局部疼痛肿胀并向上臂前部放射。

■ 慢性肌腱劳损后撕裂，患者多无明显疼痛感或感觉轻微。查体于上臂中下段可见明显的软组织包块，以屈肘时明显。慢性劳损者往往患侧肌力能获得较好代偿，双侧对比肌力降低不一定明显。

【超声表现】

■ 肱骨结节间沟处未见长头肌腱结构，局部可见长条形积液或低回声瘢痕组织；结节间沟远侧可见断裂肌腹回缩增厚，用力屈肘时，可见该包块增大（图 1-4-6 ～图 1-4-8 及视频）。

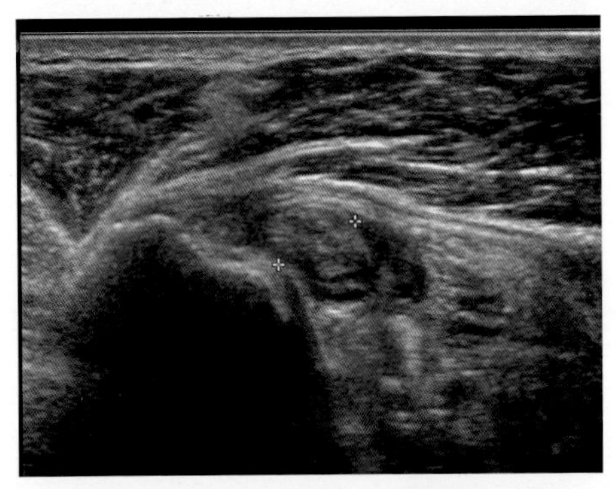

图 1-4-6　横切面显示肱二头肌长头肌腱的远侧断端（标尺）

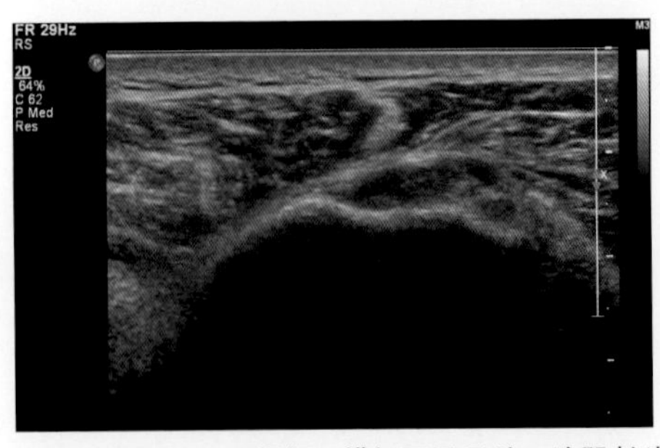

图 1-4-6 视频　横切面显示肱二头肌长头肌腱断裂

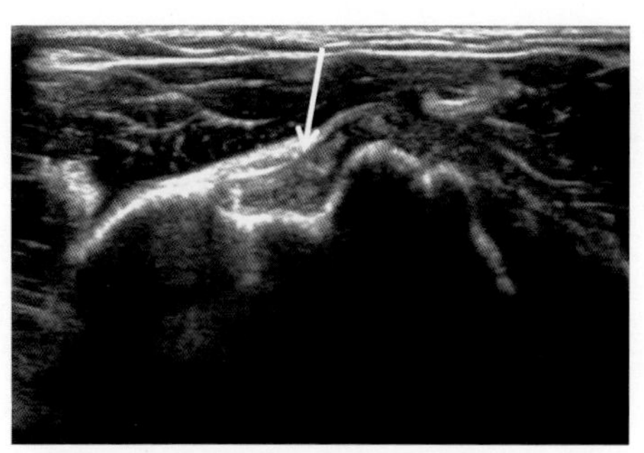

图 1-4-7　横切面显示肱骨结节间沟处肱二头肌长头肌腱缺失（箭头）

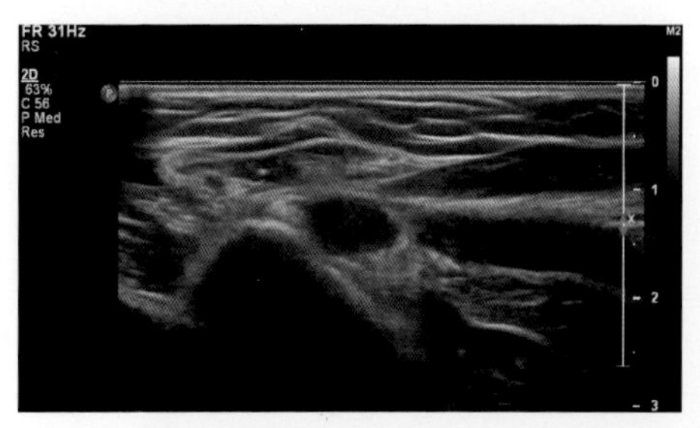

图 1-4-7 视频　连续横切从远侧向近侧扫查显示肱二头肌长头肌腱断裂

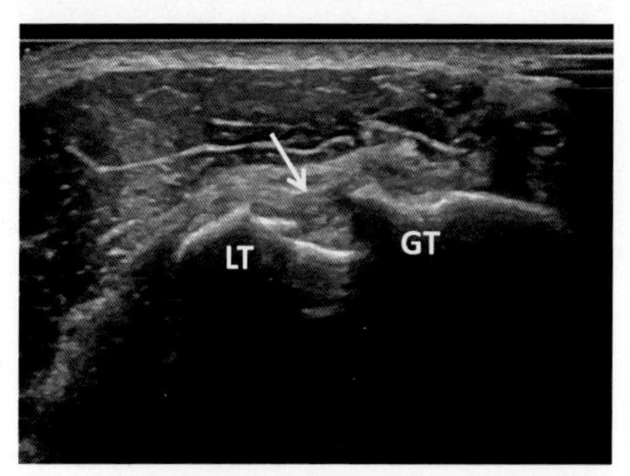

图 1-4-8A　横切面显示肱骨结节间沟处未见肌腱结构（箭头）

GT，肱骨大结节；LT，肱骨小结节

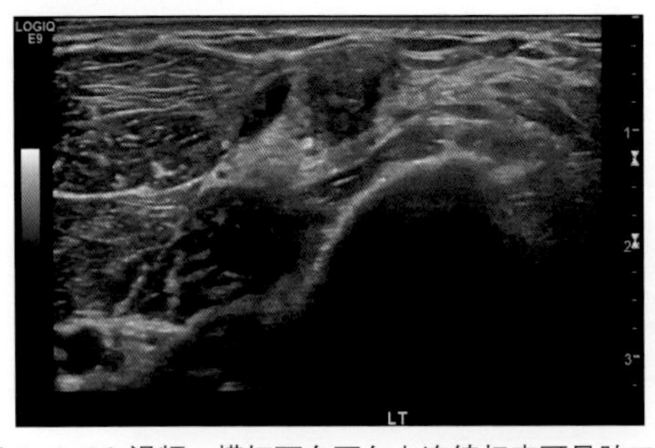

图 1-4-8A 视频　横切面自下向上连续扫查可见肱二头肌长头肌腱连续中断，远侧肌腹回缩增厚

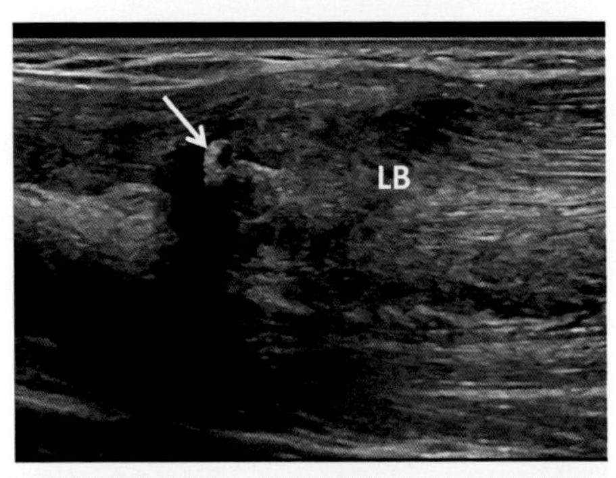

图 1-4-8B　纵切面可见肱二头肌远侧肌腹（LB）回缩增厚（箭头）

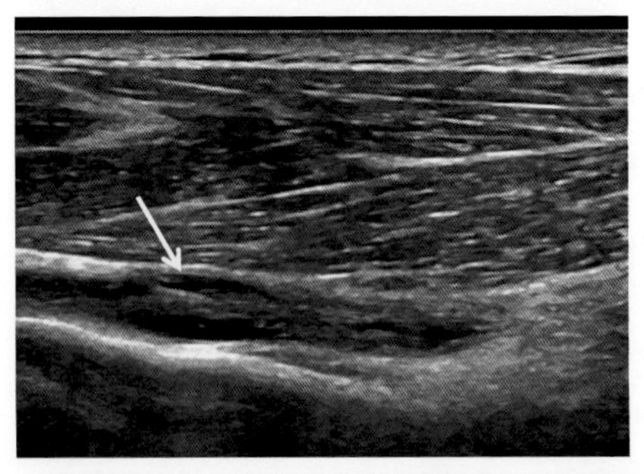

图 1-4-8C　纵切面可见肱二头肌长头肌腱走行区未见肌腱结构，仅见积液和增厚的滑膜（箭头）

■　肩袖短轴切面检查时，由于肱二头肌长头肌腱断端向近侧回缩，此处的喙肱韧带可呈凹陷状。

■　肌腱断裂急性期，肌腱远端回缩的肌肉增厚，周围可见积液，肌肉内部回声尚正常。慢性期，肌腱断裂远端的肌肉发生萎缩，肌肉体积缩小、回声增高。

【注意事项】

■　少数情况下，长头肌腱断裂后肌腱回缩不明显，致使肱骨结节间沟内仍可见长头肌腱，此时容易误诊，应注意尽量向近侧检查至肩袖间隙处及向远侧检查至肌腱 - 肌腹移行处。

四、盂肱关节腔内长头肌腱卡压

【疾病简介】

盂肱关节腔内长头肌腱卡压（intra-articular entrapment of the long head of biceps tendon）患者主要表现为肩部疼痛和绞索，由于盂肱关节腔内的长头肌腱显著增粗而导致在肩部外展时，长头肌腱在肱骨结节间沟内滑动受阻，继而导致位于盂肱关节腔内的长头肌腱发生扭曲而导致患者出现疼痛症状。

【超声表现】

■　可见位于盂肱关节腔内的长头肌腱显著增粗（图 1-4-9，图 1-4-10）。

■　动态超声检查：肩部外展时，盂肱关节腔内的长头肌腱发生弯曲、扭曲或肌腱增粗，肌腱直径增粗常大于肩部中立位时长头肌腱直径的 10%。

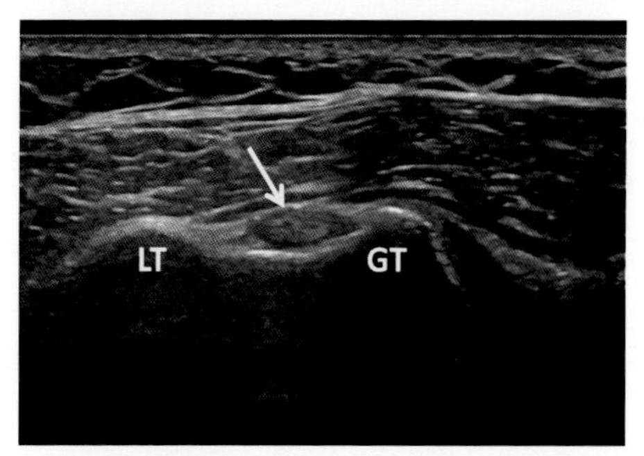

图 1-4-9A　横切面显示肱骨结节间沟处肱二头肌长头肌腱（箭头）管径正常
LT，肱骨小结节；GT，肱骨大结节

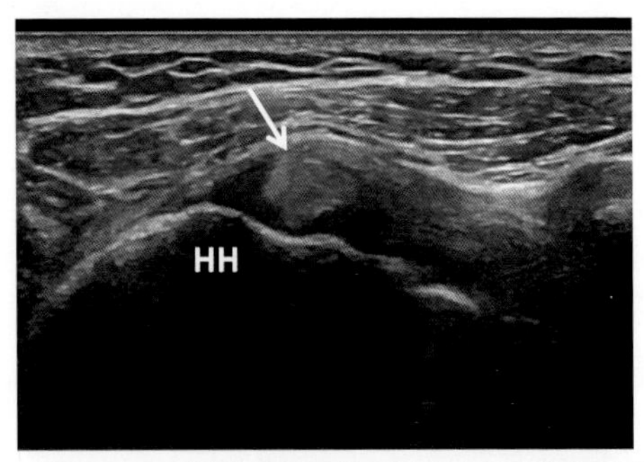

图 1-4-9B　横切面显示肩袖间隙处肱二头肌长头肌腱明显增粗（箭头）
HH，肱骨头

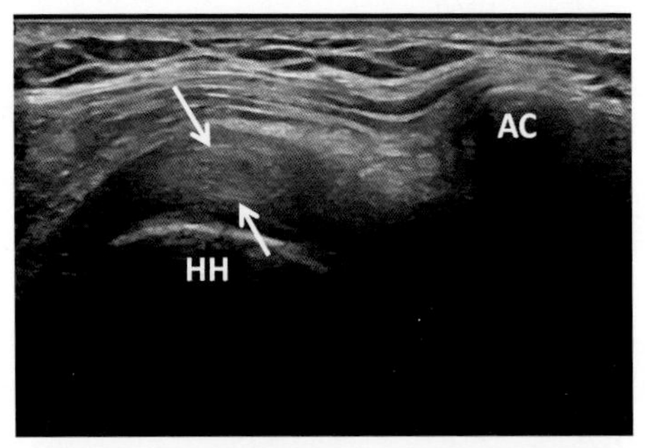

图 1-4-9C　纵切面显示肩袖间隙处肱二头肌长头肌腱（箭头）明显增粗
HH，肱骨头；AC，肩峰

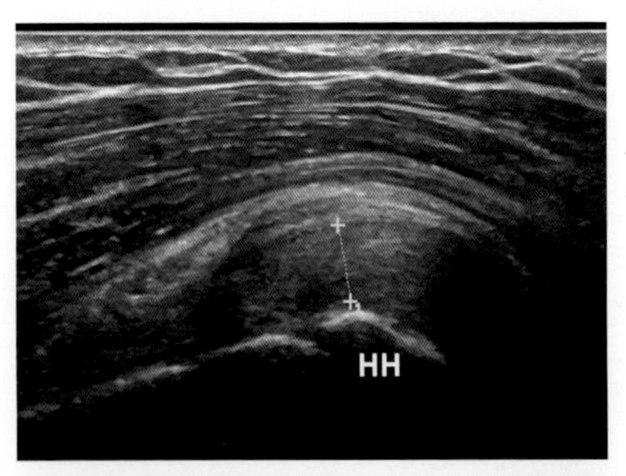

图 1-4-10　显示盂肱关节腔内的肱二头肌长头肌腱增粗（标尺）
HH，肱骨头

第五节　肩峰下撞击征

广义的肩部撞击综合征包括以下 3 型：肩峰下撞击综合征、喙突下撞击综合征、内撞击综合征，其中内撞击征发生于冈上肌腱、冈下肌腱与关节盂（唇）后上方之间。

一、肩峰下撞击征

【疾病简介】

■　肩峰下撞击征发生于肩峰下间隙，即由喙肩弓和肱骨头上部、肱骨大结节形成的间隙，以冈上肌腱损伤为主，可在上臂上抬的任何方向发生：即肩部前屈和外展之间的任何体位。

■　常见的病因为肩峰形态异常、肩峰下骨赘和肩锁关节病变等。

【超声表现】

超声检查时，患者肩部内收、内旋，探头冠状切面放在肩峰外侧缘，显示肩峰及位于外侧的冈上肌腱。正常情况下肩部外展时可见肱骨大结节、冈上肌腱、三角肌下滑囊从肩峰外侧平滑地移向肩峰深部，患者无活动受限或疼痛感觉（图 1-5-1 视频）。

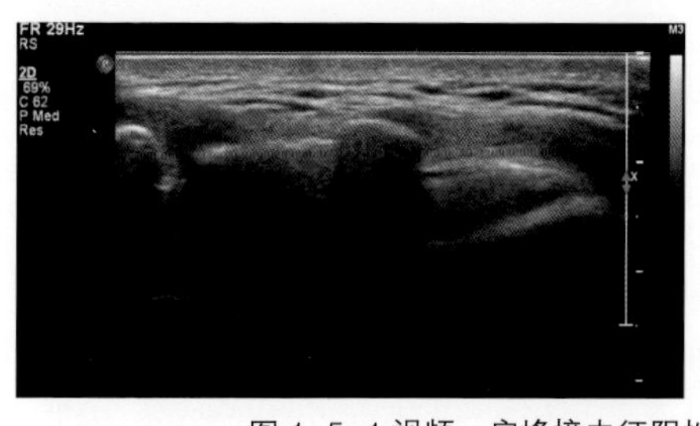

图 1-5-1 视频　肩峰撞击征阴性

肩峰下撞击征超声上可表现为软组织撞击和骨性撞击：

■　软组织撞击：肱骨大结节向肩峰深方滑过时，于肩峰外侧可见三角肌下滑囊内积液积聚，或增厚的冈上肌腱在肩峰外滑动受阻（图 1-5-2 视频）。

■　骨性撞击：可见肱骨大结节骨性结构向上移位，与肩峰发生撞击。其原因为肩部外展时肱骨头正常的向下移位运动失败从而导致其向上移位，其原因可为肩袖肌肉无力、肌腱撕裂或肌腱病或肩关节不稳。

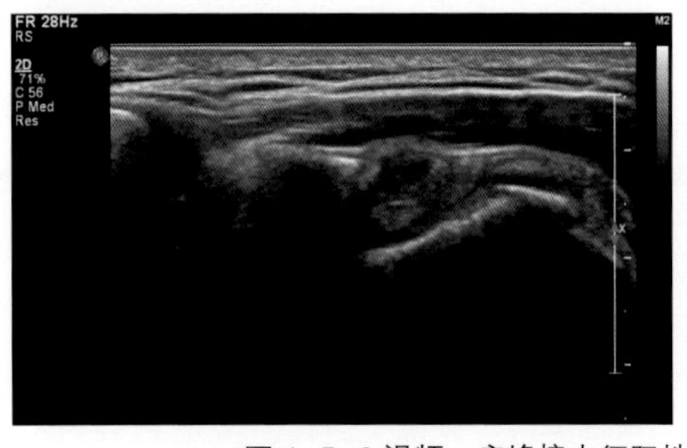

图 1-5-2 视频　肩峰撞击征阳性

二、喙突下撞击征

【疾病简介】

■　喙突下撞击征发生于喙突下间隙（喙突与肱骨小结节之间），可损伤肩胛下肌腱、喙肱韧带和肱二头肌长头肌腱等结构。

■　肩部内收、前屈、内旋可引起撞击的发生。

■　患者主要的症状为肩前部疼痛，肩部不同程度的前屈、内收和内旋可加重疼痛。

■　常见的病因为喙突下滑囊积液或滑膜炎、肩胛下肌腱增厚或内部钙化灶等。

【超声表现】

肩部内收、前屈、内旋动作时，可见喙突下滑囊增厚，或增厚的肩胛下肌腱在喙突下发生撞击并导致局部出现疼痛（图 1-5-3 视频）。

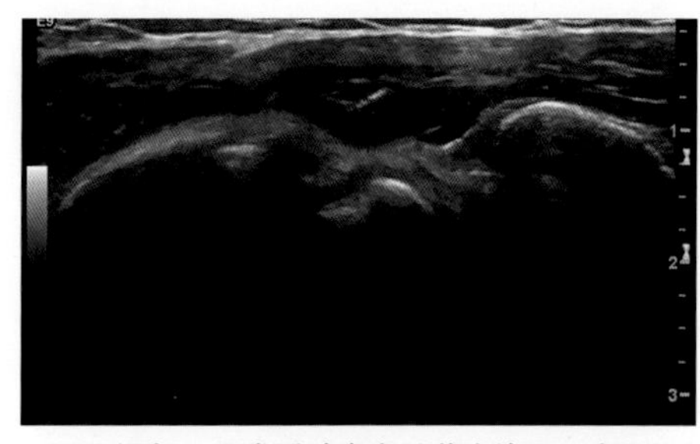

图 1-5-3 视频　正常受试者肩关节内旋显示肩胛下肌腱顺利通过喙突深方

第六节　肩峰下三角肌下滑囊炎

【疾病简介】

■　肩峰下三角肌下滑囊炎可继发于肩袖病变或本身发生炎性或感染病变。

■　约 90% 的肩袖撕裂可继发滑囊病变，其发生与肌腱撕裂处与滑囊相沟通有关。

■　临床主要表现为肩部疼痛、运动受限和局部压痛。

【超声表现】

■　急性期三角肌下滑囊可见扩张，其内液体呈无回声或低回声，有时可见囊内滑膜增生，CDFI 于增生的滑膜内常可见血流信号增多。

■　慢性期，滑囊可见不同程度的增厚（图 1-6-1 与视频，图 1-6-2 与视频 1，视频 2）。

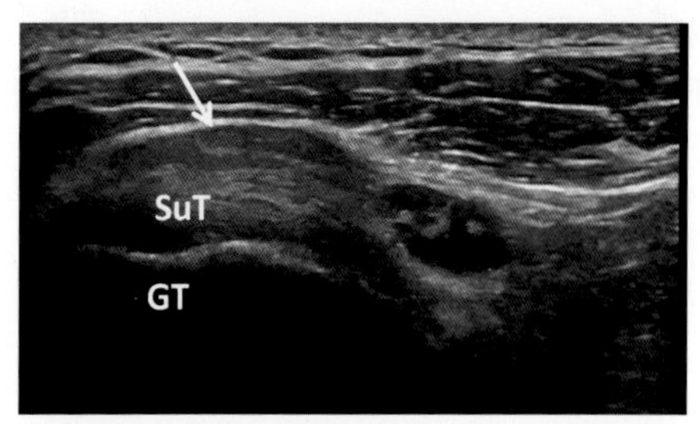

图 1-6-1　纵切面显示三角肌下滑囊扩张，内见积液及滑膜增生（箭头）

GT，肱骨大结节；SuT，冈上肌腱

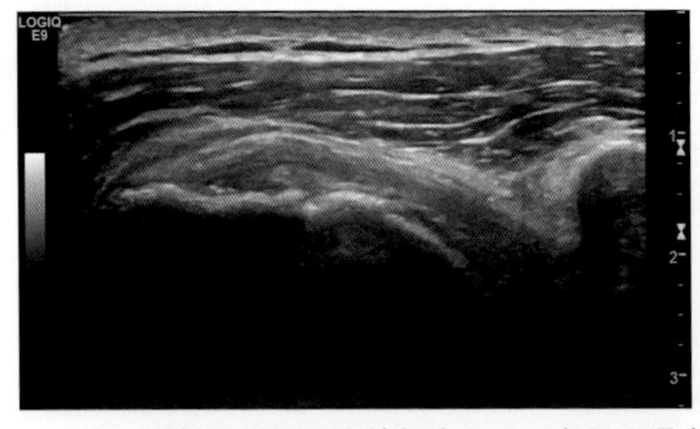

图 1-6-1 视频　纵切面连续扫查显示三角肌下滑囊增厚，内可见积液

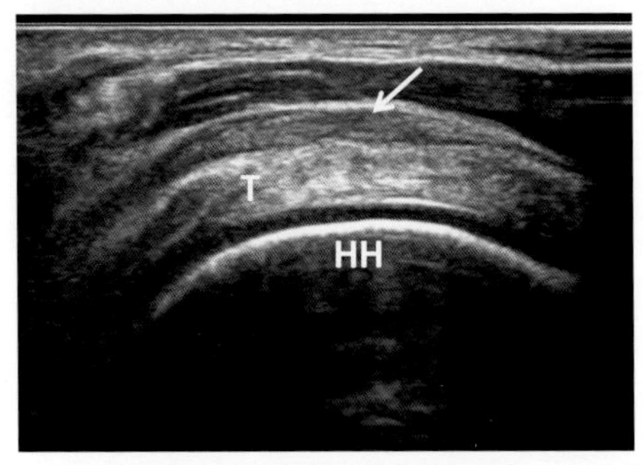

图 1-6-2　横切面显示三角肌下滑囊增厚呈低回声（箭头）
HH，肱骨头；T，冈上肌腱

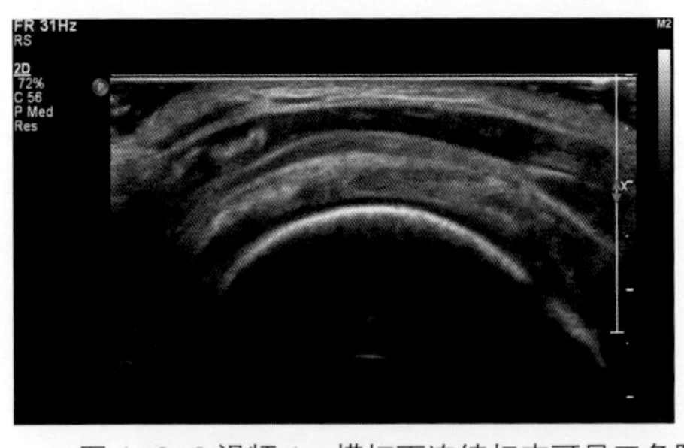

图 1-6-2 视频 1　横切面连续扫查可见三角肌下滑囊增厚

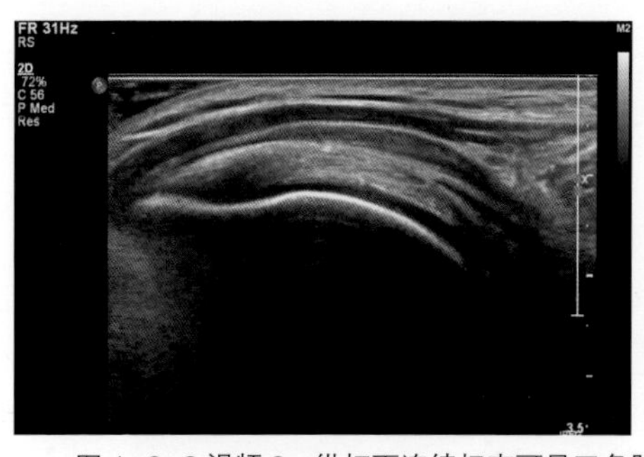

图 1–6–2 视频 2　纵切面连续扫查可见三角肌下滑囊增厚

第七节　盂唇旁囊肿

【疾病简介】

盂唇旁囊肿的发生多与盂唇撕裂有关。囊肿可向周围扩展，导致邻近神经受压。如囊肿扩展至冈盂切迹处，可导致该处的肩胛上神经卡压。

【超声表现】

于肩后部盂唇旁可见囊性结节，囊肿较大者可向周围扩展（图 1–7–1 ～图 1–7–3）。

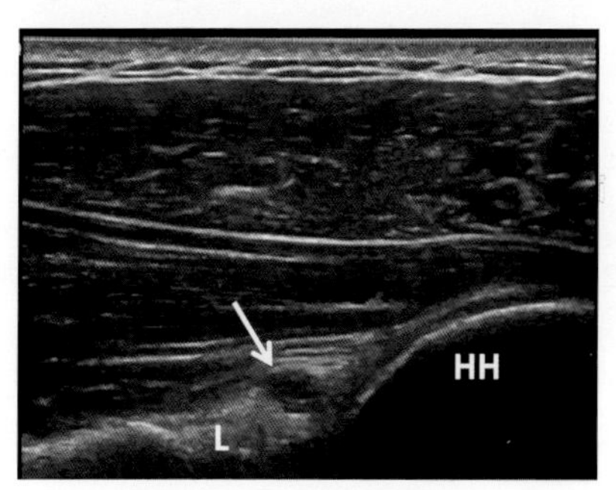

图 1–7–1　肩后部横切面显示后盂唇（L）旁囊肿（箭头）

HH，肱骨头

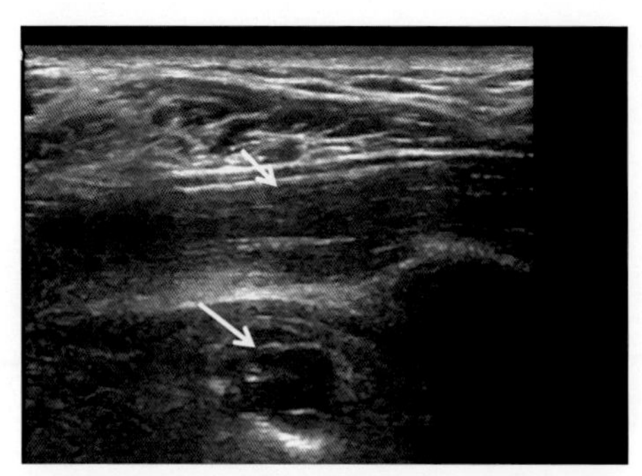

图 1-7-2　肩后部横切面显示冈盂切迹处囊肿（长箭头）。短箭头为冈下肌

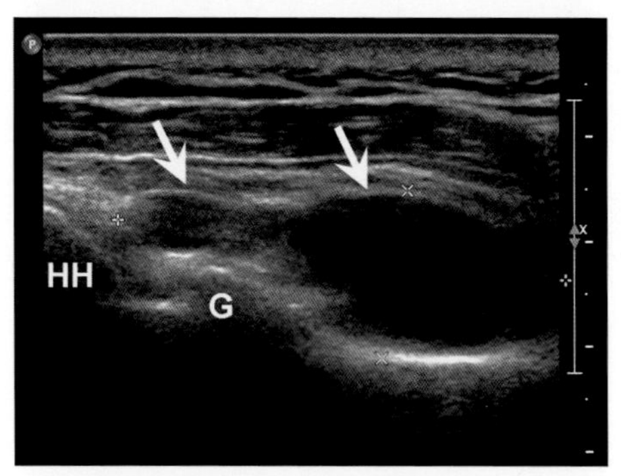

图 1-7-3A　肩后部横切面显示盂唇旁囊肿（箭头），形态欠规则
HH，肱骨头；G，关节盂

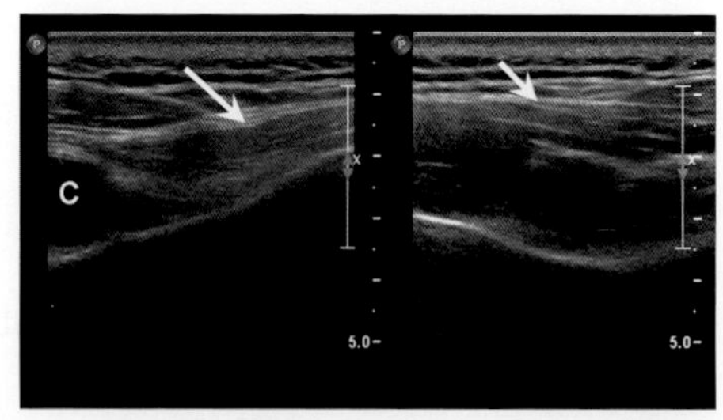

图 1-7-3B　由于囊肿卡压肩胛上神经导致患侧冈下肌明显萎缩变薄（长箭头）。短箭头所示为对照侧正常冈下肌
C，囊肿

【鉴别诊断】

肩部外旋时，冈盂切迹处有时可见肩胛上静脉扩张，注意

勿将此表现误诊为盂唇旁囊肿。做肩部内旋动作可使静脉曲张减轻，而盂唇旁囊肿则不会改变形态。

第八节　肱骨头骨折病变

【疾病简介】

■　肱骨头常见骨折病变包括肱骨大结节、小结节撕脱骨折、Hill-Sachs 骨折、Mclaughlin（Reverse Hill-Sachs 骨折）。

■　Hill-Sachs 骨折为肱骨头压缩骨折，其部位位于肱骨头的后外侧，常由于反复的盂肱关节前脱位所致，为盂肱关节前脱位的重要征象。首次盂肱关节前脱位后约一半患者可发生 Hill-Sachs 骨折，而复发性盂肱关节前脱位者 100% 可发生该骨折，为肱骨头与关节盂的前下缘发生撞击所致。

■　Mclaughlin 骨折可发生在肱骨头后脱位，由于肱骨头的前部与关节盂后缘发生撞击所致。

【超声表现】

■　检查肱骨大结节和小结节的撕脱骨折时，探头应放在肱骨大结节和小结节上，仔细观察骨质的连续情况。撕脱骨折片如未发生移位，则表现为肱骨头骨皮质连续中断（图 1-8-1 与视频）；发生移位时，可见骨折片斜行成角或与邻近骨质发生重叠。骨折片近侧的肌腱由于拉伤可水肿增粗。仔细观察肱骨头骨质的缺损处有助于诊断的明确。

■　检查 Hill-Sachs 骨折时，探头放在肩后部，于冈下肌腱深方观察肱骨头的轮廓。正常肱骨头为光滑的弧形曲线。典型者表现为肱骨头的楔形缺损，并位于冈下肌腱近肱骨大结节止点处（图 1-8-2A 与 B）。

■　检查 Mclaughlin 骨折时，探头横切面放置在肩前部，肩部外旋。超声上可见肱骨头前部的骨质缺损，通常位于肱骨小结节的内侧，并位于肩胛下肌腱的深方（图 1-8-3）。

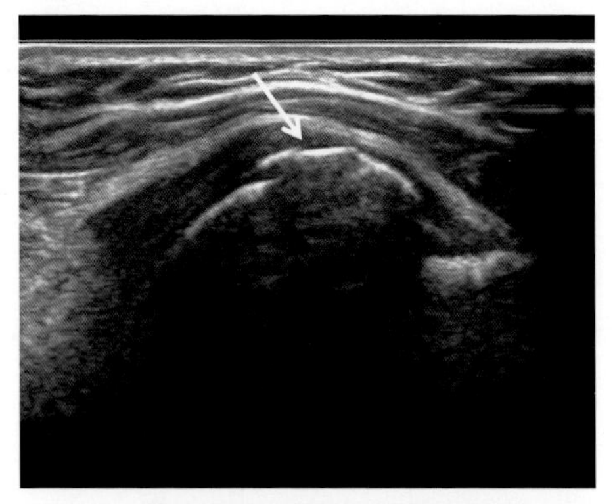

图 1–8–1　横切面显示肱骨大结节骨皮质连续中断，骨折片可见向浅侧突出（箭头）

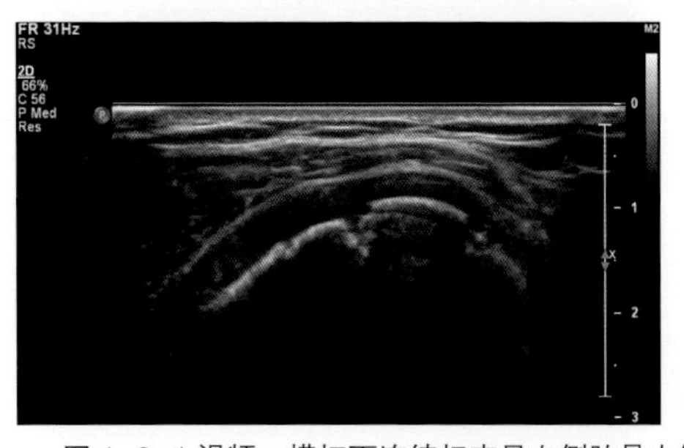

图 1–8–1 视频　横切面连续扫查见左侧肱骨大结节处骨折片

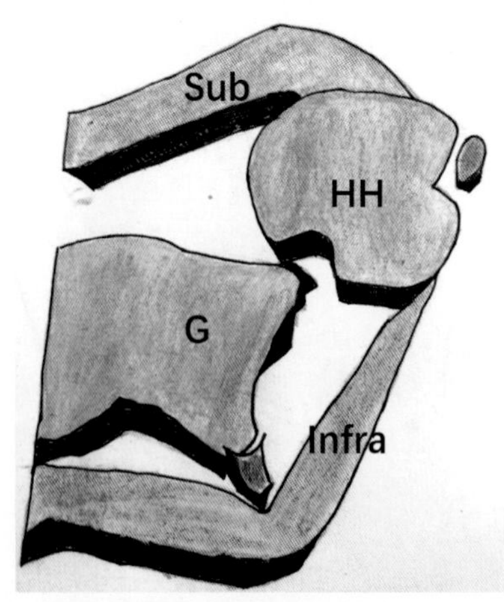

图 1–8–2A　Hill-Sachs 骨折示意图

HH，肱骨头；G，关节盂；Infra，肩后部冈下肌腱；Sub，肩胛下肌腱

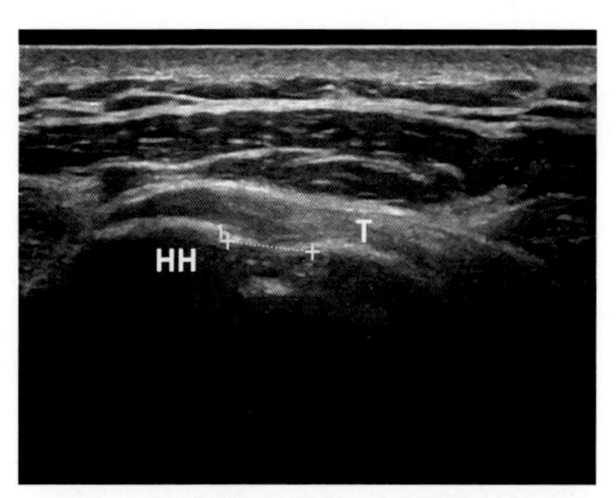

图 1-8-2B　肩后部横切面显示肱骨头局部缺损（标尺）
HH，肱骨头；T，冈下肌腱

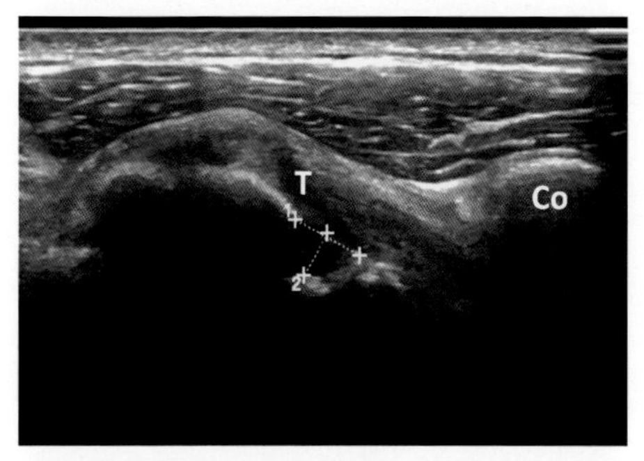

图 1-8-3　肩前部横切面显示肩胛下肌腱（T）深方肱骨头局部缺损（标尺）
Co，喙突

第九节　粘连性关节囊炎

【疾病简介】

■　粘连性关节囊炎是一种以进行性发展的肩关节疼痛及活动受限为特点的肩关节疾病，亦称冻结肩（frozen shoulder），其发病率约 2%～5%，患者年龄多大于 40 岁；女性略多见。

■　该病易发因素包括：创伤、偏瘫、脑出血、甲亢、颈椎病、糖尿病、高胆固醇血症等。

■　主要临床表现：肩部疼痛；肩部主动及被动活动受限（前屈 <100, 外旋 0°～20°，内旋低于胸椎水平）；X 线检查常无阳

性发现。

■　主要病理改变为关节囊滑膜炎症、纤维化，继而增厚、粘连、挛缩，关节囊外可见纤维组织增生。

【临床分期】

临床上可分为三期：

■　Ⅰ期：为冻结前期，可持续 2.5 ～ 9 个月，主要症状为肩部疼痛，夜间显著，对口服非甾体抗炎药物无效，关节活动开始受限；

■　Ⅱ期：为冻结期，持续 4 ～ 12 个月，主要症状为肩部疼痛逐渐减轻，但肩关节持续僵硬，外旋严重受限；

■　Ⅲ期：为消融期，持续 12 ～ 42 个月，主要症状为肩关节僵硬逐渐减轻，活动范围逐渐恢复。

【超声表现】

■　肩袖间隙软组织增厚，回声减低，血流信号增多；喙肱韧带增厚，回声减低（图 1-9-1）。

■　盂肱下韧带增厚，回声减低（图 1-9-2 ～图 1-9-4 与视频）。

■　动态超声检查：肩部外展时，患者的肩部外展动作明显受限，且伴有冈上肌腱在肩峰下方滑动持续受阻，肩峰外侧可始终显示冈上肌腱（图 1-9-5 视频 1 与视频 2）。这是由于粘连性关节囊炎时，盂肱关节由于粘连而位置固定，患者外展动作受限。

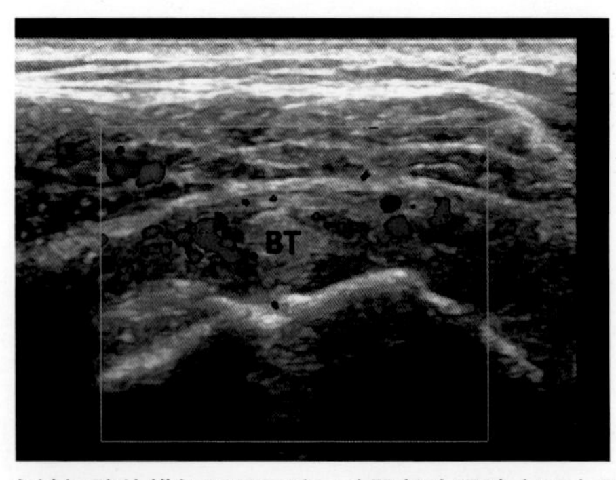

图 1-9-1　肩袖间隙处横切面显示肱二头肌长头肌腱（BT）周围软组织增厚，血流信号增多

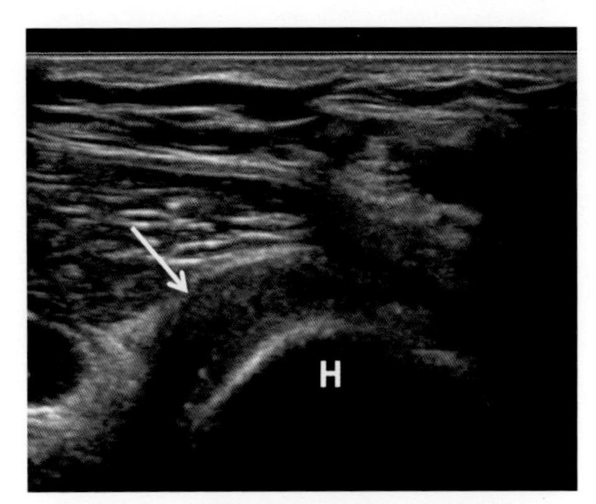

图 1-9-2　横切面显示腋窝处关节囊增厚，呈低回声（箭头）

H，肱骨头

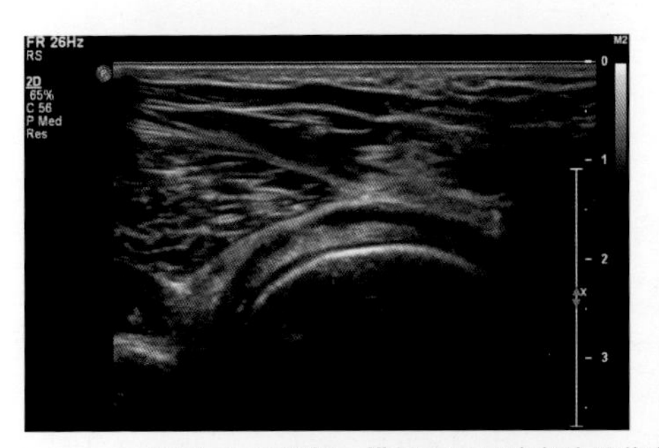

图 1-9-2 视频　横切面显示腋窝处关节囊增厚

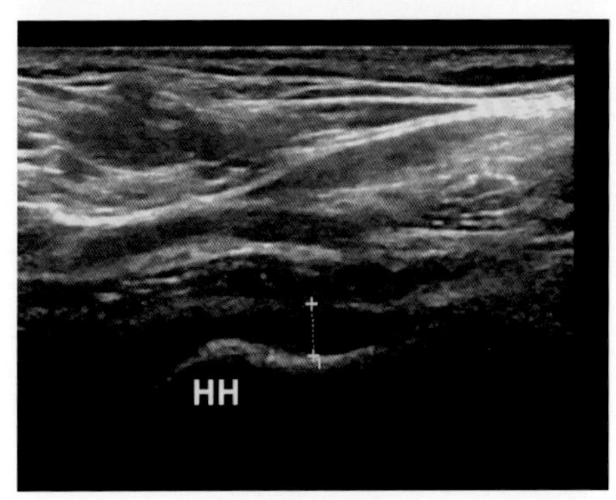

图 1-9-3A　腋窝处纵切面显示盂肱关节囊增厚，呈低回声（标尺之间）

HH，肱骨头

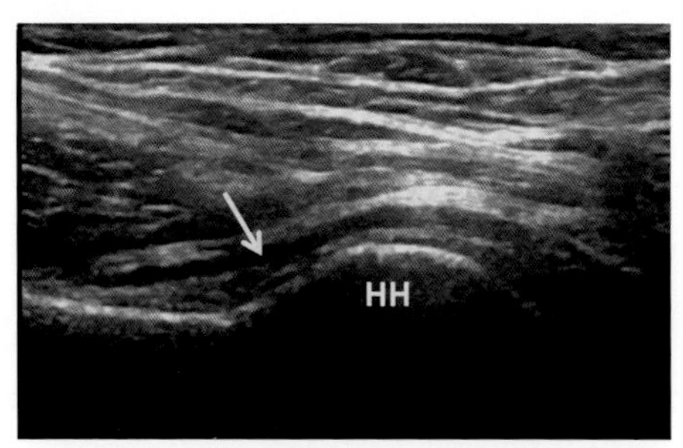

图 1-9-3B　腋窝处纵切面显示对照正常盂肱关节囊（箭头）
HH，肱骨头

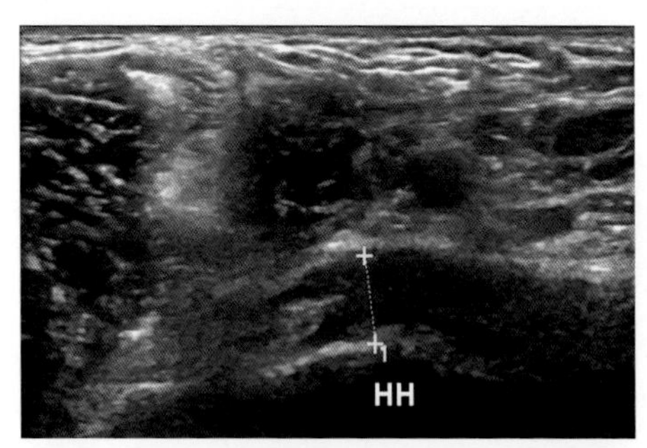

图 1-9-4A　横切面显示腋窝区关节囊明显增厚（标尺）
HH，肱骨头

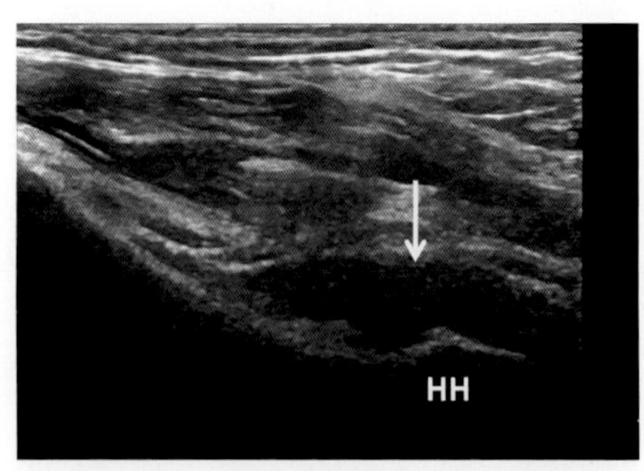

图 1-9-4B　纵切面显示腋窝区关节囊明显增厚（箭头）
HH，肱骨头

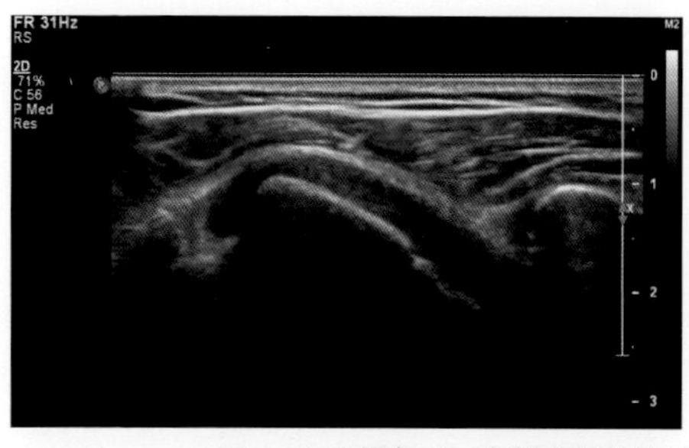

图 1-9-5 视频 1　右侧肩部外旋受限

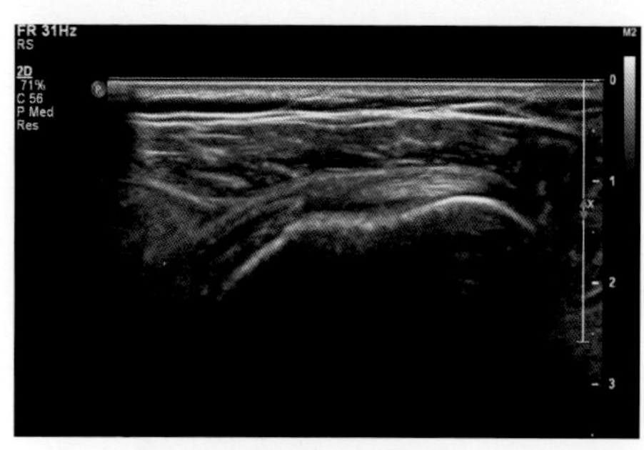

图 1-9-5 视频 2　左侧肩部外旋正常，外旋后肩胛下肌腱几乎呈水平方向

第十节　臂丛神经炎

【疾病简介】

■　臂丛神经炎又称 Parsonage-Turner syndrome，神经疼痛性肌萎缩症（neuralgic amyotrophy）。该病较为少见，其病因未明，可能与病毒感染、创伤、手术、接种疫苗所引发的自体免疫反应有关。

■　任何年龄均可发病，但发病高峰期在 30 ～ 50 岁，男性略多见。

■　可单侧发病，也可双侧发病。

【临床表现】

■　主要表现为突发性剧烈肩部疼痛，继而出现肩胛带肌和上臂肌肉的无力和瘫痪；

■ 最常累及肩胛上神经（支配冈上肌和冈下肌），也可累及以下神经的一支或多支：腋神经（支配三角肌与小圆肌）、胸长神经（支配前锯肌）、肌皮神经（支配肱肌、肱二头肌、喙肱肌）、前臂骨间前神经或膈神经等。臂丛神经根多累及 C5、C6。患者常无感觉减退缺失。

【超声表现】

■ 可见臂丛神经一支或多支弥漫性增粗（图 1-10-1A 与 B）。

■ 部分患者臂丛神经可无明显阳性发现，病变累及上肢的单个或多个周围神经或神经干的部分神经束，可表现为神经增粗或神经多处缩窄性改变，缩窄处以外的神经可见水肿、增粗、变硬。

■ 除观察神经外，受累神经所支配的肌肉可见失神经支配改变，如肌肉体积缩小、回声增高。

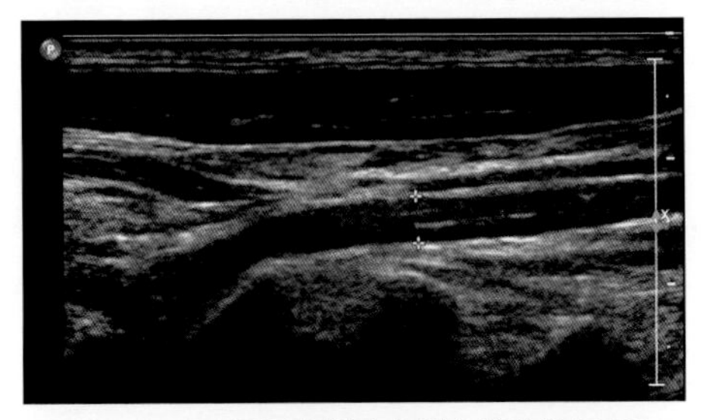

图 1-10-1A 显示患侧（右侧）臂丛神经 C5，较对侧增粗

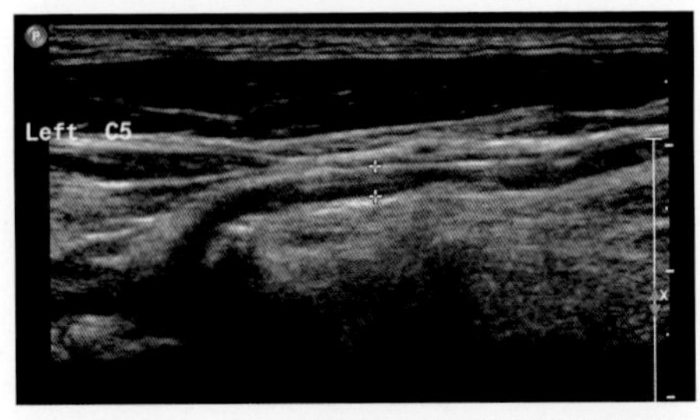

图 1-10-1B 显示对照侧（左侧）臂丛神经 C5 长轴切面

第十一节　胸锁关节炎

【局部解剖】

胸锁关节由锁骨的胸骨关节面与胸骨柄的锁骨切迹及第 1 肋软骨的上面共同构成。关节囊附着于关节的周围，前后面较薄，上下面略厚，周围有韧带增强。关节面略呈鞍状，关节腔内有一近似圆形的关节盘，将关节腔分为内下和外上两部分。

【疾病简介】

胸锁关节炎的发生可由感染、类风湿、强直性脊柱炎、痛风、二水焦磷酸钙沉积（CPPD）、退行性变等多种病因所致。

【超声表现】

■　胸锁关节炎可表现为关节腔扩张，其内滑膜增生多呈低回声，急性期其内血流信号可增多（图 1-11-1A 与 B，图 1-11-2）。有时可见关节面明显不规则改变。

■　仅凭超声检查很难鉴别化脓性或其他类型的关节炎，需结合临床资料和其他影像学检查资料。如出现关节囊扩张大于 10mm 以上、邻近骨髓出现水肿信号、血白细胞增多及血沉增快、发热等，则高度提示为化脓性关节炎。

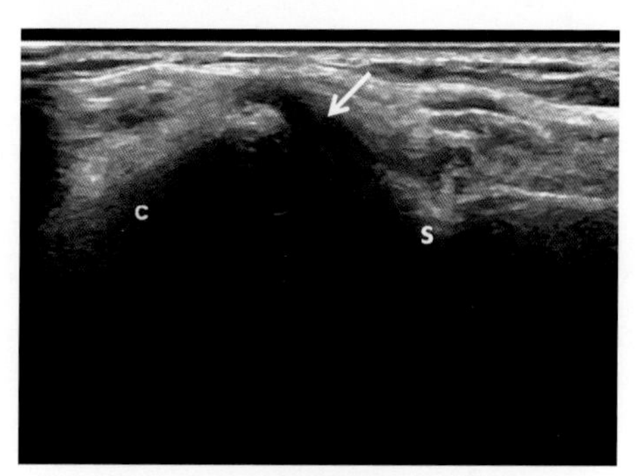

图 1-11-1A　显示胸锁关节增厚呈低回声（箭头）

s，胸骨；c，锁骨

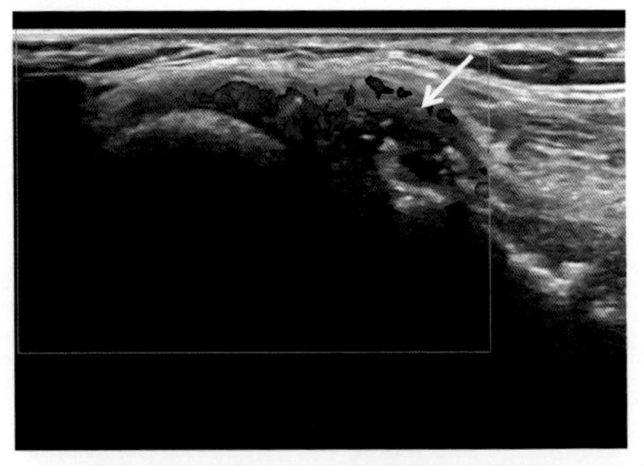

图 1-11-1B　纵切面显示胸锁关节滑膜增厚（箭头），其内可见较丰富血流信号。第 1 肋软骨表面明显不规则

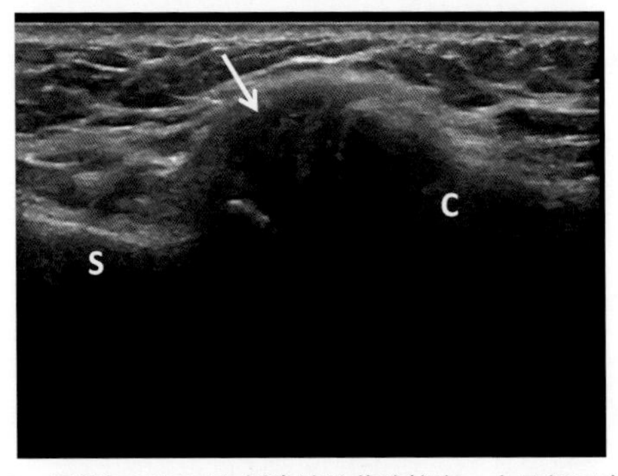

图 1-11-2　冠状切面显示左侧胸锁关节腔扩张，内呈低回声（箭头）
C，锁骨；S，胸骨

第十二节　肩关节向下半脱位

【疾病简介】

肩关节向下半脱位为中风患者常见的并发症，发生率可达 81%。肩关节向下半脱位的发生对于患者的康复治疗具有较大的影响。因此，对于中风患者应积极地预防和治疗肩关节半脱位。

【临床分级】

肩关节向下半脱位临床诊断标准为：于肩峰下缘和肱骨头上

方之间可触及间隙，间隙宽度为手指宽度的 1/2 或以上。临床分级为：0 级：无脱位；1 级：间隙宽度为 1/2 手指宽度；2 级：1 个手指宽度；3 级：1 个半手指宽度；4 级：2 个手指宽度；5 级：2 个半手指宽度。

【超声表现】

■ 患者坐位，髋部和膝部均屈曲 90 度，双足平放在地上。肘部屈曲 90 度，前臂放在膝上的垫子上，手掌朝下，但肘部需悬空，以确保肩部未被抬起。

■ 探头放在肩峰外缘，冠状切面显示肩峰和肱骨大结节，在此切面上测量肩峰 – 肱骨大结节距离（acromion process - greater tuberosity ，AGT)，即肩峰外侧缘与最近的肱骨大结节上缘之间的距离（图 1–12–1）。患侧 AGT 与对侧比较如大于 4mm，提示肩关节半脱位。

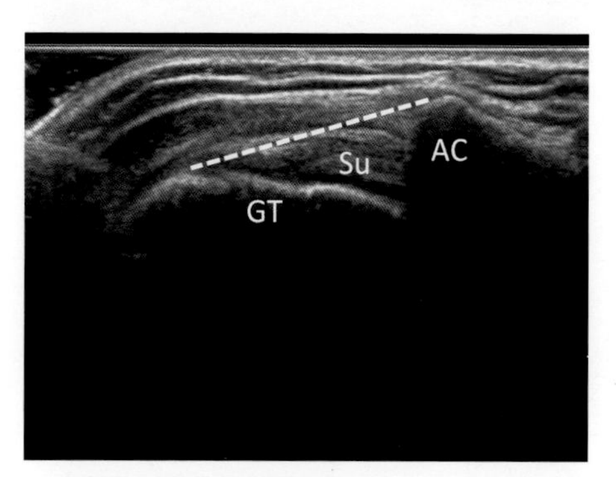

图 1–12–1　肩部外侧冠状切面测量肩峰（AC）与肱骨大结节（GT）之间的距离（虚线）

Su，冈上肌腱

第十三节　急性肩关节前脱位

【疾病简介】

急性肩关节脱位在急诊患者中较为常见，其中约 95% ～ 98% 的为肩关节前脱位。及时诊断对于有效的治疗非常重要，因脱位时间越长，复位就越困难。

【超声表现】

■ 患者坐位，探头横切面放在肩后部，显示肱骨头和肩胛盂。

■ 在此切面上，沿肱骨头表面和肩胛盂画一水平线，测量两线之间的垂直距离（glenohumeral separation distance，GhSD）（图1-13-1）。正常肱骨头的后缘应位于肩胛盂的后方，如肱骨头的后缘位于肩胛盂的前方，则提示肩关节前脱位。

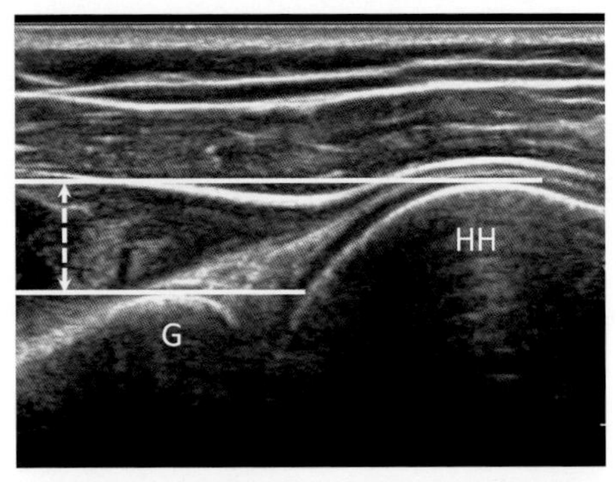

图 1-13-1 肩后部横切面测量肱骨头（HH）后缘与关节盂（G）后缘之间的距离（虚线）

参考文献

[1] Idowu BM，Ayoola OO，Adetiloye VA，et al. Sonographic detection of inferior subluxation in post-stroke hemiplegic shoulders. J Ultrason，2017 Jun；17（69）：106–112.

[2] Kumar P，Bradley M，Gray S，et al. Reliability and validity of ultrasonographic measurements of acromion-greater tuberosity distance in post-stroke hemiplegia.Arch Phys Med Rehabil，2011 May；92（5）：731–736.

[3] Peetrons P，Bédard JP.Acromioclavicular joint injury: enhanced technique of examination with dynamic maneuver. J Clin Ultrasound，2007 Jun；35（5）：262–267.

[4] Park J，Chai JW，Kim DH，et al. Dynamic ultrasonography of

the shoulder. Ultrasonography，2017 Aug 26. doi：10.14366/usg. 17055.

[5] Lee JC，Sykes C，Saifuddin A，et al. Adhesive capsulitis: sonographic changes in the rotator cuff interval with arthroscopic correlation. Skeletal Radiol，2005；34：522–527.

第2章 肘关节超声检查与常见病变诊断

第一节　肘关节超声检查

一、肘前部

1. 肘关节腔前部

■　患者可取坐位，面向检查者，上肢旋后伸展在检查桌上。

■　可从横切面开始扫查，观察肱骨远端的软骨是否光滑和完整（图 2-1-1A）。正常情况下，关节表面可见低回声的关节软骨，前关节囊为一薄的线状高回声覆盖在关节软骨上，肱肌走行于关节囊的内前方，而肱桡肌走行在外前方。

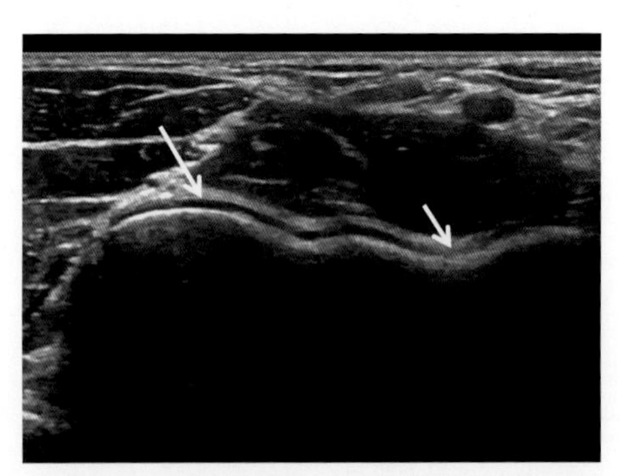

图 2-1-1A　横切面显示肘前部肱骨小头（长箭头）及肱骨滑车处（短箭头）关节软骨，呈带状低回声

■　纵切面检查时，探头可从内向外依次检查内侧的肱尺关节和外侧的肱桡关节（图 2-1-1B，图 2-1-1C）。

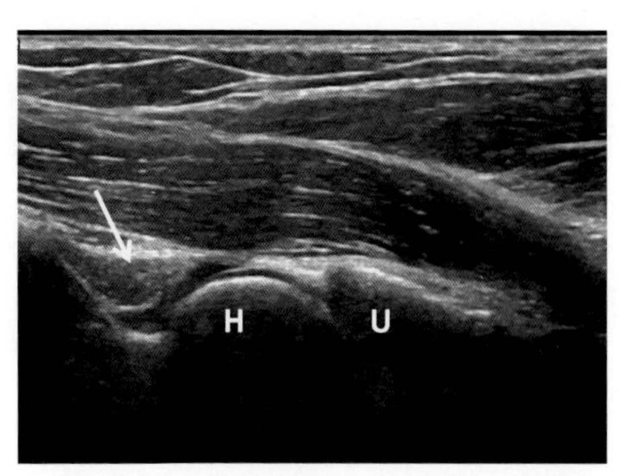

图 2-1-1B　纵切面显示肘关节尺侧，箭头所指为尺骨冠突窝内脂肪垫
H，肱骨；U，尺骨

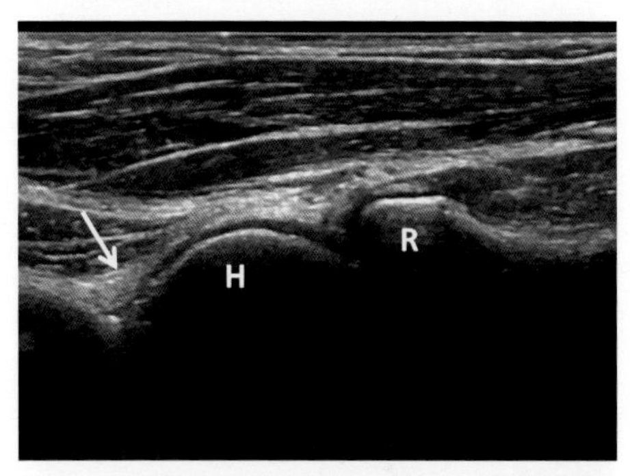

图 2-1-1C　纵切面显示肘关节桡侧，箭头所指为桡窝内脂肪垫
H，肱骨；R，桡骨

■　肘关节前部隐窝包括冠突窝、桡窝和桡骨颈隐窝。冠突窝、桡窝分别位于肱骨滑车和肱骨小头前上方，桡骨颈隐窝位于桡骨颈周围，隐窝内可见高回声的脂肪垫。

■　应观察关节腔有无积液和关节内游离体、滑膜有无增厚、关节软骨有无变薄、缺损、有无骨赘等。

2. 肱二头肌远侧肌腱

肱二头肌远侧肌腱在肘前部位于肱肌的浅侧、肱动脉的外侧，由于其向深部斜行止于桡骨粗隆，且在远端呈扇形展开，因此超声显示肱二头肌腱远端较为困难。前臂最大限度地旋后有助于显示肱二头肌远端肌腱。

超声显示肱二头肌远侧肌腱可采取以下方法：

（1）肘前部横切

■ 探头横切放在肘前部，可见肱二头肌远侧肌腱的内侧依次为肱动脉和正中神经，通过‘BAM’征（biceps tendon，B；brachial artery，A；median nerve，M）有助于识别该肌腱（图2-1-2）。

■ 向远处，该肌腱向深部走行而较难显示。但横切面上较易识别肌腱的两个头，长头的止点位于短头止点的近侧。

【注意事项】

■ 肘前部横切时，利用肌腱的各向异性伪像有助于识别肱二头肌远侧肌腱的两个头。

■ 前臂做旋前、旋后动作进行动态扫查时，可发现肌腱两个头位置的改变。而纵切面则较难识别肌腱的这两个头。

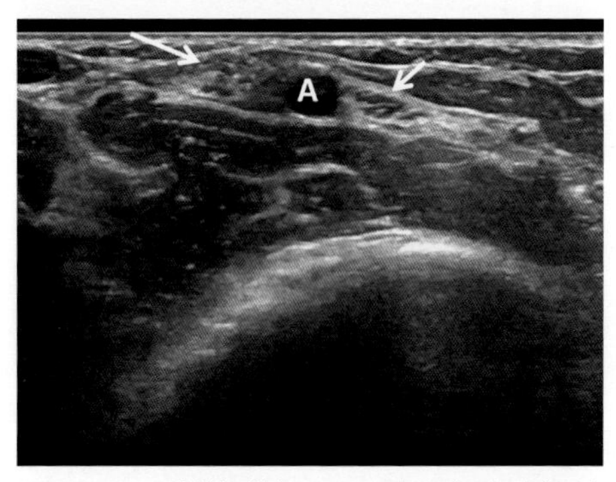

图2-1-2　肘前部横切面显示肱二头肌远侧肌腱（长箭头）、肱动脉（A）和正中神经（短箭头）

（2）肘前部纵切

■ 此体位可显示桡骨粗隆及其近侧的肱二头肌远侧腱（图2-1-3）。

■ 前臂旋后时有助于显示桡骨粗隆。

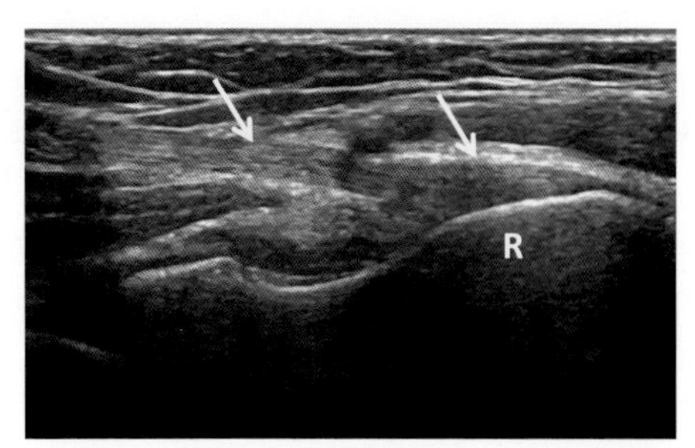

图 2-1-3　纵切面于肘前部显示肱二头肌远侧肌腱（箭头）止于桡骨粗隆（R）

（3）前臂后上部横切

探头横切放在前臂后上部，可显示肱二头肌远侧肌腱的止点部分及桡骨粗隆（图 2-1-4 与视频）。

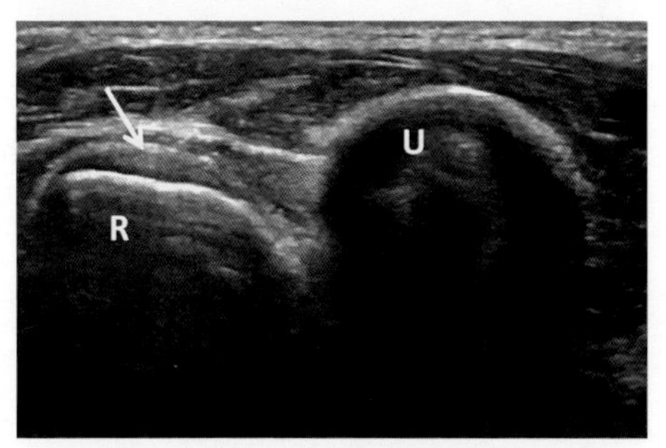

图 2-1-4　前臂上段后部横切面显示肱二头肌远侧肌腱（箭头）止于桡骨粗隆（R）

U，尺骨

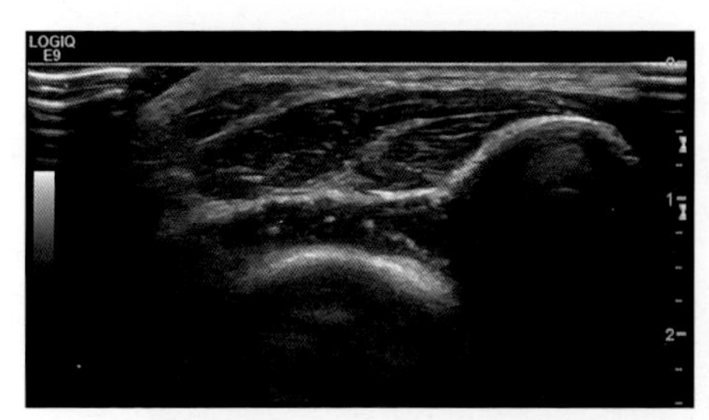

图 2-1-4 视频　前臂后部上段横切面显示前臂自旋前位移至旋后位时肱二头肌远侧肌腱远端随桡骨粗隆向前移动而消失

3. 肱二头肌腱膜

■ 肱二头肌腱膜自肱二头肌远侧的肌腹 - 肌腱移行处向内侧走行。覆盖正中神经和肱动脉，作用为固定肱二头肌远侧肌腱。

■ 在肱二头肌远侧肌腱邻近肱动脉处，于动脉的浅侧可见薄的高回声结构，为肱二头肌腱膜（图 2-1-5）。该腱膜向内侧走行，并与指浅屈肌筋膜融合。

■ 贵要静脉位于该腱膜的浅侧，可作为识别该腱膜的标志结构。检查时，注意局部勿加压，以免压瘪静脉。

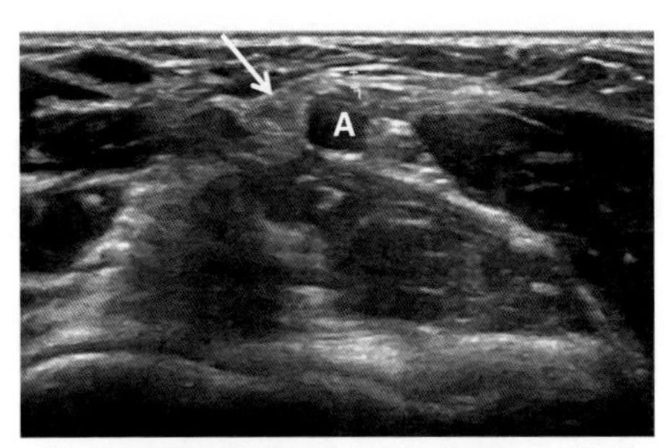

图 2-1-5 肘前部横切面显示肱二头肌腱膜（箭头与标尺）自肱动脉（A）浅侧向内侧走行

4. 肱肌腱

■ 肱肌远侧止于尺骨粗隆，可为肌性、肌腱或混合型。

■ 该肌止点处可为一较宽的肌腱或有两个头：浅头和深头（图 2-1-6）。

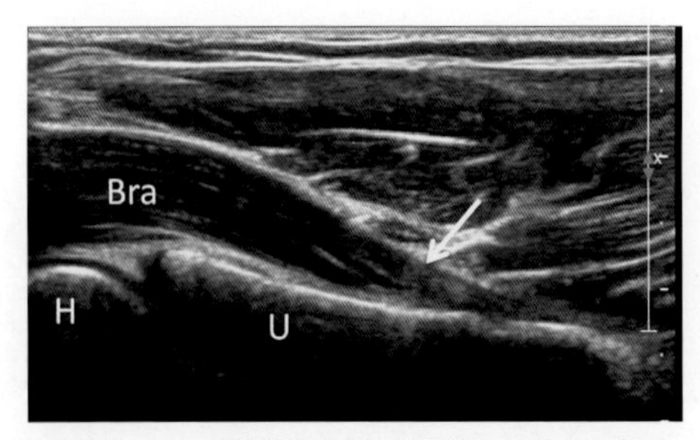

图 2-1-6 肘前部纵切面显示肱肌（Bra）远端（箭头）止于尺骨（U）

H，肱骨

二、肘内侧

1. 肘内侧副韧带

■　肘内侧副韧带包括前束、后束和横束，其中前束最为重要（图 2–1–7A）。前束起自肱骨内上髁前下方和内下方，止于尺骨冠突内侧缘结节处，后束起自肱骨内上髁后方和内下方，止于鹰嘴内侧弧形骨面，横束位于前束和后束止点之间，不如前束和后束重要。

■　肘内侧副韧带主要作用为抗肘部外翻。

■　检查肘内侧副韧带时，患者仰卧，肩部外展、外旋，肘部屈曲 90°。肘部屈曲时，前束处于紧张状态而有助于显示韧带内部的纤维状结构（图 2–1–7B）。稍微向前或向后倾斜探头，利用韧带的各向异性伪像有助于鉴别韧带与周围的脂肪组织。

■　检查后束时，探头放置在肘部的后内侧，与检查尺神经和 Osborne 韧带的位置相似。后束跨越肱尺关节，形似吊床，形成肘管的底部，尺神经位于其浅侧（图 2–1–7C）。

■　动态超声检查：用于判断肘内侧副韧带是否为完全撕裂。肘部伸直，放在一枕垫上，让患者自己用手向内侧牵拉上臂，检查者向外侧牵拉前臂，以使肘关节内侧间隙打开，探头纵切放在肘关节内侧，可观察肘内侧副韧带是否为完全撕裂，肱尺关节间隙有无异常增宽。

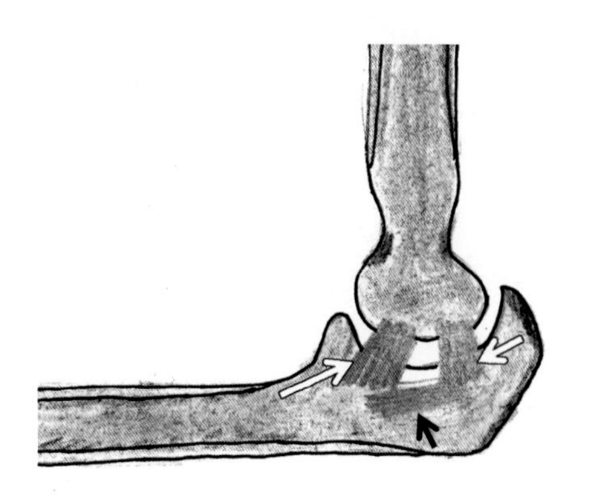

图 2–1–7A　显示肘内侧副韧带的前束（长箭头）、后束（短白箭头）和横束（短黑箭头）

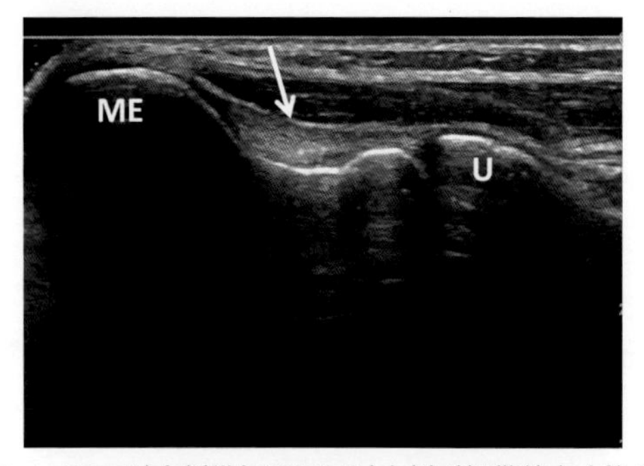

图 2-1-7B　肘内侧纵切面显示肘内侧副韧带前束（箭头）
ME，肱骨内上髁；U，尺骨

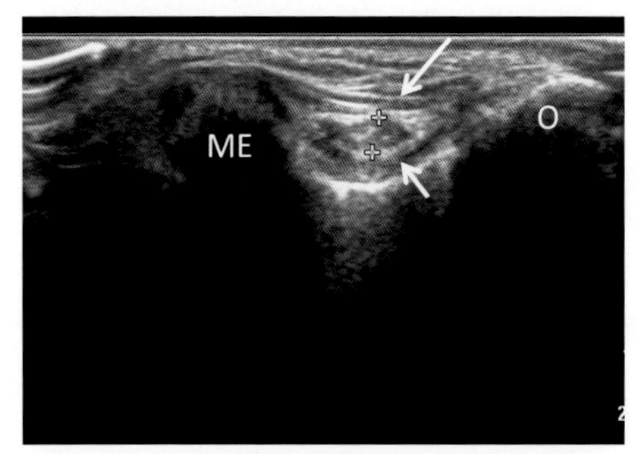

图 2-1-7C　肘内侧横切面显示尺神经（标尺）呈筛网状结构，其浅侧可见肘管支持带（长箭头）、深方可见内侧副韧带后束（短箭头）
ME，肱骨内上髁；O，尺骨鹰嘴

2. 肘内侧屈肌总腱

■　肘内侧屈肌总腱止于肱骨内上髁，该屈肌总腱由以下肌腱组成：旋前圆肌、桡侧腕屈肌、掌长肌、尺侧腕屈肌、指浅屈肌（图 2-1-8）。

■　超声显示上述各肌腱：探头放在腕部以显示桡侧腕屈肌腱，探头横切沿该肌腱向上移动直至显示该肌的肌腹，继续向上，可见旋前圆肌出现在该肌的前侧，指浅屈肌出现在该肌的后侧。在桡侧腕屈肌与指浅屈肌之间，还可见一个较小的肌腱与肌腹，此为掌长肌及其肌腱。

■　检查尺侧腕屈肌时，探头横切放在肘内侧，于肱骨内上髁和肱尺关节的稍下方，可见该肌的肱骨头和尺骨头形成哑铃状结构覆盖尺神经。

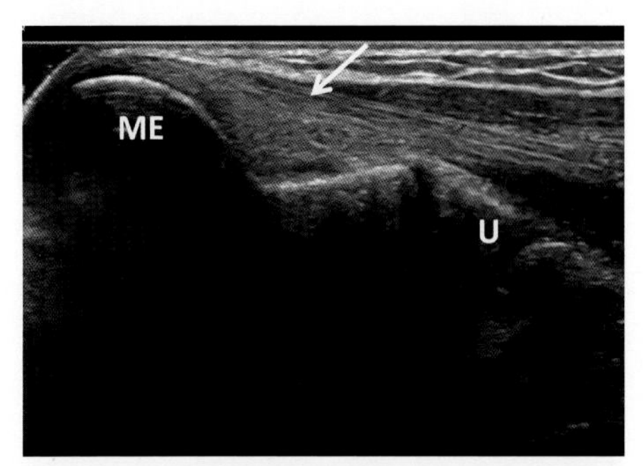

图 2-1-8　纵切面显示肘内侧屈肌总腱（箭头）止于肱骨内上髁（ME）
U，尺骨

三、肘外侧

1. 肘外侧韧带

■　包括桡侧副韧带、环状韧带和外侧尺副韧带。

■　检查桡侧副韧带的切面与检查肘外侧伸肌总腱的长轴切面类似，其起点为肱骨外上髁前结节与后结节之间的骨沟处。该韧带走行朝向桡骨头，并与环状韧带融合（图 2-1-9A 与 B）。横切面上，利用韧带的各向异性伪像可与浅侧的肌腱相鉴别。

■　环状韧带包绕桡骨头，并止于尺骨。检查时，探头横切放在桡骨头上，可见韧带止于尺骨（图 2-1-9C）。

■　外侧尺副韧带在肱骨的起点位置与桡侧副韧带在同一部位，但略偏向桡骨侧，两个韧带在近段难以区分。在远段，外侧尺副韧带行程较桡侧副韧带长，止于尺骨的旋后肌嵴（图 2-1-9D）。检查时，可首先显示环状韧带的尺骨止点处，然后探头向前倾斜，可见外侧尺副韧带位于桡骨和尺骨的旋后肌嵴之间。

■　检查环状韧带和外侧尺副韧带时，肘部可呈眼镜蛇体位，此体位，外侧尺副韧带处于紧张状态而易显示。

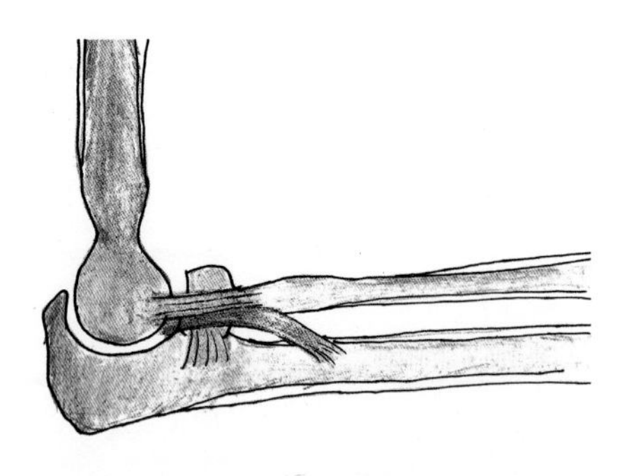

图 2-1-9A　肘外侧韧带包括桡侧副韧带（绿色）、环状韧带（蓝色）和外侧尺副韧带（紫色）

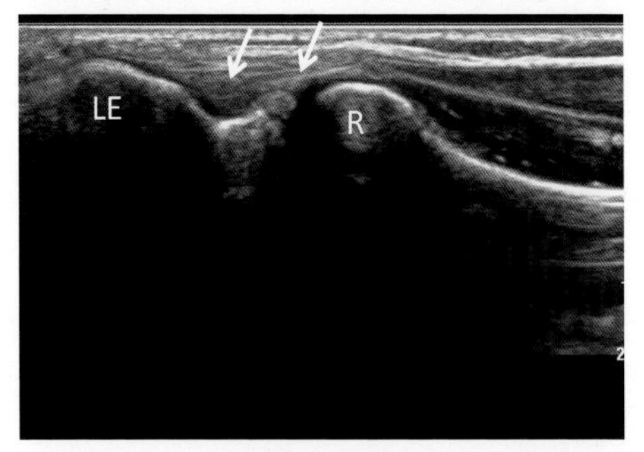

图 2-1-9B　肘外侧显示桡侧副韧带（箭头）紧邻肱桡关节

LE，肱骨外上髁；R，桡骨头

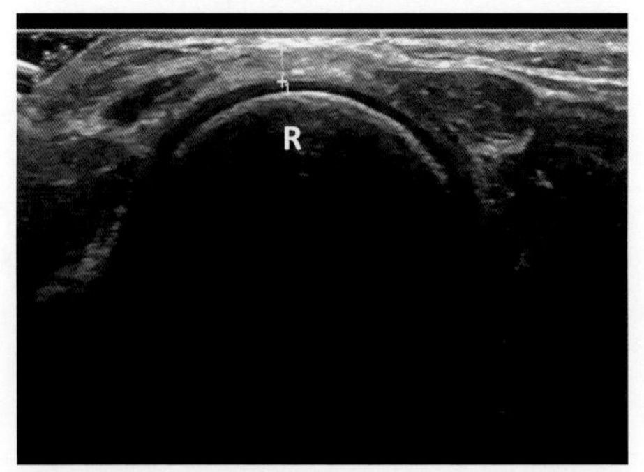

图 2-1-9C　横切面于桡骨头（R）处显示环状韧带（标尺）

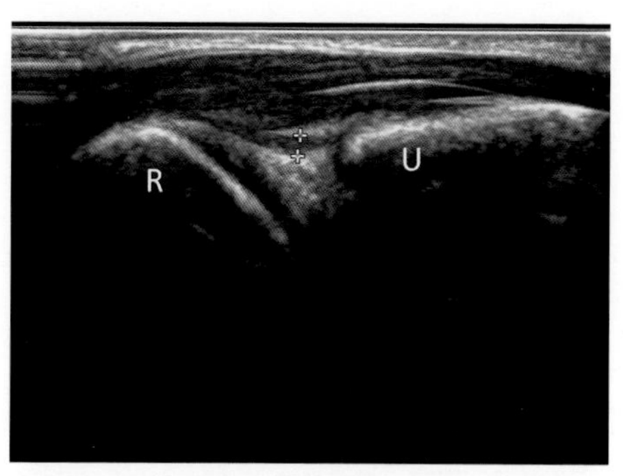

图 2-1-9D　肘后部上段斜横切面显示外侧尺副韧带远段（标尺）止于尺骨的旋后肌嵴（U）

R，桡骨

【鉴别要点】

■　桡侧副韧带在肱骨外上髁止点处的长度约 8.9mm，占桡侧副韧带与屈肌总肌腱在肱骨外上髁止点处总长度的约 50%。

■　利用各向异性伪像，有助于鉴别桡侧副韧带与其浅侧的伸肌总腱。

2. 肘外侧肌腱

■　肘外侧伸肌总腱包括：桡侧腕短伸肌腱、指伸肌腱、小指伸肌腱、尺侧腕伸肌腱（图 2-1-10）。沿肱骨髁上嵴，可见肱桡肌和桡侧腕长伸肌起自该处。

■　超声显示肘外侧各肌腱：横切面上，较易显示桡侧腕短伸肌腱，该肌腱位于最前面，其外侧缘呈明显的鸟嘴状，其内侧缘不易与桡侧腕长伸肌相区别，于外侧缘的浅侧可见指伸肌的肌腹。指伸肌的外侧可见一较小的肌腹和肌腱，为小指伸肌。动态伸屈小指有助于识别小指伸肌。小指伸肌的外侧为尺侧腕伸肌。

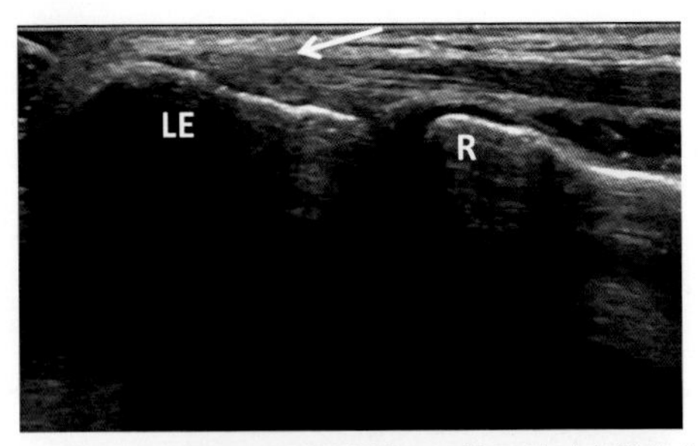

图 2-1-10　纵切面于肘外侧显示伸肌总腱（箭头）附着于肱骨外上髁（LE）

R，桡骨头

四、肘后部

此区主要检查肘后部关节隐窝、肱三头肌与肘肌。

■　肘后部关节腔：位于肱三头肌的深部。关节囊呈一线状高回声，在成人其厚度为 2mm，其结构较为疏松，在两侧由副韧带予以加强。关节囊内可见高回声的脂肪垫（图 2-1-11A 与 B）。关节腔出现积液时，脂肪垫可见向浅侧顶起。

■　肱三头肌：由三个头组成，为内侧头、外侧头和长头。肌腹形成一较粗的肌腱止于尺骨鹰嘴尖部远侧约 1cm 处。肌腱可为两个部分：浅层肌腱（由外侧头和长头组成）和深层肌腱（由内侧头组成）。

■　肘肌：为一较小的肌腹，位于尺骨鹰嘴的外侧部分，协助肱三头肌伸肘。

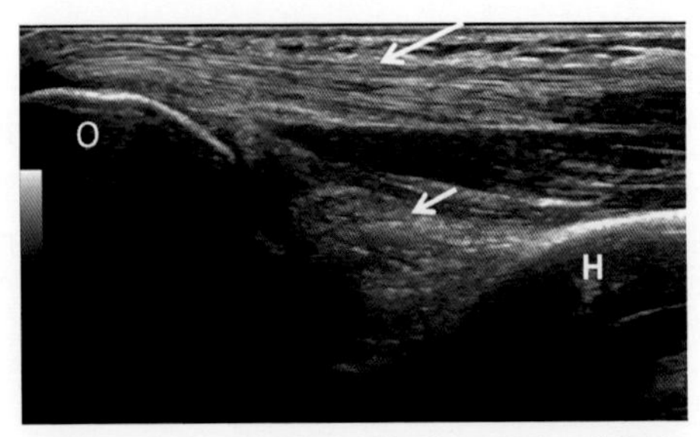

图 2-1-11A　纵切面于肘后部显示肱三头肌腱（长箭头）止于尺骨鹰嘴（O），短箭头所指为肘后关节囊内脂肪垫

H，肱骨

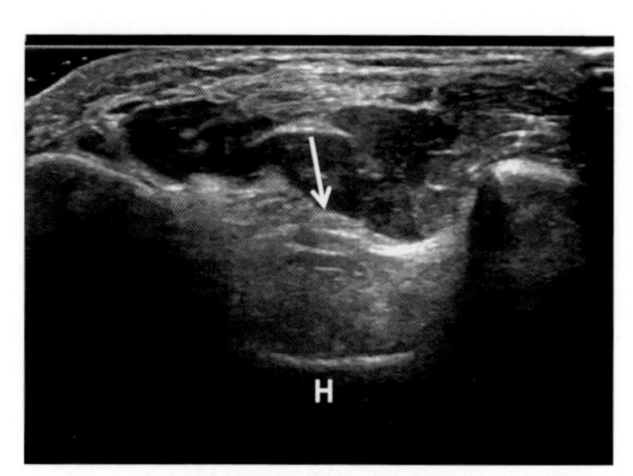

图 2-1-11B　横切面显示肘后部肱骨的尺骨鹰嘴窝（H）内脂肪垫（箭头）

第二节　网球肘

【疾病简介】

■　即肘外侧伸肌总腱肌腱病，一般认为是由于肱骨外上髁伸肌总腱的慢性劳损导致肌腱微小撕裂，继而瘢痕组织形成，而瘢痕组织在创伤条件下又可发生撕裂，形成恶性循环。

■　主要症状为运动时肘关节外侧疼痛，以后逐渐变为持续性疼痛，可向肘上、肘下放射。

■　检查时，肱骨外上髁处压痛明显，被动屈腕、抗阻力伸腕均可导致肘外侧疼痛。

【超声表现】

■　于肱骨外上髁处可见肘外侧伸肌总腱增厚、回声减低，病变可为局限性或弥漫性，部分病变内可见丰富血流信号（图 2-2-1A 与 B，图 2-2-2）。

■　肌腱撕裂时，肌腱内部可见低回声或无回声的裂隙。

■　部分肌腱内可见钙化灶。

■　肌腱于肱骨外上髁止点处可见骨皮质不规则改变。

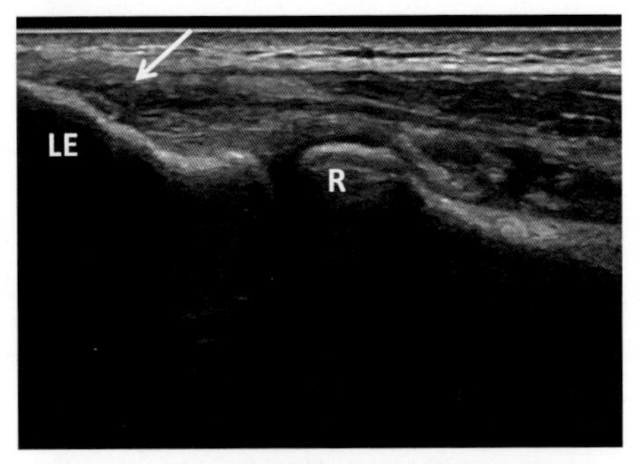

图 2-2-1A　纵切面显示肘外侧伸肌总腱近止点处回声减低（箭头），不均匀

LE，肱骨外上髁；R，桡骨头

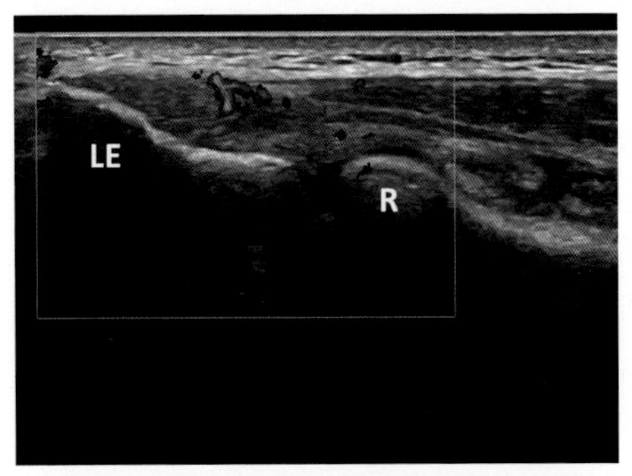

图 2-2-1B　PDI 显示肌腱内血流信号增多

LE，肱骨外上髁；R，桡骨头

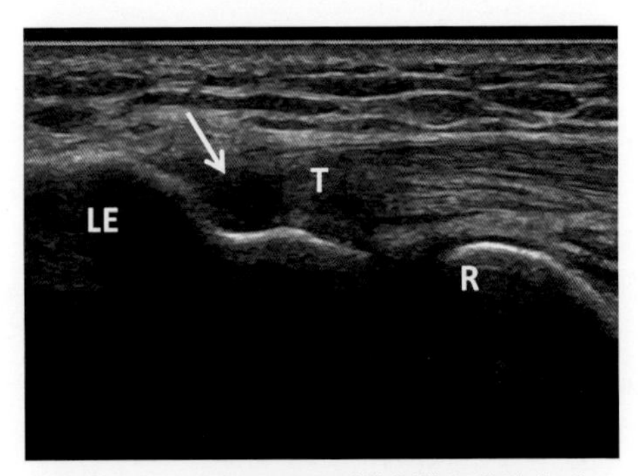

图 2-2-2　纵切面显示肘外侧伸肌总腱（T）局部回声减低（箭头）

LE，肱骨外上髁；R，桡骨头

第三节　高尔夫球肘

【疾病简介】

■　即肱骨内上髁屈肌总腱肌腱病，为前臂屈肌总腱止点处由于反复牵拉累积性损伤所致的肌腱病，肌腱内可出现退变和撕裂。

■　一些需要反复做肘外翻动作的运动，如高尔夫球、投掷标枪、壁球等运动，易导致此病的发生。

■　主要表现为肱骨内上髁处压痛，握物、前臂抗阻力旋前可使局部疼痛加剧。

【超声表现】

■　肱骨内上髁处屈肌总腱增厚、回声减低，病变可为局限性或弥漫性，部分病变内可见丰富血流信号（图 2-3-1 和视频）。

■　肌腱撕裂时，肌腱内部可见低回声或无回声的裂隙。

■　病程长者，肌腱内部可见钙化。

■　肌腱于肱骨内上髁止点处可见骨皮质不规则改变或骨赘形成。

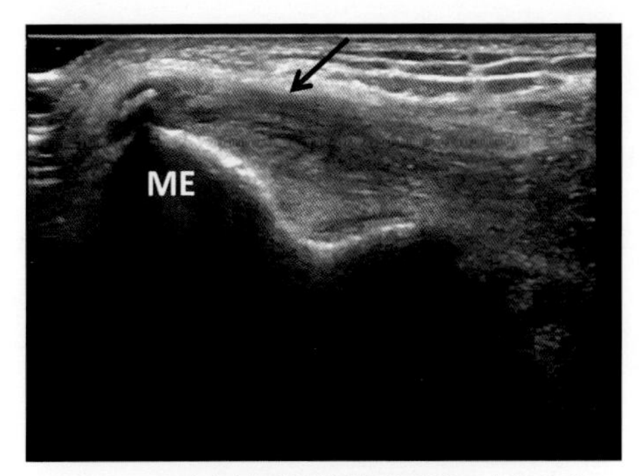

图 2-3-1　肘内侧屈肌总腱明显增厚（箭头），回声减低，局部可见无回声裂隙，近止点处可见钙化灶
ME，肱骨内上髁

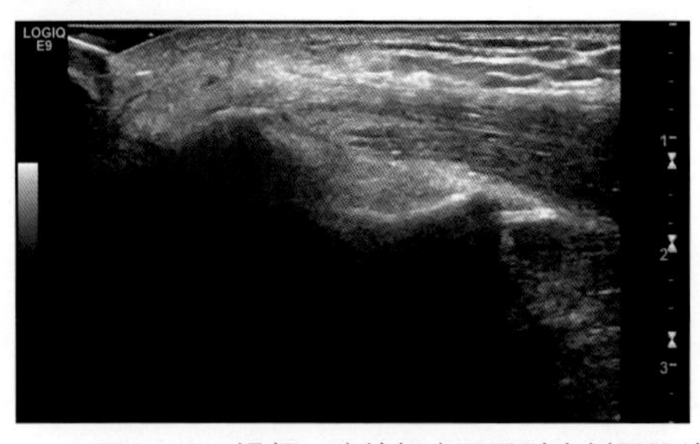

图 2-3-1 视频　连续扫查可见肘内侧屈肌总腱明显增厚

第四节　肘尺侧副韧带损伤

【疾病简介】

任何使肘关节被动外翻、过伸的动作都可能造成尺侧副韧带损伤，其中以棒球运动所致的肘尺侧副韧带损伤和肘内侧关节不稳最易常见。

【超声表现】

■　慢性反复性损伤，可导致韧带发生退行性变，表现为尺侧副韧带增厚、局部回声减低，病程长者可见钙化。

■　韧带完全撕裂时，显示为韧带连续性中断，局部韧带结构消失，呈不规则低回声。部分病例可见撕脱骨折。

【动态超声检查】

探头纵切面放在肘内侧，显示肘尺侧副韧带长轴切面，做肘外翻动作，以观察肘尺侧副韧带有无完全断裂，同时注意观察肘关节内侧间隙有无异常增宽。

第五节　肱三头肌肌腱病变

【疾病简介】

■　肱三头肌腱撕裂较为少见，常与尺骨鹰嘴突的撕脱骨折有关，撕裂可为部分性或完全性。

■　全身性疾病亦可累及肱三头肌腱，如痛风、强直性脊柱炎等。

【超声表现】

■　超声可明确肌腱撕裂的程度及肌腱断裂后回缩的程度。肌腱完全撕裂时可见肌腱连续性中断，有时可见撕脱的骨片。

■　强直性脊柱炎可累及四肢的肌腱，累及肱三头肌腱时可表现为肌腱增厚，内部血流信号增多（图 2-5-1A，B，C）。

■　痛风累及肱三头肌腱时，肌腱内可见强回声尿酸盐沉积（图 2-5-2 与视频）。

■　动态超声检查：检查时让肘部做屈曲和伸直动作进行动态观察，有助于判断肌腱是部分撕裂还是完全撕裂。

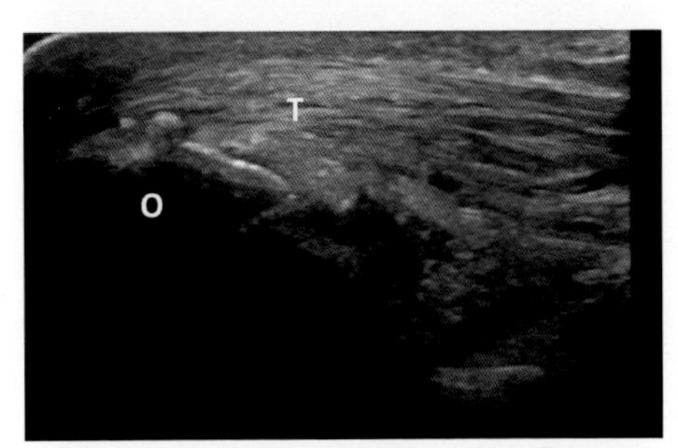

图 2-5-1A　肱三头肌肌腱炎。纵切面显示肱三头肌腱远段增粗（T）

O，尺骨鹰嘴

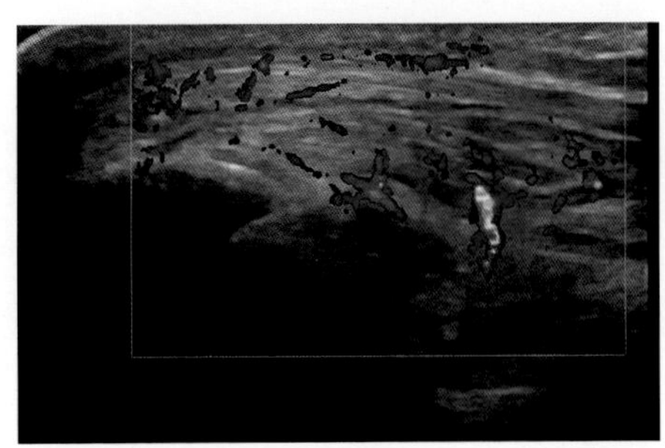

图 2-5-1B　CDFI 显示肌腱内可见丰富血流信号

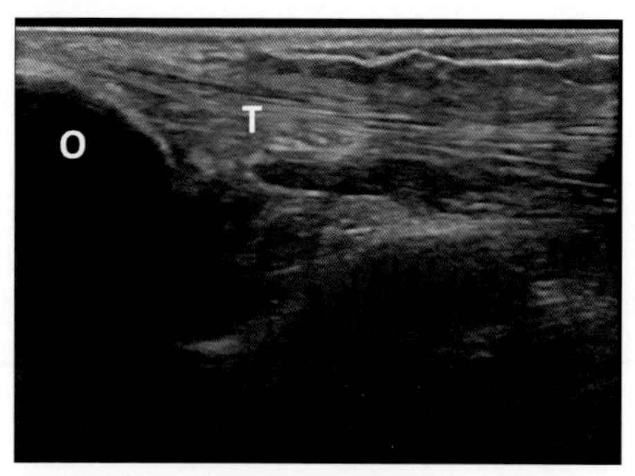

图 2-5-1C　纵切面显示对照侧肱三头肌腱（T）
O，尺骨鹰嘴

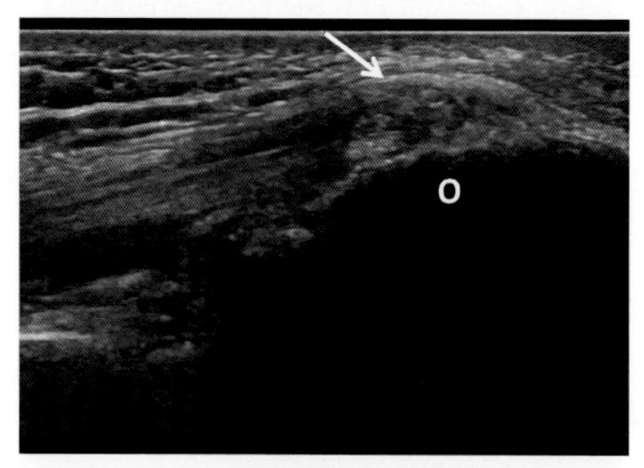

图 2-5-2　纵切面显示肘后部肱三头肌腱内痛风石呈强回声（箭头）
O，尺骨鹰嘴

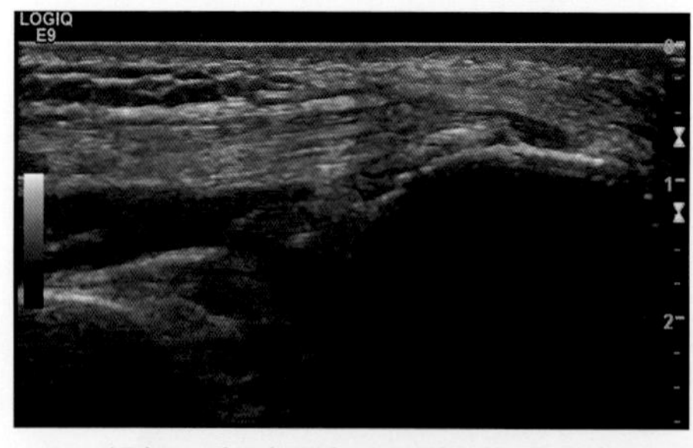

图 2-5-2 视频　肘后部纵切面连续扫查可见肱三头肌腱内痛风石呈高回声

第六节　肱二头肌远侧肌腱肌腱病和撕裂

【疾病简介】

■　肱二头肌远侧肌腱的肌腱病为该肌腱在近桡骨粗隆止点处的慢性劳损损伤。严重损伤时可出现肌腱的部分撕裂和完全撕裂。

■　肌腱撕裂可为桡骨粗隆处的撕脱骨折、腱体撕裂或肌-腱移行处撕裂。

【超声表现】

■　肱二头肌远侧肌腱肌腱病时，肌腱可表现为增粗，回声减低，内部纤维状结构消失（图 2-6-1A，B 与视频）。

■　完全撕裂时，断裂处肌腱结构缺失，局部可见低回声积液；肌腱近侧断端明显回缩增厚，有时可达桡骨粗隆近侧 10cm 处。

■　肌腱部分断裂时，可见肌腱的部分肌腱纤维连续中断。

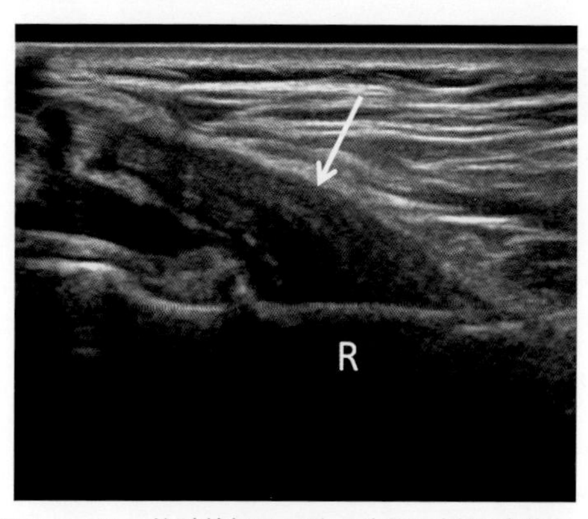

图 2-6-1A　从肘前部显示肱二头肌远侧肌腱增厚，回声减低（箭头）

R，桡骨粗隆

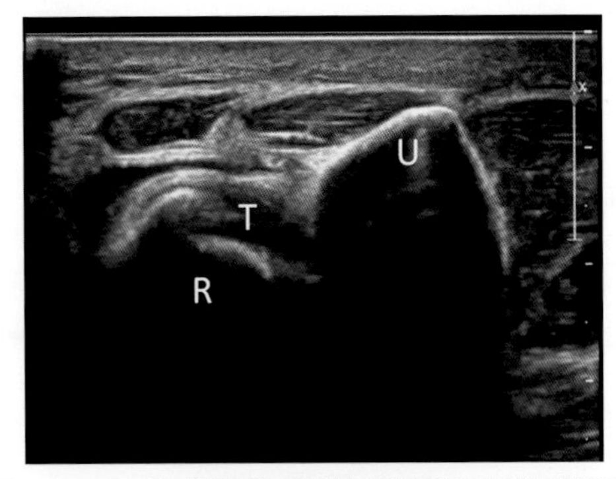

图 2-6-1B　从前臂后部斜横切显示肱二头肌远侧肌腱（T）增厚，回声减低

R，桡骨粗隆；U，尺骨

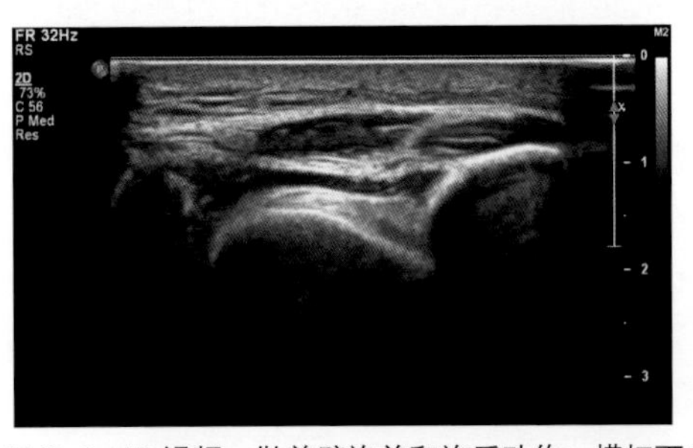

图 2-6-1B 视频　做前臂旋前和旋后动作，横切面自前臂后上部显示肱二头肌远侧肌腱增厚

第七节　尺骨鹰嘴滑囊炎

【疾病简介】

■　在尺骨鹰嘴处有 2 个滑囊，一个在尺骨鹰嘴突与皮肤之间，为鹰嘴皮下囊；另一个位于肱三头肌肌腱与尺骨鹰嘴上端的骨面之间，即肱三头肌腱下囊。两囊之间有时可相通。

■　尺骨鹰嘴滑囊炎多发生于前者，发病原因多为急慢性创伤，也可由感染、关节病变如类风湿关节炎、结晶沉积性病变（如焦磷酸钙沉积病、羟磷灰石沉积、痛风）和色素沉着绒毛性滑囊炎等所致。

【超声表现】

■ 于肘后部尺骨鹰嘴处皮下可见一囊性包块，囊内积液呈无回声，或可见增生滑膜（图 2-7-1 ～图 2-7-3 与视频）。

■ 急性期于囊壁内及其周围软组织内可见丰富血流信号；

■ 慢性期可见囊壁不同程度增厚，囊壁内血流一般不丰富。

【鉴别诊断】

■ 应与肘后挫伤引起的血肿相鉴别。血肿一般范围较广，且常向尺骨背侧骨面的远端延伸。

■ 肱三头肌肌腱止点断裂。由于肌腱断裂后多因出血进入皮下及腱下滑囊，产生滑囊积血，易误认为单纯滑囊炎而忽略肌腱撕裂的诊断，因此肘后部疼痛时要注意对肱三头肌肌腱的检查。

■ 肘后部其他包块，如表皮包涵囊肿等。典型表皮包涵囊肿其内部致密的角质碎屑可显示为洋葱头征、靶环征、分层征等，而分散的角质碎片可表现为结节状、线状或分支状的低回声区或高回声区。

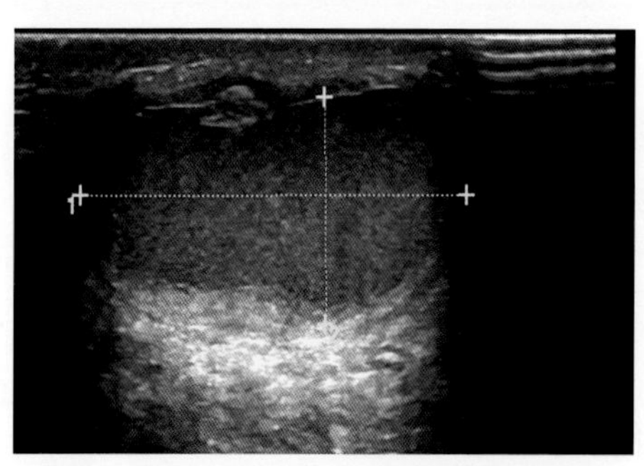

图 2-7-1A 显示肘后部尺骨鹰嘴滑囊积液（标尺），其内透声差

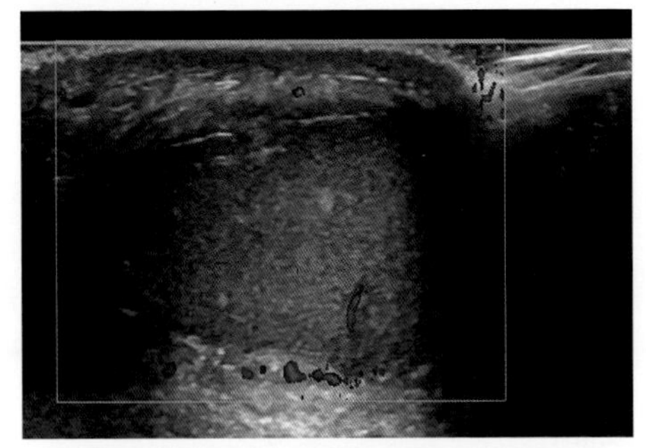

图 2-7-1B　CDFI 显示囊内分隔内及周围可见血流信号

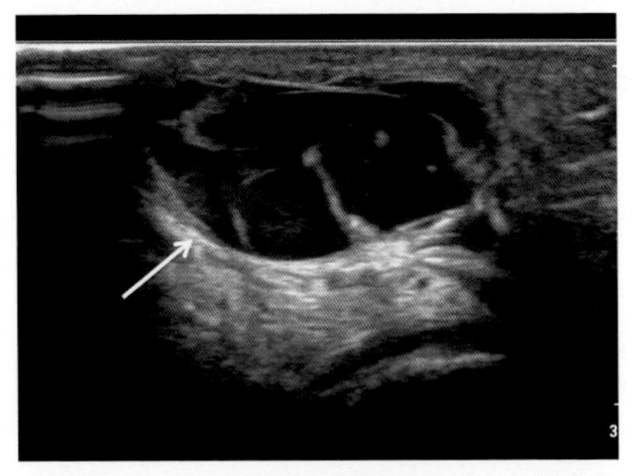

图 2-7-2　显示肘后皮下滑囊积液（↑）伴囊内少许滑膜增生

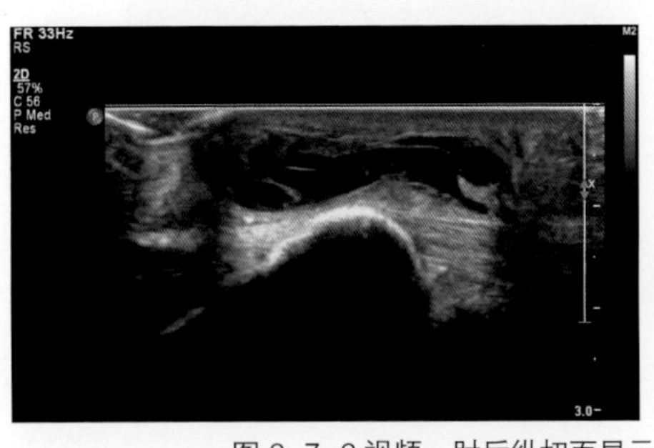

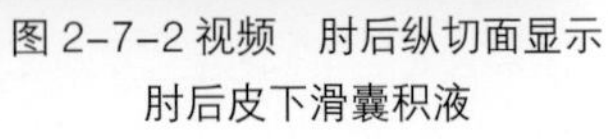

图 2-7-2 视频　肘后纵切面显示肘后皮下滑囊积液

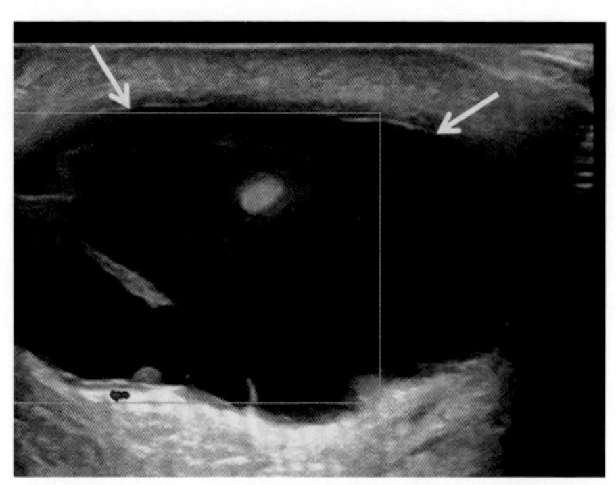

图 2-7-3A　肘后皮下可见滑囊扩张（箭头），内见少许分隔

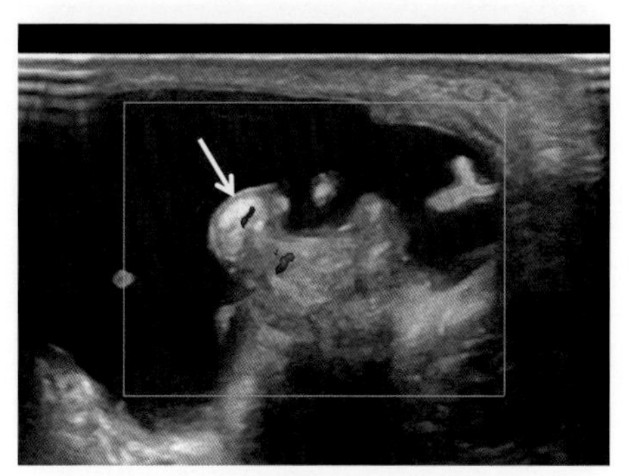

图 2-7-3B　滑囊附壁可见滑膜增生，呈结节状等回声（箭头）

第八节　肱桡滑囊炎

【疾病简介】

■　肱桡滑囊，又称肱二头肌桡骨囊，位于肱二头肌肌腱远端与桡骨粗隆之间，有减少肌腱与桡骨粗隆之间摩擦的作用。

■　肱桡滑囊炎最常见原因为慢性劳损性损伤，也可为感染、关节炎、淀粉样沉积等。

■　主要临床表现为肘前部疼痛、活动受限，尤其是前臂旋前时。

【超声表现】

■ 肱桡滑囊炎时，滑囊扩张，内积液增多，滑囊壁可见增厚。

■ 肱二头肌肌腱远段周围无腱鞘包裹，肌腱周围为腱围组织。当肱桡滑囊内积液较多时，积液有时会包绕整个肌腱，声像图上类似其他部位的腱鞘炎改变（图 2-8-1A 和 B）。

【鉴别诊断】

■ 肘前部腱鞘囊肿：多起自肘关节囊，常边界清楚，质地较硬，探头加压不易变形。

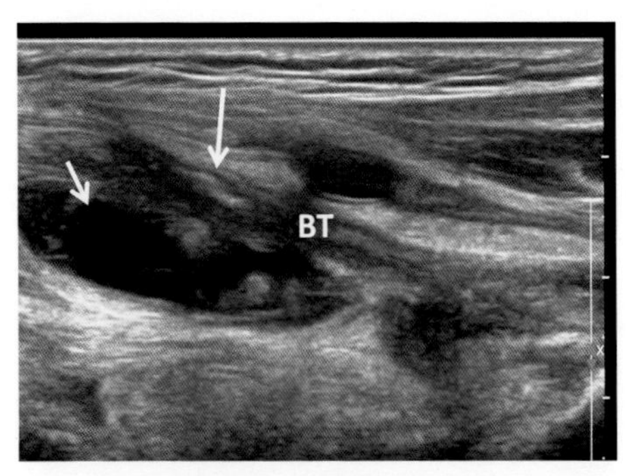

图 2-8-1A 纵切面显示肱二头肌远侧肌腱（BT）边界不清，内可见强回声钙化（长箭头），肌腱深方滑囊可见积液（短箭头）

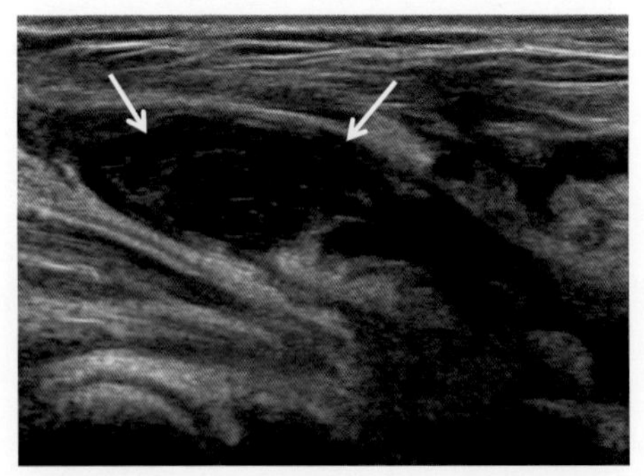

图 2-8-1B 另一切面显示肱二头肌长头肌腱深方滑囊积液（箭头），内见较多分隔

第九节　肘关节炎

【疾病简介】

■　创伤、感染、类风湿等全身系统性疾病等均可累及肘关节而导致肘关节炎性改变。

■　肘关节炎主要病理改变为关节腔积液、滑膜增生、骨破坏等。

■　查体可见肘关节肿胀、伸屈受限。

【超声表现】

■　关节腔积液：急慢性肘关节炎时，关节腔内可出现多少不等的积液。超声可见肘关节的关节隐窝扩张，包括前面较大的冠突窝、较小的桡窝和后面的尺骨鹰嘴窝。积液内可为无回声或混杂回声（图 2-9-1A，B，C，D）。

■　滑膜病变：滑膜炎时滑膜可见增厚，可呈低回声或等回声。类风湿关节炎患者关节腔内可见血管翳，呈实性低回声，病情严重可见关节软骨及软骨下骨侵蚀性破坏（图 2-9-2 ～图 2-9-4）。

■　关节游离体：有时关节腔内可见游离体，多表现为强回声（图 2-9-5 与视频）。

【鉴别诊断】

需要与肘关节腔内的其他占位性病变相鉴别。关节内占位性病变为单发实性结节或团块，形态较规则。

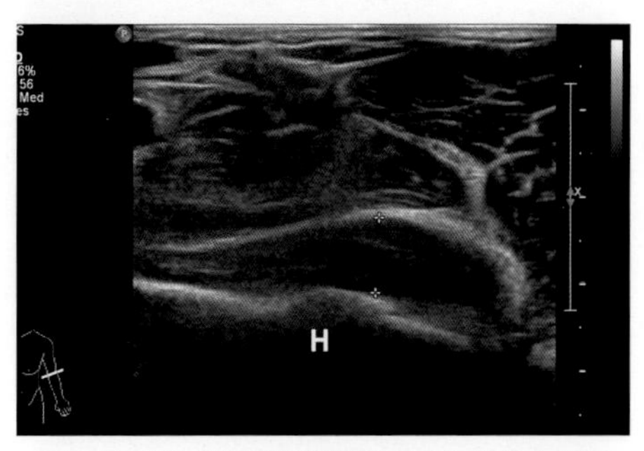

图 2-9-1A　肘前部横切面显示关节腔内积液

H，肱骨

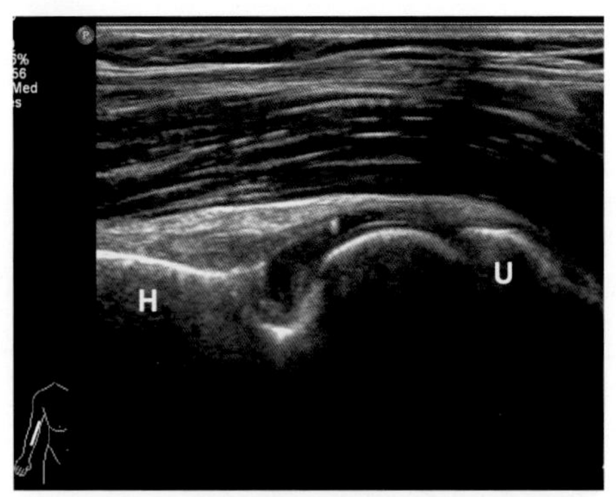

图 2-9-1B　肘前部纵切面显示关节囊内积液

U，尺骨近端；H，肱骨远端

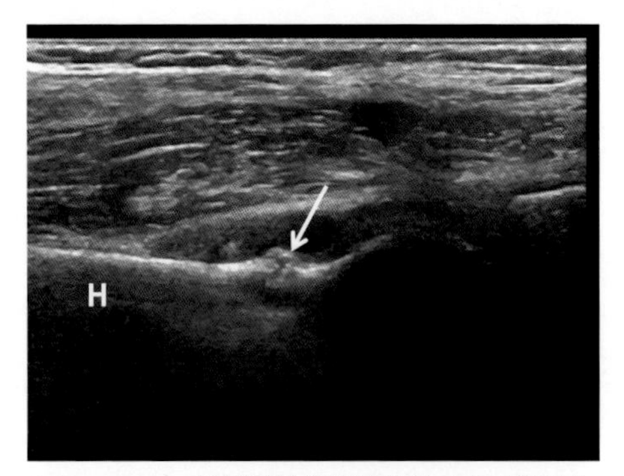

图 2-9-1C　肘部滑膜炎伴骨侵蚀病变（箭头）

H，肱骨远端

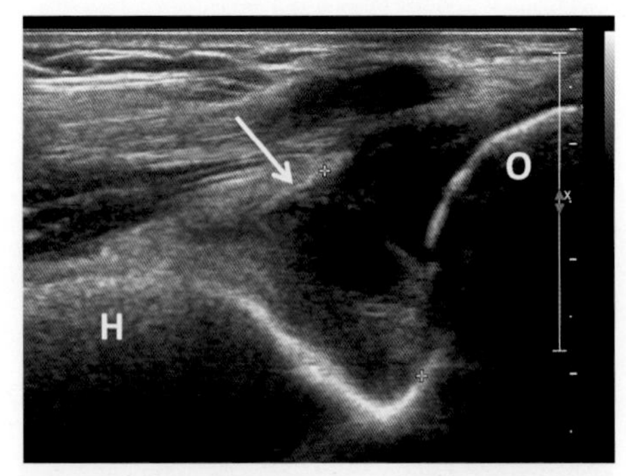

图 2-9-1D　肘后部纵切显示关节腔内积液（箭头）

H，肱骨远端；O，尺骨鹰嘴

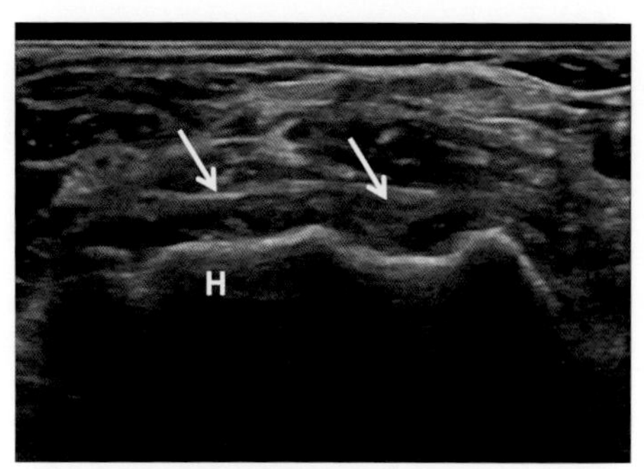

图 2-9-2　类风湿肘关节炎。横切面显示肘关节滑膜增厚呈不均质低回声（箭头）

H，肱骨

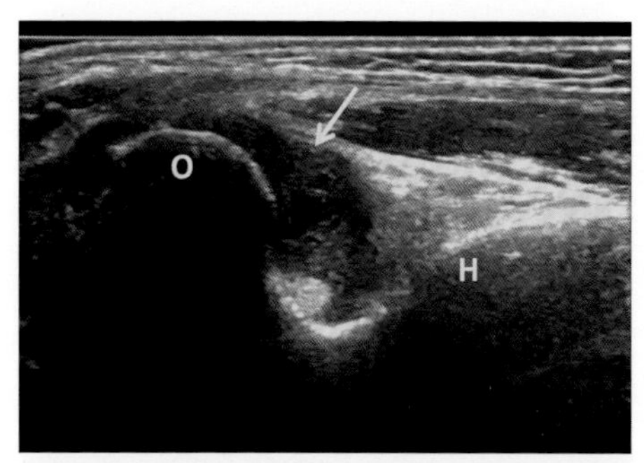

图 2-9-3　类风湿关节炎。肘后部纵切面显示肘后关节隐窝滑膜增生（箭头）

O，尺骨鹰嘴；H，肱骨远端

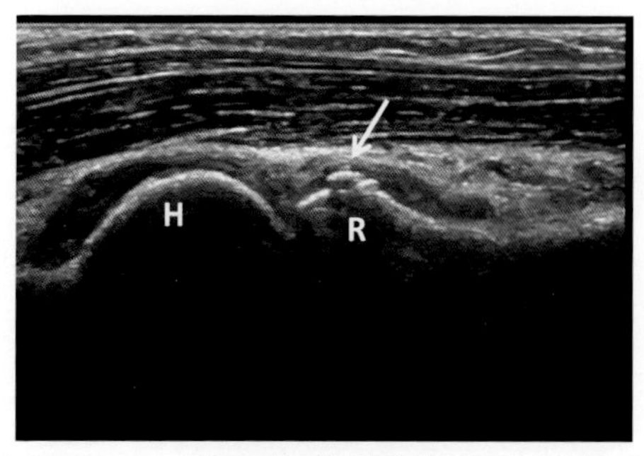

图 2-9-4A　纵切面显示肘关节类风湿关节炎骨质破坏（箭头）

H，肱骨；R，桡骨

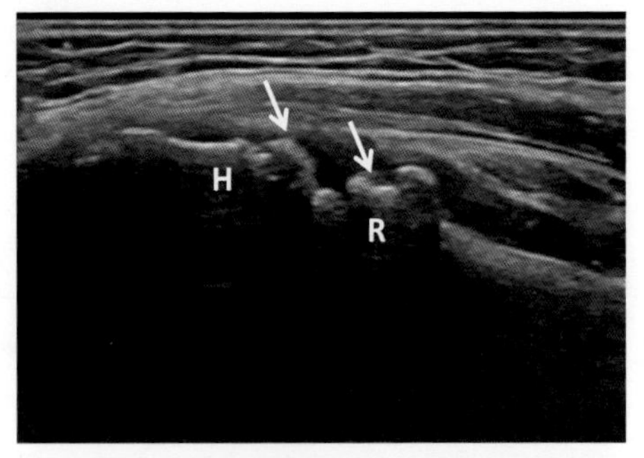

图 2-9-4B　类风湿肘关节炎。肘外侧纵切面显示肱桡关节骨质明显不规则（箭头）

H，肱骨；R，桡骨

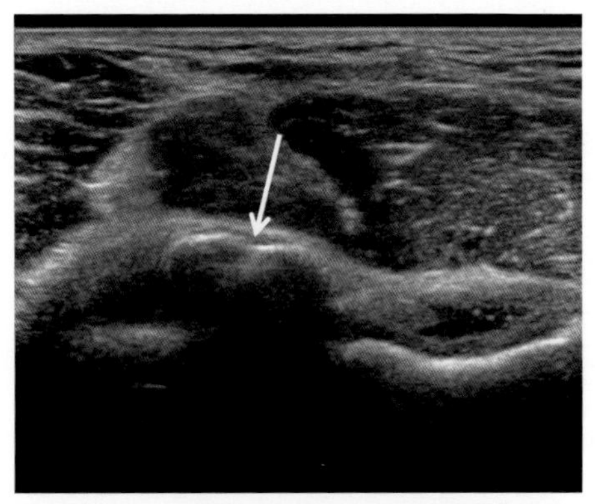

图 2-9-5　显示肘关节腔内积液及滑膜增生，关节腔内可见强回声游离体（箭头）

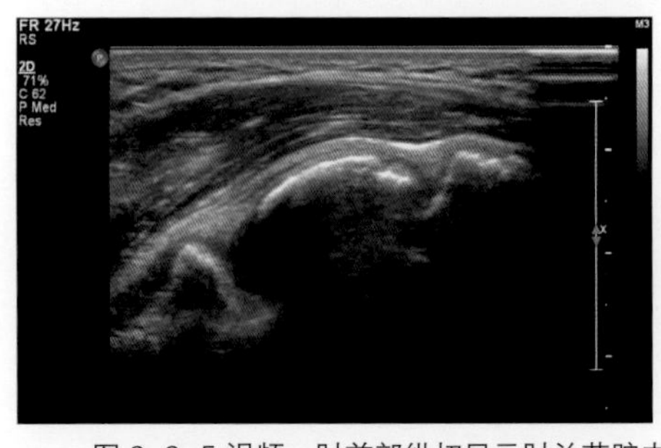

图 2-9-5 视频　肘前部纵切显示肘关节腔内多发游离体

第十节　小儿肘部骨折

肘部外伤在小儿中较为常见。超声检查在肘部骨折中具有较大应用价值。

【超声表现】

■　患儿肘部稍屈曲，手放在同侧大腿上，探头分别纵切和横切放置在肘后部尺骨鹰嘴上方（图 2-10-1A，B）。

■　超声主要征象：肘关节脂血症，即肘关节腔内可见积液及脂 - 液分层征象，脂肪组织呈高回声，位于浅层，而液体为无回声，位于深层。

■　利用关节脂血症诊断肘部骨折具有较高的敏感性和特异性，而单纯的关节腔积血并不能用于诊断肘关节骨折。

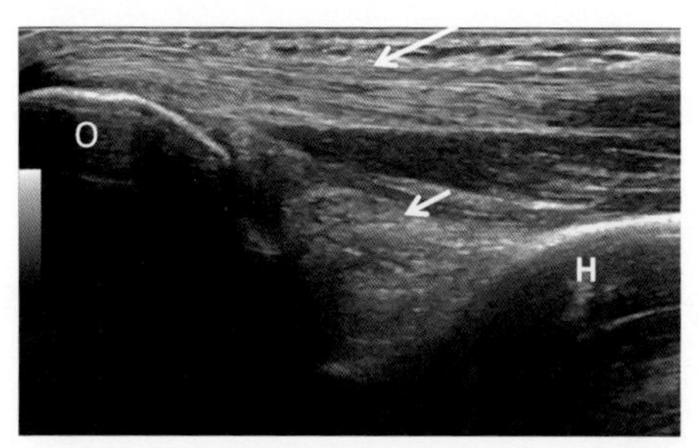

图 2-10-1A　纵切面于肘后部显示肘后关节腔内脂肪垫（短箭头）。长箭头所指为肱三头肌腱
O，尺骨鹰嘴；H，肱骨

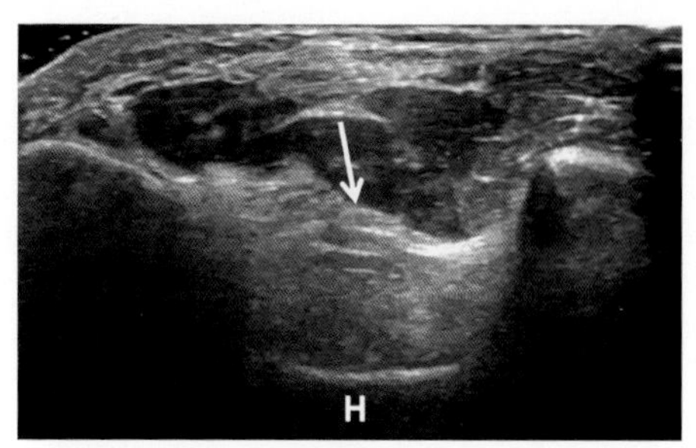

图 2-10-1B　横切面于肘后部显示肘后关节腔内脂肪垫（短箭头）
H，肱骨鹰嘴窝

第十一节　桡骨头半脱位

【疾病简介】

■　桡骨头半脱位为婴儿和学龄前儿童最常见的上肢外伤性病变，占上肢外伤病变的 2/3，女孩多见。

■　患儿常有上肢牵拉病史。

■　其发生与旋后肌和环状韧带滑脱至桡骨头上方从而导致环状韧带和旋后肌被卡压在肱桡关节之间有关。

■　该病变复发率约 20%，可能与环状韧带松弛有关。

【超声表现】

■　超声检查时，肘部伸直，探头放在肘前部，显示肱桡关节。

■　桡骨头半脱位时，可见旋后肌形态改变、环状韧带向上移位至肱桡关节之间。

第十二节　肱骨小头剥脱性骨软骨炎

【疾病简介】

多见于从事投掷运动的青少年，与运动所致的未成熟肱骨小头反复的应力损伤有关。

【超声检查】

■　肘部伸直，探头放在肘前部前外侧显示肱桡关节进行检查；然后肘部屈曲，探头放在肘部后外侧显示肱桡关节进行检查。

■　超声主要表现为肱骨小头软骨下骨不规则或碎片形成。

【注意事项】

对于 10 岁以下的儿童，少数（约 3.4%）的儿童肱骨小头的软骨下骨表面可呈不规则状或囊性变，为正常现象。

参考文献

[1] Jacobson JA，Chiavaras MM，Lawton JM，et al. Radial collateral ligament of the elbow: sonographic characterization with cadaveric dissection correlation and magnetic resonance arthrography.J Ultrasound Med，2014 Jun；33（6）：1041–1048.

[2] De Maeseneer M，Brigido MK，Antic M，et al.Ultrasound of the elbow with emphasis on detailed assessment of ligaments，tendons，and nerves.Eur J Radiol，2015 Apr；84（4）：671–681.

[3] Tagliafico AS，Bignotti B，Martinoli C. Elbow US: Anatomy，Variants，and Scanning Technique.Radiology，2015 Jun；275（3）：636–650.

[4] Eckert K，Ackermann O，Janssen N，et al.Accuracy of the sonographic fat pad sign for primary screening of pediatric elbow fractures: a preliminary study.J Med Ultrason（2001），2014 Oct；41（4）：473–480.

[5] Zuazo I，Bonnefoy O，Tauzin C，et al.Acute elbow trauma in children: role of ultrasonography.Pediatr Radiol，2008 Sep；38（9）：982–988.

[6] Iwame T，Matsuura T，Suzue N，et al. Two-year follow-up study of subchondral surface irregularities of the capitellum on ultrasonography in baseball players under the age of 10 years. Skeletal Radiol，2017 Nov；46（11）：1499–1505.

[7] Dohi D. Confirmed specific ultrasonographic findings of pulled elbow.J Pediatr Orthop，2013 Dec；33（8）：829–831.

[8] Yoshizuka M，Sunagawa T，Nakashima Y， et al. Comparison of sonography and MRI in the evaluation of stability of capitellar osteochondritis dissecans. Journal of Clinical Ultrasound， 2017（8）.DOI:10.1002/jcu.22563.

第3章 手腕部超声检查与常见病变诊断

第一节 手腕部超声检查

一、腕背侧肌腱

■ 腕背侧共有6组伸肌腱，自桡侧向尺侧分别为拇长展肌腱和拇短伸肌腱（第1区）、桡侧腕长伸肌腱、桡侧腕短伸肌腱（第2区）、拇长伸肌腱（第3区）、指伸肌腱、示指固有伸肌腱（第4区）、小指伸肌腱（第5区）、尺侧腕伸肌腱（第6区）。

■ 位于桡骨背侧远段的Lister结节为重要的标志结构。

■ 超声检查时，患者腕部下方垫一小枕，呈轻度屈曲。首先进行横切面检查。首先显示Lister结节，为桡骨背侧远段的一个骨性隆起。其桡侧为桡侧腕短伸肌腱、桡侧腕长伸肌腱，即第2区（图3-1-1A），其中桡侧腕短伸肌腱紧邻Lister结节。

■ 第2区再向桡侧为拇长展肌腱和拇短伸肌腱（图3-1-1B）。

■ Lister结节尺侧为拇长伸肌腱，即第3区（图3-1-1C与视频）。判断其是否为拇长伸肌腱，可以让患者做拇指外展的动作，此时可见拇长伸肌腱移动。

■ 第3区尺侧依次为指伸肌腱、示指固有伸肌腱即第4区、小指伸肌腱即第5区（图3-1-1D），伸小指时可见小指伸肌腱移动。

■ 最后将探头放在腕部尺侧可见检查尺侧腕伸肌腱位于尺骨远端的骨沟内（图3-1-1E）。腕部做桡偏、尺偏动作有助于观察此肌腱有无脱位。

■ 上述肌腱横切面检查结束后可进行纵切面检查。

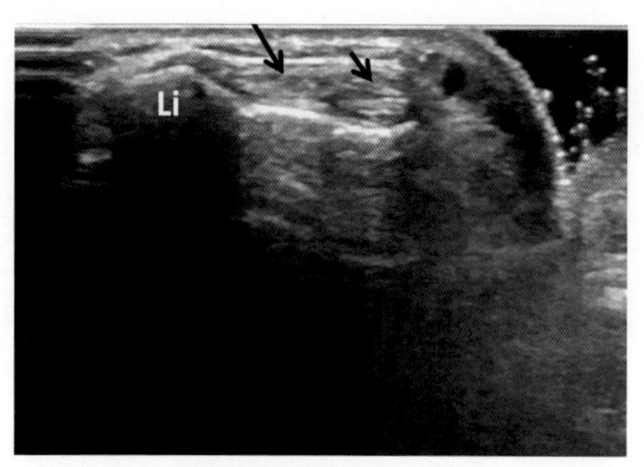

图 3–1–1A　腕背侧横切面显示 Lister（Li）桡侧的桡侧腕短伸肌腱（长箭头）、桡侧腕长伸肌腱（短箭头）

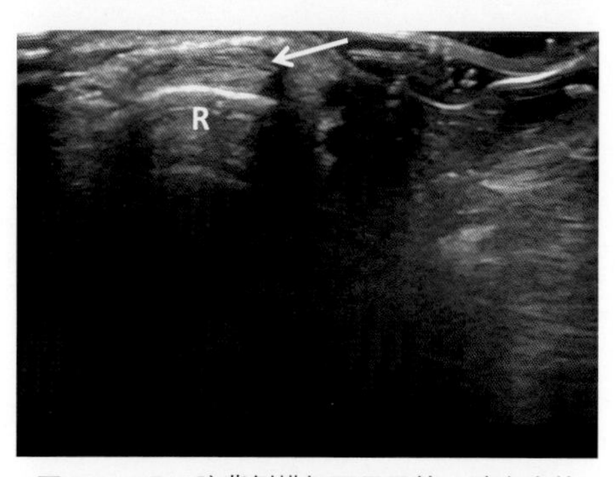

图 3–1–1B　腕背侧横切面显示第 1 腔室内的拇长展肌腱与拇短伸肌腱（箭头）
R，桡骨远段

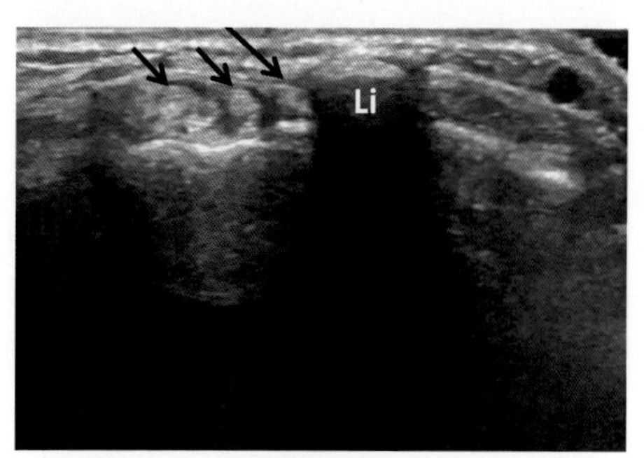

图 3–1–1C　腕背侧横切面显示 Lister（Li）尺侧的拇长伸肌腱（长箭头）、指伸肌腱（短箭头）

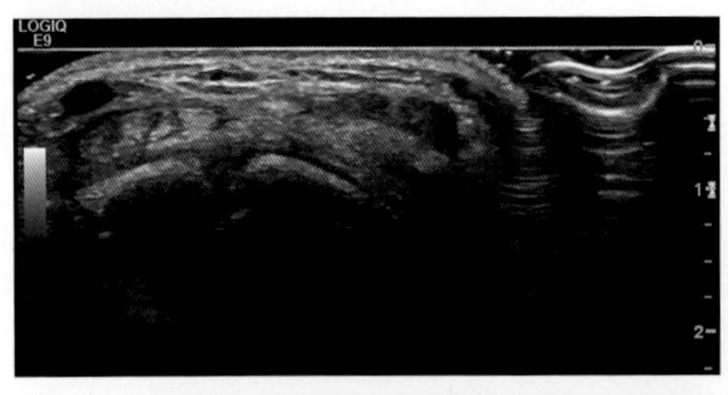

图 3-1-1C 视频　自近向远侧连续扫查，显示拇长伸肌腱跨越桡侧腕长伸肌腱与桡侧腕短伸肌腱浅侧

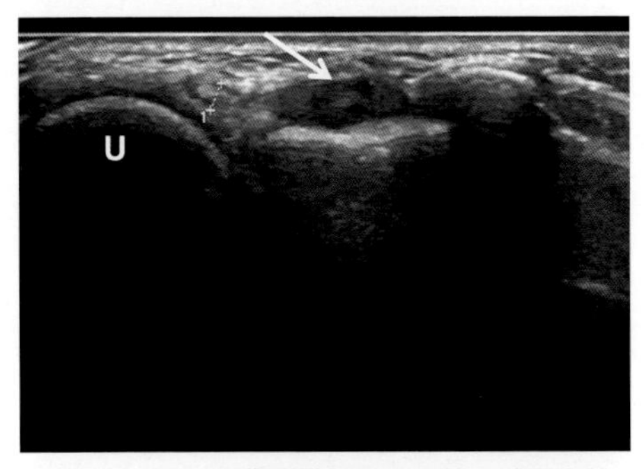

图 3-1-1D　腕背侧横切面显示第 5 腔室内的小指伸肌腱（标尺）。箭头所指为指伸肌腱，因各向异性伪像而呈低回声

U，尺骨

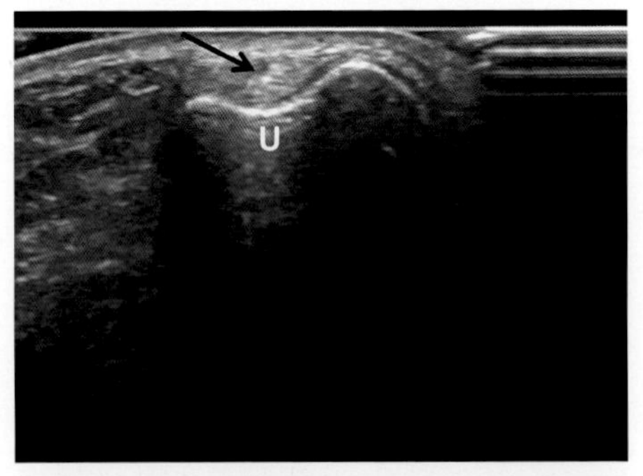

图 3-1-1E　腕背侧横切面显示第 6 腔室内的尺侧腕伸肌腱（箭头）位于尺骨远端的骨沟内（U）

二、腕关节背侧关节

■　纵切面上可观察桡腕关节、腕骨间关节有无积液及滑膜增生、骨质有无破坏等改变（图 3-1-2A 与视频）。

■　还要观察桡尺远侧关节腔内有无积液及滑膜增生（图 3-1-2B）。

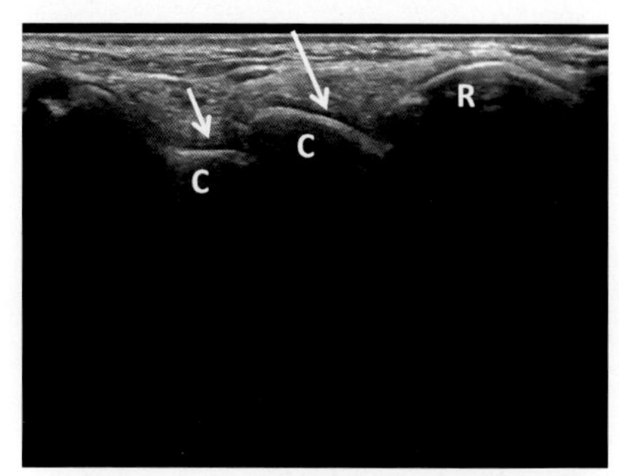

图 3-1-2A　腕背侧纵切面显示桡腕关节（长箭头）与腕骨间关节（短箭头）

C，腕骨；R，桡骨远端

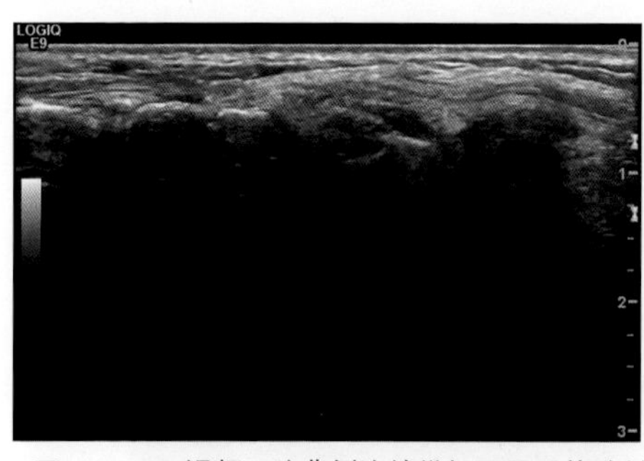

图 3-1-2A 视频　腕背侧连续纵切面显示桡腕关节与腕骨间关节

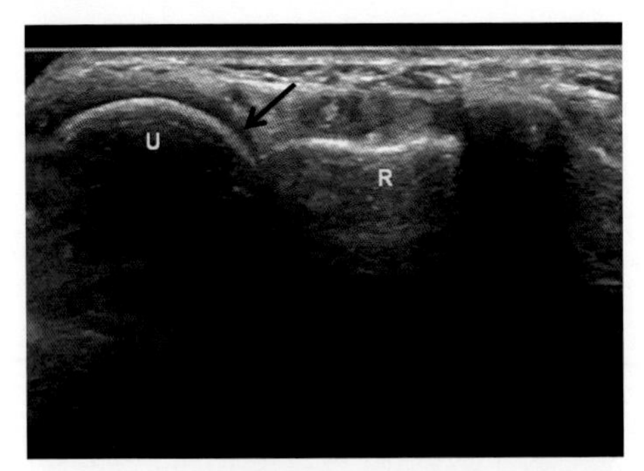

图 3-1-2B 横切面显示桡尺远侧关节（箭头）
R，桡骨远端；U，尺骨远端

三、腕部背侧骨间内在韧带

■ 骨间内在韧带主要有舟月韧带和月三角韧带，均包括三部分：背侧、中部和掌侧部分，其中背侧较为重要。

■ 检查时首先横切显示 Lister 结节，然后逐渐向远侧移动，直至显示舟月韧带、月三角韧带（图 3-1-3）。舟月韧带为手舟骨与月骨之间的三角形高回声结构，而月三角韧带为月骨与三角骨之间的带状高回声结构。

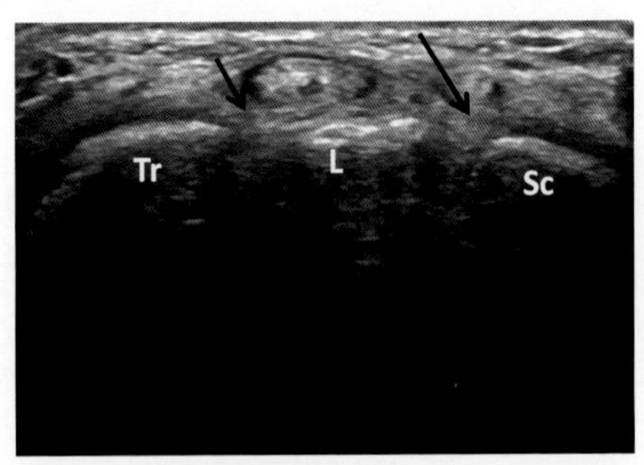

图 3-1-3 腕背侧横切面舟月韧带（长箭头）和月三角韧带（短箭头）
Sc，手舟骨；L，月骨；Tr，三角骨

四、腕管

■　腕管顶部为屈肌支持带，腕骨底部为腕骨，腕管近侧骨性标志位为手舟骨结节（桡侧）和豌豆骨（尺侧），远侧骨性标志为大多角骨（桡侧）和钩骨钩（尺侧）。

■　腕管内为正中神经及拇长屈肌腱、第 2 ～ 5 指浅屈肌腱和指深屈肌腱。其中，拇长屈肌腱位于腕管的桡侧，第 3、4 指浅屈肌腱位于第 2、5 指浅屈肌腱的浅侧，4 个指深屈肌腱相邻，位于第 2、5 指浅屈肌腱后方。

■　超声检查时，可首先进行横切面检查。正中神经紧邻屈肌支持带深部，横切面显示为筛网状结构，中间低回声的为神经纤维束，高回声的为神经束膜回声（图 3-1-4）。肌腱均呈高回声。检查时注意不断侧动探头，以避免肌腱、正中神经出现各向异性伪像。横切面检查结束后，可进行纵切面检查。

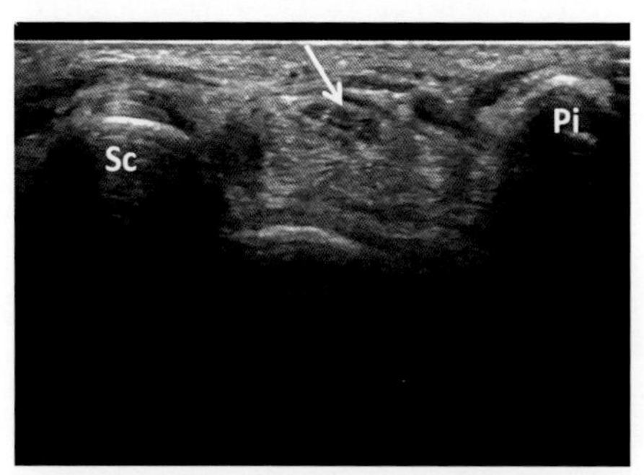

图 3-1-4　横切面显示近侧腕管内正中神经（箭头）呈筛网状结构

Sc，手舟骨；Pi，豌豆骨

五、三角纤维软骨复合物

■　检查时前臂旋前，腕部轻度桡偏，探头放在腕部尺侧纵切，首先显示尺侧腕伸肌腱，此肌腱可作为声窗。

■　探头需要有较高的穿透力，以显示关节盘在桡骨附着处。

■　三角纤维软骨呈高回声的三角形结构，底部靠近尺侧腕伸肌腱，尖部附着在桡骨（图 3-1-5）。注意较浅侧的为半月板近似物，呈三角形等回声，勿将其当作关节盘。

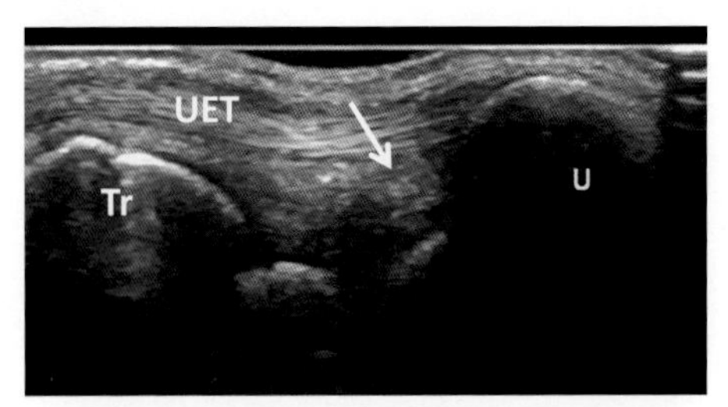

图 3-1-5　腕尺侧纵切面显示三角纤维复合物（箭头）位于尺侧腕伸肌腱（UET）深方

U，尺骨远端；Tr，三角骨

六、手指指伸肌腱

指伸肌腱由于位置较浅，检查时局部可多放耦合剂。检查时首先纵切面显示指伸肌腱（图 3-1-6），由于肌腱较细，检查时可让患者做屈、伸远节指骨的动作，此时可见肌腱滑动（图 3-1-6 视频 1 与图 3-1-6 视频 2）。然后再做横切面检查。

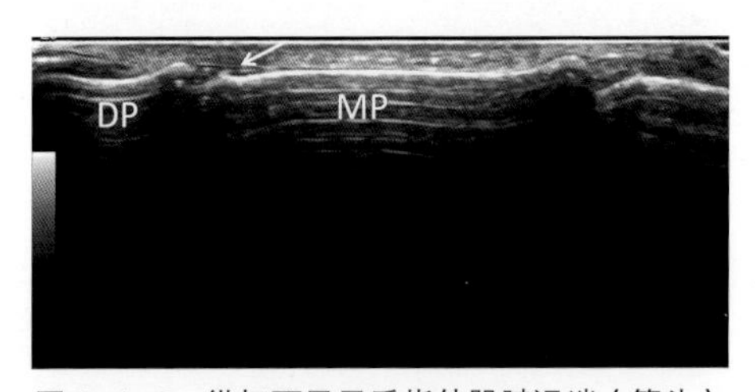

图 3-1-6　纵切面显示手指伸肌腱远端（箭头）止于远节指骨底部（DP）

MP，中节指骨

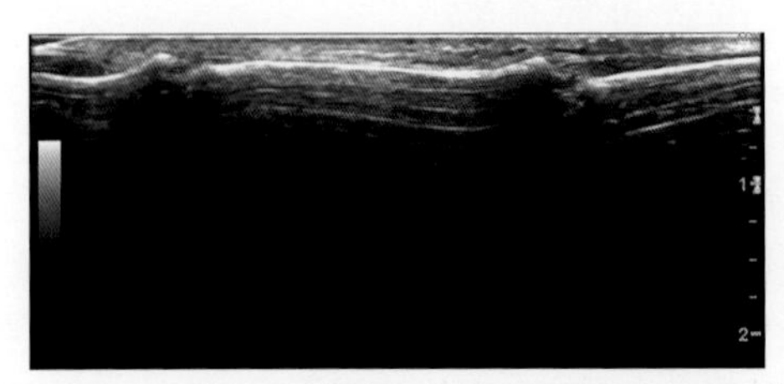

图 3-1-6 视频 1　伸、屈远节指骨显示指伸肌腱止点处连续性完整

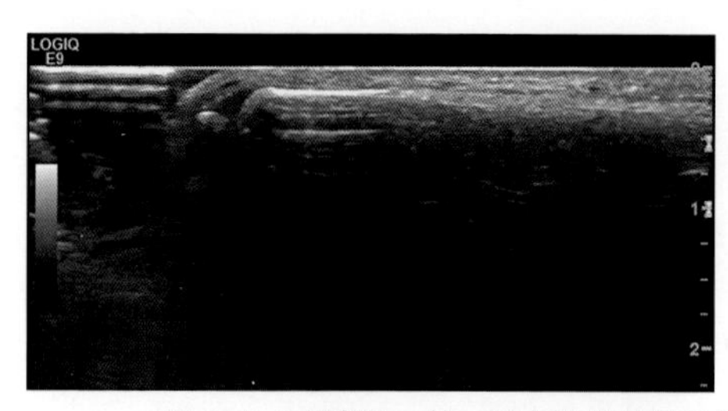

图 3-1-6 视频 2　伸、屈中节指骨显示指伸肌腱中央束于中节指骨止点处连续完整

七、掌指关节处矢状束

探头横切面放在手指的掌指关节背侧，于指伸肌腱浅侧可见矢状束，呈带状高回声，两端附着在指骨上（图 3-1-7）。

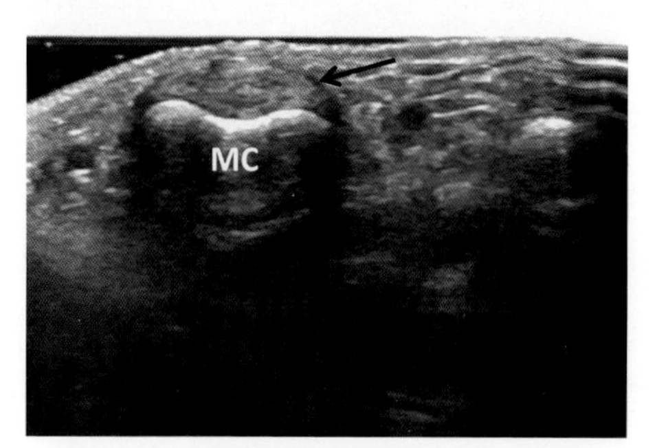

图 3-1-7　横切面显示掌指关节处（MC）指伸肌腱浅侧矢状束呈细带状回声（箭头）

八、手指指屈肌腱及其纤维鞘

■　指屈肌腱：在手掌部，指浅屈肌腱位于指深屈肌腱的浅侧（图 3-1-8A）。在掌指关节水平，指浅屈肌腱呈扁平状，逐渐变薄加宽，至近节指骨近段开始分裂，至指骨中部时，分裂为两半，形成“V”形裂隙，继而围绕指深肌腱的侧方而至其背侧，彼此交叉至对侧，最后止于中节指骨底。指深屈肌腱止于远节指骨底部（图 3-1-8B 与 C）。横切面检查可更好地显示指浅屈肌腱和指深屈肌腱的位置关系。

■ 指屈肌腱的纤维鞘：纤维鞘为指屈肌腱腱鞘的一个局部增厚，从近侧到远侧共有 5 个环状韧带分别为 A1 ～ A5，两侧止于指骨边缘，构成滑车系统，当腱鞘内屈肌腱活动时，可以使肌腱紧贴指骨而不会脱位；A1、A3、A5 分别位于掌指关节、近侧指间关节、远侧指间关节，A2、A4 分别位于指骨近节、中节的中部。3 个交叉韧带分别为 C1 ～ C3。

■ 超声在多数病例可显示 A1 和 A2 环状韧带，呈薄的低回声环状结构止于掌板（图 3-1-8D）。超声诊断环状韧带损伤可通过显示指屈肌腱脱位而间接诊断，即肌腱远离指骨的掌面。超声检查时，让患者做抗阻力屈曲手指，可引发屈肌腱的脱位或加重脱位。

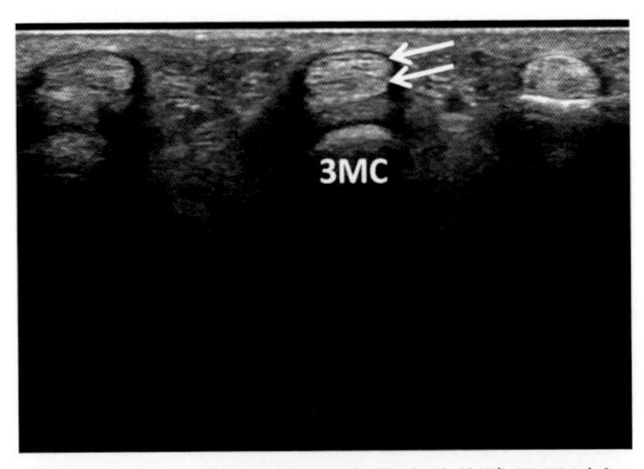

图 3-1-8A　横切面显示掌骨头处指浅屈肌腱与指深屈肌腱（箭头）

3MC，第 3 掌骨头

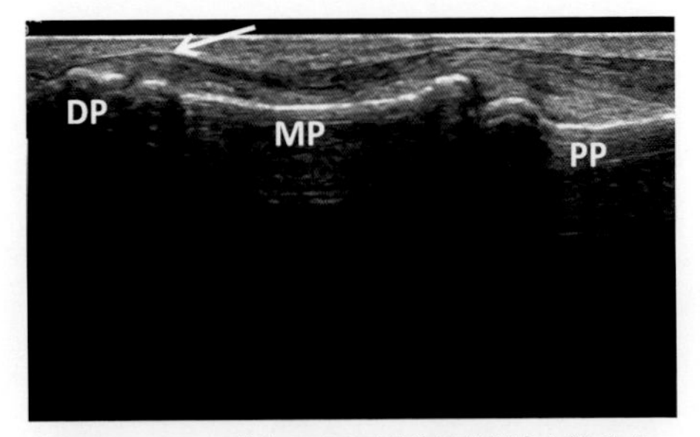

图 3-1-8B　纵切面显示指深屈肌腱（箭头）止于远节指骨底部

DP，远节指骨；MP，中节指骨；PP，近节指骨

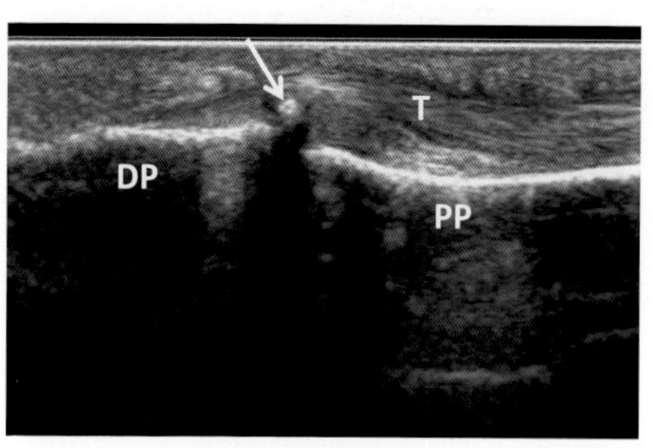

图 3-1-8C　纵切面显示拇指指间关节处籽骨（箭头）

PP，近节指骨；DP，远节指骨；T，拇长屈肌腱

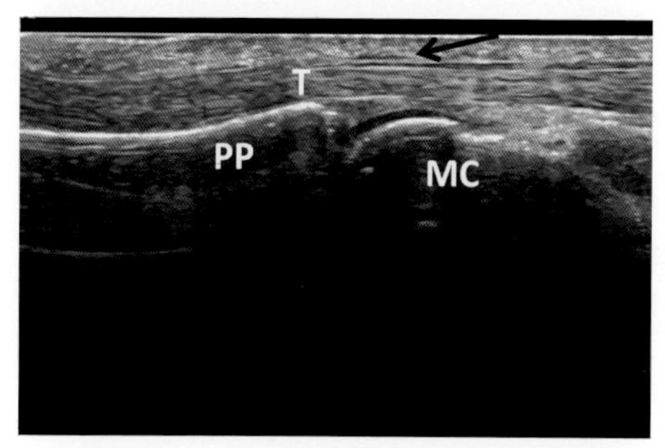

图 3-1-8D　纵切面显示掌指关节处指屈肌腱（T）浅侧的 A1 滑车（箭头），呈细带状低回声

PP，近节指骨；MC，掌骨头

九、掌指关节、近侧及远侧指间关节

探头分别纵切面放置在掌指关节、近侧、远侧指间关节的掌侧和背侧，观察关节腔有无积液、滑膜增生、滑膜内血流情况、骨质有无侵蚀改变（图 3-1-9A 与 B）。

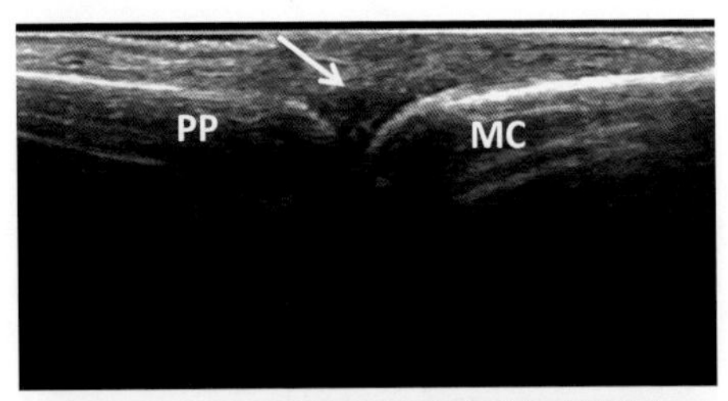

图 3-1-9A　纵切面显示掌指关节（箭头）
MC，掌骨头；PP，近节指骨

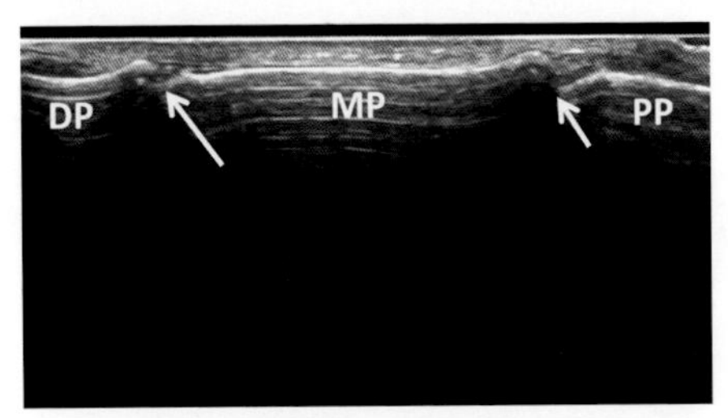

图 3-1-9B　纵切面显示远侧指间关节（长箭头）和近侧指间关节（短箭头）
PP，近节指骨；MP，中节指骨；DP，远节指骨

十、近侧及远侧指间关节侧副韧带

探头纵切面放在近侧与远侧指间关节的桡侧面和尺侧面，显示侧副韧带。正常显示为连接关节两侧骨质的带状结构，损伤后可增厚，回声减低（图 3-1-10A 与 B）。

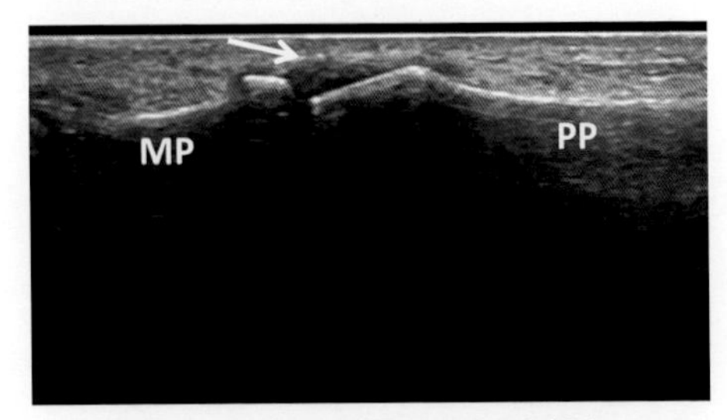

图 3-1-10A　纵切面显示近侧指间关节处桡侧副韧带（箭头）
PP，近节指骨；MP，中节指骨

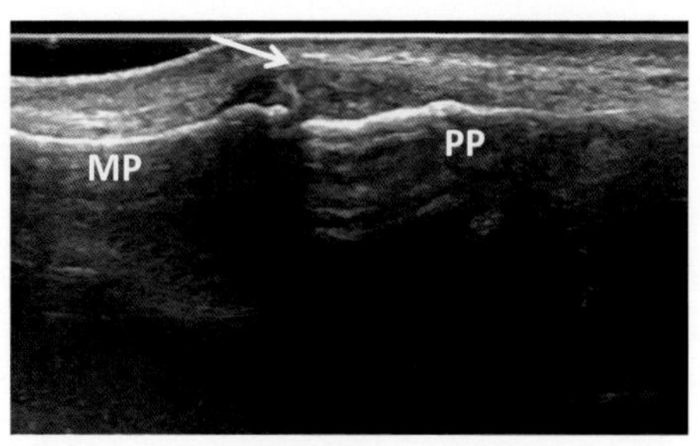

图 3-1-10B　侧副韧带损伤。纵切面显示示指近侧指间关节尺侧副韧带增厚、回声减低（箭头）
PP，近侧指骨；MP，中节指骨

十一、拇指尺侧副韧带

■　检查时将探头放在拇指掌指关节的尺侧纵切面扫查。

■　正常拇指尺侧副韧带呈弧形低回声覆盖掌指关节（图 3-1-11），其浅侧为皮下组织和内收肌腱膜。

■　检查此韧带时，注意探头的切面位置，需显示掌骨远段平滑的凹陷处和指骨近端，分别为韧带的两端附着处。

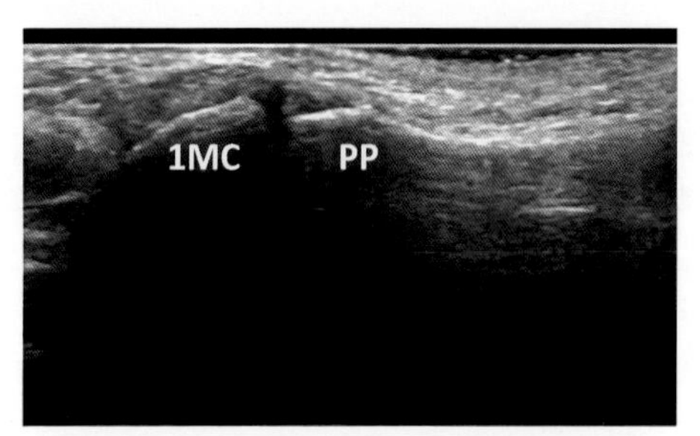

图 3-1-11　纵切面显示拇指尺侧副韧带
MC，掌骨头；PP，近节指骨

【注意事项】

手腕部有一些结构超声检查时易误诊为异常，检查时需注意。

■　腕背侧伸肌支持带：伸肌支持带位于桡腕关节背侧，其在指伸肌腱的浅侧部分稍增厚，呈低回声，易误诊为指伸肌腱的腱鞘炎。

■ 腕背侧指伸肌肌腹与肌腱移行处：腕背侧指伸肌肌腹与肌腱移行处于肌腱周围可见肌腹，呈低回声，易误诊为肌腱的腱鞘炎。长轴切面时可显示肌腹远端呈尖状，以此可进行鉴别。

■ 腕背侧第 1 腔室内肌腱：此处的肌腱可存在多种解剖变异：（1）拇长展肌腱和拇短伸肌腱均可表现为多束纤维结构，易被误诊为长轴撕裂。（2）第 1 腔室内分隔形成，导致第 1 腔室内拇长展肌腱与拇短伸肌腱完全分开或部分分开，超声上该分隔可由于各向异性伪像而呈低回声。分隔的存在对于超声引导下腔室内的注药治疗具有重要的意义，因存在分隔时，药物可以仅位于部分腱鞘内而影响疗效。（3）拇短伸肌腱缺如，其发生率约 4.5%。

■ 尺侧腕伸肌腱：横切面检查时，于尺侧腕伸肌腱内有时可见低回声裂隙，MRI 也有类似的发现，可能为肌腱两束之间的纤维血管组织。可根据局部无腱鞘炎、缺乏症状等特点与真正的纵行撕裂相鉴别。另外，副小指伸肌腱有可能起自尺侧腕伸肌腱，从而导致肌腱内较为明显的裂隙。

■ 尺侧腕伸肌腱半脱位：腕部旋前时，尺侧腕伸肌腱位于尺骨骨沟内，但腕部旋后或腕尺侧偏移时，部分尺侧腕伸肌腱可向尺侧偏移，从而位于尺骨骨沟外，位于沟外的肌腱不超过整个肌腱的 50%。此为正常现象，误当作病变。如移位肌腱超过 50% 或出现腱鞘炎，则为病变。

■ 桡侧腕屈肌腱：检查桡侧腕屈肌腱容易漏诊。手腕部疼痛的一个常见原因为手舟骨－大多角骨－小多角骨骨性关节炎。该骨性关节炎的发生有可能导致桡侧腕屈肌腱的肌腱病和撕裂。因此，拇指根部疼痛时要注意检查桡侧腕屈肌腱远段及其深方的关节有无异常。

■ 腕背侧肌肉解剖变异：（1）副指短伸肌：该肌位于腕背侧的第 2 ～ 3 指伸肌腱之间，发生率为 2% ～ 3%，其中 54% 为双侧。超声上该肌呈低回声，内部可见纤维脂肪分隔（图 3-1-12 ～图 3-1-13 与视频），动态观察，手指抗阻力背伸时可见该肌增厚。（2）反向掌长肌：即掌长肌的肌腹位于远侧，而其肌腱位于近侧。结合该肌在超声上的典型表现、与掌长肌腱相连，可做出正确诊断。掌长肌还要其他变异包括缺如、双腹肌、分叉等。（3）其他变异（图 3-1-14 与视频）。

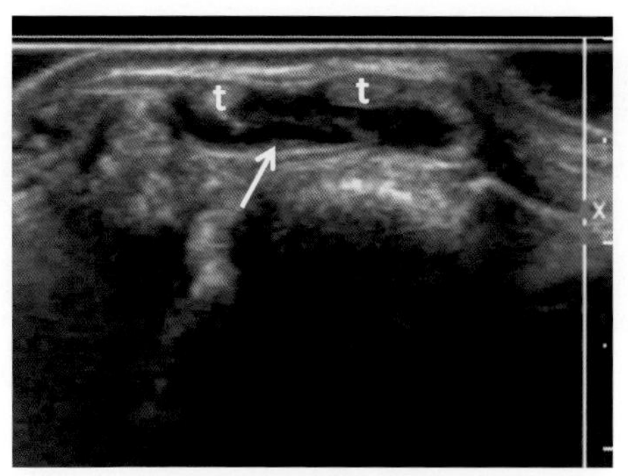

图 3-1-12　横切面显示副指短伸肌（箭头），位于第 2、3 指伸肌腱（t）深方

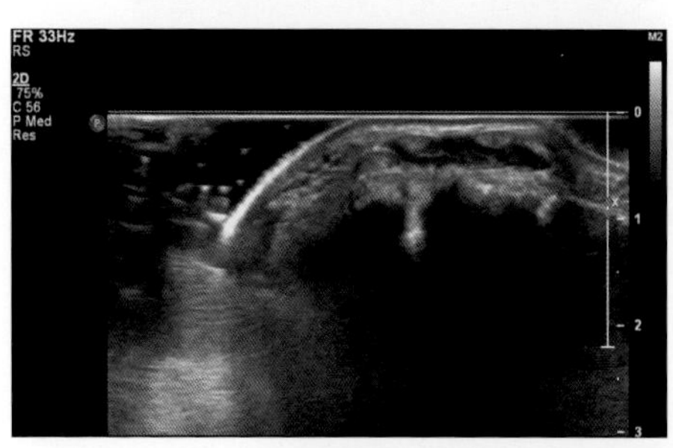

图 3-1-12 视频　横切面连续扫查显示副指短伸肌，位于指伸肌腱深方

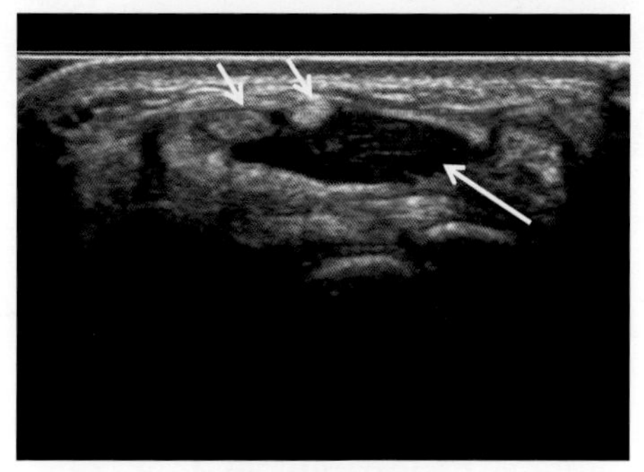

图 3-1-13　手背处横切面显示位于指伸肌腱（短箭头）深方的副指短伸肌（长箭头）

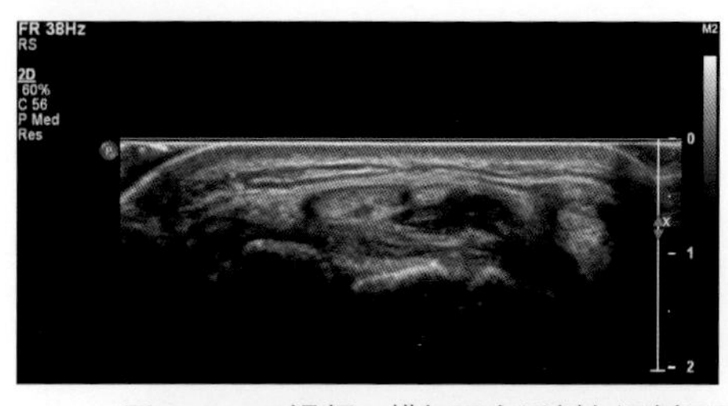

图 3-1-13 视频　横切面自近侧向远侧显示手背副肌

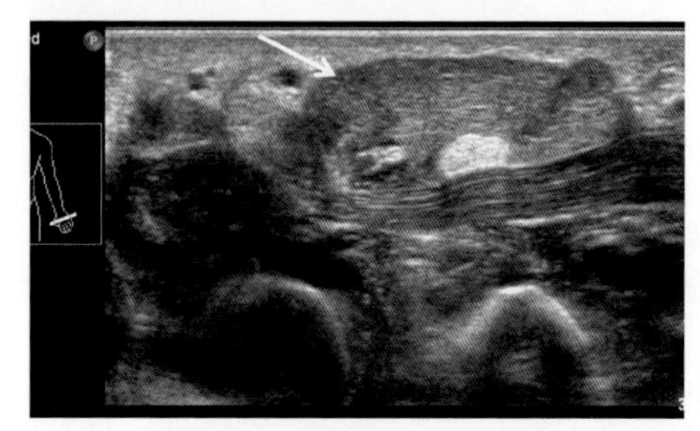

图 3-1-14　横切面显示手掌处示指指浅屈肌肌腹（箭头），呈低回声。为正常变异

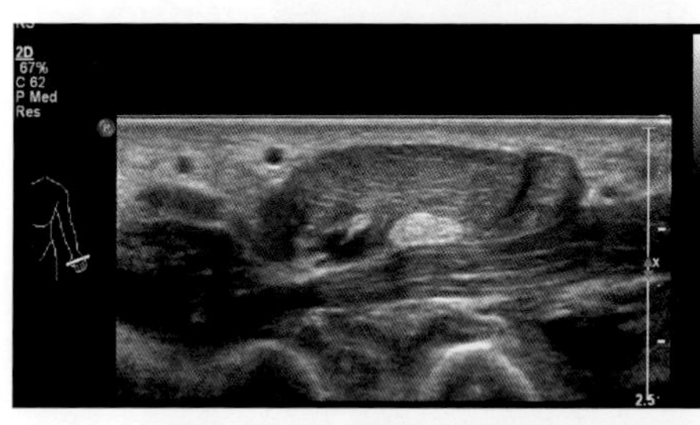

图 3-1-14 视频　横切面自远侧向近侧扫查显示手掌处示指指浅屈肌肌腹

第二节　桡骨茎突狭窄性腱鞘炎（de Quervain 病）

【疾病简介】

■　为腕背侧第 1 腔室内肌腱（拇长展肌腱与拇短伸肌腱）的

劳损或与其滑车反复磨损所致的腱鞘炎，更多见于第 1 腔室内两个肌腱之间有分隔的患者，其中拇短伸肌腱更易被累及。

■　临床主要表现为腕桡侧部位疼痛（图 3-2-1），腕尺偏时疼痛可加重。

【超声表现】

可见拇长展肌腱和拇短伸肌腱增粗，腱鞘增厚，有时病变仅累及其中一个肌腱（图 3-2-2 与视频，图 3-2-3）。PDI 常于增厚的腱鞘内可见血流信号。

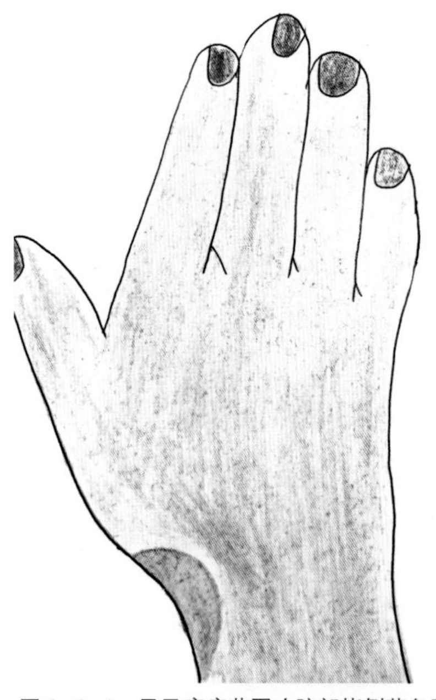

图 3-2-1　显示疼痛范围（腕部桡侧蓝色区域）

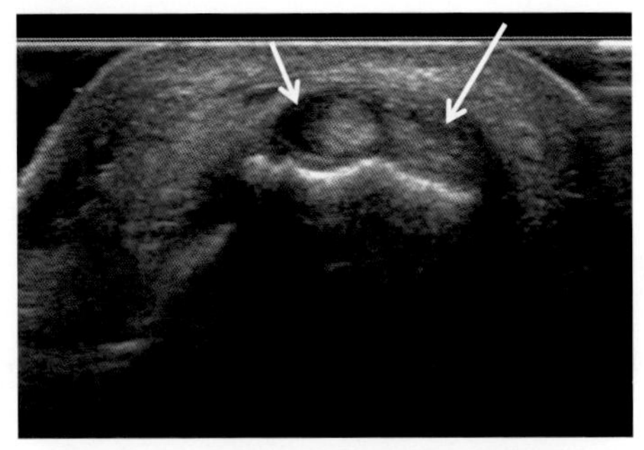

图 3-2-2　拇短伸肌腱腱鞘炎伴底部骨赘。横切面显示拇短伸肌腱腱鞘显著增厚，回声减低（短箭头）。其旁拇长展肌（长箭头）回声正常

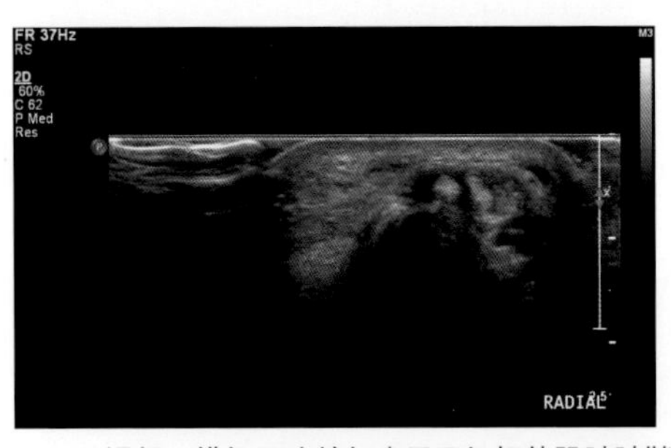

图 3-2-2 视频　横切面连续扫查显示拇短伸肌腱腱鞘显著增厚，回声减低

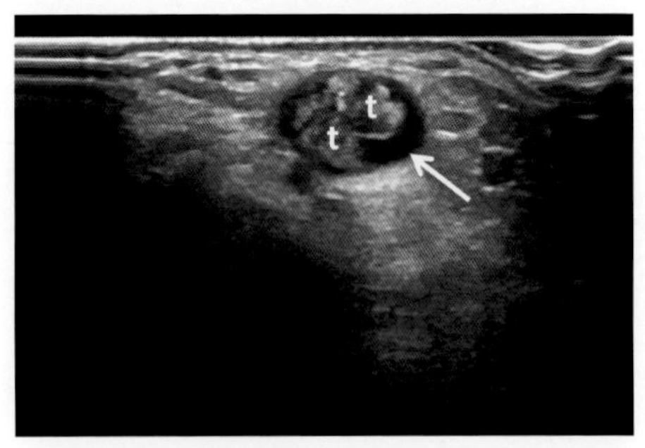

图 3-2-3　横切面显示腕背侧第 1 腔室内腱鞘扩张，可见积液（箭头）

t，拇长展肌腱与拇短伸肌腱

第三节　前臂交叉综合征

【疾病简介】

■　较 de Quervain 病少见，为第 1 腔室内肌腱（拇长展肌腱和拇短伸肌腱）和第 2 腔室内肌腱（桡侧腕长伸肌腱和短伸肌腱）在前臂远段两组肌腱交叉处发生的病变。交叉处位于桡骨背侧结节近侧的 3.5 ～ 4.8cm 处。

■　临床主要表现为前臂远段的背侧偏桡侧区域肿胀、疼痛。

【超声表现】

■　急性期可见前臂远段两组肌腱交叉处肌腱的腱鞘增厚。

■　慢性期肌腱及其腱鞘可发生弥漫性纤维化和撕裂，肌腱内部纤维状结构消失。

第四节　扳机指

【疾病简介】

■　为手指在掌指关节处的指屈肌腱狭窄性腱鞘炎。

■　主要病理改变为掌指关节处 A1 滑车增厚，导致指屈肌腱局部受压而变细，两端增粗。屈指时，肌腱膨大部分通过腱鞘受阻，使手指屈伸活动受限。严重者会出现弹响，甚至绞锁（患指呈现固定的屈曲畸形）。

【超声表现】

■　可见掌指关节处指屈肌腱的 A1 滑车增厚，CDFI 或 PDI 于增厚的滑车内可见血流信号增多（图 3-4-1A 与 B）。

■　受压处肌腱变细，两侧端增粗。

■　动态超声检查：手指屈伸时，可见指屈肌腱于滑车深方滑动受阻（图 3-4-2 视频）。

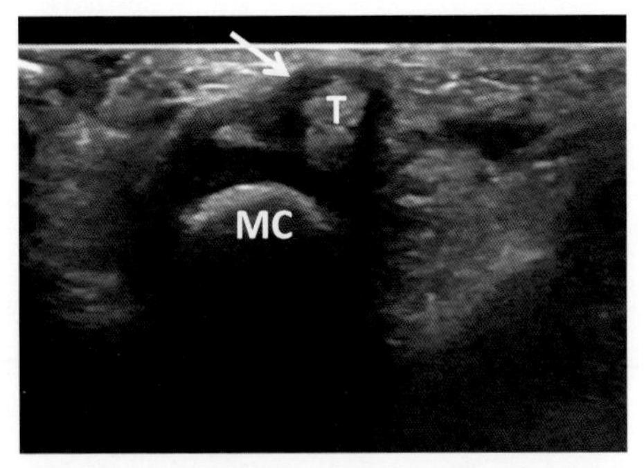

图 3-4-1A　小儿两岁，扳机指。横切面显示掌指关节处指屈肌腱（T）的 A1 滑车稍增厚（箭头）

MC，第 1 掌骨头

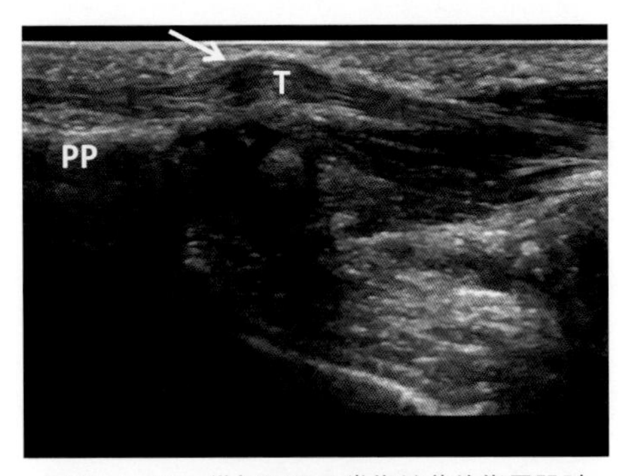

图 3-4-1B　纵切面显示掌指关节处指屈肌腱（T）的 A1 滑车稍增厚（↑）

PP，近节指骨

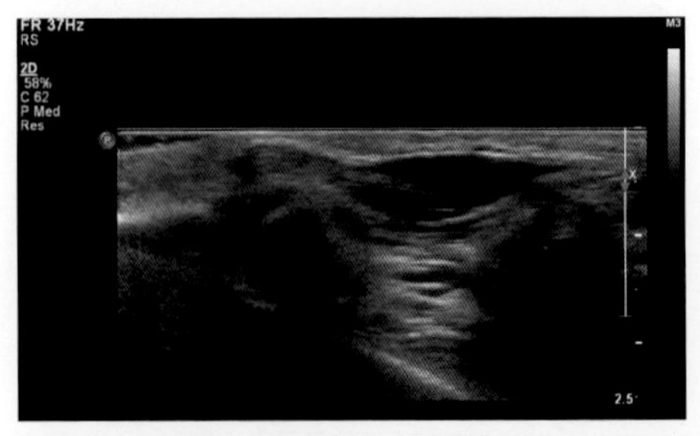

图 3-4-2 视频　拇指狭窄性腱鞘炎。患儿为 2 岁男孩。伸屈手指时显示拇指掌指关节处指屈肌腱滑车增厚，肌腱滑动受阻

第五节　尺侧腕屈肌腱病变

【疾病简介】

■　尺侧腕屈肌腱远段并无腱鞘，因此该处无腱鞘病变。

■　肌腱的反复劳损可导致肌腱内微小撕裂，继而发生修复，其内纤维母细胞和血管增生，血流增多。

■　羟磷灰石沉积病亦可沉积在尺侧腕屈肌腱近腕部附着处。

【超声表现】

■　尺侧腕屈肌腱于豌豆骨附着处可见肌腱增粗，回声减低，其内有时可见钙盐沉积（图 3-5-1，图 3-5-2）。探头加压可引起局部疼痛。

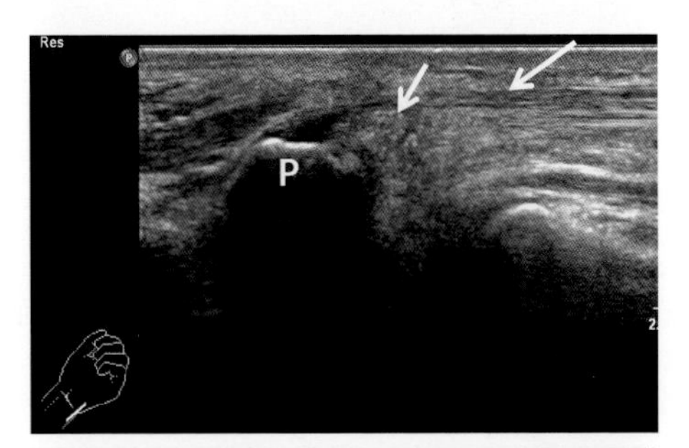

图 3-5-1A　于豌豆骨（P）处可见尺侧腕屈肌腱（长箭头）远端钙化灶，呈强回声（短箭头）

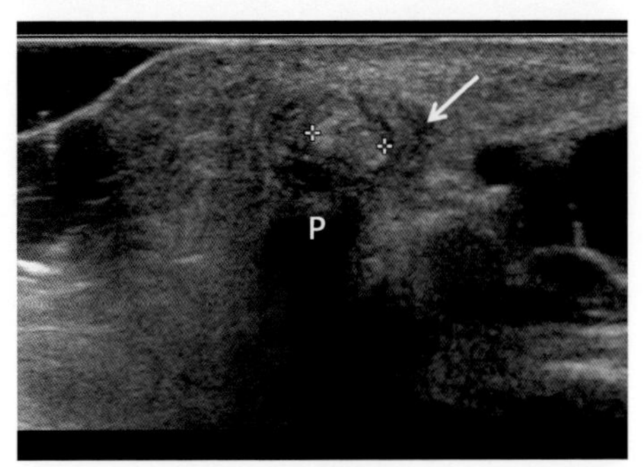

图 3-5-1B　短轴切面于豌豆骨（P）处可见尺侧腕屈肌腱内钙化灶（标尺），其周围肌腱组织回声偏低（↑）

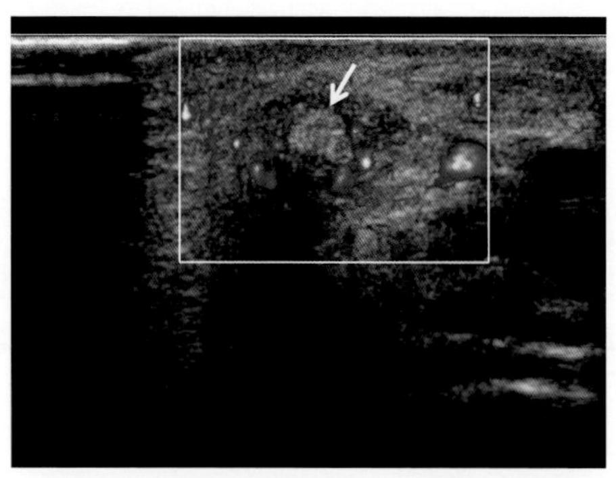

图 3-5-1C　PDI 于钙化灶周围可见较丰富血流信号（↑）

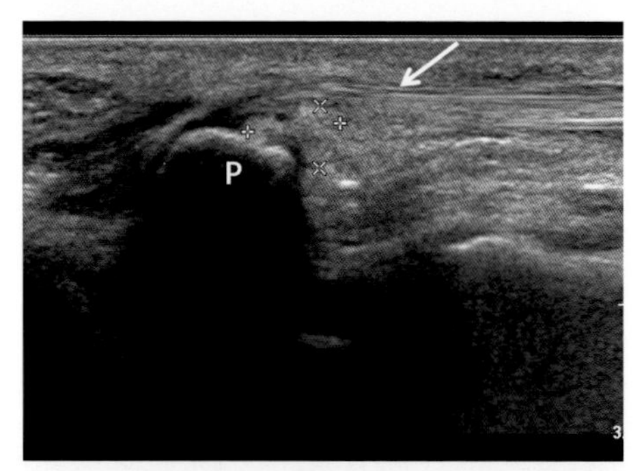

图 3-5-2A　纵切面于豌豆骨（P）处可见尺侧腕屈肌腱（箭头）内钙化灶（标尺）

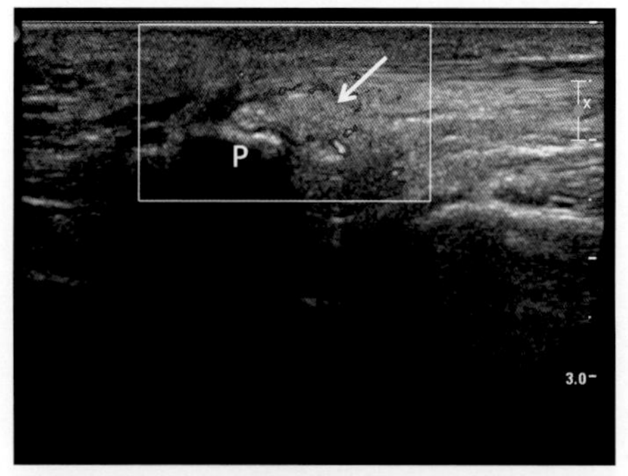

图 3-5-2B　PDI 可见钙化灶（箭头）周围可见较丰富血流信号

P，豌豆骨

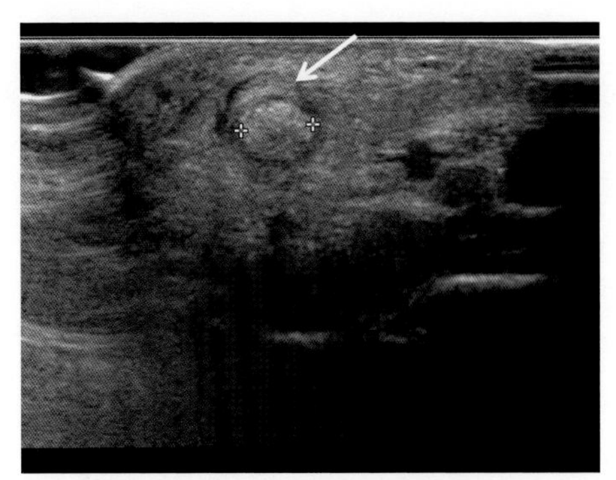

图 3-5-2C　横切面可见尺侧腕屈腱（箭头）内钙化灶（标尺），呈强回声

■ PDI 有时于肌腱内可见较丰富的血流信号。

第六节　锤状指（Mallet Finger Injury）

【疾病简介】

■ 为手指末节指伸肌腱在伸直状态下遭受外力撞击，使关节突然弯曲，而导致指伸肌腱断裂或其附着粗骨撕脱骨折，出现远侧指间关节屈曲畸形。

■ 锤状指可分为两类：软组织性（肌腱断裂）、骨性（撕脱骨折）。

■ 解剖：指伸肌腱在远节指骨背侧的部分由两侧束汇集而成，为 I 区指伸肌腱。

【超声表现】

根据损伤部位（如指伸肌腱损伤、远节指骨骨折）可分为以下类型：

■ A 型：为远节指骨底部撕脱骨折，可见强回声骨折片，伸肌腱无断裂，但由于肌腱向近侧回缩而增厚。远侧指间关节主动或被动活动时，伸肌腱无移动（图 3-6-1 与视频，图 3-6-2 与视频）。

■ B 型：指伸肌腱完全断裂，无骨折。表现为指伸肌腱连续中断，近侧断端回缩增厚。远侧指间关节主动或被动活动时，伸肌腱近端无移动。

■ C 型：指伸肌腱挫伤。显示指伸肌腱连续完整，增粗，回声减低。远侧指间关节主动或被动活动时，伸肌腱可见移动。

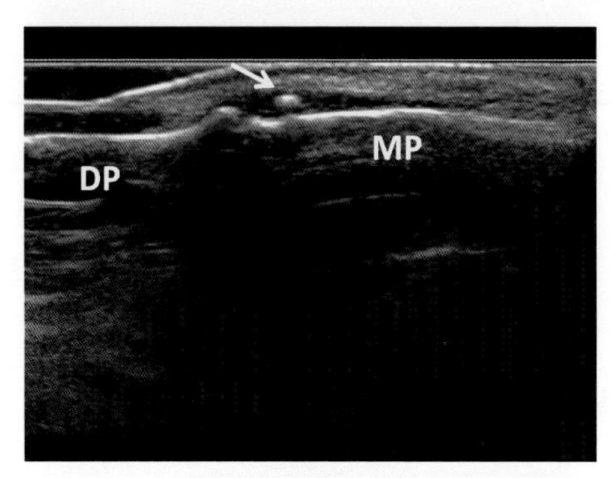

图 3-6-1　手指伸肌腱撕脱骨折。纵切面显示远侧指间关节处指伸肌腱连续中断，近侧断端可见异常骨折片（箭头）

DP，远侧指骨；MP，中间指骨

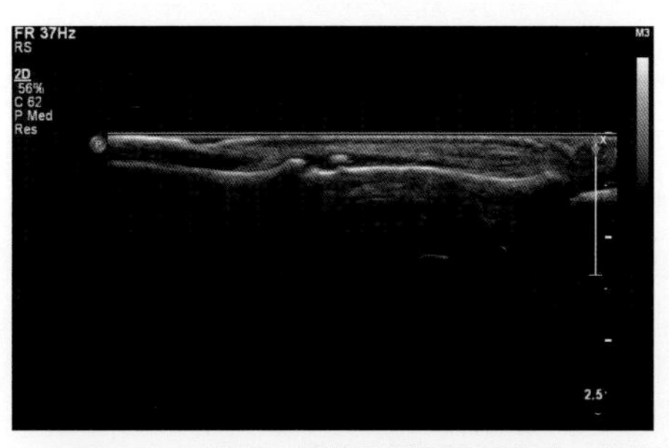

图 3-6-1 视频　屈伸远侧指间关节时，指伸肌腱近侧断端未见明显移动，为撕脱骨折

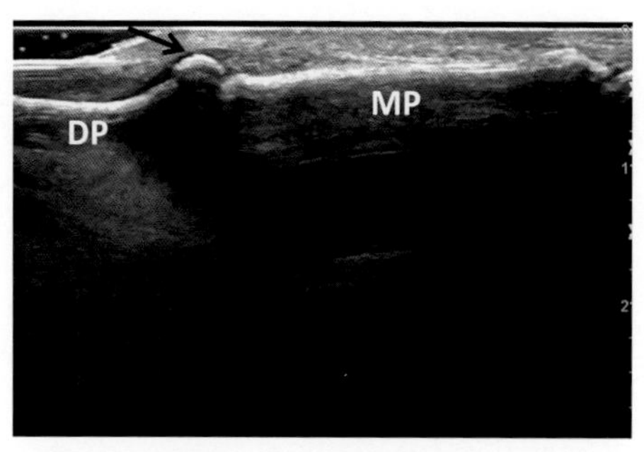

图 3-6-2　外伤后 3 个月。纵切面显示中指远节指骨底部（DP）指伸肌腱止点处陈旧性撕脱骨折（箭头）

MP，中节指骨

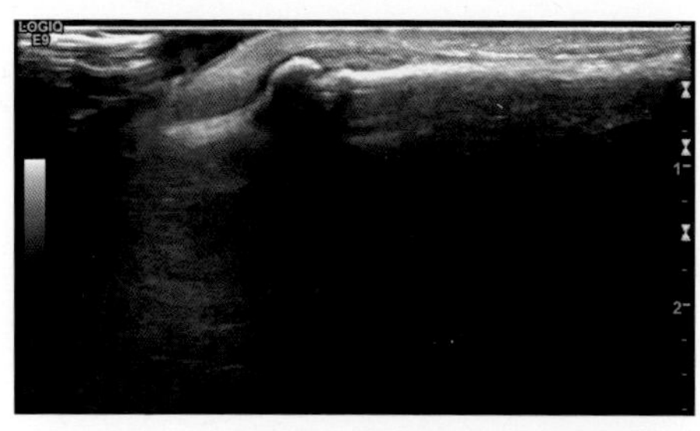

图 3-6-2 视频　伸屈中指末节动态扫查可见指伸肌腱与末节指骨底部陈旧性骨折片一同移动

第七节　Boutonniere 畸形（纽孔畸形）

【疾病简介】

■　为指伸肌腱的中央束（中央束止于中节指骨底部的背侧）断裂所致的近侧指间关节屈曲畸形，而远侧指间关节由于指伸肌腱侧束保持完整而呈伸直或过度伸直状态。

■　多见于类风湿关节炎和外伤患者。

【超声表现】

同锤状指超声表现。

第八节 矢状束损伤

【疾病简介】

■ 矢状束为伸肌腱帽近侧宽 7 ～ 8mm 的纤维束，起自于掌深横韧带，于掌指关节水平包绕伸肌腱背面。矢状束与腱帽起固定指伸肌腱的作用，防止肌腱向两侧脱位。

■ 损伤原因多为直接的暴力损伤或类风湿关节炎等所致的损伤。

■ 患者常主诉病变处掌指关节疼痛、肿胀，活动受限。

【超声表现】

■ 检查时掌指关节轻度屈曲，探头横切放置在掌指关节的稍近侧。

■ 正常矢状束呈细带状低回声，覆盖在指伸肌腱的浅侧。指伸肌腱的深方为结缔组织与关节囊所形成的较厚高回声结构。

■ 矢状束损伤后可见增厚，回声减低（图 3-8-1A 与 B）。损伤修复期可见血流信号增多。指伸肌腱常同时受累而增粗。

■ 矢状束完全断裂时，可见指伸肌腱半脱位或完全脱位，尤其在掌指关节屈曲时。

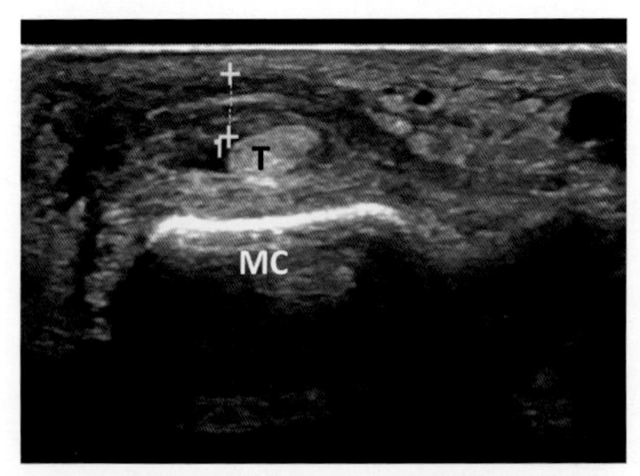

图 3-8-1A 横切面显示第 3 掌指关节背侧矢状束增厚（标尺），回声减低

MC，掌骨；T，指伸肌腱

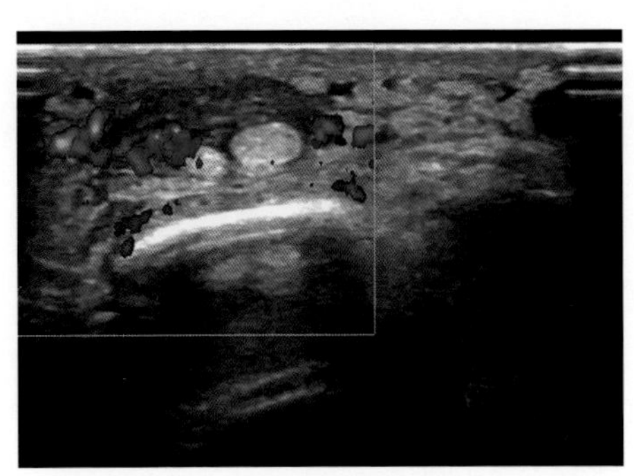

图 3-8-1B　CDFI 显示增厚的矢状束内可见较丰富血流信号

第九节　指屈肌腱、指伸肌腱损伤

【疾病简介】

■　患者多有外伤史，伤后出现手指屈曲功能障碍。

■　指浅屈肌腱断裂时，患者常不能主动屈曲近侧指间关节；如部分断裂，则该指活动时可因疼痛而受限。

■　手指部单纯指深屈肌腱损伤，因指浅屈肌腱功能正常，仅出现手指末节屈曲功能障碍。

【超声表现】

■　肌腱完全断裂时，可见肌腱两断端回缩，时间长者可见断端之间充填以低回声瘢痕组织（图 3-9-1 ～图 3-9-5 与视频）。

■　肌腱部分断裂时可见肌腱部分纤维尚连续。

■　超声还可用于观察肌腱断裂缝合术后肌腱愈合情况及与周围组织粘连情况。

【注意事项】

超声检查指屈肌腱时，应从肌腹—肌腱移行处直至肌腱在骨的止点处。

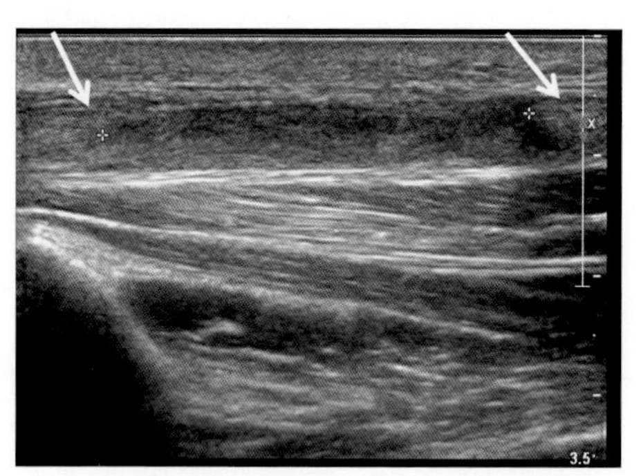

图 3-9-1A　前臂远段玻璃伤后，中指指浅屈肌腱断裂。纵切面显示前臂远段中指指浅屈肌腱断裂，可见两侧断端（箭头），两断端之间瘢痕组织形成，呈低回声（标尺之间）

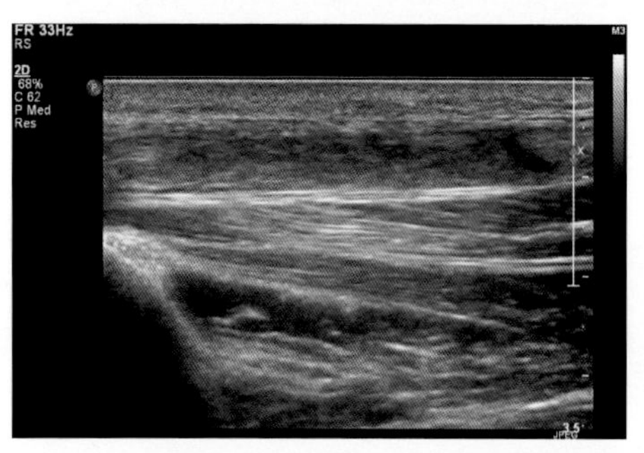

图 3-9-1A 视频　屈伸中指时可见前臂远段中指指浅屈肌腱断裂，两断端之间可见瘢痕组织形成

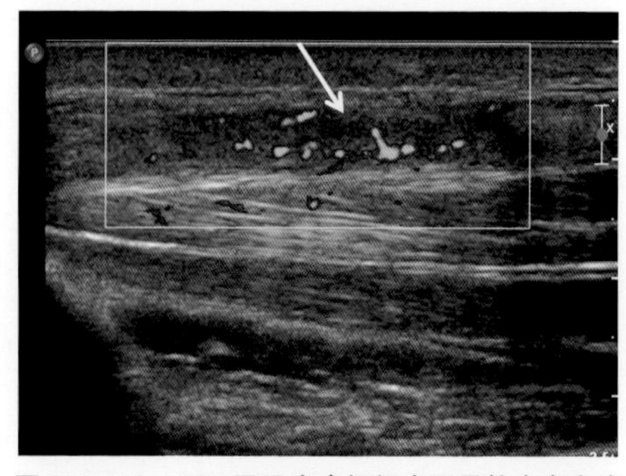

图 3-9-1B　PDI 显示瘢痕组织内可见较丰富血流信号（箭头）

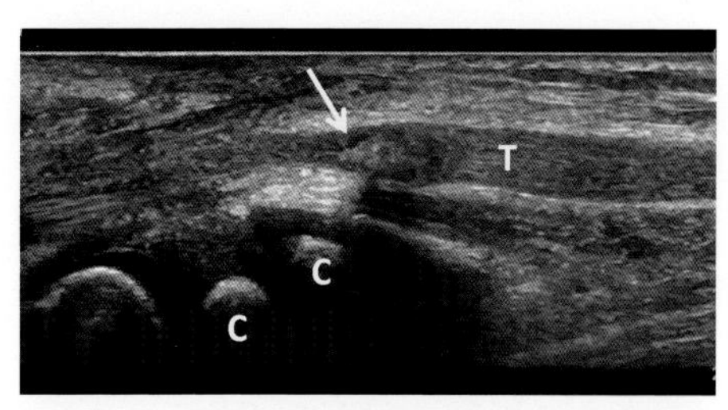

图 3-9-2A 外伤后伤口缝合术后，拇指活动障碍。纵切面显示拇长屈肌腱（T）近侧断端（箭头）位于腕部

C，腕骨

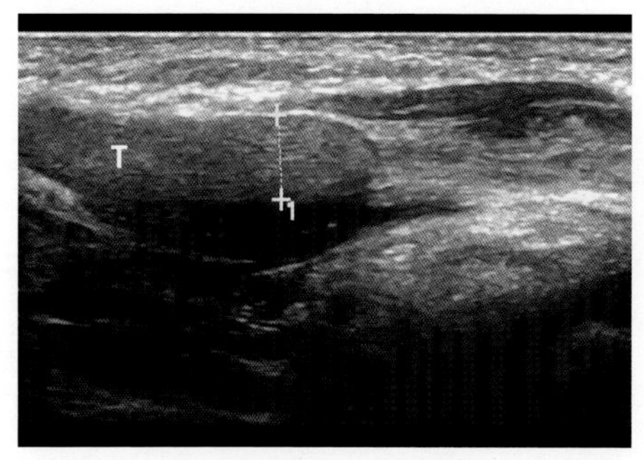

图 3-9-2B 纵切面显示拇长屈肌腱（T）远侧断端（标尺）位于手掌部

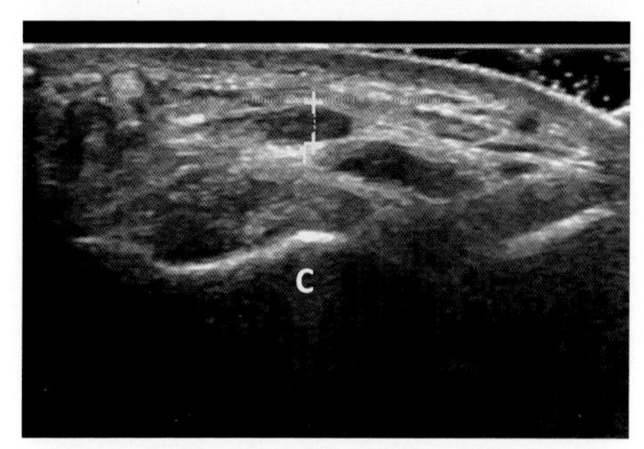

图 3-9-3A 横切面显示腕背侧拇长伸肌腱结构缺失，局部呈低回声瘢痕组织（标尺）

C，腕骨

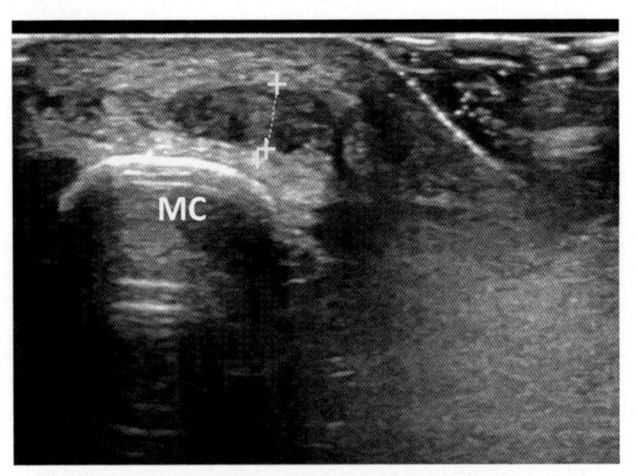

图 3-9-3B　横切面显示掌骨处拇长伸肌腱远侧断端，明显增粗，回声不均（标尺）
MC，掌骨

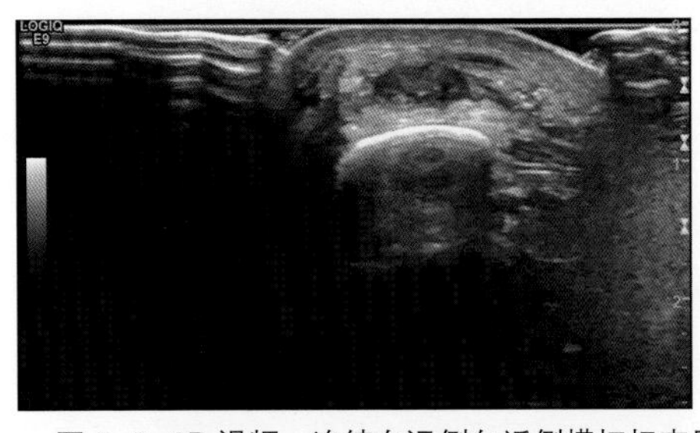

图 3-9-3B 视频　连续自远侧向近侧横切扫查显示拇长伸肌腱远侧断端增粗，两断端之间可见低回声瘢痕组织

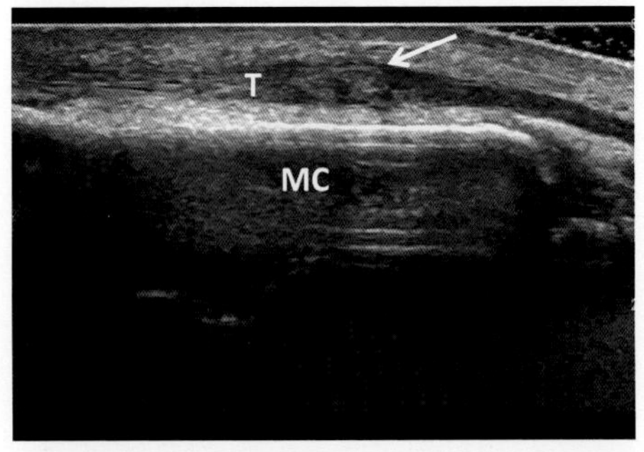

图 3-9-3C　纵切面显示第 1 掌骨（MC）背侧拇长伸肌腱（T）连续中断，可见远侧断端增粗（箭头）

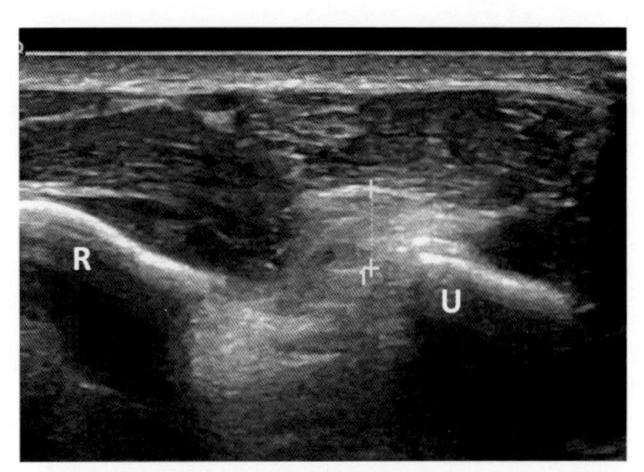

图 3-9-3D　前臂远段背侧横切面显示拇长伸肌近段回声增高（标尺），为肌萎缩表现

R，桡骨；U，尺骨

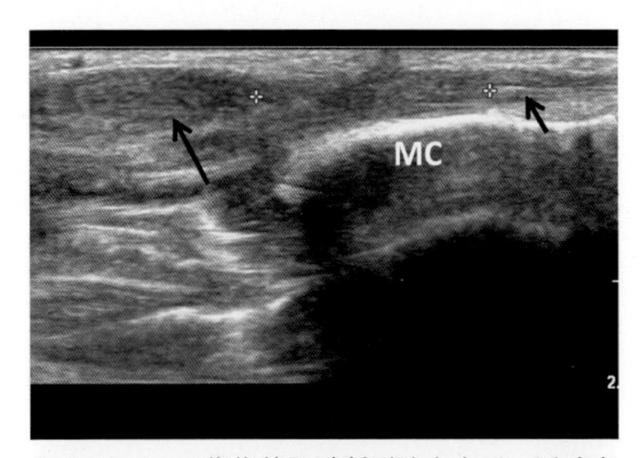

图 3-9-4　示指指伸肌腱断裂缝合术后，活动中再次断裂后 3 周。纵切面显示示指指伸肌腱近侧断端（短箭头）和远侧断端（长箭头），两断端之间可见瘢痕组织（标尺之间）

MC，掌骨

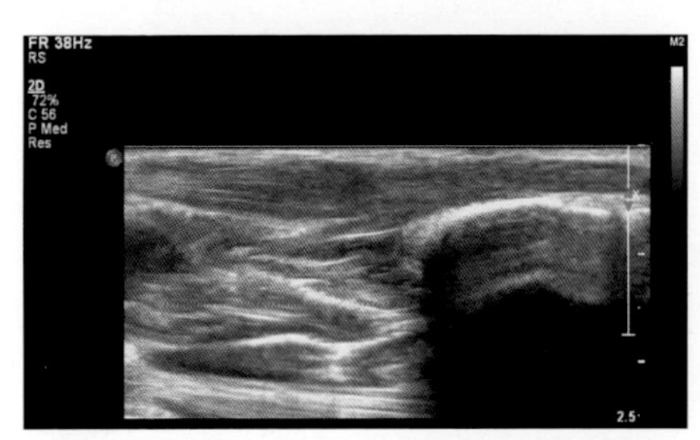

图 3-9-4 视频　纵切面显示腕背侧示指指伸肌腱两侧断端之间可见瘢痕组织，呈低回声，伸屈手指可见瘢痕组织同肌腱一同移动

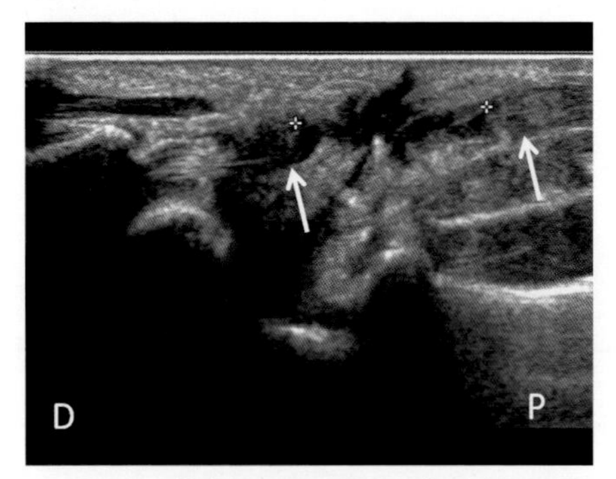

图 3-9-5A　前臂远段纵切面显示桡侧腕屈肌腱两个断端（箭头）

D，远侧；P，近侧

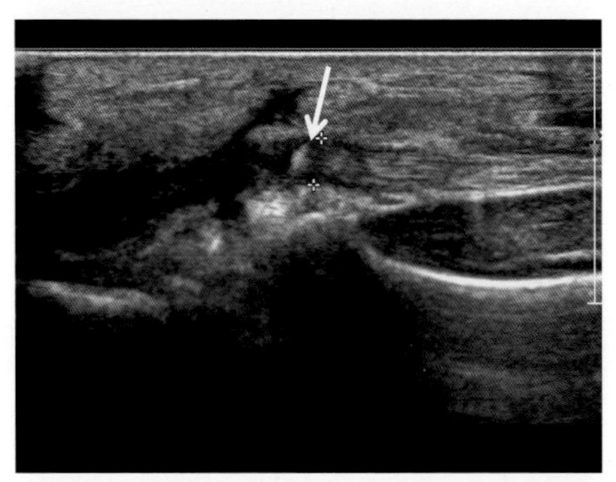

图 3-9-5B　于手掌显示拇长屈肌腱近侧断端（箭头）

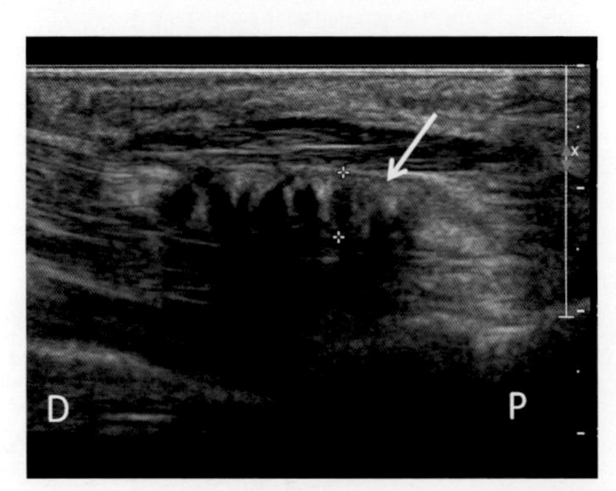

图 3-9-5C　手掌远段纵切面显示拇长屈肌腱远侧断端（箭头与标尺）

D，远侧；P，近侧

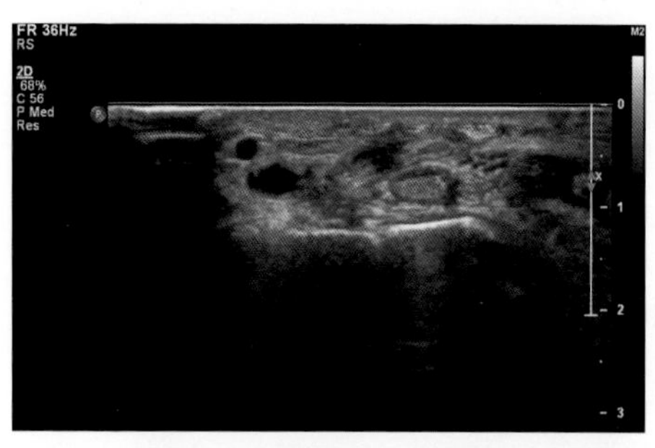

图 3-9-5 视频 1　横切面显示浅侧的桡侧腕屈肌腱和深方的拇长屈肌腱断裂

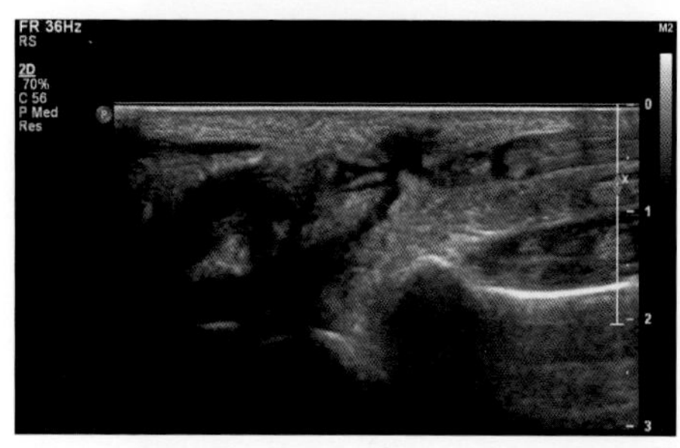

图 3-9-5 视频 2　纵切面显示桡侧腕屈肌腱断裂，可见近侧和远侧断端

第十节　手腕部肌腱腱鞘炎

【疾病简介】

■　腱鞘炎发生于有腱鞘的肌腱。炎症可继发于反复性微小创伤、劳损、骨性结构对肌腱的摩擦、异物、感染、关节炎等。

【超声表现】

■　急性浆液性腱鞘炎时，腱鞘内积液增加，横切面超声显示肌腱周围有环状的积液（图 3-10-1A 与 B）。积液的宽度有时可超过所包绕肌腱的直径。积液内可呈无回声，也可见一些碎屑回声。碎屑可为细胞成分或代谢产物。积聚的白细胞、纤维素、胆固醇、羟磷灰石结晶、尿酸钙等都可使积液内的回声增加。

■ 腱鞘炎也可表现为腱鞘增厚，呈实性低回声（图 3-10-2~图 3-10-8 与视频）。CDFI 于腱鞘内有时可见较丰富血流信号。

■ 感染性腱鞘炎时，积液回声可明显增高，肌腱周围软组织水肿增厚。

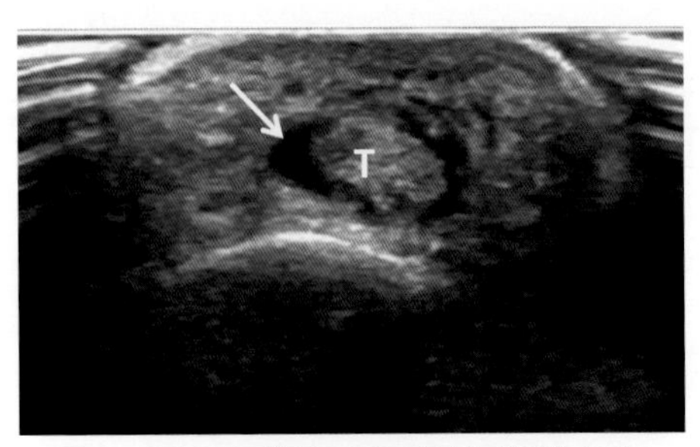

图 3-10-1A 横切面显示拇长屈肌腱（T）腱鞘内积液（箭头）

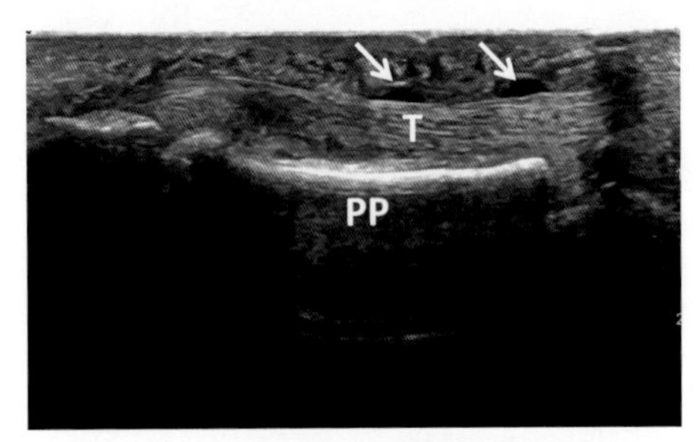

图 3-10-1B 纵切面显示拇长屈肌腱（T）腱鞘内积液（箭头）
PP，近节指骨

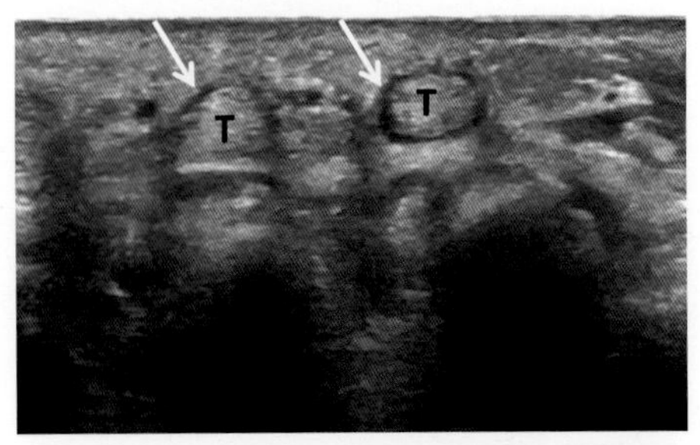

图 3-10-2A 腕管内指屈肌腱腱鞘炎。横切面显示手掌处指屈肌腱腱鞘增厚，回声减低（箭头）
T，指屈肌腱

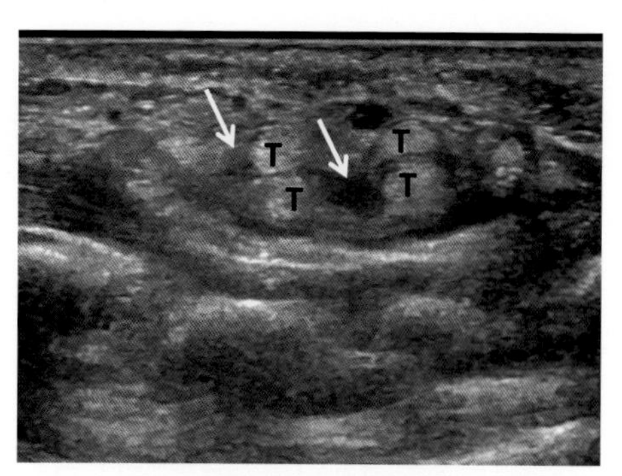

图 3-10-2B　横切面显示腕管内指屈肌腱腱鞘增厚，回声减低（箭头）

T，指屈肌腱

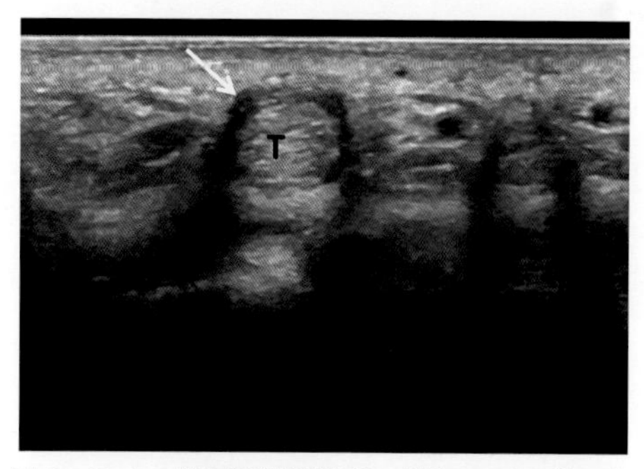

图 3-10-3　指屈肌腱腱鞘炎。横切面显示第 3 指指屈肌腱腱鞘增厚，回声减低（↑）

T，指屈肌腱

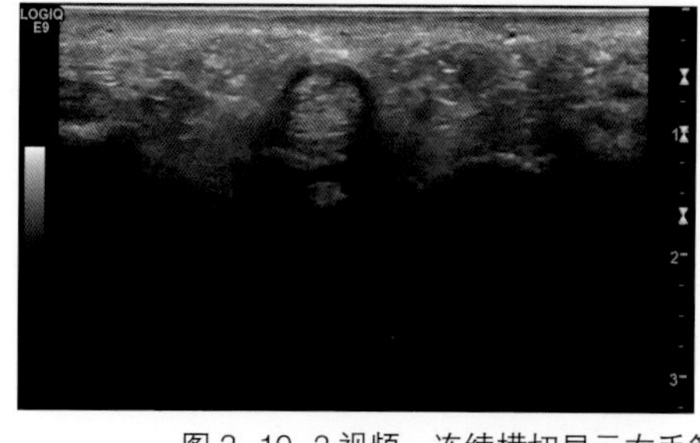

图 3-10-3 视频　连续横切显示右手第 3 指指屈腱腱鞘增厚，回声减低

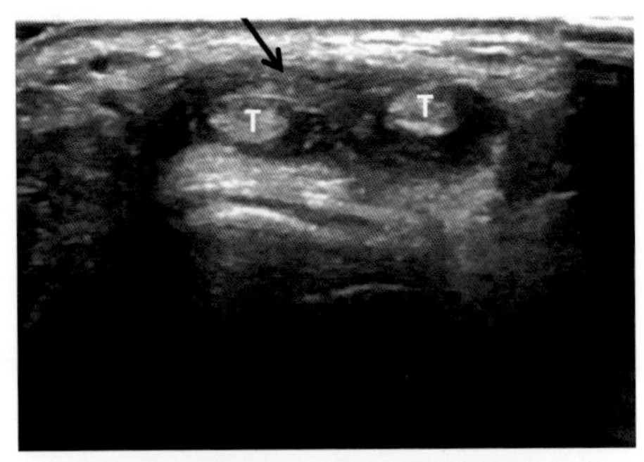

图 3-10-4　横切面显示桡侧腕长伸肌腱（T）与短伸肌腱腱鞘增厚，回声减低（箭头）

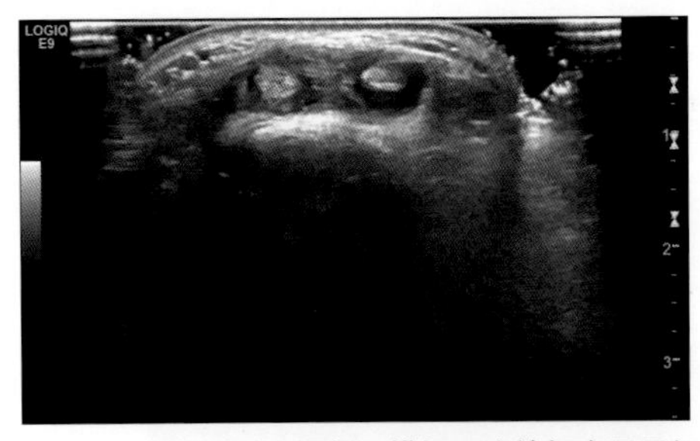

图 3-10-4 视频　横切面连续扫查显示拇长伸肌腱腱鞘炎及桡侧腕长伸肌腱、短伸肌腱腱鞘炎，拇长伸肌腱跨越桡侧腕长伸肌腱与短伸肌腱向桡侧走行

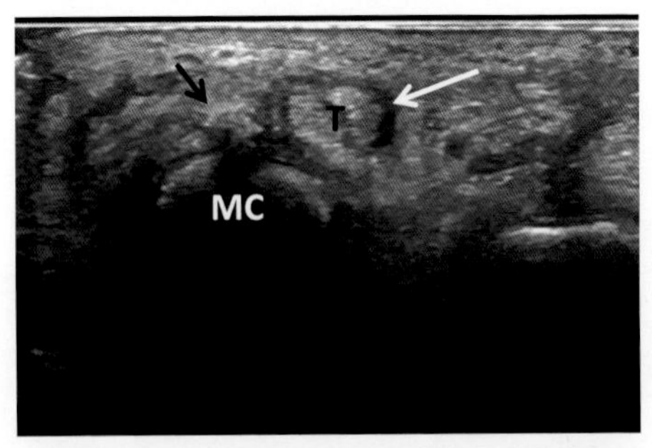

图 3-10-5A　横切面显示示指掌指关节指屈肌腱（T）旁钙化灶，呈强回声（短箭头），指屈肌腱腱鞘增厚，回声减低（长箭头）

MC，掌骨头

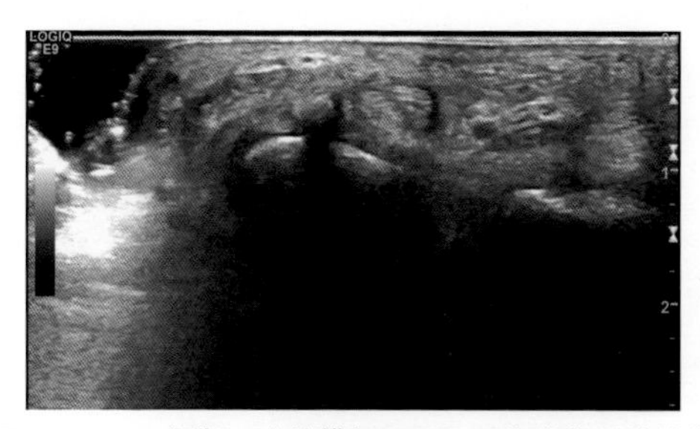

图 3-10-5A 视频　连续横切面显示示指掌指关节处指屈肌腱腱鞘增厚，腱鞘旁可见强回声钙化灶

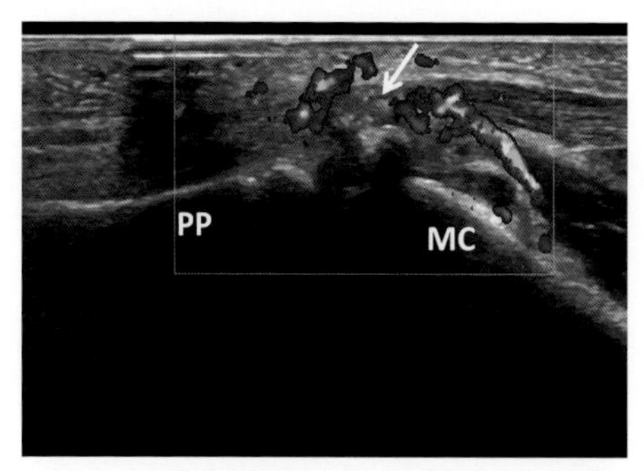

图 3-10-5B　纵切面显示示指掌指关节指屈肌腱旁钙化灶，呈强回声（箭头），周边可见较丰富血流信号，局部压痛明显

MC，掌骨头；PP，近节指骨

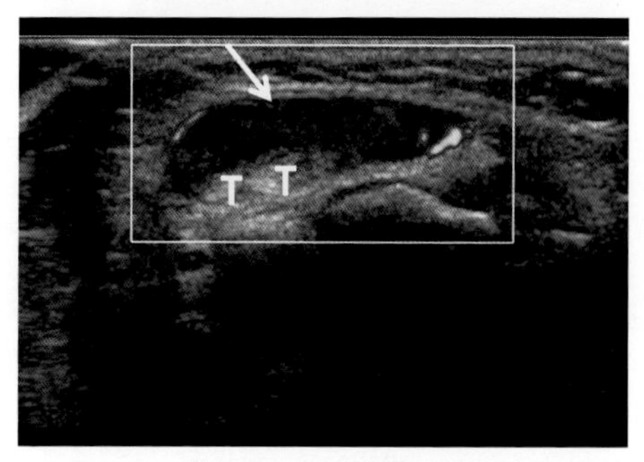

图 3-10-6　横切面显示腕背侧指伸肌腱（T）的腱鞘增厚、回声减低（箭头），其内可见较丰富血流信号

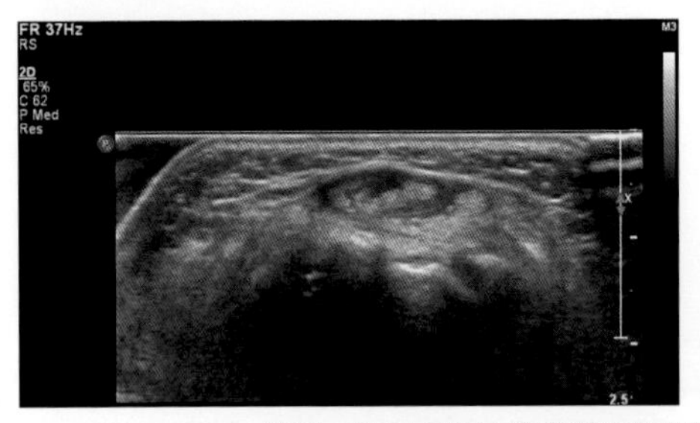

图 3-10-6 视频　横切面显示腕背侧指伸肌腱腱鞘炎，腱鞘显著增厚，回声减低

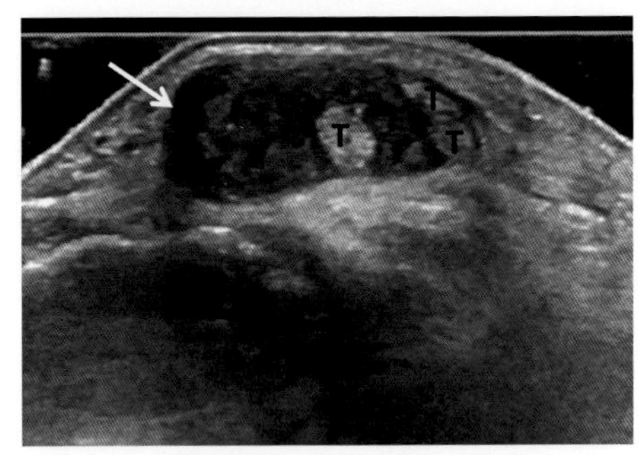

图 3-10-7　横切面显示腕背侧指伸肌腱（T）腱鞘增厚，内呈低回声（↑）

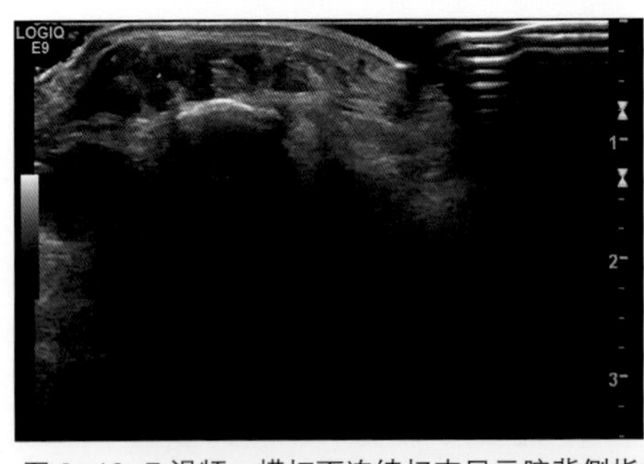

图 3-10-7 视频　横切面连续扫查显示腕背侧指伸肌腱腱鞘增厚，呈低回声

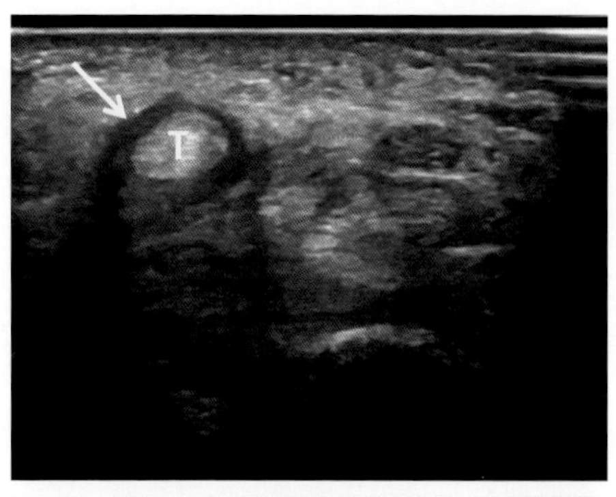

图 3-10-8A　横切面显示桡侧腕屈肌腱（T）腱鞘增厚（↑）

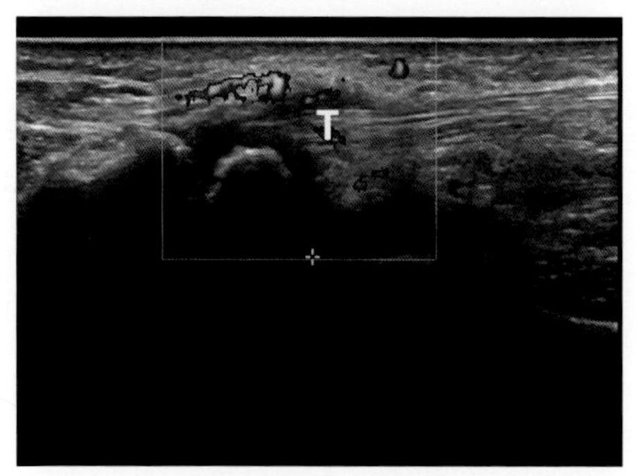

图 3-10-8B　纵切面显示腕部桡侧腕屈肌腱（T）腱鞘增厚，血流信号增多（标尺）

第十一节　第 1 掌指关节尺侧副韧带撕裂

【疾病简介】

■　凡暴力使拇指过度外展都可造成拇指掌指关节的尺侧副韧带断裂。

■　断裂常发生在尺侧副韧带在近节指骨的止点处，如断端向上翻转，卡在拇内收肌腱膜上方不能复位，则称为 Stener 病变。

■　患者多有明显的拇外展受伤史，伤后拇指的掌指关节内侧痛，向外侧搬动时，尺侧韧带松弛，关节有“开口”感。

【超声表现】

根据尺侧副韧带有无移位可分为 2 类表现：

■ 拇指内收肌腱膜下损伤：尺侧副韧带在内收肌腱膜下方部分或完全撕裂，但无移位。超声可见尺侧副韧带肿胀，回声不均，为韧带损伤伴周围血肿表现。

■ 拇指内收肌腱膜外损伤：尺侧副韧带断裂后，其断端向上翻转，卡在拇内收肌腱膜上方而不能复位。超声于内收肌腱膜下方未见尺侧副韧带结构，而于拇指掌指关节近侧可见不均质包块，内收肌腱膜自包块底部向远侧延伸。此类损伤常需要手术治疗。

【注意事项】

■ 超声检查时，有时易将损伤的内收肌腱膜当作连续的尺侧副韧带。在 Stener 病变时，内收肌腱膜的近侧端也常同时损伤而表现为增厚、回声减低。

■ 被动伸屈指间关节有助于识别拇内收肌腱膜，可见该腱膜在掌指关节上往返滑动。

第十二节 手舟骨骨折

【疾病简介】

■ 手舟骨骨折较为常见，占所有腕骨骨折的 75%。

■ 该骨折多见于青壮年，易发生并发症，如骨折不愈合、延迟愈合、骨坏死、继发性骨性关节炎等。

■ 常规 X 线检查可出现假阴性，发生率约 20% ～ 25%。

【超声表现】

■ 可采取纵切和横切检查，并分别于手舟骨的背侧和外侧进行检查。

■ 腕部可分别采取中立位和尺偏位。腕尺偏位时可显示更多部分的手舟骨。

■ 重点观察手舟骨的骨皮质是否连续，其周围软组织有无异常回声。手舟骨骨折时，超声可见骨皮质连续中断，局部可见血肿回声。

第十三节　类风湿关节炎

【疾病简介】

■ 类风湿关节炎（rheumatoid arthritis，RA）是以关节受累为主的慢性自身免疫性疾病，早期表现为对称性多发性关节炎，以关节滑膜最先受累，继而累及关节软骨和软骨下骨，最终导致全关节破坏。

【临床表现】

■ 青壮年女性多见；

■ 双侧对称性多关节受累，以小关节为主，指间关节和腕关节是主要靶器官。近侧指间关节最常发病，常呈梭状肿大；其次为掌指（跖趾）、腕、膝、肘、踝、肩及髋关节等。

■ 起病隐匿，可出现反复发作的关节疼痛肿胀和明显晨僵现象。

■ 晚期由于肉芽肿可造成软骨或软骨下骨破坏和骨吸收，并由纤维瘢痕组织所代替，使关节发生纤维性骨性融合，导致关节强直、半脱位，病程常迁延数十年。

■ 血沉加快，类风湿因子阳性。6.25% 类风湿关节炎有皮下类风湿结节形成，结节的中央为纤维素性坏死，周围为栅栏状组织细胞和慢性炎细胞。

■ 受累关节附近可发生腱鞘和滑囊炎。

【主要病理改变】

■ 关节病理改变：主要为滑膜血管增生和炎性细胞浸润。RA 的滑膜病变可分为炎症期、血管翳形成期和纤维化期。随着病变进展，血管翳可逐渐覆盖关节软骨，并引起骨侵蚀和破坏。

■ 血管炎：血管炎是 RA 关节外表现的主要病理基础。镜下可见病变组织内中小动脉血管内膜增生、纤维化及微血栓形成。

血管周围以淋巴细胞浸润为主。

【超声表现】

■ RA 累及关节时，超声可见关节腔扩张，内可见积液，滑膜增生，PDI 于增生的滑膜内可见血流信号增多。病变严重者，可见骨侵蚀性病变，表现为骨表面不规则缺损，其内充填以实性低回声的血管翳（图 3-13-1 ～图 3-13-5 与视频）。

■ RA 累及肌腱时，超声显示腱鞘增厚，内可见积液（图 3-13-6）。肌腱也可表现为增粗，内部回声减低、不均匀，严重者可发生肌腱撕裂。在类风湿关节炎患者，肌腱撕裂多发生于拇长伸肌腱与小指伸肌腱。

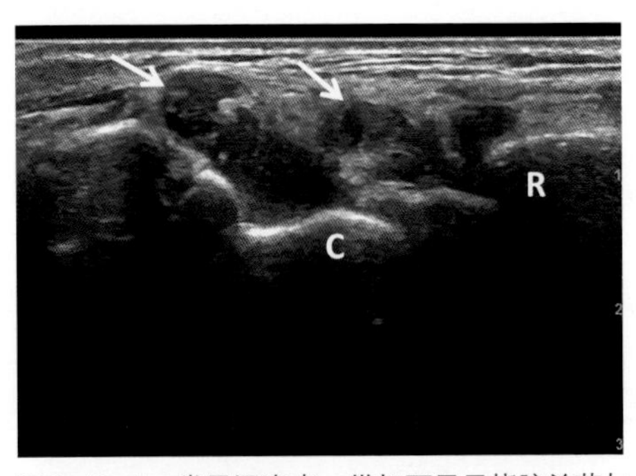

图 3-13-1　类风湿患者。纵切面显示桡腕关节与腕骨间滑膜增厚（箭头），呈低回声
R，桡骨远端；C，腕骨

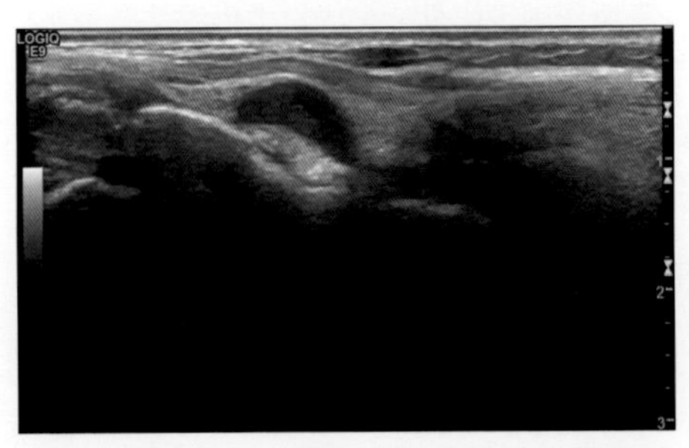

图 3-13-1 视频　纵切面连续扫查显示桡腕关节和腕骨间滑膜增厚，呈低回声

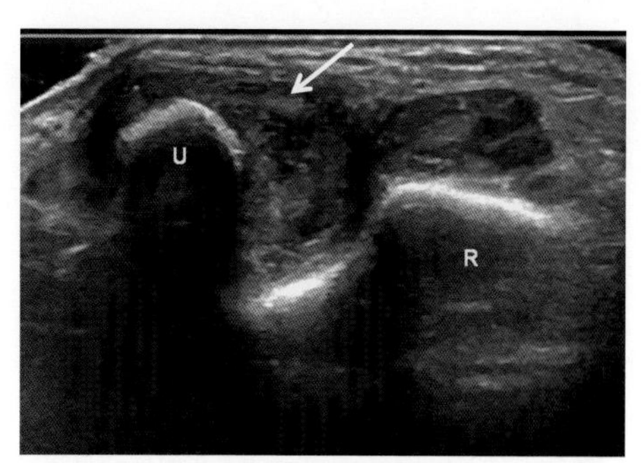

图 3-13-2　横切面显示桡尺远侧关节滑膜增厚，呈低回声（箭头）

R，桡骨远端；U，尺骨远端

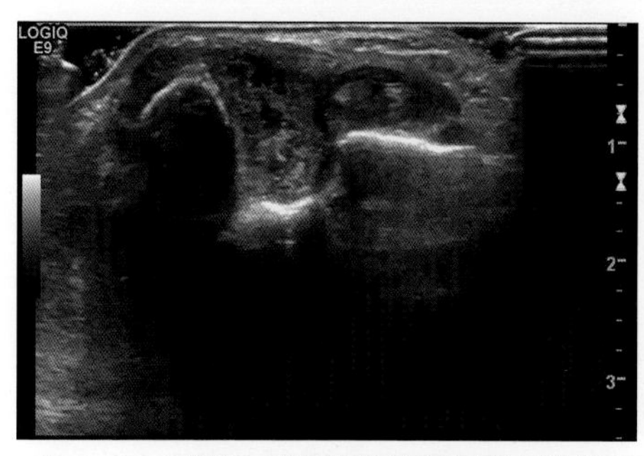

图 3-13-2 视频　横切面连续扫查显示桡尺远侧关节滑膜增厚，呈不均质低回声

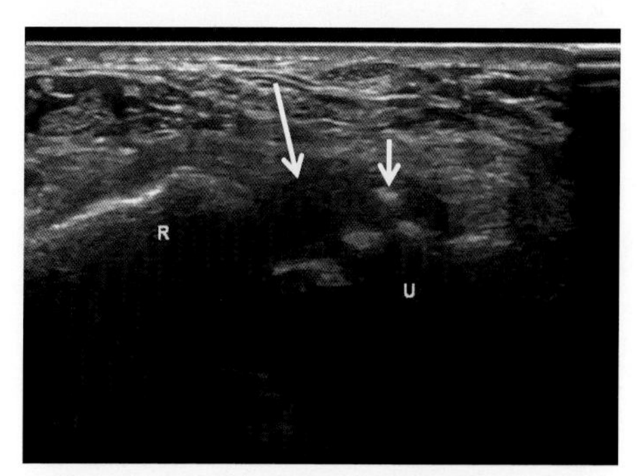

图 3-13-3A　桡尺远侧关节掌侧面可见关节滑膜增厚（长箭头），尺骨关节面明显不规则（短箭头）

R，桡骨；U，尺骨

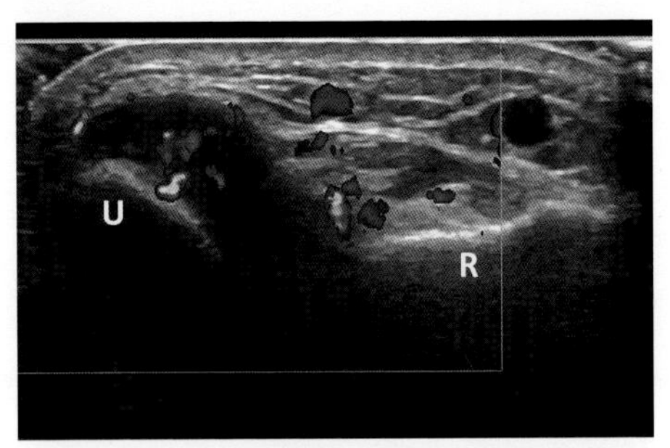

图 3-13-3B　CDFI 桡尺远侧关节滑膜内可见丰富血流信号

R，桡骨远端；U，尺骨远端

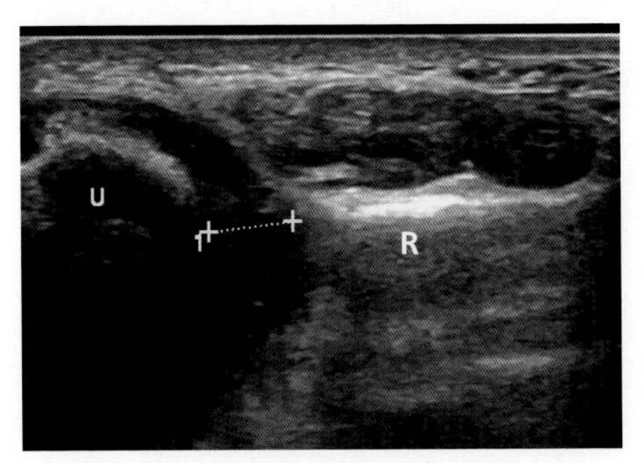

图 3-13-4A　横切面显示桡尺远侧关节腔内积液（标尺）

U，尺骨远端；R，桡骨远端

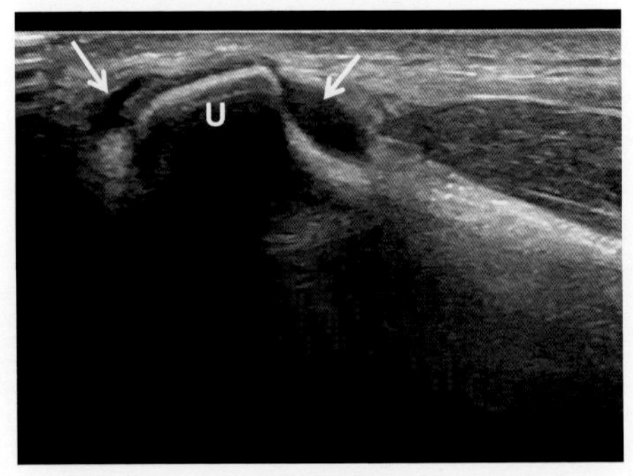

图 3-13-4B　纵切面显示桡尺远侧关节腔内积液（箭头）

U，尺骨远端

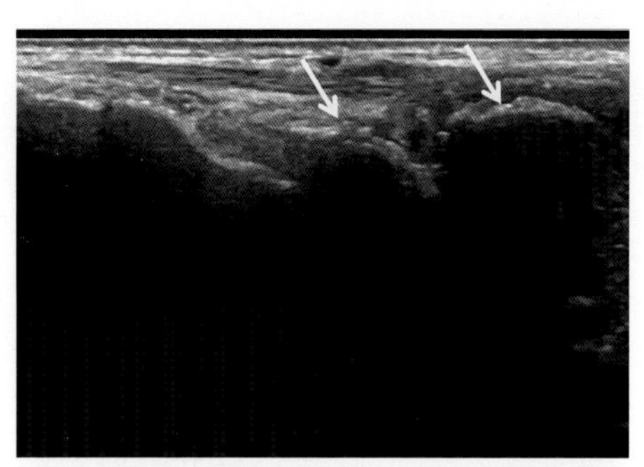

图 3-13-5A　患者类风湿多年，腕关节活动受限。纵切面显示腕背侧腕关节腔内未见明显积液与滑膜增生，但关节面骨质可见不规则改变（箭头）

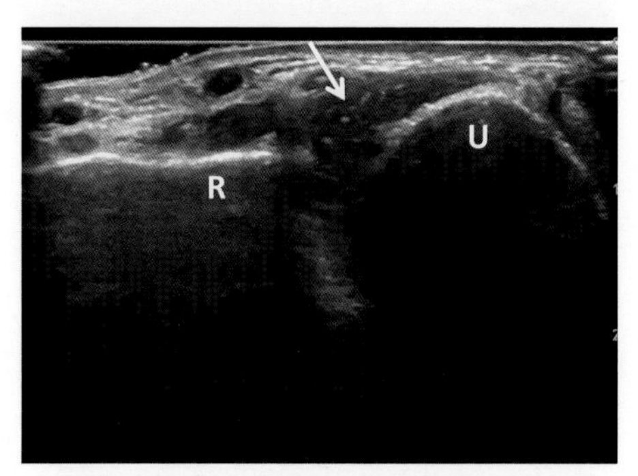

图 3-13-5B　横切面显示腕背侧桡尺远侧关节腔内积液，其内透声差（箭头）
R，桡骨远端；U，尺骨远端

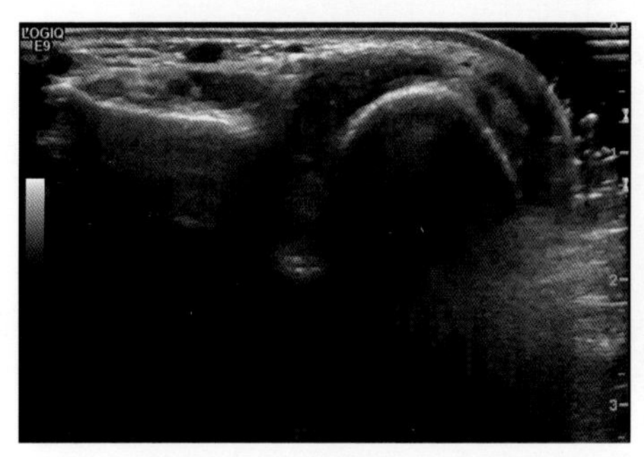

图 3-13-5B 视频　探头加压显示桡侧远侧关节腔内积液，其内透声差

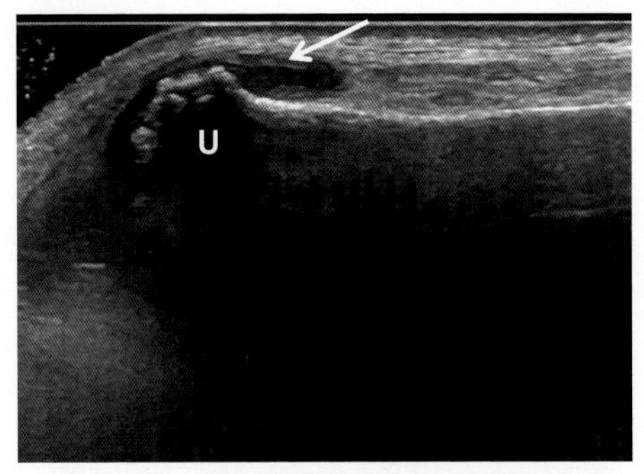

图 3-13-5C　纵切面显示远侧桡尺关节腔内积液（箭头）。尺骨远端关节面明显不规则（U）

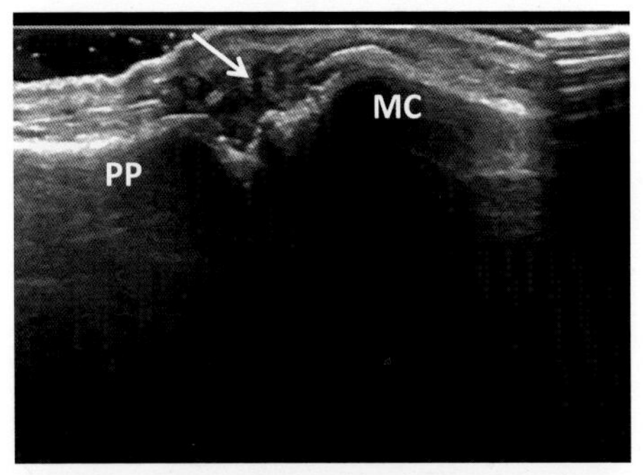

图 3-13-5D　第 1 掌指关节腔内可见低回声（箭头），其深方关节面可见骨侵蚀

MC，掌骨头；PP，近节指骨

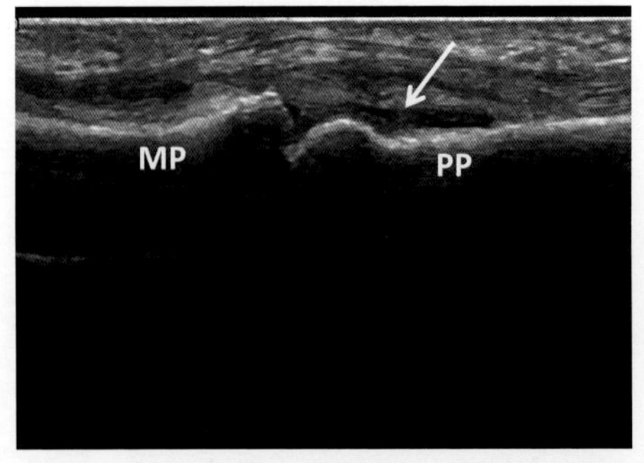

图 3-13-5E　类风湿中指指间关节腔内积液（箭头）

PP，近侧指骨；MP，中节指骨

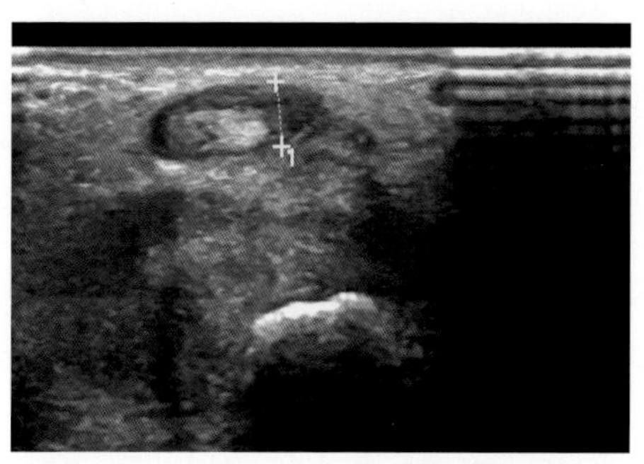

图 3-13-6　类风湿。尺侧腕伸肌腱腱鞘炎。
超声显示腱鞘增厚，回声减低（标尺）

【注意事项】

■　超声检查滑膜炎：检查手腕部关节炎时，应注意全面检查以免漏诊，包括腕部三个关节即桡尺远侧关节、桡腕关节和腕骨间关节和掌指关节、指间关节。先检查关节背侧隐窝，再检查掌侧关节隐窝。怀疑类风湿关节炎时，应注意检查腕关节、掌指关节和近侧指间关节；而怀疑银屑病性关节炎时，应注意检查远侧指间关节。

■　超声检查骨侵蚀病变：骨侵蚀病变为炎性关节炎的另一特征，表现为在两个相互垂直的切面上骨表面有局限性缺损。当发现关节内有滑膜增生时，应注意检查有无骨侵蚀病变。检查掌骨头时，应注意检查其桡侧面和尺侧面。由于手腕部很多骨相互紧邻，因此很多处的骨面超声无法显示，因此，超声诊断骨侵蚀病变敏感性不高，仅为 42%，但仍高于 X 线检查（约 19%）。高分辨率 CT 为诊断骨侵蚀病变的敏感手段。超声可显示第 2 掌骨头桡侧和第 5 掌骨头尺侧的骨侵蚀病变。

■　注意骨侵蚀病变与其他骨皮质不规则病变的鉴别：

注意掌骨头的“假性骨侵蚀”表现。“假性骨侵蚀”为位于背侧关节隐窝关节软骨周边骨皮质局部平滑的凹陷处，深约 0.3mm，最多见于第 2 掌骨头背侧，也可见于其他掌骨头和跖骨头。尽管真正的骨侵蚀病变亦可发生在此部位，根据“假性骨侵蚀”表现的特殊部位、局部骨皮质凹陷较浅和平滑的特点、邻近无滑膜增生可进行鉴别。

骨的不规则改变也可见于银屑病性关节炎所致的骨增生、骨性关节炎的骨赘或创伤所致。

超声诊断骨侵蚀病变时，需结合其他影像学检查和临床资料。如骨侵蚀病变附近可见滑膜增生，则可增加诊断的特异性。诊断时还应注意病变的分布特征。如类风湿关节炎易累及腕部和手指近侧指间关节。

■ 注意对关节外的软组织进行检查：注意检查关节周围的肌腱、腱鞘、腱末端、关节周围的骨皮质。如银屑病性关节炎和其他血清阴性脊柱关节病常导致特征性的炎性末端炎，表现为肌腱或韧带止点处不规则骨质增生，有时可见骨侵蚀、邻近低回声滑膜炎。手指疼痛或肿胀时，需注意检查腱末端。另外，银屑病性关节炎时，由于骨膜新生骨的形成，骨质可表现为明显不规则，此征象可出现在所有骨质。痛风患者亦可出现骨的不规则改变，表现为关节周围骨侵蚀病变伴邻近强回声的痛风石。

第十四节　手腕部骨性关节炎

【疾病简介】

■ 该病变多见于女性，女性 / 男性比率大于 6，且多见于绝经后妇女。

■ 主要病变为骨赘形成、关节间隙狭窄、关节软骨破坏、软骨下骨破坏等。

■ 在手部，骨性关节炎多累及拇指底部（即第 1 掌腕关节）、掌指关节、近侧和远侧指间关节。其中较为常见的为第 1 掌腕关节骨性关节炎。

【超声表现】

■ 可见受累关节腔扩张，内见积液或滑膜增生，血流信号增多，关节周缘可见骨赘形成（图 3-14-1 ～图 3-14-3）。

■ 有时于关节腔内可见游离体（图 3-14-4 与视频）。

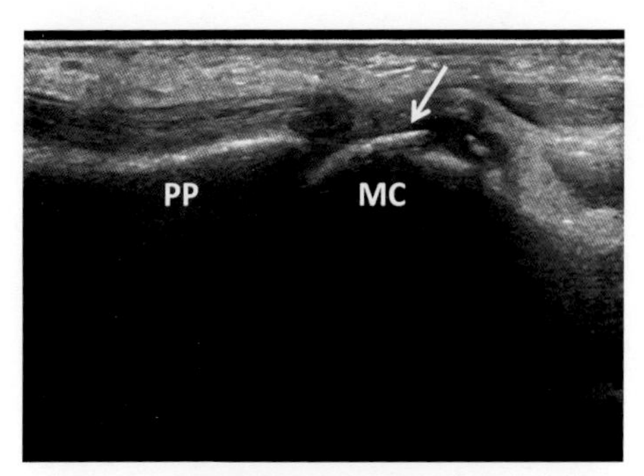

图 3-14-1　纵切面显示第 3 掌指关节骨赘（箭头）形成伴关节腔积液

MC，掌骨头；PP，近节指骨

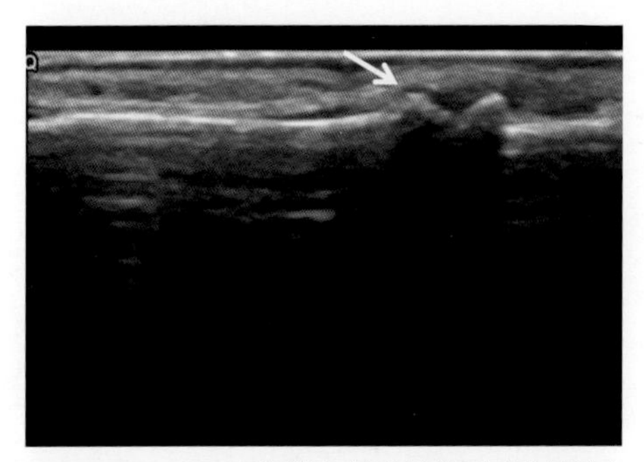

图 3-14-2　显示近侧指间关节骨赘形成（箭头）

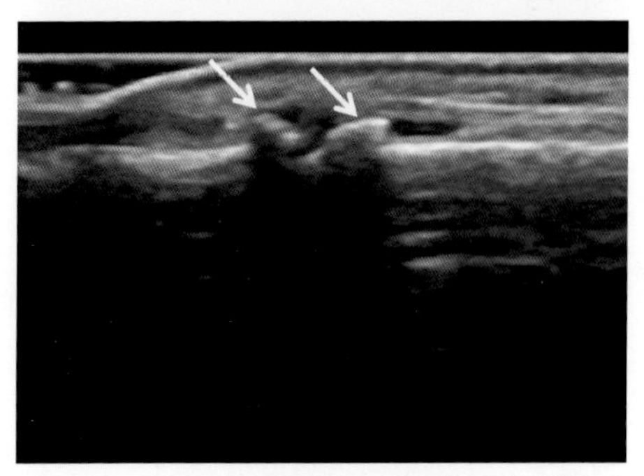

图 3-14-3　显示远侧指间关节骨赘形成（箭头）伴关节腔少量积液

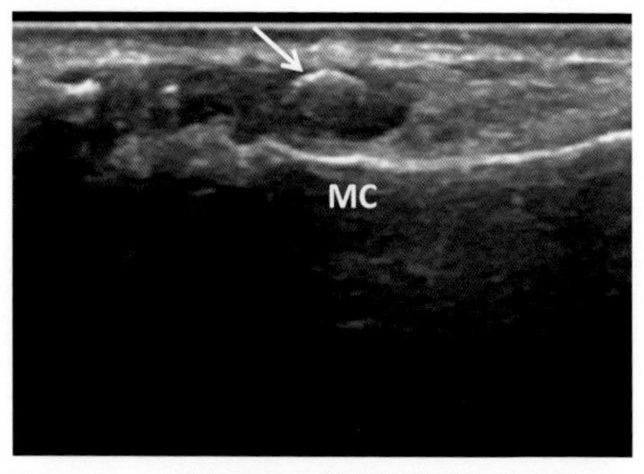

图 3-14-4　纵切面显示掌指关节腔内游离体呈强回声（箭头）

MC，掌骨头

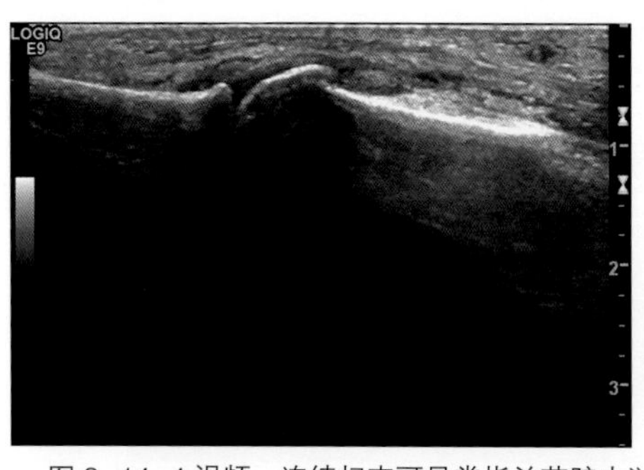

图 3-14-4 视频　连续扫查可见掌指关节腔内游离体呈强回声

第十五节　手腕部占位病变

1. 腱鞘囊肿

【疾病简介】

■　腱鞘囊肿为手部最常见的肿瘤样病变，多位于关节或肌腱附近，囊内为胶冻样液体。

■　其形成可能与关节囊－韧带结构的过度牵拉或损伤有关，损伤后局部形成胶冻状黏液，继而突破关节囊或腱鞘。

■　腱鞘囊肿最常见的部位为舟月背侧韧带的浅侧和腕掌侧

桡动脉与桡侧腕屈肌腱之间。

【超声表现】

■ 囊肿一般为圆形、椭圆或分叶状的无回声结节，内为单房或有分隔，其深方有时可见一迂曲颈部与深方关节囊相连（图 3-15-1，图 3-15-2）。

■ 探头加压时，囊肿较硬，常难以被压缩。

■ 少数囊肿可位于肌腱内（图 3-15-3A 与视频，图 3-15-3B）。

【鉴别诊断】

■ 腕背侧的腱鞘囊肿需与桡腕关节背侧关节隐窝扩张相鉴别。腕背侧的腱鞘囊肿较硬，较难被压缩，而桡腕关节背侧隐窝扩张时探头加压可被压缩，其内有时伴有增生的滑膜。

■ 位于桡动脉旁的腱鞘囊肿需与桡动脉的假性动脉瘤相鉴别。腱鞘囊肿内为无回声，其内无血流信号，其旁桡动脉未见异常。

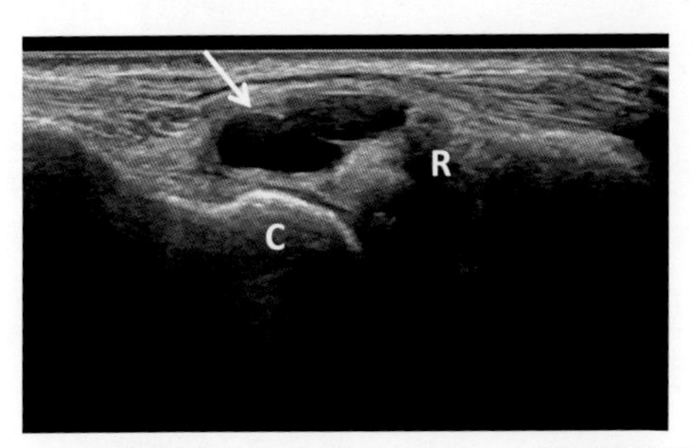

图 3-15-1　腕背侧可见腱鞘囊肿（箭头），紧邻桡腕关节囊
R，桡骨；C，腕骨

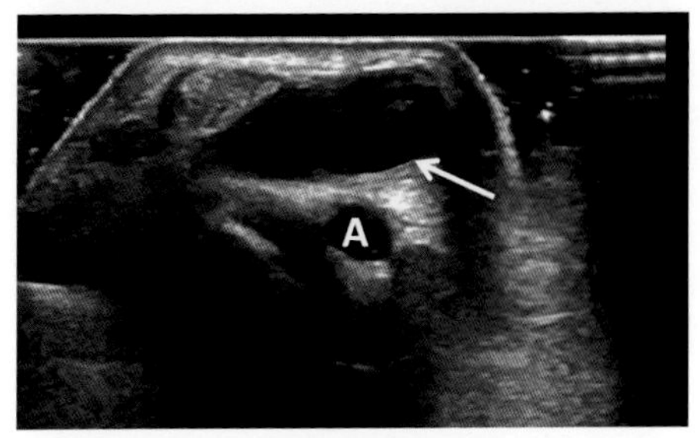

图 3-15-2　腕部桡侧腱鞘囊肿（箭头）
A，桡动脉

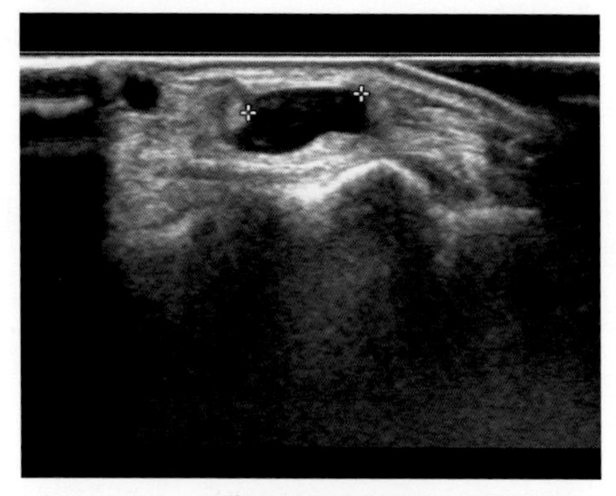

图 3-15-3A　手背指伸肌腱内囊肿。横切面显示指伸肌腱内囊肿（标尺）

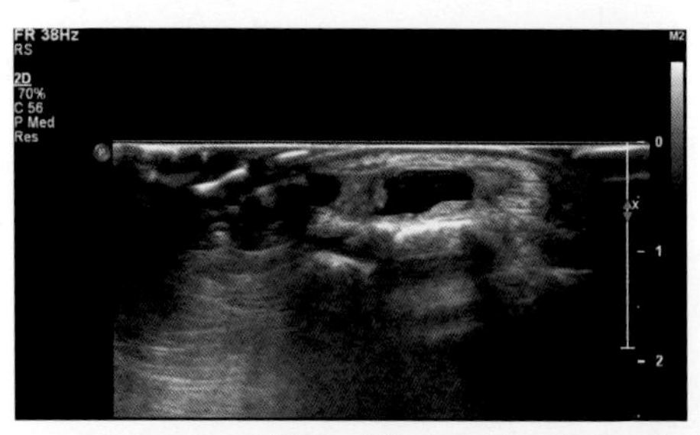

图 3-15-3A 视频　横切面连续扫查显示指伸肌腱内囊肿

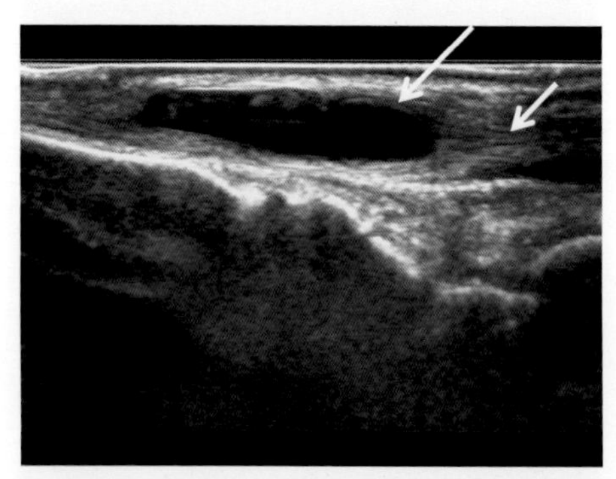

图 3-15-3B　纵切面连续扫查显示指伸肌腱内囊肿（长箭头），其两侧可见肌腱回声（短箭头）

2. 血管球瘤

【疾病简介】

血管球瘤是一种起源于神经肌性动脉球的少见软组织良性肿瘤，好发于中年女性。

正常神经肌性动脉球主要位于肢端真皮、皮下组织，因此，血管球瘤好发于肢端，且 75% 的肢端病变位于指尖或甲床区，病变可向骨内侵犯。

【临床表现】

- 间歇性剧痛。
- 难以忍受的触痛。
- 疼痛有冷敏感性。

【超声表现】

- 病变典型者于甲下可见实性低回声结节，边界清楚（图 3-15-4 与视频）。局部压痛明显。
- PDI 结节内多可见丰富的血流。
- 部分结节深方骨皮质可见受压而呈凹陷状。

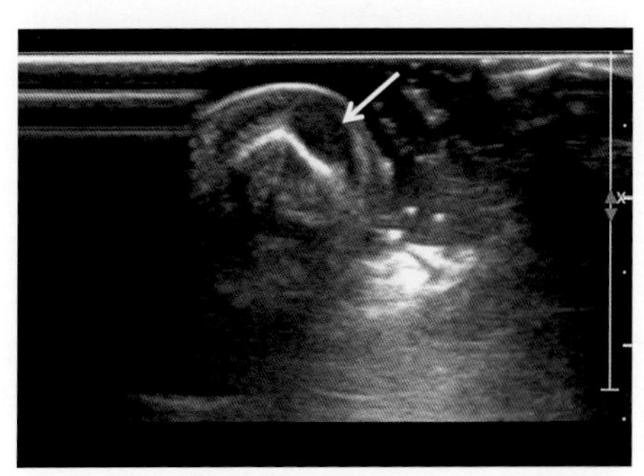

图 3-15-4　横切面显示左手第四指甲下血管球瘤呈低回声结节（箭头）

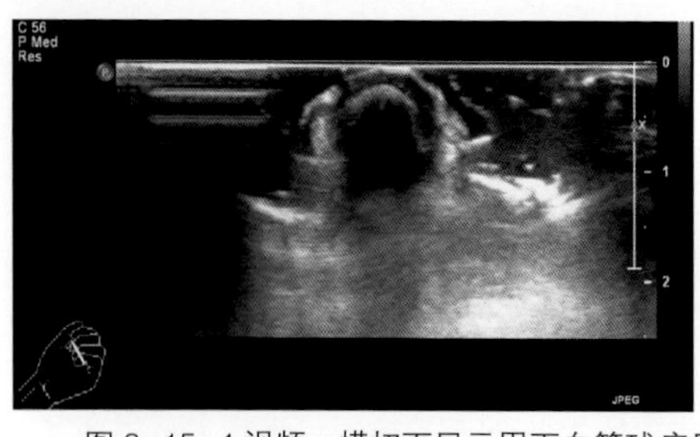

图 3-15-4 视频　横切面显示甲下血管球瘤呈低回声结节

3. 腱鞘巨细胞瘤

【疾病简介】

■　为手部第二常见的肿瘤性病变，一般生长缓慢，掌侧多于背侧。

■　为关节外的色素绒毛结节性滑膜炎，可分为局限型和弥漫型。

【临床表现】

■　局限型腱鞘巨细胞瘤多位于指（趾）小关节旁，呈局限性结节状生长，边界清楚，体积小，容易摘除，术后很少复发。

■　弥漫型腱鞘巨细胞瘤大多位于大关节旁，尤其是踝关节；肿瘤在关节周围弥漫浸润性生长，常环绕关节 1 周，边界不清，体积大，甚至可以破坏骨，临床不易切净，术后容易复发。

【超声表现】

■　显示为边界清楚的实性低回声结节，常位于肌腱周围，并可绕指骨而呈半环状生长（图 3-15-5）。

■　由于肿瘤对邻近指骨的压迫，指骨有时可见局部凹陷。

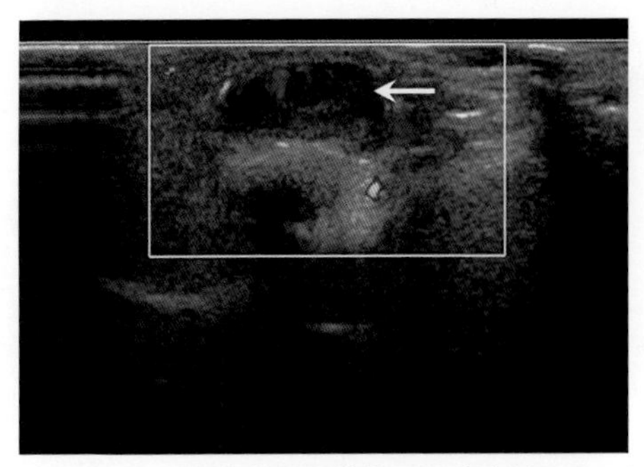

图 3-15-5　于拇指指间关节指屈肌腱桡侧可见一低回声结节（箭头），其内可见较丰富血流信号

第十六节　其他典型病例

病例 1　痛风性远侧桡尺关节炎（图 3-16-1 与视频）。

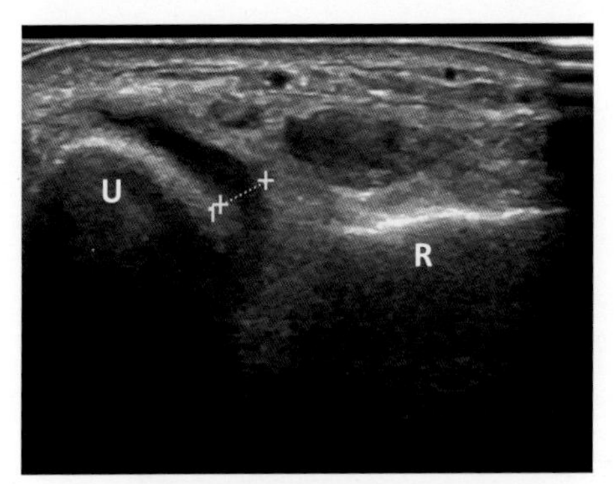

图 3-16-1　横切面显示桡尺远侧关节腔内积液（标尺）

R，桡骨远端；U，尺骨远端

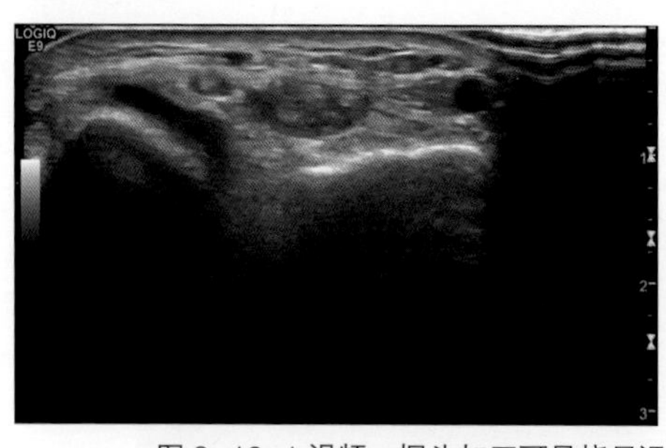

图 3–16–1 视频　探头加压可见桡尺远侧关节腔内积液

病例 2　痛风累及拇长屈肌腱（图 3–16–2 与视频）。

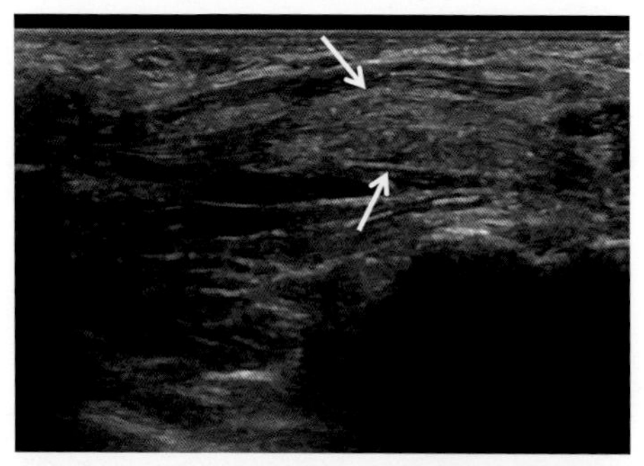

图 3–16–2　纵切面显示手掌处拇长屈肌腱局部增粗（箭头），肌腱内可见多发点状强回声

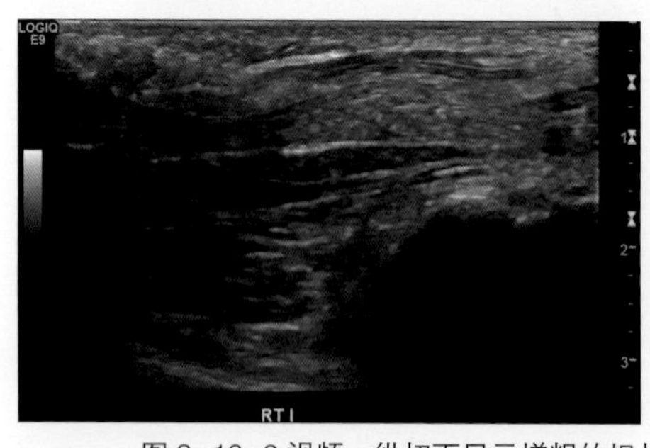

图 3–16–2 视频　纵切面显示增粗的拇长屈肌腱随拇指屈伸而移动

病例 3　手腕部慢性痛风（图 3-16-3A，B，C，D，E 与视频）。

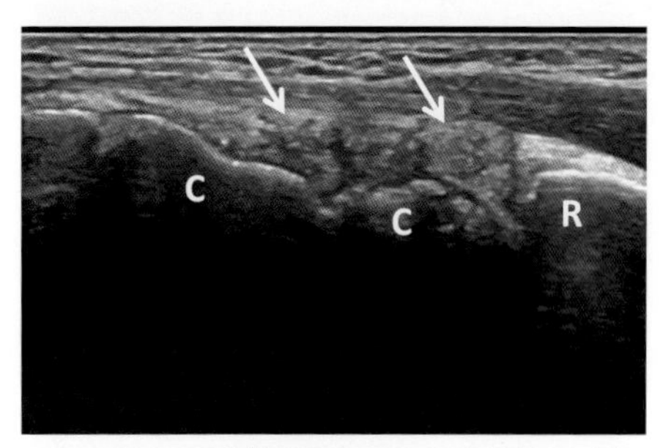

图 3-16-3A　腕背侧纵切面显示右侧桡腕关节和腕骨间关节腔呈偏高回声（箭头）
R，桡骨远端；C，腕骨

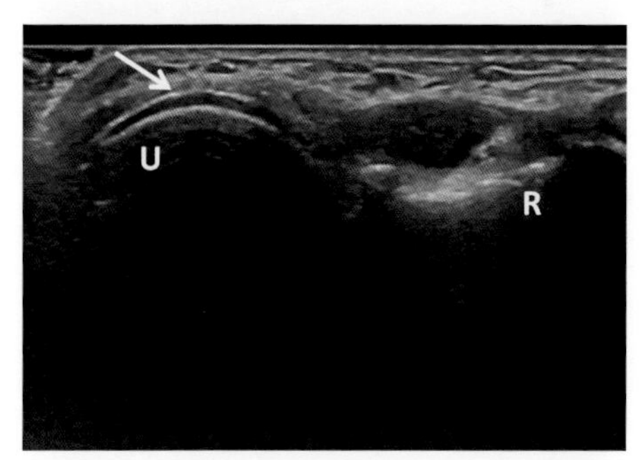

图 3-16-3B　腕部横切显示远侧桡尺关节的尺骨（U）表面关节软骨可见尿酸盐沉积，呈双轨征（箭头）
R，桡骨

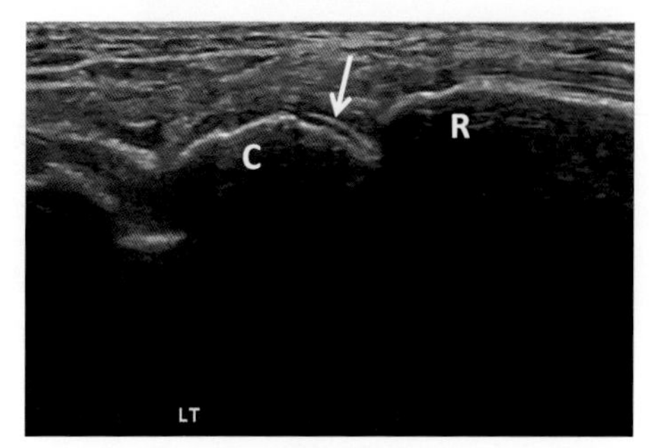

图 3-16-3C　纵切面显示左侧桡腕关节背侧关节软骨表面尿酸盐沉积呈双轨征（箭头）
R，桡骨；C，腕骨；LT，左侧

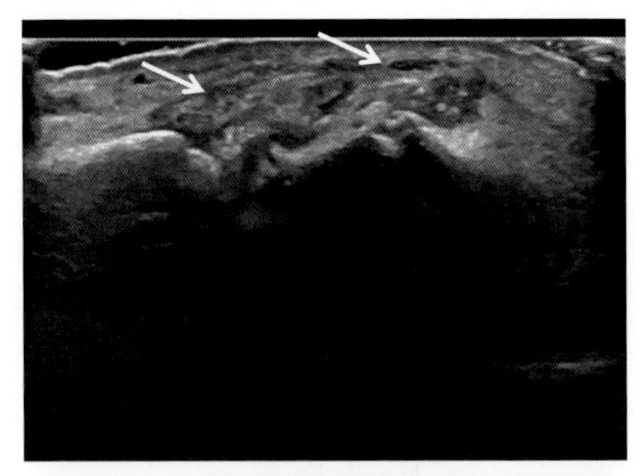

图 3-16-3D　第 1 掌指关节慢性痛风，呈不均质高回声（箭头）

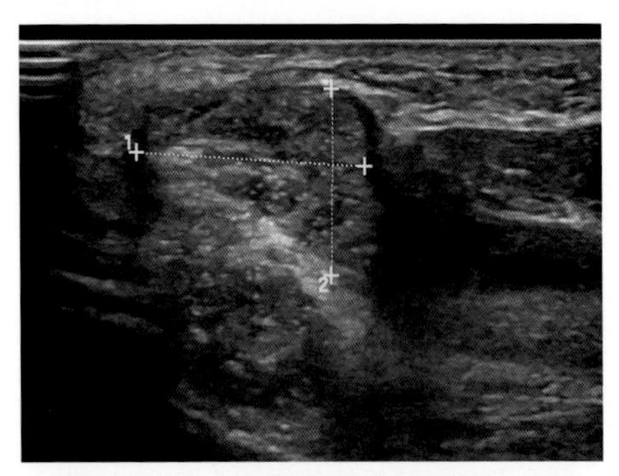

图 3-16-3E　横切面显示大鱼际肌内可见强回声痛风石（标尺）

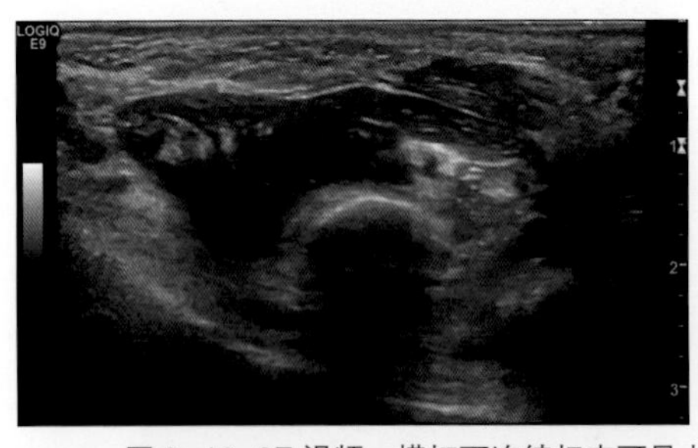

图 3-16-3E 视频　横切面连续扫查可见大鱼际肌内痛风石呈强回声

病例 4　腕管内痛风石伴正中神经卡压（图 3-16-4A，B）。

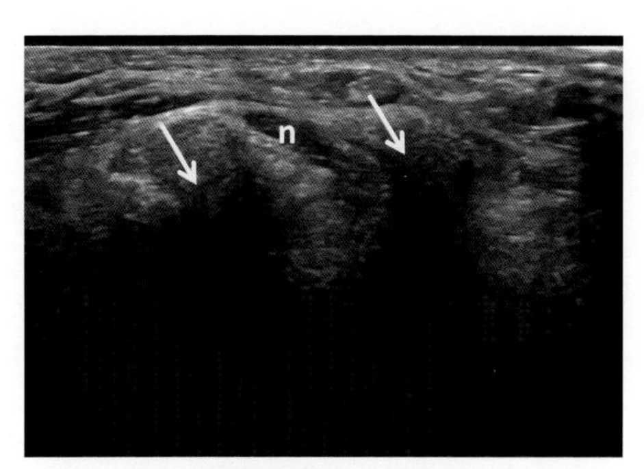

图 3–16–4A　腕管内痛风石伴正中神经卡压。
横切面显示腕管内多发痛风石后方伴声影（箭头）
正中神经（n）受压变扁

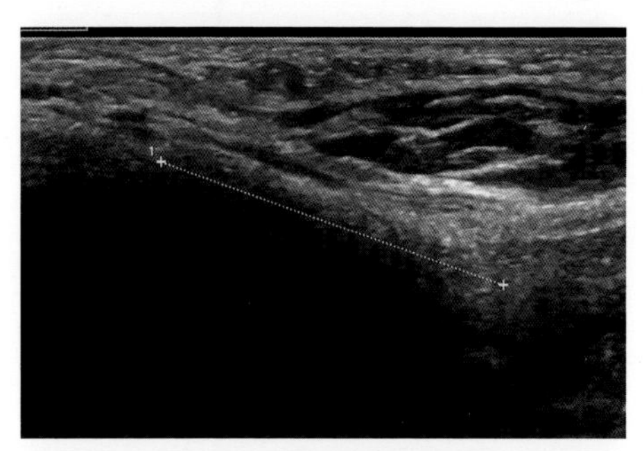

图 3–16–4B　纵切面显示腕管内痛风石呈较大
范围强回声，后方伴声影（标尺）

病例 5　掌腱膜挛缩（图 3–16–5 与视频）。

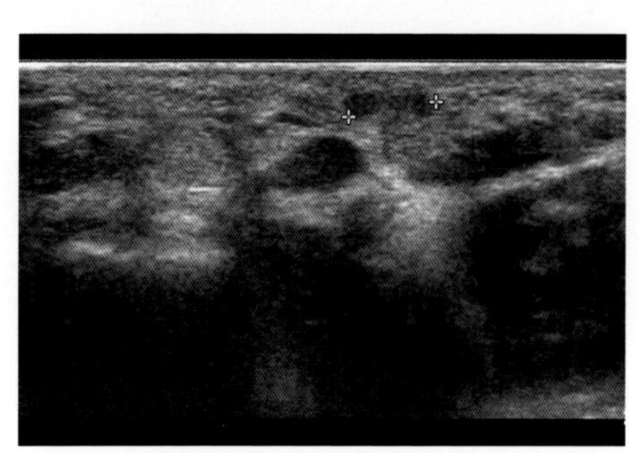

图 3–16–5　横切面显示手掌近第四掌指关节处掌
腱膜局部增厚（标尺之间）

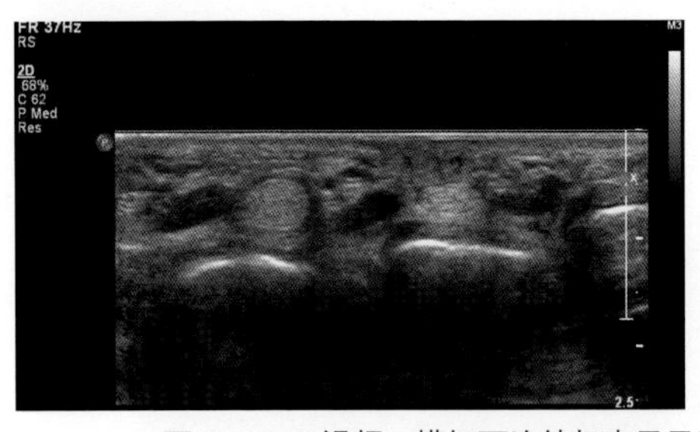

图 3-16-5 视频　横切面连续扫查显示手掌近第四掌指关节处掌腱膜局部增厚

病例 6　掌腱膜挛缩（图 3-16-6 与视频）。

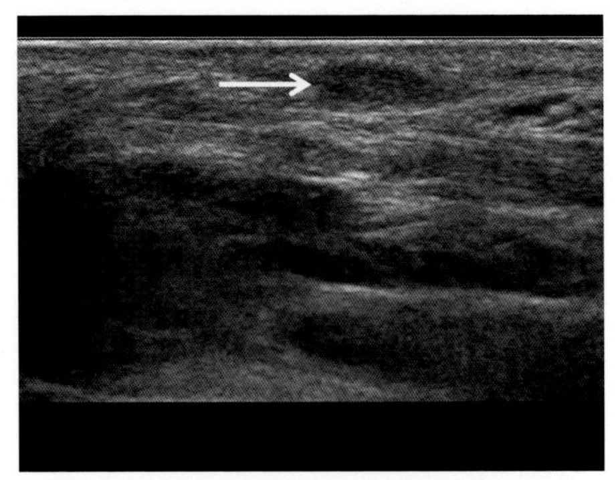

图 3-16-6　纵切面显示手掌掌腱膜局部增厚，回声减低（箭头）

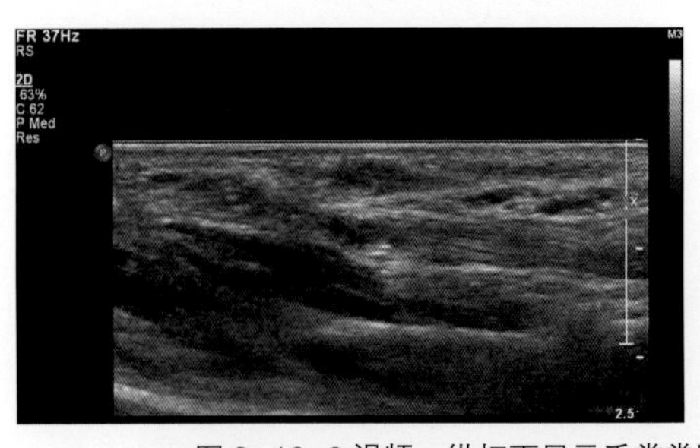

图 3-16-6 视频　纵切面显示手掌掌腱膜局部增厚，回声减低

病例 7　掌腱膜挛缩（图 3-16-7A，B，C 与视频）。

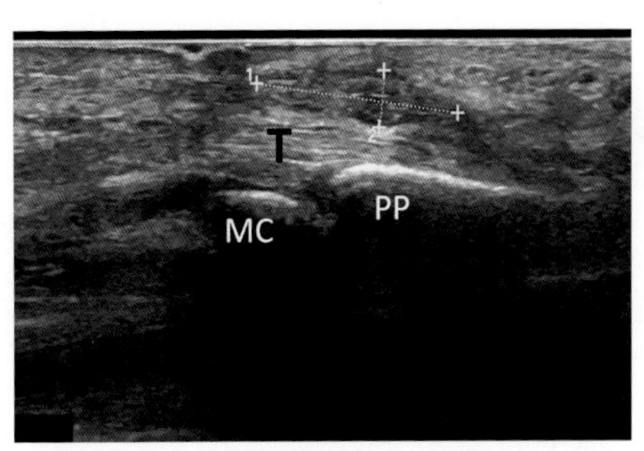

图 3-16-7A　纵切面显示第 4 指掌指关节处掌腱膜增厚，回声不均（标尺之间），其深方可见指屈肌腱（T）

PP，近节指骨；MC，掌骨头

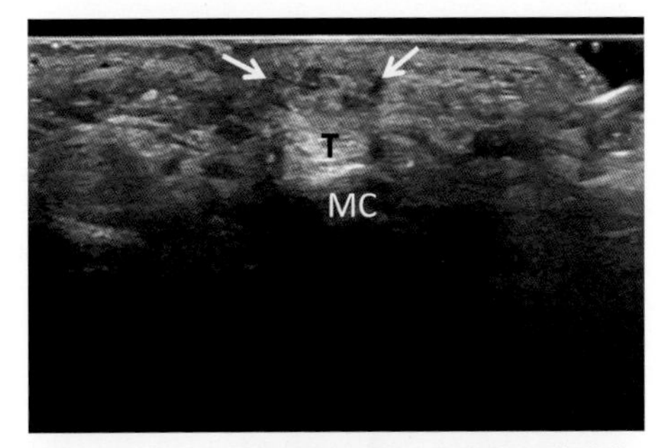

图 3-16-7B　横切面显示第 4 指掌指关节处掌腱膜增厚，回声不均（箭头），其深方可见指屈肌腱（T）

MC，掌骨头

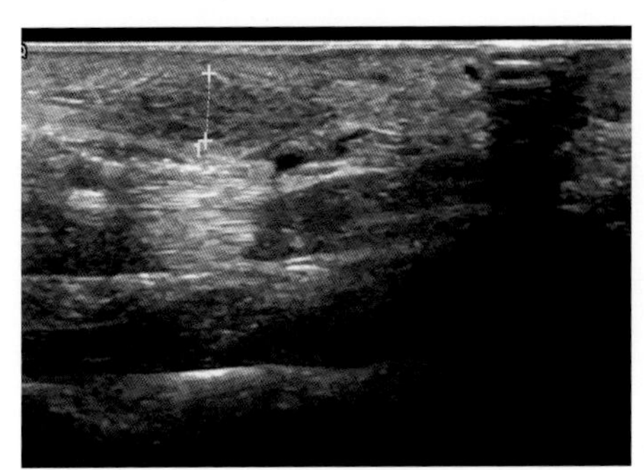

图 3-16-7C　纵切面于手掌近侧显示掌腱膜另一处增厚病变（标尺之间），呈低回声

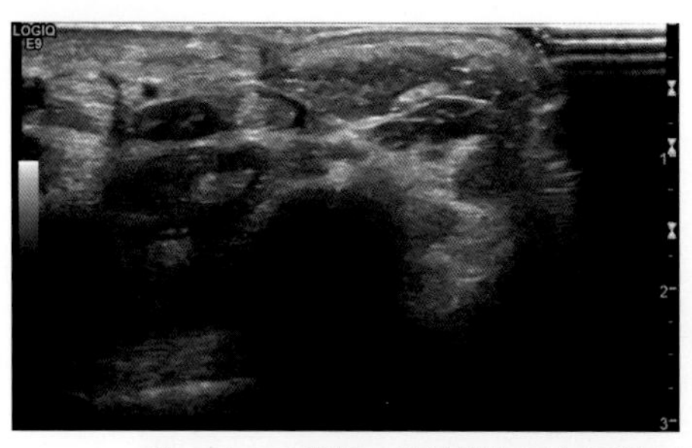

图 3-16-7 视频　连续横切面自远侧向近侧显示掌腱膜内两处增厚病变

病例 8　拇指近节尺侧玻璃异物伴神经损伤，患者有拇指尺侧麻痛（图 3-16-8 与视频）。

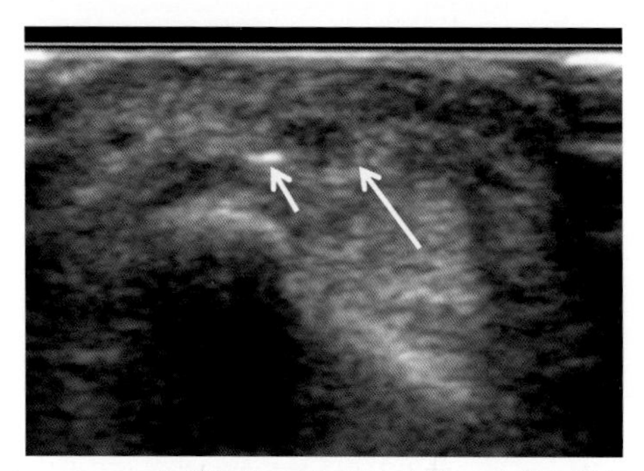

图 3-16-8　拇指近节尺侧可见尺侧指固有神经增粗，回声减低（长箭头）。其深方可见异物呈强回声（短箭头）

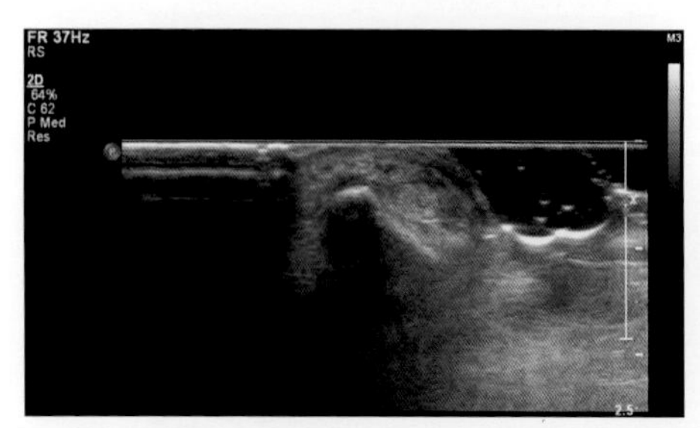

图 3-16-8 视频　横切面自近向远侧扫查可见拇指近节处尺侧指固有神经增粗，回声减低

病例 9　手部异物（图 3-16-9A，B）。

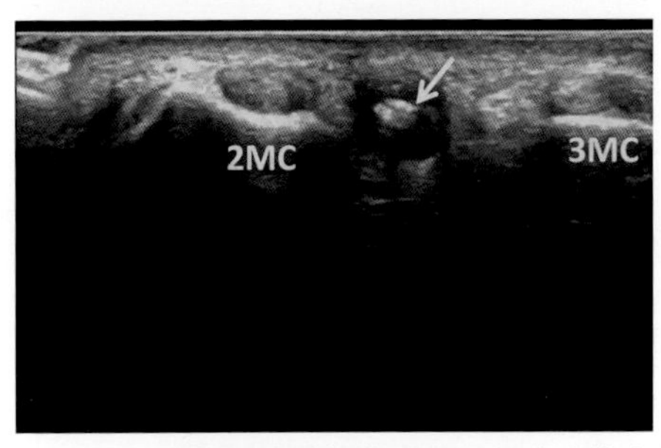

图 3-16-9A　横切面显示木刺异物呈强回声（箭头），周围组织回声偏低

2MC，第 2 掌骨头；3MC，第 3 掌骨头

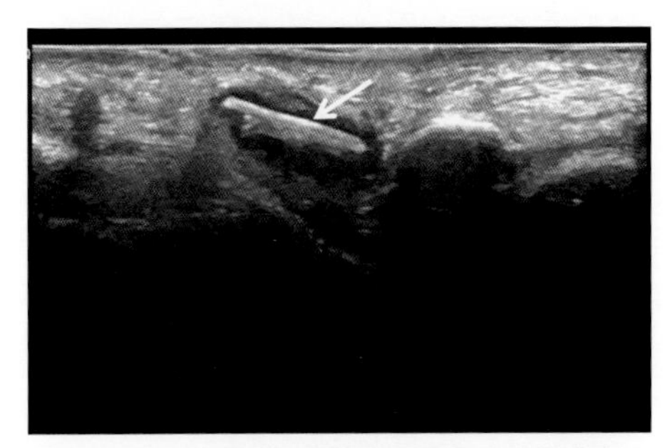

图 3-16-9B　显示木刺异物呈强回声（箭头），周围组织回声偏低

病例 10　腕部尺动脉瘤（图 3-16-10A，B）。

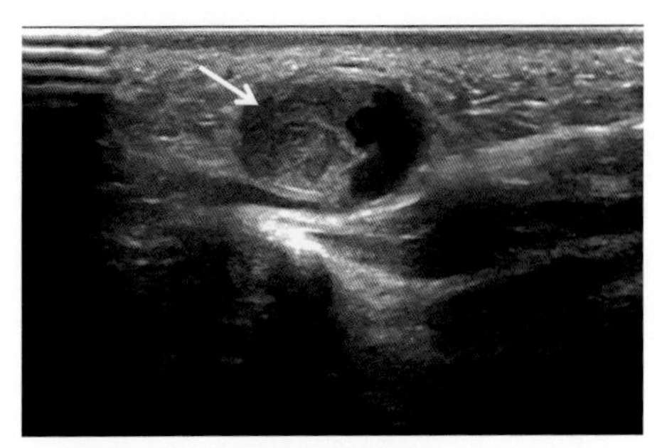

图 3-16-10 A　可见尺动脉旁囊性结节（箭头），内呈不均质回声

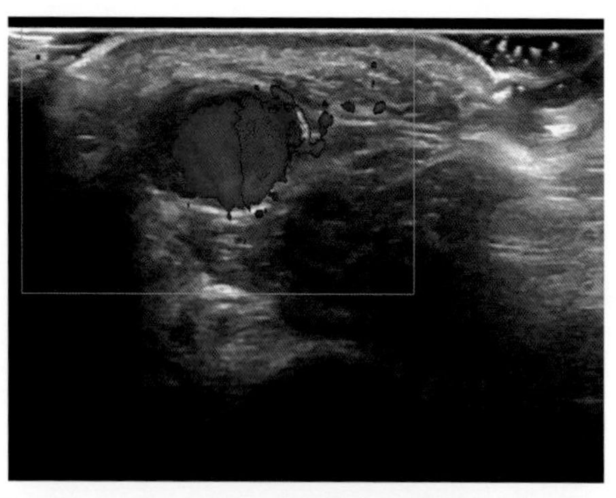

图 3-16-10B　CDFI 显示尺动脉旁囊性结节内可见血流信号，呈红蓝各半

参考文献

[1] ACO Radiology. AIUM practice guideline for the performance of a musculoskeletal ultrasound examination. J Ultrasound Med，2012；31：1473–1488.

[2] McNally EG. Ultrasound of the small joints of the hands and feet: current status. Skeletal Radiol，2008；37：99–113.

[3] Lee JC，Healy JC. Normal sonographic anatomy of the wrist and hand. Radiographics，2005；25：1577–1590.

[4] Chiavaras MM，Jacobson JA，Yablon CM，et al. Pitfalls in Wrist and Hand Ultrasound. AJR，2014；203：531–540.

[5] Karabay N. US findings in traumatic wrist and hand injuries. Diagn Interv Radiol，2013；19：320–325.

[6] Witt M，Mueller F，Nigg A，et al. Relevance of grade 1 gray-scale ultrasound findings in wrists and small joints to the assessment of subclinical synovitis in rheumatoid arthritis. Arthritis Rheum，2013；65：1694–1701.

[7] Backhaus M，Burmester GR，Gerber T，et al. Working Group for Musculoskeletal Ultrasound in the EULAR Standing Committee on International Clinical Studies Including Therapeutic Trials. Guidelines for musculoskeletal ultrasound in rheumatology. Ann Rheum Dis，2001；60：641–649.

第4章 髋关节超声检查与常见病变诊断

第一节　髋关节超声检查

髋部的超声检查可分为髋前区、髋内侧区、髋外侧区和髋后区。

一、髋前区

此区检查的主要结构为髋关节及其前隐窝、髋臼唇、髂腰肌及其肌腱、髂腰肌滑囊、大腿近段肌肉的起点（股直肌和缝匠肌）、股动静脉、股神经和股外侧皮神经等。

1. 髋关节腔、股骨头

■　检查时患者仰卧位，髋关节和膝关节伸直。将探头平行于股骨颈，斜矢状位扫查，此时可清晰显示强回声股骨颈及覆盖于其上的关节囊回声。正常股骨颈前方的髋关节前隐窝厚度为 4～6mm，包括前关节囊的前层、后层及髋关节腔内少量生理性液体（图 4-1-1）。

■　向上移动探头，可显示股骨头，呈圆形结构，其表面覆盖一层厚度均匀的低回声关节软骨。

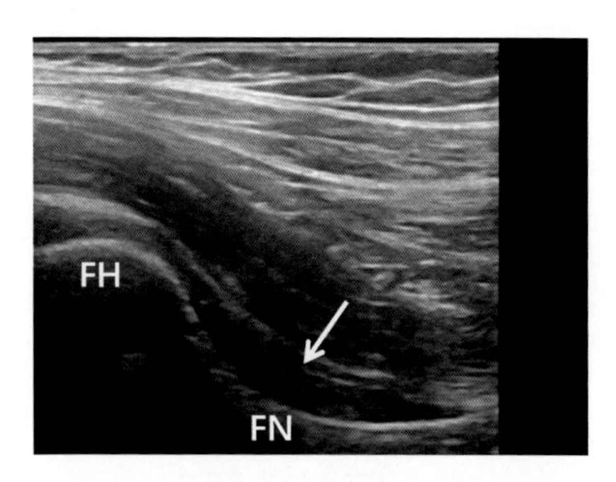

图 4-1-1　髋前部纵切面显示髋关节前隐窝及关节囊（箭头）

FH，股骨头；FN，股骨颈

2. 前上髋臼唇

■　于股骨头的上方纵切可见髋臼前缘，呈骨性强回声。紧邻髋臼前缘为前上盂唇，显示为三角形的高回声结构附着于髋臼周缘（图 4-1-2）。

■　临床上大部分的关节唇撕裂都发生在前上髋臼唇。发现髋臼唇撕裂时，应注意观察附近有无囊肿形成。

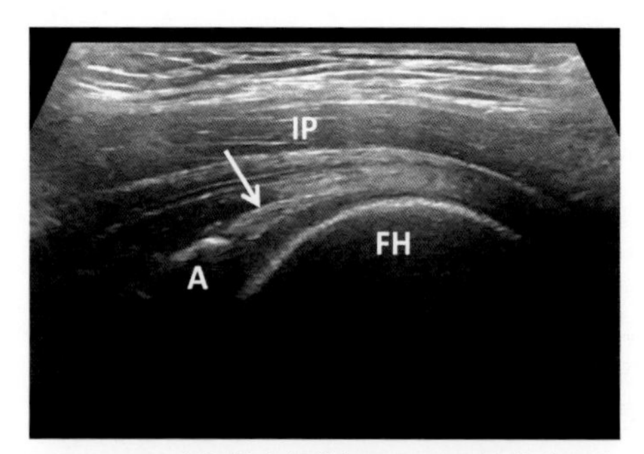

图 4-1-2　大腿前上部纵切面显示股骨头（FH）及髋臼（A），髋臼前缘可见髋臼唇，呈三角形高回声结构（箭头）

IP，髂腰肌

3. 髂腰肌、髂腰肌滑囊

■　髂腰肌由髂肌和腰肌组成，经腹股沟韧带的深部出盆腔

（图 4-1-3A），经髋关节的前内侧止于股骨小转子。髂腰肌肌腱位于髋臼唇的前内侧，呈高回声，横切面显示该肌腱位于髂腰肌肌腹的后部，邻近髋关节囊。

■　检查髂腰肌肌腱时，探头纵切放在股骨头处，可见髂腰肌肌腱位于髋臼前上唇的前内侧，应连续追踪扫查直至肌腱在远侧股骨小转子的止点处（图 4-1-3B 与图 4-1-3C）。髋部外旋、膝屈曲 45°，即蛙式位时，有助于显示该肌腱的远侧止点处。

■　髂腰肌滑囊为髋部最大的滑囊，位于髂腰肌肌腱与髋关节前部之间，约 15% 的髂腰肌滑囊与髋关节相通。髂腰肌滑囊扩张时可向髂腰肌肌腱的内侧和深方扩展，较大者可入盆腔。

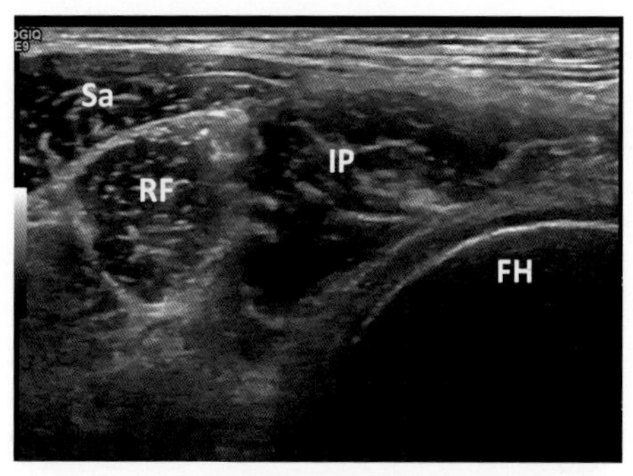

图 4-1-3A　右侧腹股沟韧带稍下方横切面显示缝匠肌（Sa）、股直肌（RF）和髂腰肌（IP）

FH，股骨头

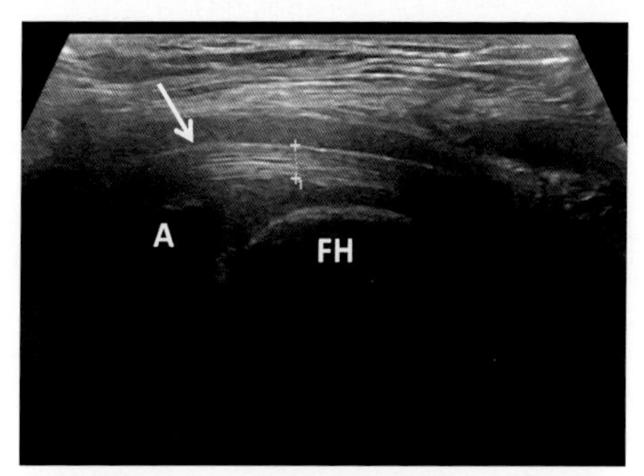

图 4-1-3B　大腿前上部纵切面显示股骨头（FH）、髋臼（A）及其浅侧的髂腰肌腱（箭头与标尺）

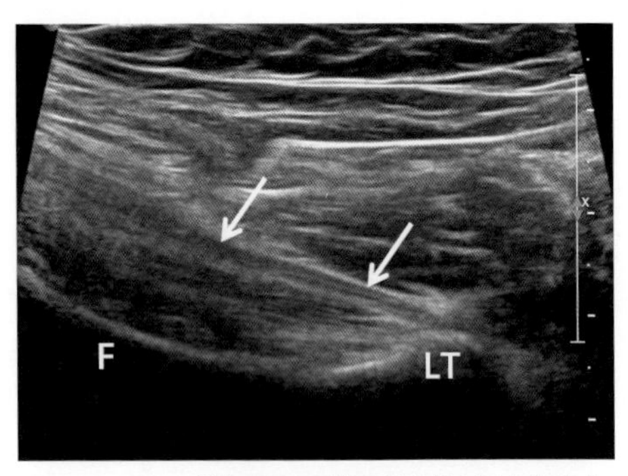

图 4-1-3C　纵切面显示髂腰肌腱远侧（箭头）止于股骨小转子（LT）

F，股骨

4. 股直肌

■ 检查股直肌起点时，探头首先横切放置在髂前下棘处，可见直头位于髂前下棘浅侧，而斜头则位于髋臼的外侧面（图 4-1-4A）。

■ 横切面向下追踪探查，可见股直肌的直头肌腱移行为该肌肉的浅层腱膜，而斜头移行为该肌腱的中央腱（图 4-1-4B 与视频）。

■ 纵切面检查股直肌斜头时，由于其向近侧的深方走行，可因各向异性伪像而呈低回声（图 4-1-4C 与图 4-1-4D）。将探头移至髋外侧检查，可使该肌腱的各向异性伪像消失。

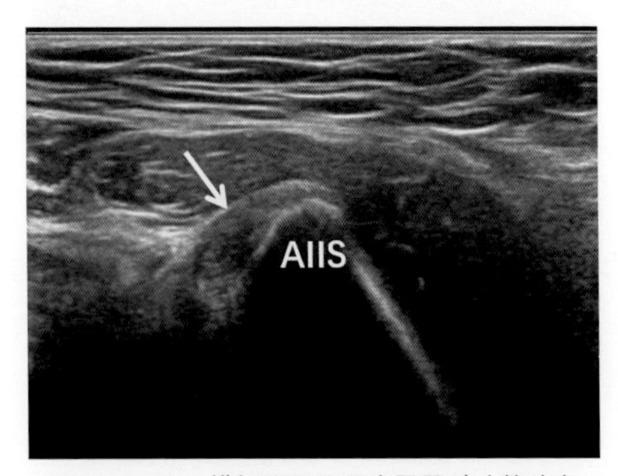

图 4-1-4A　横切面显示股直肌肌腱（箭头）起自髂前下棘（AIIS）

■　股直肌起点处易发生肌腱病或钙质沉积，应注意对此部位的检查。

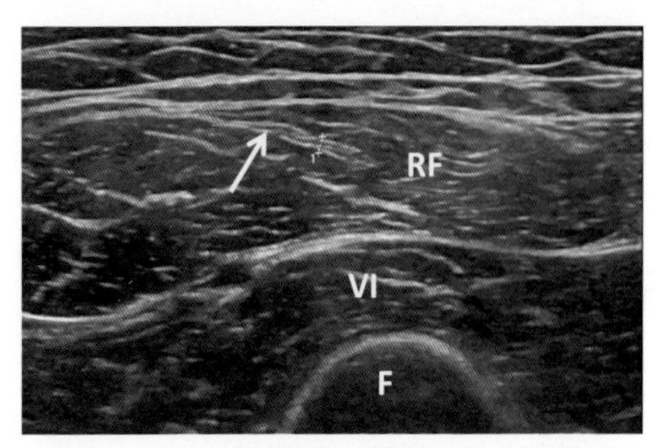

图 4-1-4B　大腿前部中段横切面显示股直肌（RF）内的中央腱（箭头与标尺），呈斜行的短线高回声

VI，股中间肌；F，股骨

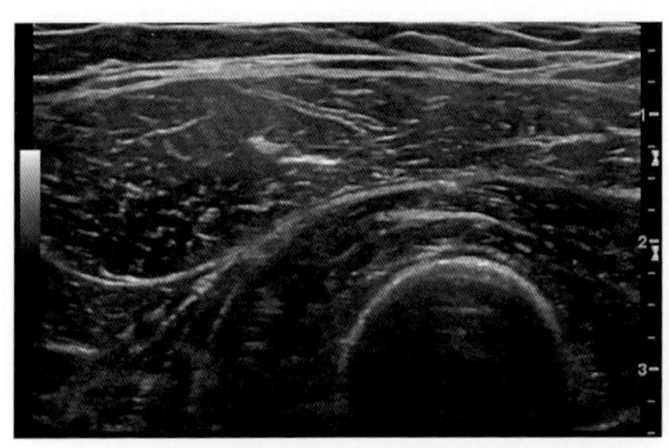

图 4-1-4B 视频　大腿前上部自上而下连续横切面显示股直肌内中央腱呈斜行高回声结构

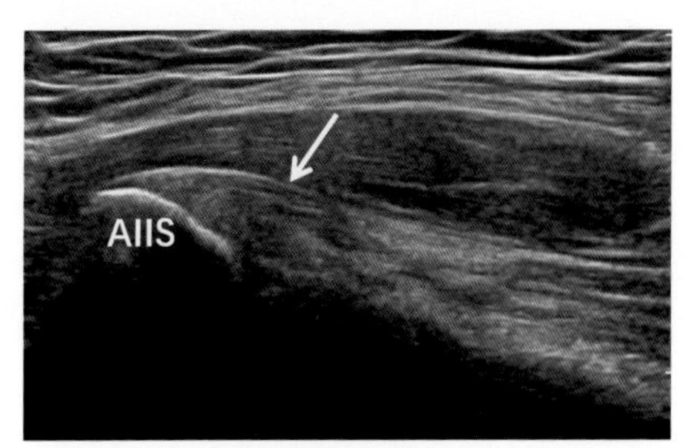

图 4-1-4C　纵切面显示股直肌直头（箭头）起自髂前下棘（AIIS）

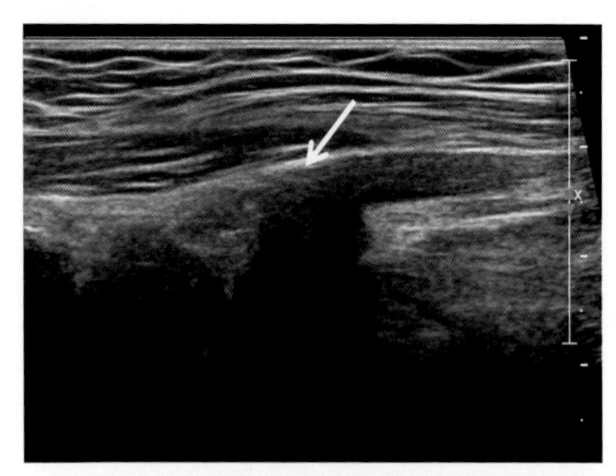

图 4-1-4D　纵切面显示股直肌腱斜头因各向异性伪像而呈低回声（箭头）

5. 缝匠肌

■　缝匠肌起自髂前上棘，位于髋关节的前部和浅侧，斜向内下走行，构成股三角的外界。

■　缝匠肌起点处可发生肌腱病，应注意对此部位的观察。

6. 股神经与股外侧皮神经

见第七章。

二、髋关节内侧

1. 髋内收肌群

■　患者仰卧，髋部外旋和外展，膝屈曲 45°，呈蛙式位。耻骨肌位于股动脉的内侧，起自耻骨上支，向下、外、后走行，止于股骨小转子的下方。

■　检查时可首先横切面显示股动、静脉和其内侧的耻骨肌，耻骨肌再向内可见三层内收肌：浅面偏外侧为长收肌，浅面偏内侧为股薄肌，中间层为短收肌，深面为大收肌（图 4-1-5A）。

■　内收肌的近端于耻骨止点处易发生撕裂或撕脱骨折，应注意对该部位的检查（图 4-1-5B）。

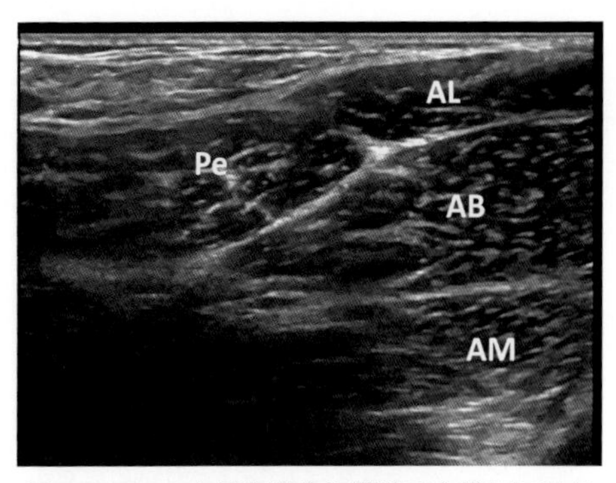

图 4-1-5A　右侧腹股沟韧带稍下方横切面显示股动静脉内侧的耻骨肌（Pe）、长收肌（AL）、短收肌（AB）和大收肌（AM）

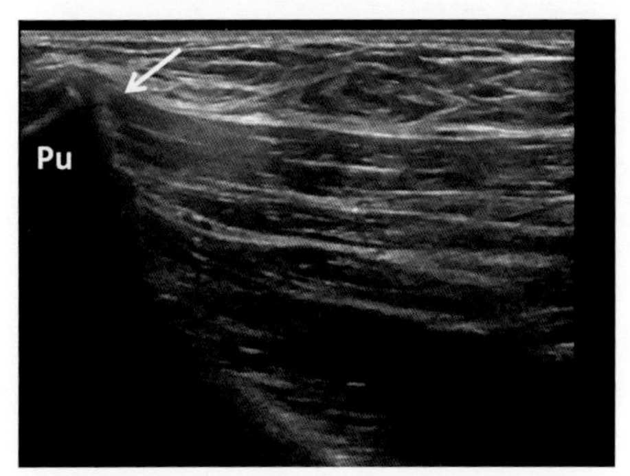

图 4-1-5B　纵切面显示内收肌群上端（箭头）起自耻骨（Pu）

2. 腹直肌与内收肌联合腱

■　腹直肌与内收肌在耻骨结节处形成联合腱。

■　检查时，探头纵切面放在耻骨结节上，显示联合腱呈均质的高回声结构（图 4-1-6）。

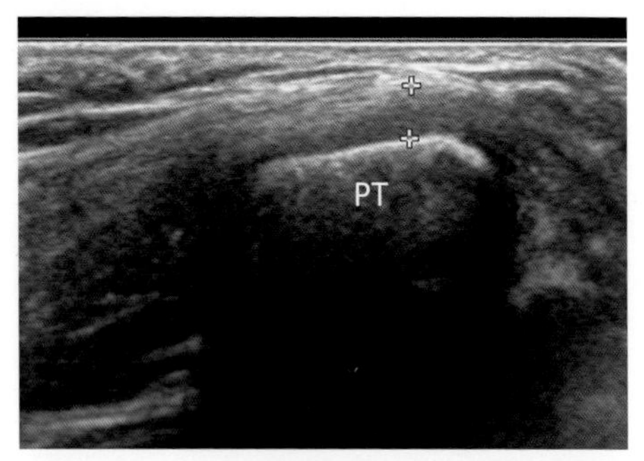

图 4-1-6　右侧耻骨结节（PT）处纵切面显示腹直肌与大腿内收肌群的联合腱（标尺）

三、髋关节外侧

此区主要检查股骨大转子处臀中肌腱、臀小肌腱及其周围的滑囊、髂胫束。

1. 臀中肌腱、臀小肌腱及其周围的滑囊

■　患者侧卧位，腿伸直，检查侧朝上。

■　股骨大转子为骨性标志结构，检查前可首先触及股骨大转子，继而探头横切放置在股骨大转子上，可见股骨大转子的前骨面、外侧骨面及两骨面之间的骨突。股骨外侧骨面的后方为较圆的后骨面。

■　横切面可见臀小肌肌腱止于前骨面，臀中肌肌腱的前部止于外侧骨面，臀中肌肌腱的后部止于后上骨面。

■　检查时，应注意使声束垂直于所要检查的骨面，以避免肌腱各向异性伪像的发生。

■　横切面检查结束后，要进行纵切面检查。

■　此部位检查还包括臀小肌下滑囊、臀中肌下滑囊和转子囊（臀大肌下滑囊），上述滑囊均位于相应肌腱与其在股骨大转子附着处之间，正常情况下液体量极少，超声无法显示（图 4-1-7A，B，C，D）。

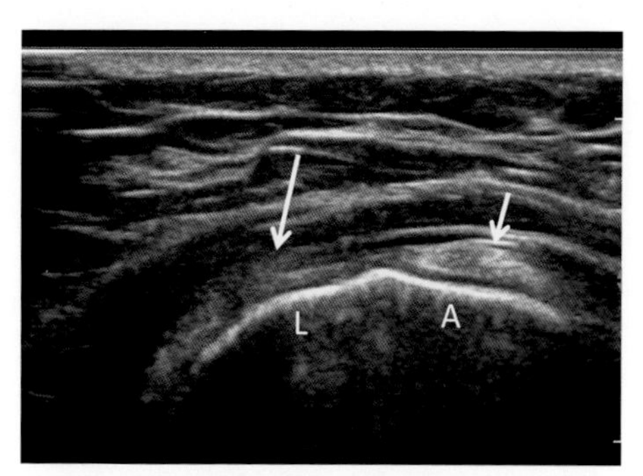

图 4-1-7A　股骨大转子处横切面显示臀小肌腱（短箭头）和臀中肌腱（长箭头），分别位于股骨大转子的前骨面（A）和外侧骨面（L）

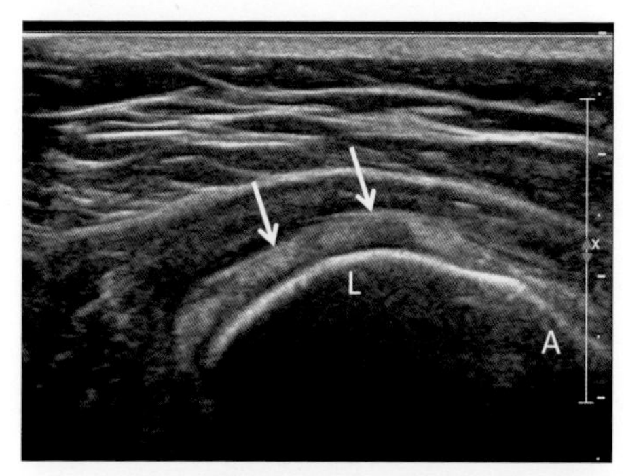

图 4-1-7B　股骨大转子处横切面显示臀中肌腱（箭头）位于股骨大转子外侧骨面（L）浅侧
A，股骨大转子前骨面

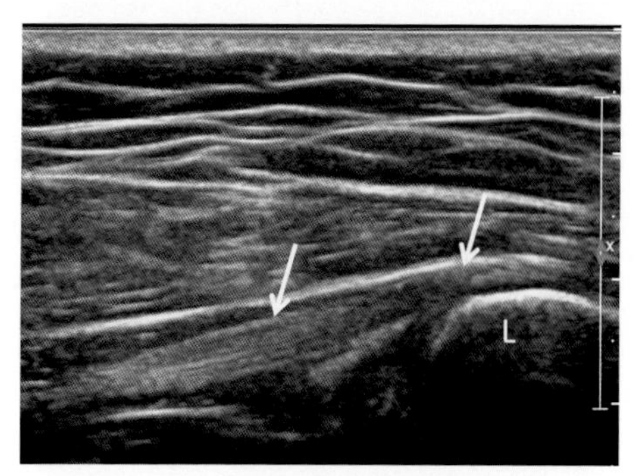

图 4-1-7C　纵切面显示臀中肌腱（箭头）止于股骨大转子外侧骨面（L）

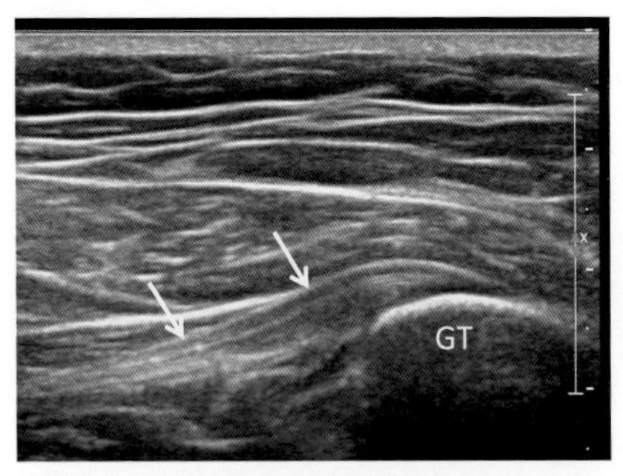

图 4-1-7D　纵切面显示臀中肌的后部（箭头）止于股骨大转子后上骨面（GT）

2. 髂胫束

髂胫束位于臀中肌肌腱、臀小肌肌腱的浅侧，呈高回声带，向后与臀大肌筋膜、向前与阔筋膜张肌筋膜相延续（图 4-1-8）。

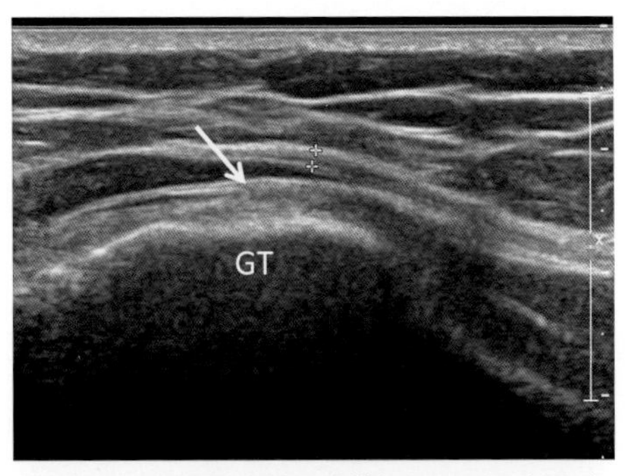

图 4-1-8　股骨大转子处横切面显示臀小肌腱（箭头）和其浅侧的髂胫束（标尺）

GT，股骨大转子

四、髋关节后部

此区主要检查腘绳肌腱、坐骨神经、坐骨结节滑囊等。

腘绳肌腱

■　腘绳肌由股二头肌的长头、半腱肌和半膜肌组成，起自坐骨结节。

■　坐骨结节是臀后部超声检查的骨性标志结构，可从体表触及。

■　患者俯卧，腿和膝伸直。

■　探头可首先放置在坐骨结节上，显示高回声的坐骨结节和其外侧的腘绳肌腱（图 4-1-9A）。

■　向下追踪探查，可见由股二头肌长头肌腱 - 半腱肌腱形成的联合腱、半膜肌腱、坐骨神经形成的三角形结构（图 4-1-9B）。

■　再向下连续横切可显示半腱肌和半膜肌的肌腹（图 4-1-9C~ 图 4-1-9F 与视频）。

【注意事项】

■　受患者体型的影响，超声检查髋外侧的结构如股骨大转子处的臀中肌腱、臀小肌腱及髋后部的结构如坐骨神经、腘绳肌腱时，应注意选择频率较低的探头，以更清晰地显示这些结构。

■　怀疑髋外侧弹响及髂腰肌弹响时，应注意做动态超声扫查。

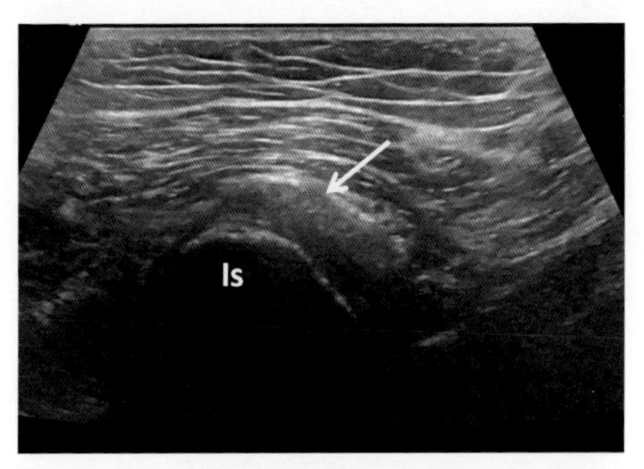

图 4-1-9A　臀后部横切面显示腘绳肌腱（箭头）附着于坐骨结节（Is）

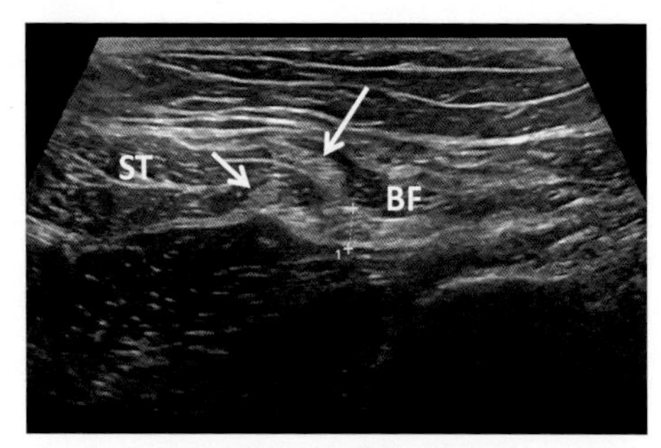

图 4-1-9B　大腿后上部横切面显示股二头肌长头（BF）与半腱肌（ST）形成的联合腱（长箭头）、半膜肌腱（短箭头）和坐骨神经（标尺）形成的三角形结构

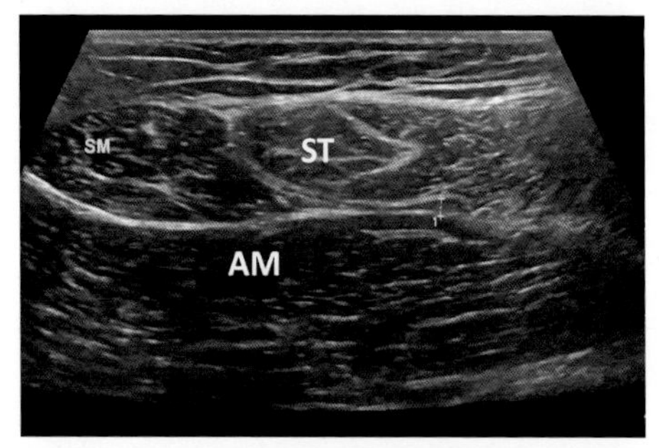

图 4-1-9C　大腿后部中段横切面显示半膜肌（SM）及其肌腱（标尺）

ST，半腱肌；AM，大收肌

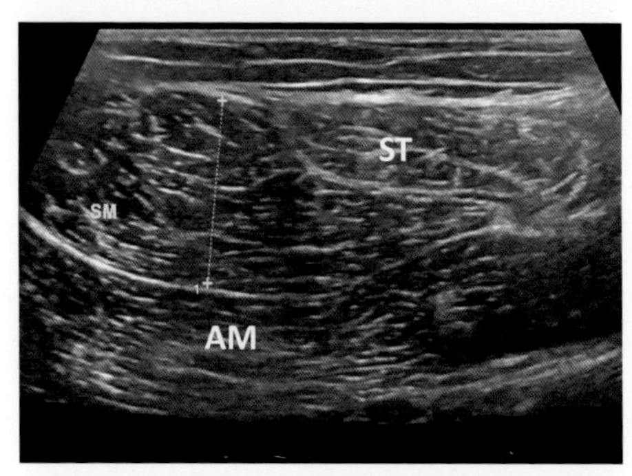

图 4-1-9D　自上一切面向下可见半膜肌肌腹（SM 与标尺之间）逐渐增大，半腱肌肌腹（ST）逐渐缩小

AM，大收肌

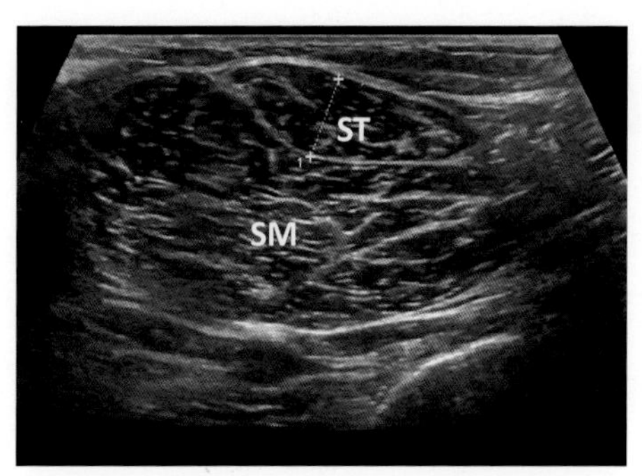

图 4-1-9E　自上一切面向下可见半腱肌肌腹（ST 与标尺之间）逐渐缩小，位于半膜肌（SM）的浅侧

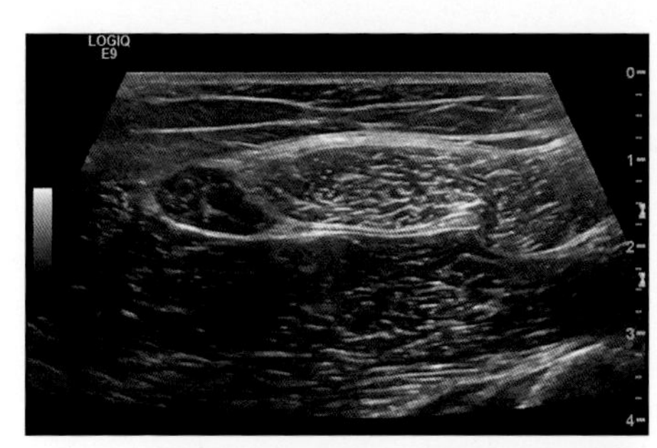

图 4-1-9E 视频　大腿后部偏内侧自上而下连续横切面显示半膜肌肌腹逐渐增大

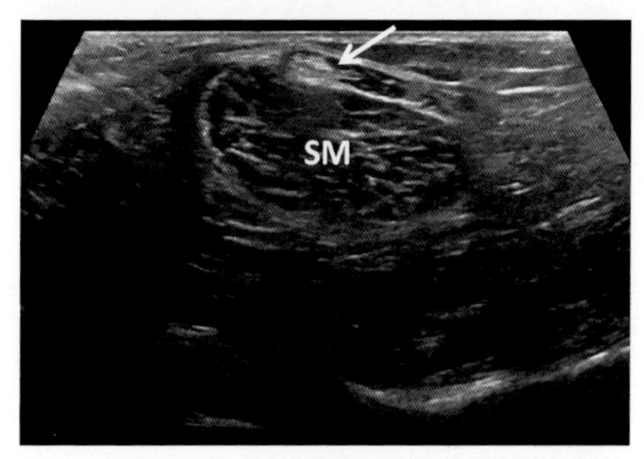

图 4-1-9F　自上一切面向下可见半腱肌肌腹逐渐移行为高回声的肌腱（箭头），其深方为半膜肌（SM）

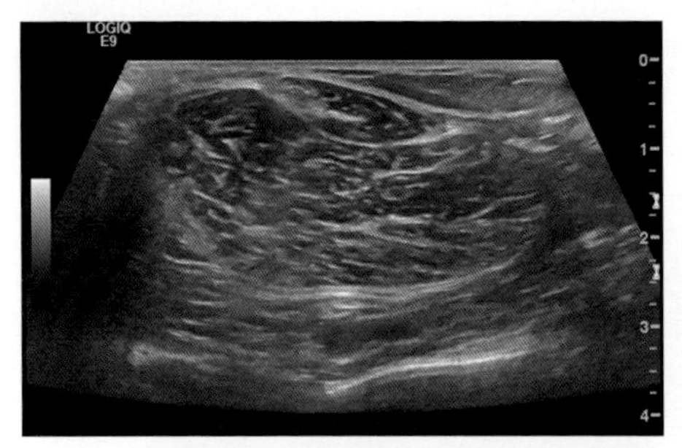

图 4-1-9F 视频　大腿后部偏内侧自上而下连续横切面显示半膜肌肌腹逐渐增大、半腱肌肌腹逐渐缩小

第二节　暂时性髋关节滑膜炎

【疾病简介】

■　为儿童髋部疼痛常见的疾病，为良性、自限性疾病，多发生在 3 ～ 8 岁的儿童。

■　发病前可能有上呼吸道感染、病毒抗体滴度增加或过敏倾向。

■　患儿体温不高或轻度增高，白细胞及血沉不高或接近正常。

■　治疗上主要为休息和止痛，多在 1 周左右完全恢复。

【超声表现】

■　超声检查时常可发现髋关节前隐窝内积液增多，积液为无回声，滑膜无明显增厚（图 4-2-1）。

■　一般积液双侧对比，厚度相差大于 2mm 时为病理改变。

【注意事项】

超声复查，如小儿髋关节腔积液持续超过 4 ～ 6 周，要怀疑 Perthes 病，需进一步检查。

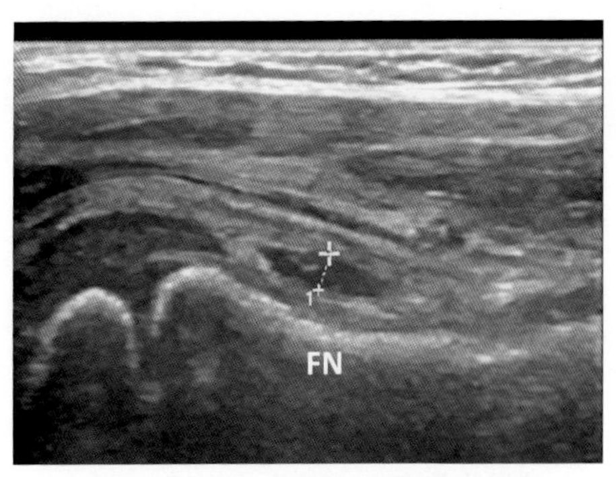

图 4-2-1　小儿 2 岁。纵切面显示髋关节腔内少量积液（标尺）
FN，股骨颈

第三节　化脓性髋关节炎

【疾病简介】

■　儿童的化脓性髋关节炎发病年龄较早，常小于 3 岁。

■　金黄色葡萄球菌和革兰阴性厌氧菌为最常见的致病菌。

■　患儿髋部疼痛显著，常呈屈曲、外展和外旋位；体温升高，血白细胞和血沉增快，可迅速发展为败血症和多器官衰竭。

■　在新生儿，化脓性髋关节炎常与股骨骨髓炎同时发生。

【超声表现】

■　化脓性髋关节炎时，超声可显示髋关节腔积液，其内透声差，关节滑膜增厚，关节软骨破坏，关节周围软组织可见充血增厚。

■　严重者可导致股骨头骨骺破坏，形态不规则。

■　由于超声无法鉴别增厚的滑膜为感染性还是非感染性，因此，怀疑化脓性髋关节炎时，需行超声引导下穿刺抽液进行化验以明确诊断。

第四节 Legg-Calve Perthes 病

【疾病简介】

■ 为特发性髋关节的无血管性（缺血性）坏死，多见于4～8岁儿童，男孩较女孩多见。

■ 其发生可能与髋关节的创伤导致骨内压力增加，继而压迫血管，导致缺血性坏死。

■ 疾病早期X线可表现为正常。进展期时，X线可表现为股骨头高度缩短、骨质碎裂。

【超声表现】

■ 超声检查有时可发现髋关节积液，积液持续时间较长，常大于3周；

■ 股骨头软骨可见增厚，与对侧比较大于0.5mm。关节软骨的增厚与软骨的肿胀、增生、软骨内化骨停滞、软骨持续生长有关。

■ 髋外侧股骨头软骨－髋臼外缘距离 lateral cartilage distance（LCD）：由于股骨头增大，使髋臼对股骨头的外侧覆盖率减低，病变侧髋关节LCD较对照侧明显增大（图4-4-1）。

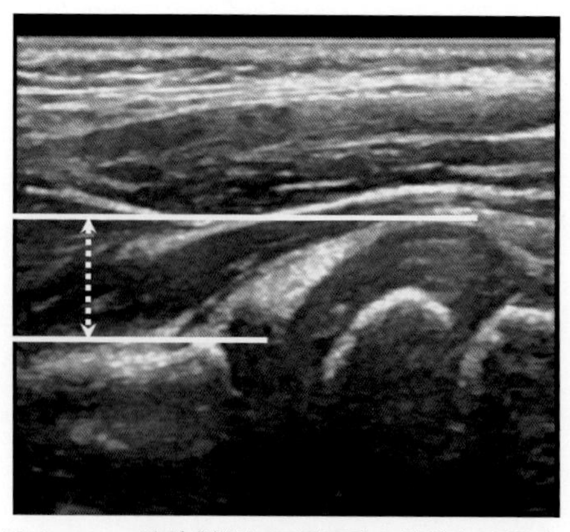

图4-4-1　髋外侧纵切面测量髋臼外缘与股骨头关节软骨之间的距离（虚线）

第五节 股骨头骨骺滑脱

【疾病简介】

■ 股骨头骨骺滑脱（slipped capital femoral epiphysis，SCFE）该病发生于青少年，为股骨头骺板处骨折后导致的股骨头骨骺滑脱。

■ 病变实际上是干骺端向上向外移位，而骨骺仍有圆韧带维系在髋臼内。

■ 男 / 女发病比例约为 3 ：1，超过半数以上的患儿一开始为单侧发病，后期累及对侧髋关节。

■ 患儿多合并内分泌疾病如甲状腺功能障碍。

■ 患者常主诉腹股沟区疼痛，伴或不伴有腿部或膝部疼痛。多数患者可负重行走，但为跛行。

■ 早期诊断和治疗该病可降低并发症的发生，如骨性关节炎、软骨溶解、骨坏死等。

【X 线检查】

X 线是该病首选的检查手段，其典型的表现为股骨头骺板增宽、不规则；前部股骨头—颈交界处正常凹陷形态消失；股骨头骨骺高度缩短。

【超声表现】

■ 患者仰卧位，髋部呈中立位，探头可分别放在髋前部和外侧进行纵切检查。

■ 髋前部检查时，探头沿股骨头和股骨颈长轴，显示股骨头的骨骺和干骺端，同时显示髋臼前缘和关节囊。

■ 在正常青少年，骨骺和干骺端之间无错位。在 SCFE 者，可见骨骺向后脱位，骨骺—干骺端呈错位状。超声上可测量错位的距离：＜ 7mm 为轻度滑脱，7 ～ 11mm 为重度滑脱，＞ 11 mm 为重度滑脱（图 4-5-1）。

■ 有时超声上显示骨骺和干骺端错位不明显，仅显示股骨干骺端的前上部外突轮廓不显著。此征象可提示干骺端为重塑期。

■ 髋外侧切面可显示骨骺、干骺端的外侧面、髋臼的外侧缘及外侧关节囊。于髋外侧切面上股骨头骨骺滑脱常不明显，但可见骺板较宽，骨骺和干骺端正常的圆形轮廓消失。

■ 少数患者髋关节腔可见积液，为非特异征象，但对于评估该病的分型、病程和滑脱的稳定性有一定的意义。测量股骨颈处关节囊前缘与骨表面的距离并与对侧比较大于 2mm，或绝对测值大于 6mm，可提示髋关节腔积液的诊断。

【注意事项】

■ 如骨骺—干骺端呈错位状小于 2 ～ 3mm，超声显示困难。

■ 股骨头干骺端重塑期，因部分前上端骨质吸收，超声上骨骺—干骺端错位可不明显，仅显示股骨干骺端的前上部外突轮廓不显著。

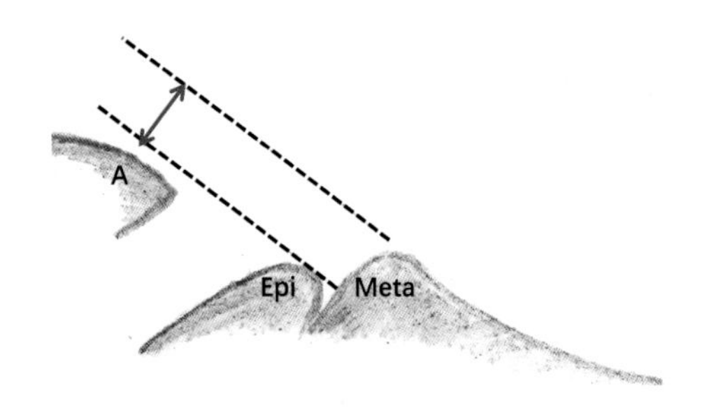

图 4-5-1　超声测量股骨头骨骺移位距离（红线）
A，髋臼；Epi，骨骺；Meta，干骺端

第六节　大转子周围肌腱病变

【疾病简介】

股骨大转子处有臀中肌腱和臀小肌腱。该处肌腱的病变可分别累及臀中肌腱或臀小肌腱，可同时累及两个肌腱，其中以臀中肌腱的前部最易受累。

【超声表现】

■　臀中肌或臀小肌肌腱病时显示为肌腱增厚、回声减低，内部纤维结构显示不清（图 4-6-1 与图 4-6-2）。

■　有时肌腱内可见钙化灶、骨赘或撕裂。钙化显示为肌腱内强回声灶，后方可伴声影或无明显声影；骨赘显示为从大转子表面突入肌腱内的强回声突起；撕裂显示为肌腱内边界清晰的无回声裂隙。

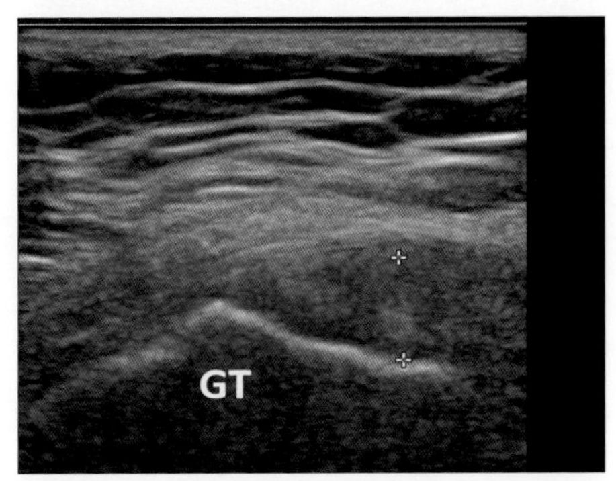

图 4-6-1A　横切面显示臀小肌腱增厚，回声减低
GT，股骨大转子

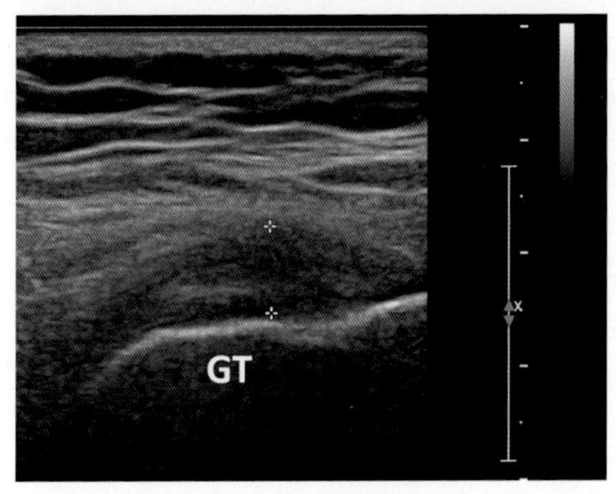

图 4-6-1B　纵切面显示臀小肌腱增厚（标尺），回声减低
GT，股骨大转子

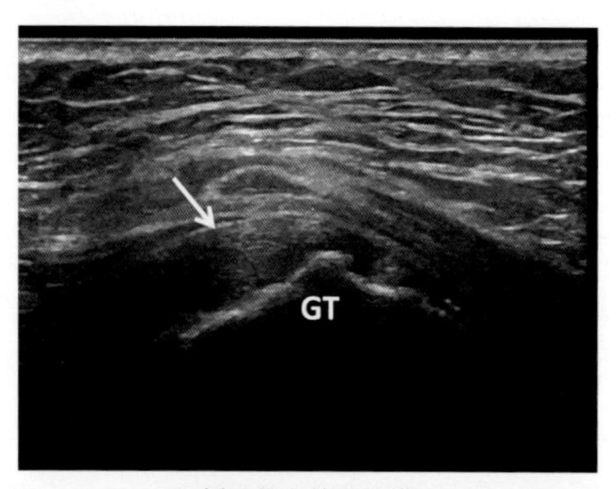

图 4-6-2A 左侧股骨大转子处横切面显示臀小肌腱增厚、回声减低（箭头）
GT，股骨大转子

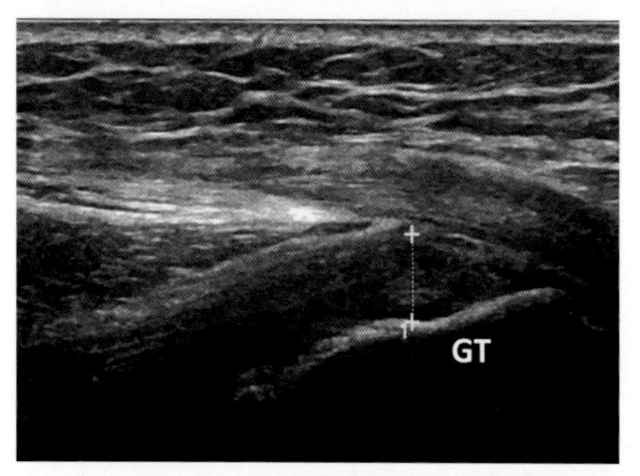

图 4-6-2B 纵切面显示臀小肌腱增厚、回声减低（标尺）
GT，股骨大转子

第七节 股直肌病变

1. 股直肌钙化性肌腱炎

【疾病简介】

股直肌腱可发生钙化性肌腱炎，为局部羟磷灰石钙沉积所致，患者局部疼痛症状比较明显。

【超声表现】

■　于髂前下棘股直肌腱近段可见一个或数个强回声斑，后方可伴声影或无明显声影（图 4-7-1 与视频，图 4-7-2 与视频）。

■　急性期于钙化灶周围可见血流信号增多。探头加压时可引起局部疼痛。

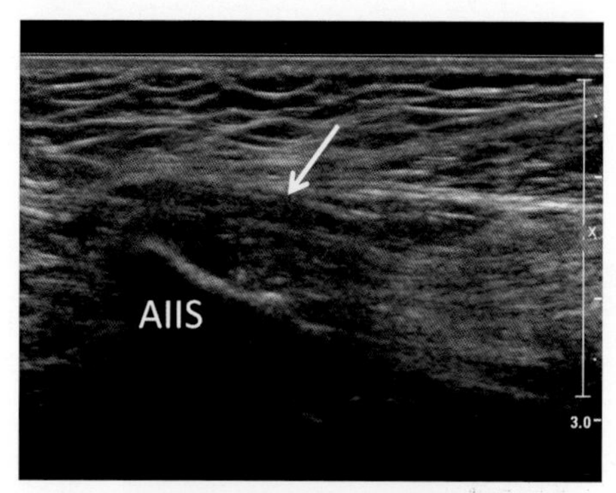

图 4-7-1　纵切面显示股直肌腱于髂前下棘（AIIS）附着处增厚，回声减低（↑）

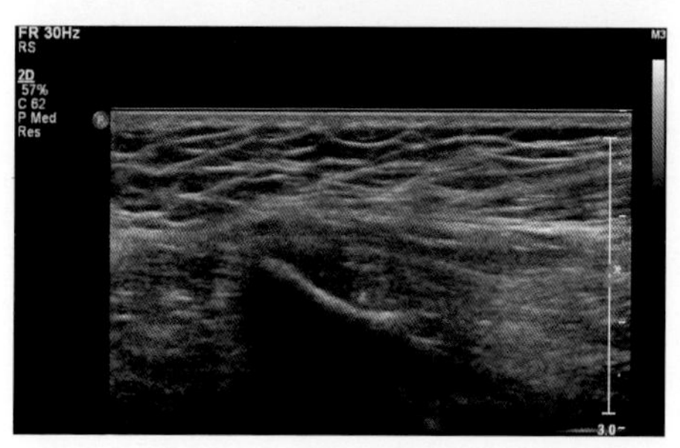

图 4-7-1 视频　切面显示股直肌腱于髂前下棘附着处增厚，回声减低

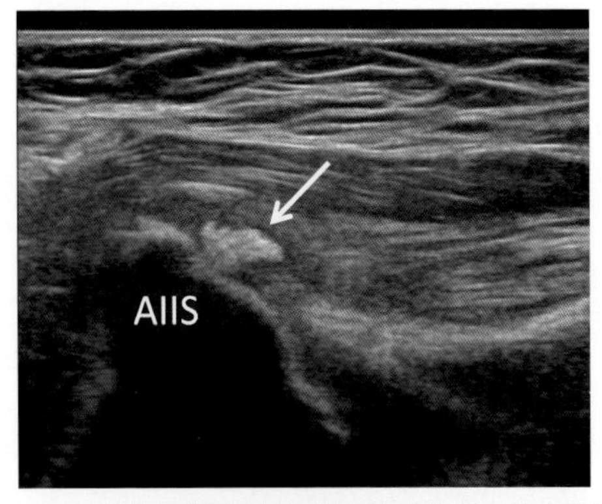

图 4-7-2　纵切面扫查可见股直肌内多发钙化灶（箭头）

AIIS，髂前下棘

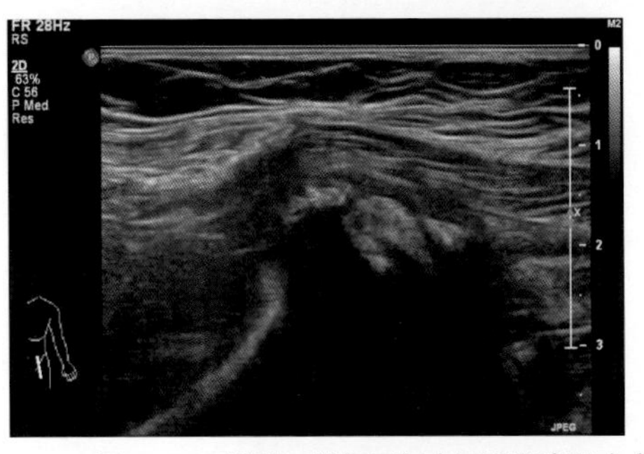

图 4-7-2 视频　纵切面扫查可见股直肌内多发钙化灶

2. 股直肌损伤

【疾病简介】

股直肌损伤最常累及的部位为肌腹中部的中央腱或远侧肌—腱移行处，而近侧肌腱的撕裂则较为少见。肌腱撕裂时，部分撕裂较完全撕裂多见。

【超声表现】

股直肌中央腱损伤可分为三型：

■　Ⅰ型：中央腱周围肌肉组织回声稍增高，边界不清，中央腱可显示或边界不清。股直肌体积尚正常。

■　Ⅱ型：股直肌增厚，中央腱周围可见低回声的血肿，其边界不清。

■　Ⅲ型：为肌—腱移行处的完全断裂，常于断裂回缩的肌腹周围可见较多液体回声。愈合期，局部可见纤维组织形成，局部的血肿也可以发生钙化或骨化。

第八节　腘绳肌肌腱病

腘绳肌腱多由于慢性劳损而发生肌腱病。

【超声表现】

探头横切面及纵切面放在坐骨结节上，可见肌腱近坐骨结节附着处肿胀、回声减低（图 4-8-1），有时可见钙化灶。

【注意事项】

由于该部位位置较深，超声检查时注意调整探头的频率以更好地显示病变。

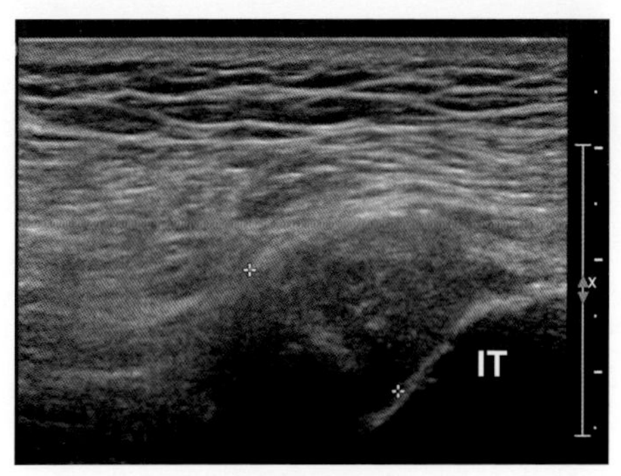

图 4-8-1　显示左侧腘绳肌腱于坐骨结节处增厚，约 1.8cm，回声减低（标尺）

IT，坐骨结节

第九节　髋外侧弹响

【疾病简介】

■　为增厚的髂胫束或臀大肌前缘在髋关节伸屈过程中在股骨大转子处发生的弹响。

■　患者可有疼痛、局部弹响，或髋部“脱位”感觉。

【超声表现】

■　怀疑股骨大转子处弹响时，探头可横切放置在股骨大转子处，可见臀中肌腱和臀小肌腱浅侧的髂胫束增厚，或可见臀大肌前缘增厚，回声减低。

■　动态超声检查：让患者做髋关节自内收、内旋位至屈曲、外展位的动作，同时观察髂胫束或臀大肌前部在股骨大转子处有无异常弹响。有时需要患者在站立位才能引发弹响（图 4-9-1 ～图 4-9-3 与视频）。

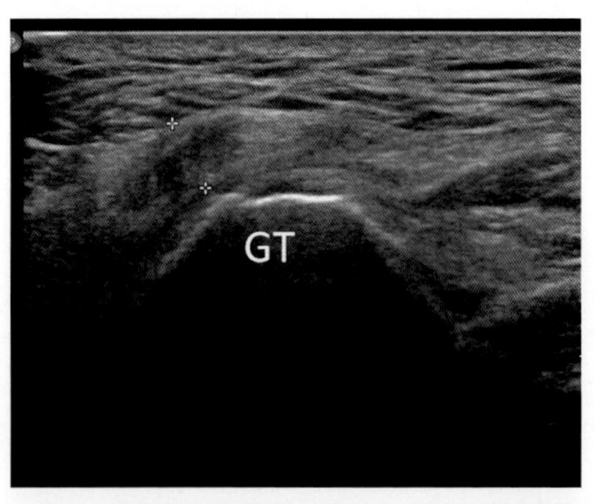

图 4-9-1　横切面可见股骨大转子（GT）处髂胫束增厚（标尺之间）

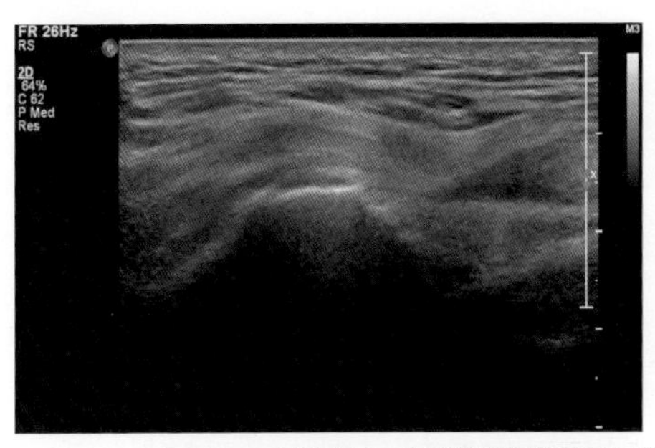

图 4-9-1 视频 1　屈伸髋关节时可见髂胫束于股骨大转子处发生弹响

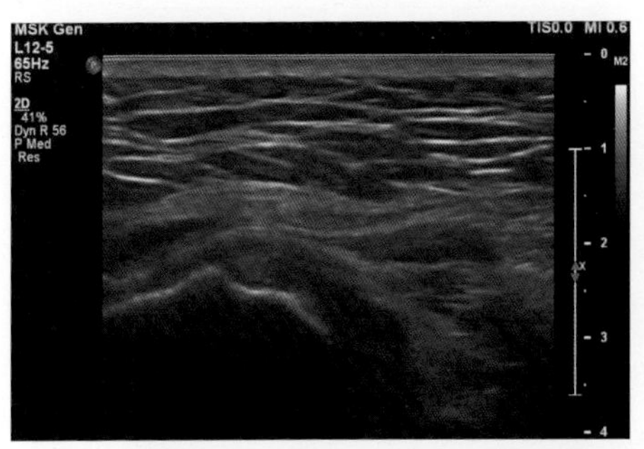

图 4-9-1 视频 2　显示对照侧正常髂胫束，伸屈髋关节时无弹响

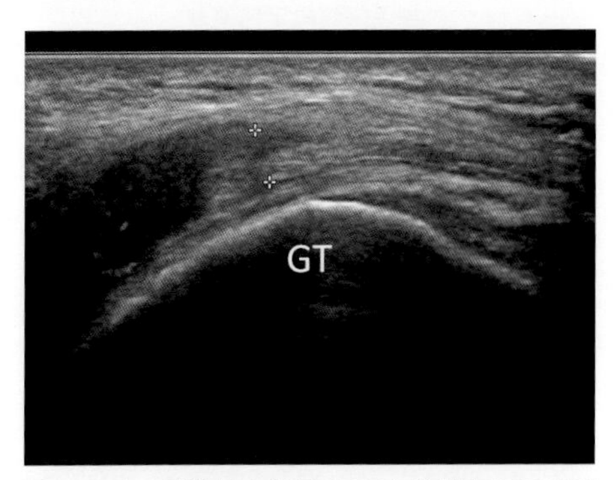

图 4-9-2　于股骨大转子（GT）处横切面可见臀大肌前部增厚（标尺之间）

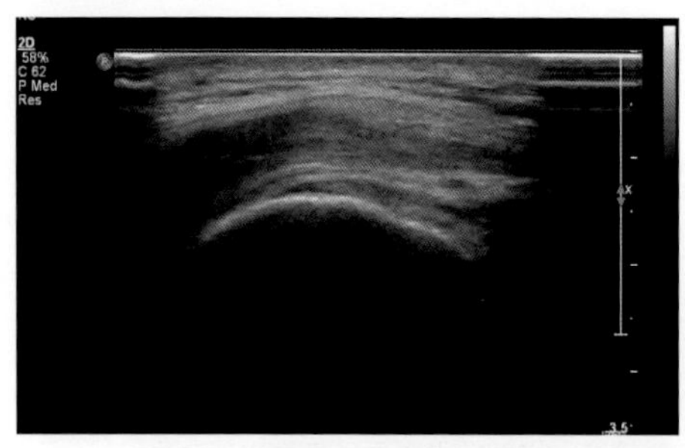

图 4-9-2 视频　伸屈髋关节时可见增厚的臀大肌前部组织在股骨大转子处发生弹响

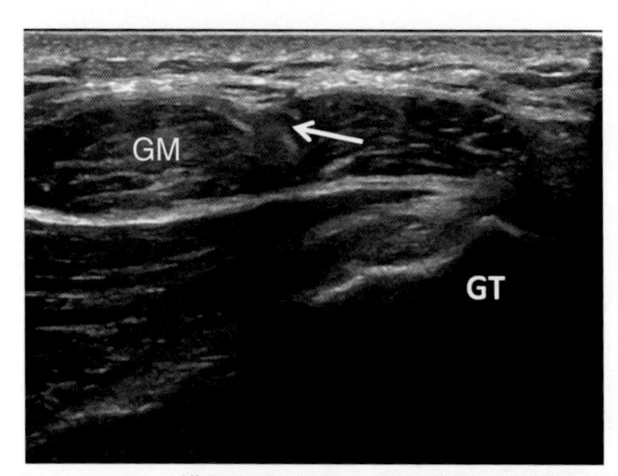

图 4-9-3A　横切面于股骨大转子浅侧可见臀大肌（GM）内挛缩带（箭头）呈偏高回声带，其浅侧筋膜呈凹陷状

GT，股骨大转子

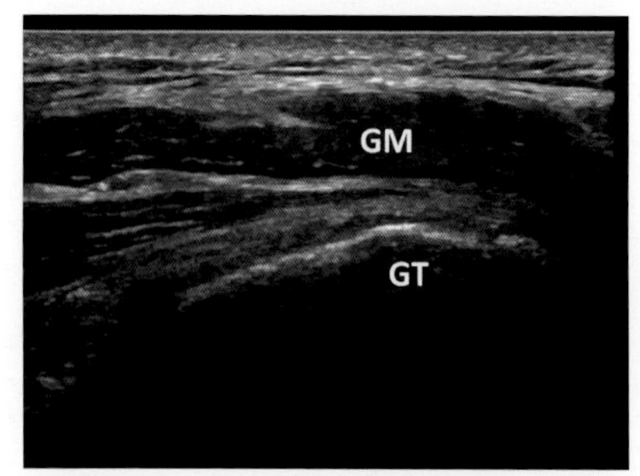

图 4-9-3B　髋部伸直位显示挛缩带自股骨大转子前方移至后方

GM，臀大肌；GT，股骨大转子

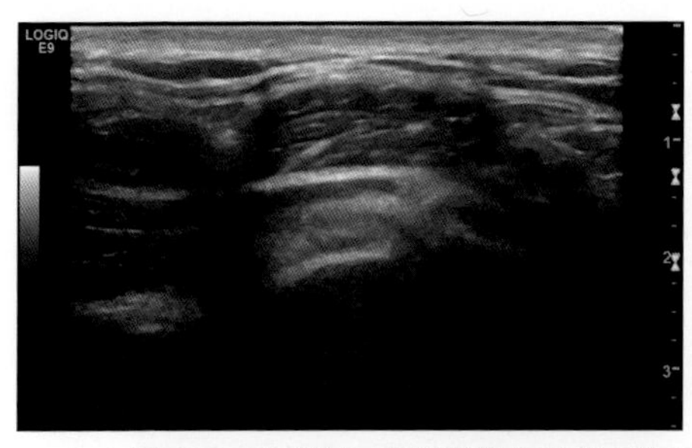

图 4-9-3B 视频　髋关节做自屈曲至伸直位动作，可见挛缩带深方肌肉组织在挛缩带与股骨大转子之间移动受阻并发生弹响

第十节　髂腰肌滑囊炎

【疾病简介】

■　髂腰肌滑囊炎的病因包括类风湿关节炎、骨性关节炎、痛风和假痛风、色素绒毛结节性滑膜炎、创伤和感染等。

■　由于滑囊与股血管和股神经关系密切，当滑囊显著扩张时，有时会压迫股静脉和股神经，从而引起相应的临床表现。

【超声表现】

■　髂腰肌滑囊炎时，于髋关节囊前方可见髂腰肌滑囊增大，内呈无回声或低回声，可伴有分隔，囊内可见增生的滑膜呈结节状偏高回声。（图 4-10-1）

■　滑囊较大时可向盆腔内扩展。

■　在长期类风湿患者，扩张的髂腰肌滑囊有时可显示为类实性的低回声包块，且体积较大，易被误诊为软组织肿瘤。

【注意事项】

■　应注意观察髋关节腔内有无病变、髂腰肌滑囊是否与髋关节腔相通。因髂腰肌滑囊病变可能为髋关节腔病变所致。

■　应注意与髋臼唇旁囊肿鉴别。髋臼唇旁囊肿可见于髋关节前上髋臼唇周围，常由于盂唇撕裂后局部黏液变性而形成。超声上可见囊肿呈分叶状、低回声囊性包块，边界清楚，内部有时可见分隔。其体积一般较髂腰肌滑囊小，探头加压时不易变形。

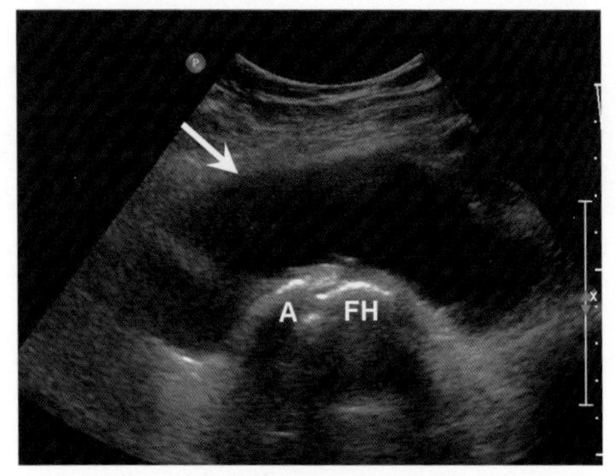

图 4-10-1　纵切面显示髂腰肌滑囊积液（箭头），其深方紧邻股骨头（FH）与髋臼（A）

第十一节　坐骨结节滑囊炎

【疾病简介】

■　坐骨结节滑囊炎的发生与臀部皮下脂肪组织明显变薄，导致坐骨结节滑囊在反复摩擦等情况下发生充血、水肿、肥厚等无菌性炎症反应。

■　主要表现为坐骨结节处疼痛、不适感及肿块。

■　滑囊肿大明显时，可刺激邻近的坐骨神经干而出现坐骨神经症状。

【超声表现】

■　于坐骨结节浅测可见囊性包块，内为无回声或可见沉积物呈低回声。（图 4-11-1A，B）

■　慢性者可见囊壁增厚。

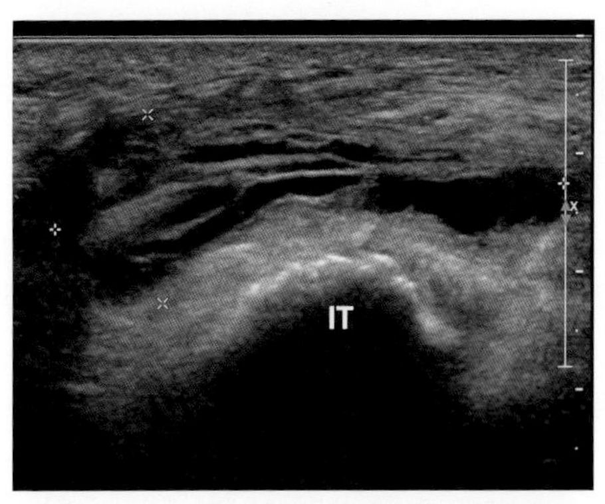

图 4-11-1A　横切面显示坐骨结节处滑囊积液（标尺），内见多条分隔

IT，坐骨结节

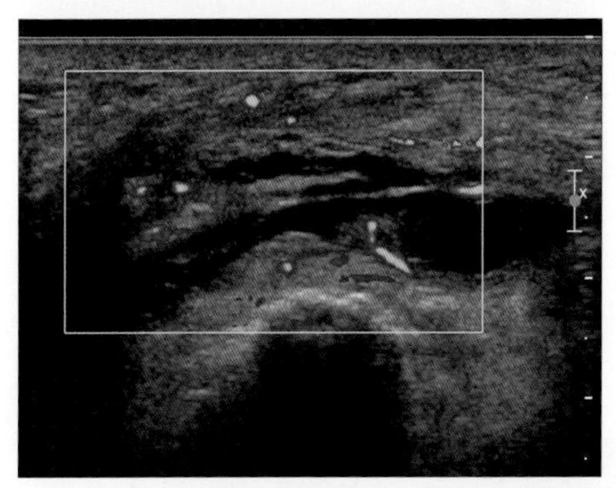

图 4-11-1B　PDI 显示分隔内可见较丰富血流信号

第十二节　子宫圆韧带静脉曲张

【疾病简介】

■　子宫圆韧带静脉曲张多见于孕期，因其伴行静脉的迂曲扩张而形成，可发生于子宫圆韧带走行的任何区段，包括子宫肌层、腹股沟管及大阴唇，其中以腹腔段和腹股沟管多见。

■　病理生理机制主要为孕期雌激素介导的平滑肌松弛、心输出量和循环容量的增加、下肢静脉回流增加以及子宫增大造成的盆腔内静脉压迫等机制。

■ 临床上常表现腹股沟区肿块，直立时可缓慢增大。

【超声表现】

■ 为腹股沟区多房囊性包块，CDFI 其内可见较丰富静脉血流信号（图 4-12-1 与视频，图 4-12-2 与视频）。包块沿腹股沟管走行。

■ 囊性包块可向盆腔内延伸至子宫壁。

■ 站立位包块可增大，而平卧位包块可明显缩小。

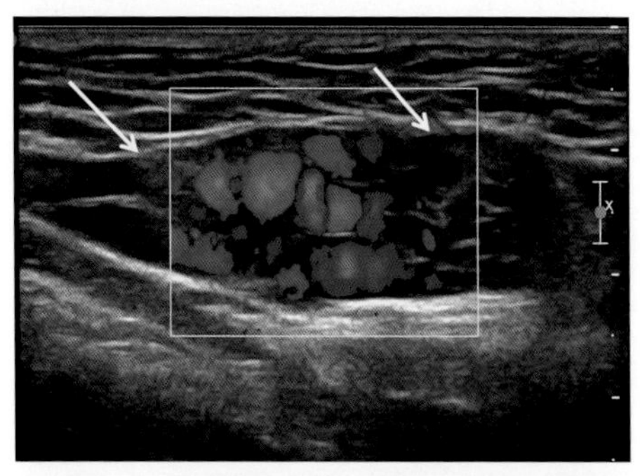

图 4-12-1A 显示腹股沟区内侧囊性包块（箭头），其内可见静脉血流信号

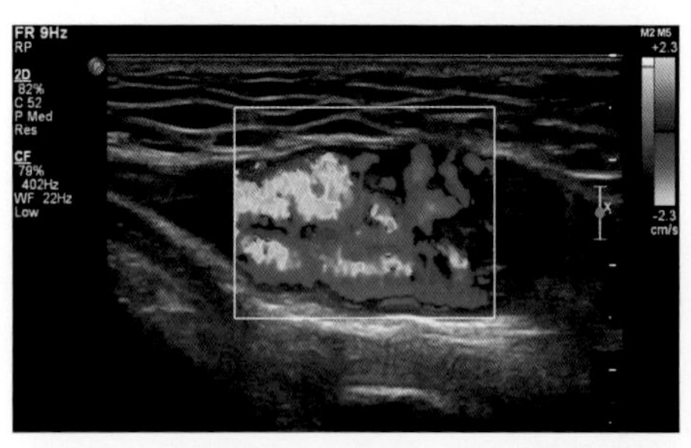

图 4-12-1A 视频 探头加压显示包块内多发静脉血流信号

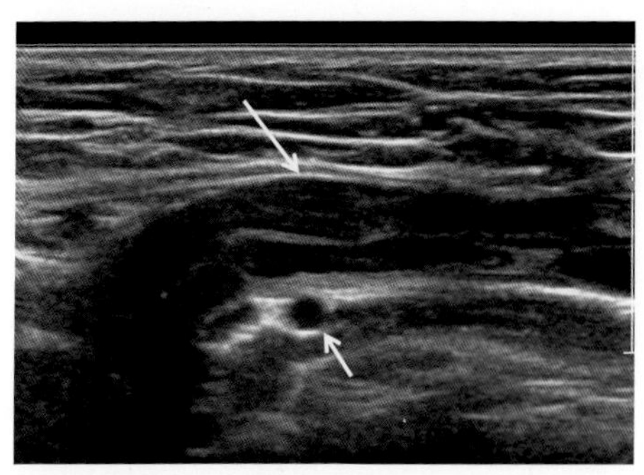

图 4-12-1B　显示囊性包块（箭头）延伸至腹股沟管处。短箭所指为腹壁下动脉短轴切面。包块的盆腔入口处位于腹壁下动脉外侧。

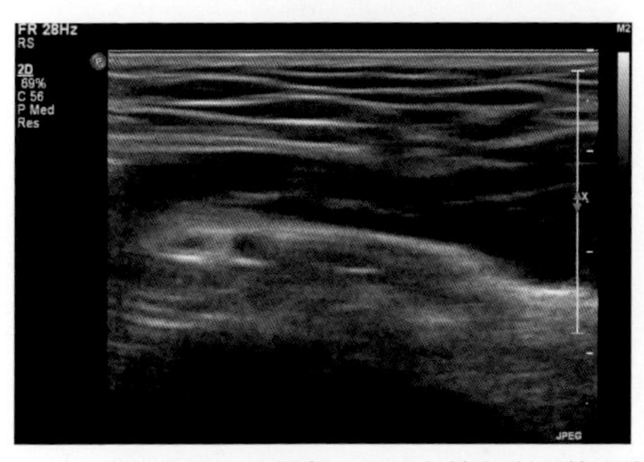

图 4-12-1B 视频　显示包块向内延伸至腹股沟管处

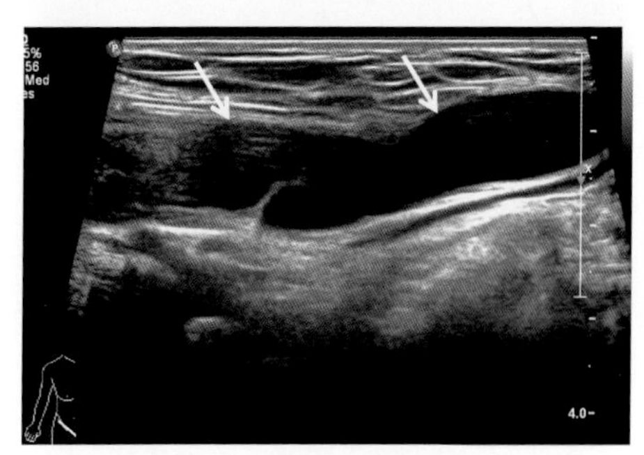

图 4-12-2A　右侧腹股沟管区域可见长条形囊性包块（箭头），内见少许分隔

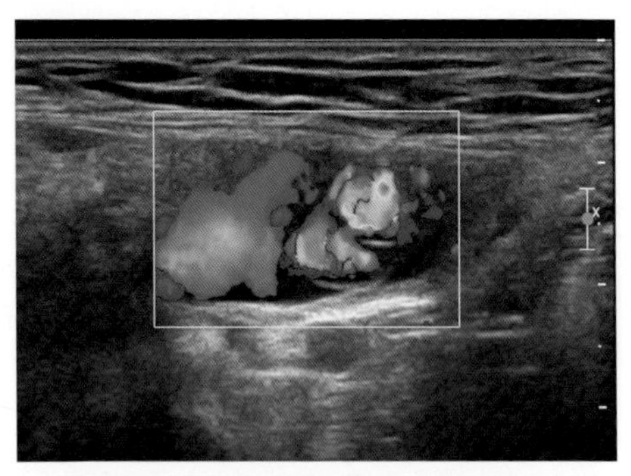

图 4-12-2B　探头挤压时包块内可见静脉血流信号

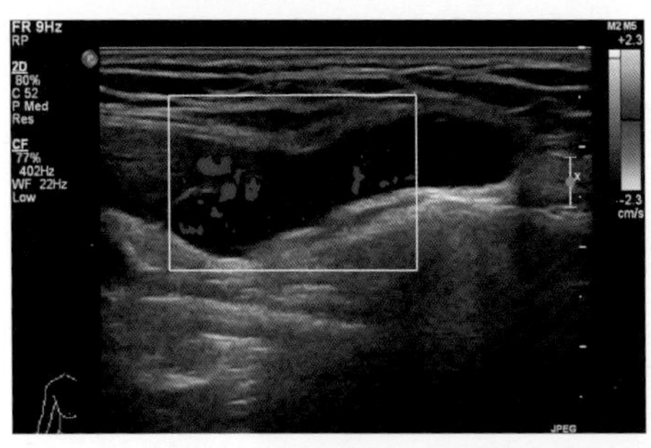

图 4-12-2B 视频　CDFI 探头挤压时包块内
可见静脉血流信号

参考文献

[1] Choi YS，Lee SM，Song BY，et al. Dynamic sonography of external snapping hip syndrome.J Ultrasound Med，2002；21（7）：753-758.

[2] Chang CY，Kreher J，Torriani M. Dynamic sonography of snapping hip due to gluteus maximus subluxation over greater trochanter.Skeletal Radiol，2016；45（3）：409-412.

[3] Kong A，van der Vliet A，Zadow S. MRI and US of gluteal tendinopathy in greater trochanteric pain syndrome.Eur Radiol，2007；17（7）：1772-1783.

[4] Castriota-Scanderbeg A，Orsi E.Slipped capital femoral epiphysis: ultrasonographic findings.Skeletal Radiol，1993；22（3）：191-193.

[5] Terjesen T.Ultrasonography for diagnosis of slipped capital femoral epiphysis. Comparison with radiography in 9 cases.Acta Orthop Scand，1992；63（6）：653–657.

[6] A Crow，A Cheung，A Lam，et al. Sonography for the investigation of a child with a limp. Australasian Journal of Ultrasound in Medicine，2010；13（3）：23–30.

[7] Robben SG，Meradji M，Diepstraten AF，et al. US of the painful hip in childhood: diagnostic value of cartilage thickening and muscle atrophy in the detection of Perthes disease. Radiology，1998 Jul；208（1）：35–42.

[8] Stücker MH，Buthmann J，Meiss AL. Evaluation of hip containment in legg-calvé-perthesdisease: a comparison of ultrasound and magnetic resonance imaging. Ultraschall Med，2005 Oct；26（5）：406–410.

第5章 膝关节超声检查与常见病变诊断

第一节　膝关节超声检查

膝关节超声检查可分为前、内、外和后四个部分。

一、膝关节前部

1. 股四头肌腱

■　股四头肌腱由股直肌腱、股中间肌腱、股内侧肌腱和股外侧肌腱四部分形成。多呈三层结构，但亦可呈一至五层结构。其浅层结构为股直肌腱，其纤维可一直延伸至髌骨前方；中层由股内侧肌腱与股外侧肌腱的纤维形成；后层为股中间肌腱。

■　检查时患者仰卧位，膝下垫一软枕以使膝关节轻度屈曲，此体位下股四头肌腱和髌腱可被绷紧。

■　探头纵切放在大腿远端前面的中线处，可见股四头肌腱远端附着于髌骨上缘，内呈多条纤维束状回声（图 5-1-1 与视频）。

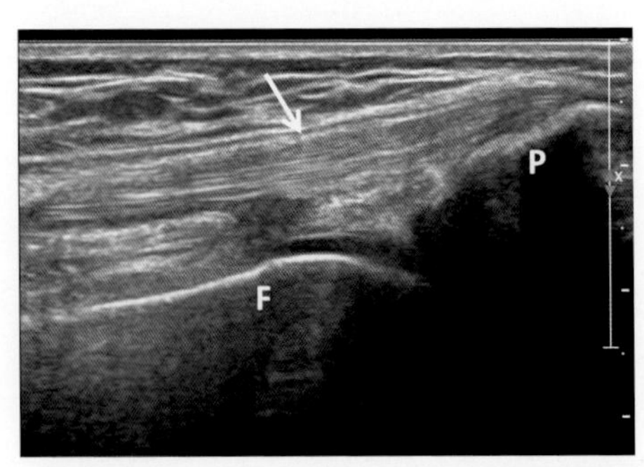

图 5-1-1　纵切面显示股四头肌腱（箭头）远端止于髌骨（P）
F，股骨

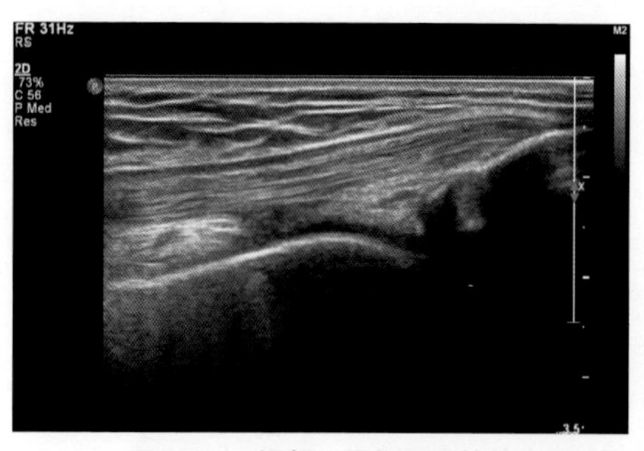

图 5-1-1 视频　纵切面连续扫查显示股四头肌腱

■ 保持纵切，探头可从内侧向外侧扫查，以检查整个股四头肌腱。

2. 膝关节前部关节隐窝

■ 膝前部可见三个关节隐窝，分别为髌上囊、髌骨内侧隐窝和髌骨外侧隐窝。

■ 可首先检查髌上囊，正常髌上囊内可见少量液体，其前方和后方均可见高回声的脂肪垫，分别为髌上脂肪垫和股骨前脂肪垫。继而检查髌骨内侧隐窝和髌骨外侧隐窝。

■ 仰卧位时因重力作用，积液易积聚在髌内侧和外侧隐窝内。

【注意事项】

■ 鉴别关节腔内积液与滑膜增生时，可采用探头加压法，因关节内滑膜常不能被压缩；

■ 应用能量多普勒检查时，如在滑膜内检测出血流信号，则提示滑膜为活动期炎症。但由于膝关节位置较深，导致能量多普勒检测滑膜内血流的敏感性下降。

3. 髌腱及髌前滑囊

■ 膝关节轻度屈曲（30° ～45° ）。探头纵切放置在髌骨下方的中线，可显示髌腱的近中段，向下方移动探头可检查髌腱的下段及其胫骨粗隆的附着点。

■ 分别在横切面和纵切面检查髌腱（图 5-1-2 ～图 5-1-3 与视频）。检查时应注意使声束垂直于肌腱以避免各向异性伪像的产生。

■ 检查髌下脂肪垫、髌下皮下囊和髌下深囊。正常情况，髌下深囊内可见少量积液，不要误诊为滑囊炎。检查皮下滑囊时，探头一定要轻放，否则少量积液将会被挤压到别处。

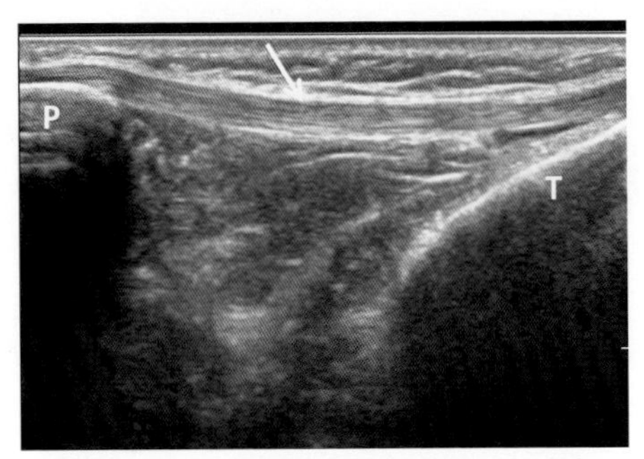

图 5-1-2　纵切面显示髌腱（箭头）远端止于胫骨粗隆（T）

P，髌骨

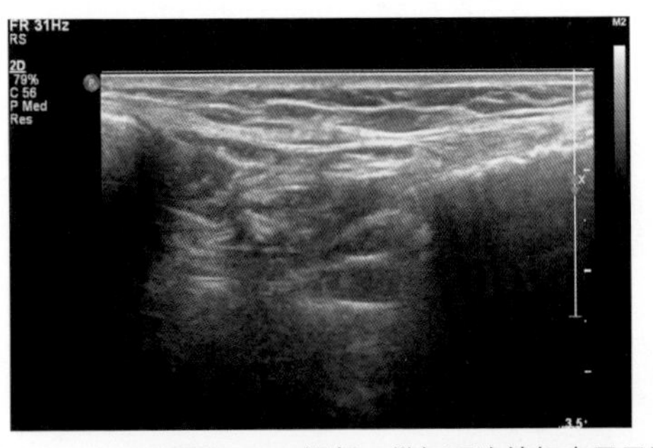

图 5-1-2 视频　纵切面连续扫查显示髌腱

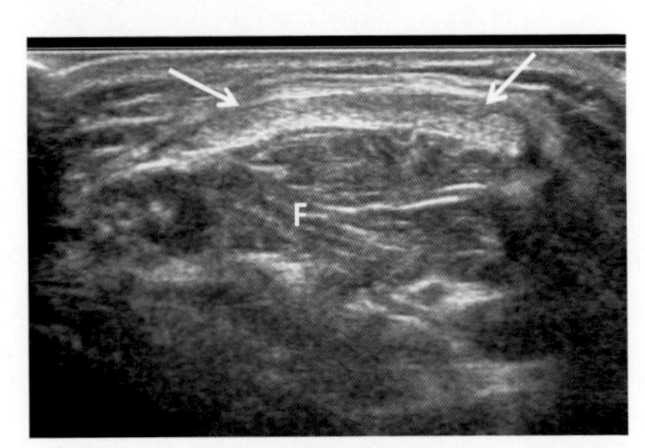

图 5-1-3　横切面显示髌腱（箭头），其深方为脂肪垫（F）

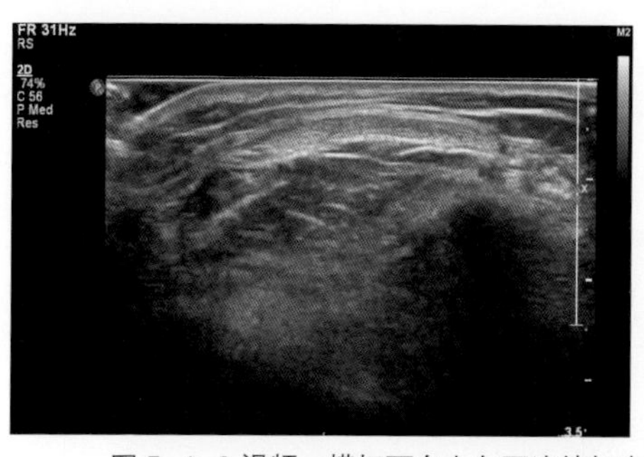

图 5-1-3 视频　横切面自上向下连续扫查显示髌腱

4. 内侧髌股韧带

■ 内侧髌股韧带止于髌骨内缘上段 2cm 处，在髌骨止点处其与股内侧斜肌的纤维相融合。股内侧斜肌为股内侧肌的远端部分，通常与股内侧肌并无清晰的界限，但其肌纤维更为水平一些。

■ 膝关节屈曲位，探头横切面放在髌骨上半部分与股骨内侧髁之间，显示位于二者之间的内侧髌股韧带（图 5-1-4）。

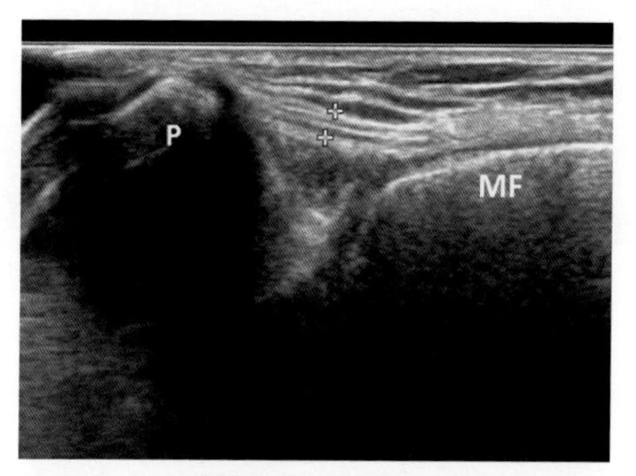

图 5-1-4　髌骨内侧显示内侧髌股韧带（标尺）

P，髌骨；MF，股骨内侧髁

5. 关节软骨

■ 检查膝关节软骨时，膝关节完全屈曲，以使股骨内、外侧髁的负重面暴露出来。探头横切放置在髌骨的近侧以检查覆盖股骨内、外侧髁和股骨滑车处的软骨。

■ 正常关节透明软骨超声上显示为边界清楚的低回声带，且滑车沟处的软骨最厚，股骨内、外侧髁处的软骨稍薄（图 5-1-5A，B 与视频）。

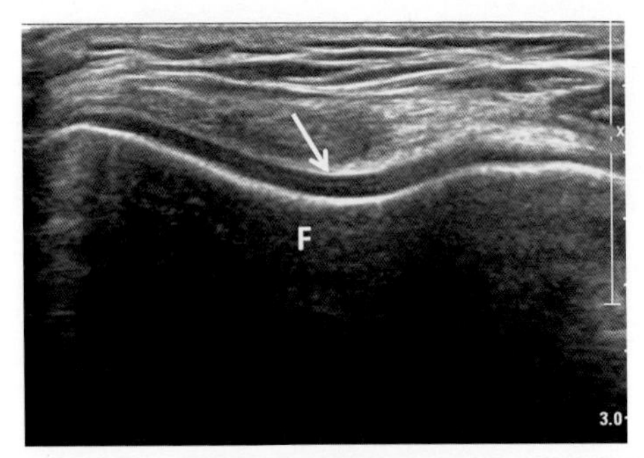

图 5-1-5A 横切面显示股骨滑车处（F）关节软骨（箭头）

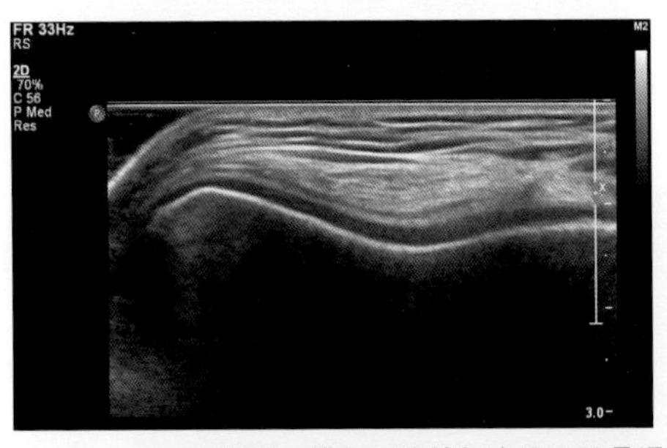

图 5-1-5A 视频 横切面连续扫查显示股骨滑车处关节软骨

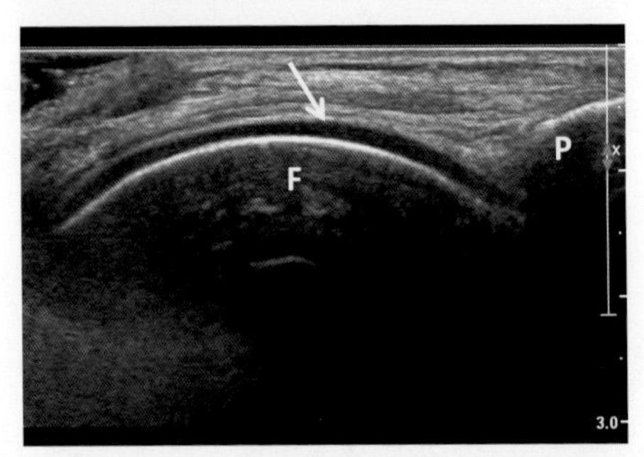

图 5-1-5B 纵切面显示股骨滑车处（F）关节软骨（箭头）呈厚度均匀的低回声（箭头）
P，髌骨

6. 前交叉韧带

■　检查前交叉韧带需要膝关节屈曲位，以显示髁间窝的前部和减少骨性结构的重叠。

■　前交叉韧带位置较深，可用 5MHz 的线阵或凸阵探头进行检查。

■　探头方向应沿前交叉韧带的长轴走向，即探头应放在髌下正中线的内侧，探头的上端向外、下端向内旋转 30°（即检查右侧膝关节时，探头逆时针旋转 30°；检查左侧膝关节时，探头顺时针旋转 30°（图 5-1-6）。

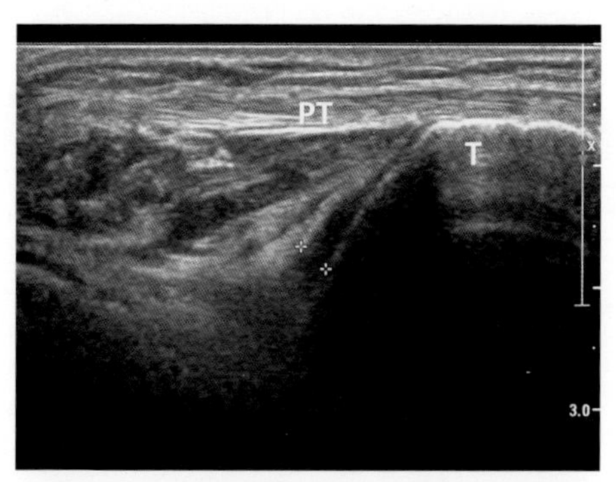

图 5-1-6　髌前部显示前交叉韧带（标尺）

T，胫骨上端；PT，髌腱

二、膝关节内侧

检查膝关节内侧时，患者可侧卧、膝关节伸直，亦可仰卧、小腿外旋。

1. 膝内侧副韧带、内侧半月板

■　膝内侧的支持结构包括内侧副韧带和后斜韧带。内侧副韧带分为浅层和深层，内侧副韧带深层紧紧附着在半月板上，但其与内侧副韧带浅层连接疏松。偏后部，内侧副韧带浅层和深层则融合。后斜韧带为后侧的半膜肌腱与前侧的膝内侧副韧带之间的纤维结构。

■　检查时，探头纵切放置在膝内侧。可见内侧副韧带浅层为偏高回声，厚 2 ～ 4mm，上端附着在股骨收肌结节前下方及股骨内上髁；深层为偏高回声，包括股骨 - 半月板韧带和半月板 - 胫骨韧带，两层之间为内侧副韧带滑囊，正常情况下难以显示（图 5-1-7A，B）。

■ 需仔细检查膝内侧副韧带深层与股骨与胫骨之间的隐窝。

■ 探头稍向后移动，可显示后斜韧带，为一层纤维状结构。

■ 内侧半月板位于股骨与胫骨之间，因其内为纤维软骨而在超声上呈高回声，纵切面上呈三角形，三角形的尖部朝向关节内，底部紧邻呈线状偏高回声的关节囊。

■ 探头继续向前移动，以显示半月板前角（图 5-1-7C）。自半月板体部向后移动，显示半月板后角。

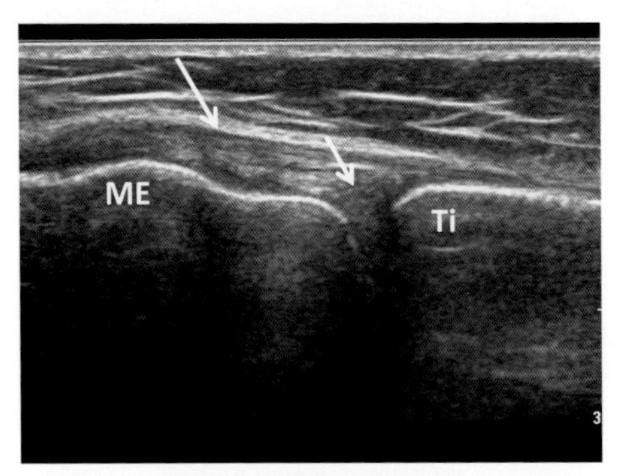

图 5-1-7A　纵切面显示膝内侧副韧带（长箭头），短箭头所指为膝内侧半月板。
ME，股骨内上髁；Ti，胫骨上端

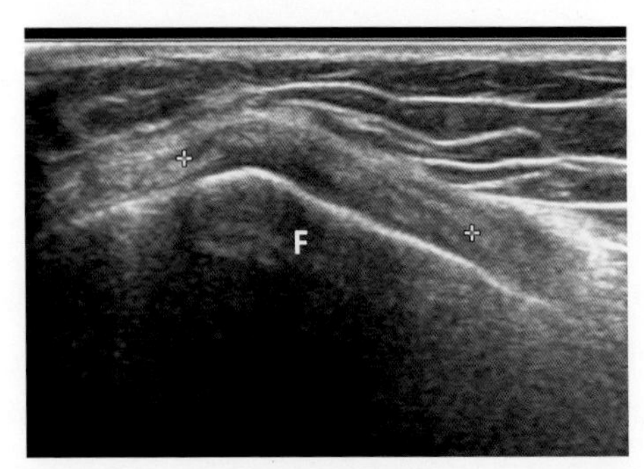

图 5-1-7B　横切面显示膝内侧副韧带（标尺之间）
F，股骨内上髁

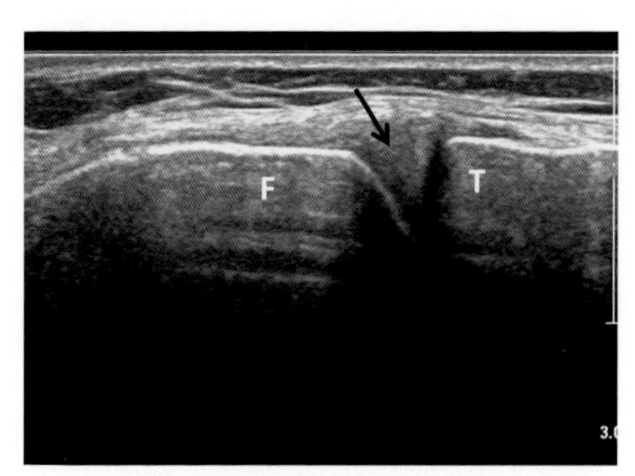

图 5-1-7C　纵切面显示内侧半月板前角（箭头）

F，股骨；T，胫骨

2. 鹅足腱

■　鹅足腱由缝匠肌、半腱肌及股薄肌的肌腱共同组成，鹅足腱在胫骨的附着处位于膝内侧副韧带胫骨附着处的前下方。

■　寻找鹅足腱的标志结构：膝内侧副韧带浅层的最远端。

■　检查时首先显示膝内侧副韧带胫骨远端附着处，在其浅侧可见鹅足腱的横断面，呈数个小椭圆形结构，从上至下依次为缝匠肌腱、股薄肌腱、半腱肌腱（图 5-1-8A）。

■　继而将探头上端向后旋转 45° 后，可显示鹅足腱的长轴（图 5-1-8B）。

■　此区还应观察鹅足腱滑囊有无积液。

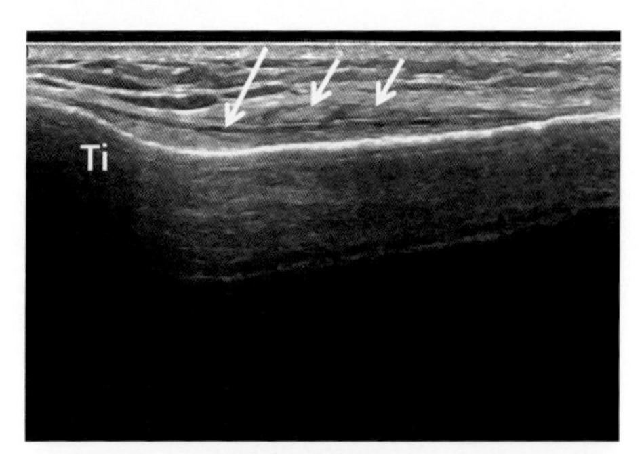

图 5-1-8A　于膝内侧副韧带远段（长箭头）浅侧可见鹅足腱短轴切面（短箭头）

Ti，胫骨

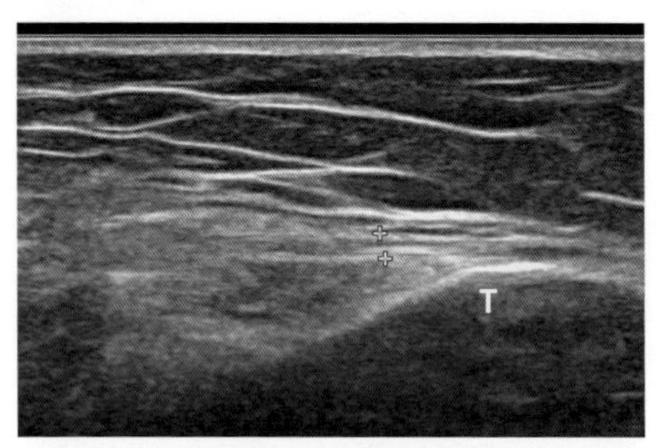

图 5-1-8B　纵切面显示鹅足腱（标尺）远端止于胫骨上段前内侧（T）

三、膝关节外侧

检查膝关节外侧时，患者膝关节外侧朝上。

此处的解剖学标志为胫骨的 Gerdy 结节和股骨外侧髁的腘肌腱沟。

1. 髂胫束

■　检查时，首先纵切面显示髌腱，然后探头向外侧移动，在髌腱外侧矢状位斜切可显示髂胫束，为薄的高回声纤维状结构，远端附着于胫骨近端的 Gerdy 结节（胫骨外侧髁结节）（图 5-1-9 与视频）。

■　可横切向上追踪探查。

■　注意重点观察其走行于股骨外侧髁的部分，此区是髂胫束摩擦综合征的病变部位。

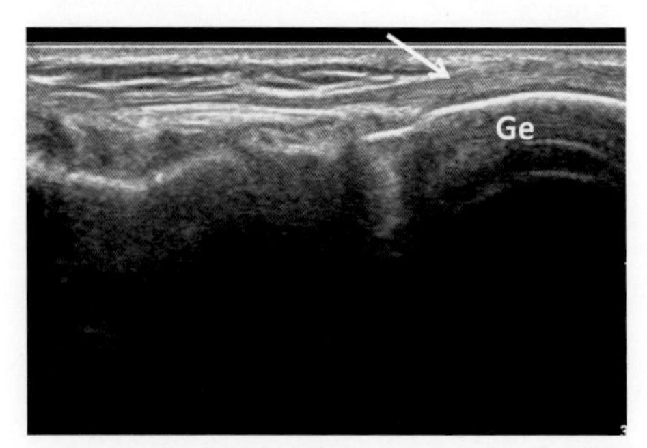

图 5-1-9　纵切面显示髂胫束（箭头）远端止于胫骨的 Gerdy 结节（Ge）

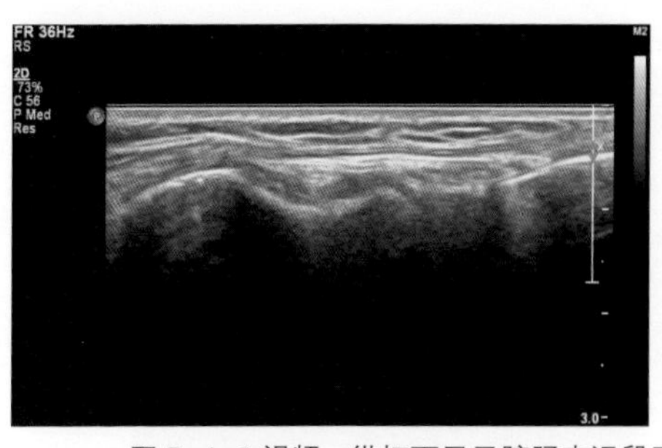

图 5-1-9 视频　纵切面显示髂胫束远段至其近侧

2. 膝外侧副韧带、股二头肌腱、腘肌腱

■　腓骨头为此区的解剖标志。膝外侧副韧带和股二头肌腱均止于腓骨头，二者呈“V”字形排列，膝外侧副韧带上段偏前，股二头肌腱上段偏后。

■　膝外侧副韧带屈膝时韧带松弛，伸至 150° 时开始紧张，伸直时最紧张（图 5-1-10A 与 B）。

■　膝外侧副韧带远端腓骨头附着处显示稍增厚，回声欠均匀，与股二头肌腱的加入和各向异性伪像有关。

■　股二头肌由两个头组成，短头起自股骨后部，长头起自坐骨结节。其远侧止于腓骨头（图 5-1-10C 与视频）。

■　腘肌腱为关节内、滑膜外的一个结构，紧贴关节囊，上端位于腘肌腱沟。腘肌腱沟为股骨外侧髁下方的一个骨性凹陷。检查时探头放在膝关节外侧的偏后部，冠状扫查可显示腘肌腱沟（图 5-1-10A）。

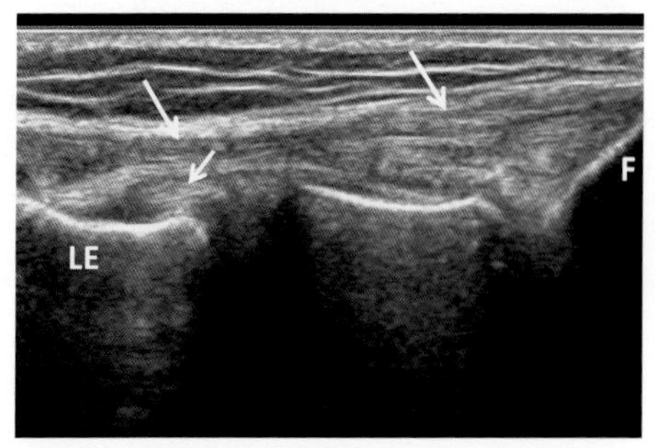

图 5-1-10A　纵切面显示膝外侧副韧带（长箭头）位于股骨外侧髁（LE）与腓骨头（F）之间，短箭头为腘肌腱起始部

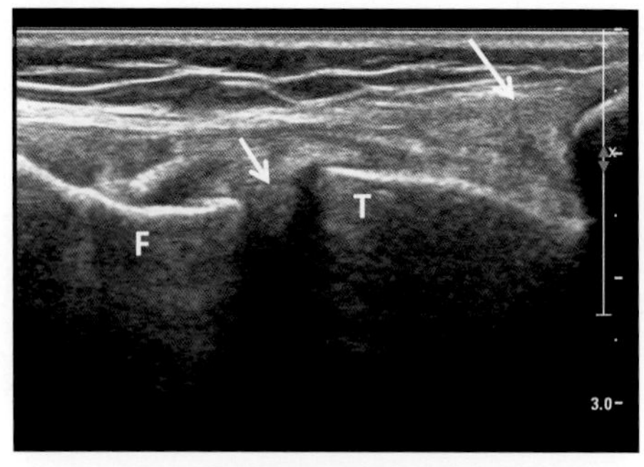

图 5-1-10B　纵切面显示膝外侧半月板（箭头）位于股骨（F）与胫骨（T）之间。长箭头所指为膝外侧副韧带

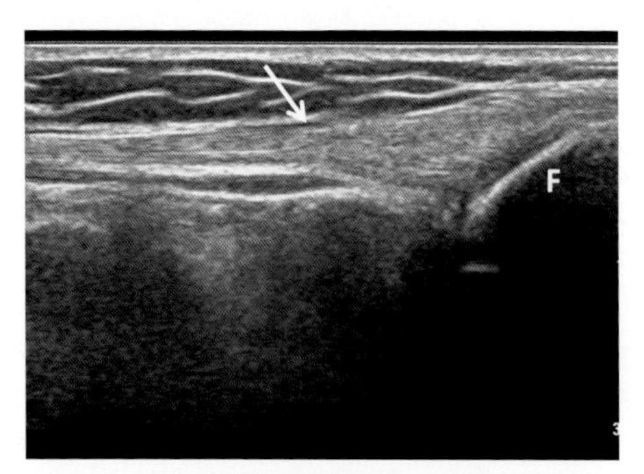

图 5-1-10C　纵切面显示股二头肌腱（箭头）远端止于腓骨头（F）

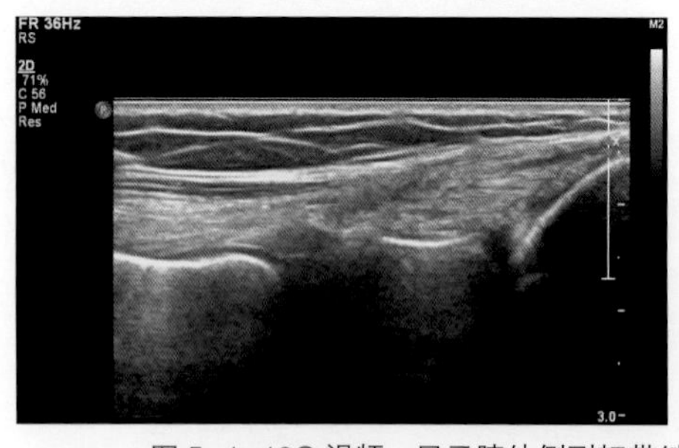

图 5-1-10C 视频　显示膝外侧副韧带继而探头上端向外侧移动显示股二头肌腱

四、膝关节后部

检查膝关节后部即腘窝时，患者可采用俯卧位，踝部可垫一软枕。

1.Baker 囊肿

■　Baker 囊肿的颈部位于半膜肌腱与腓肠肌内侧头之间（图 5-1-11）。

■　探头横切放置在腘窝内侧，可显示腓肠肌内侧头和半膜肌腱。

■　由于腓肠肌内侧头肌腱走行与半膜肌腱相互倾斜，因此一个肌腱呈高回声时，另一个肌腱可能由于各向异性伪像而呈低回声，不要误诊为小囊肿。

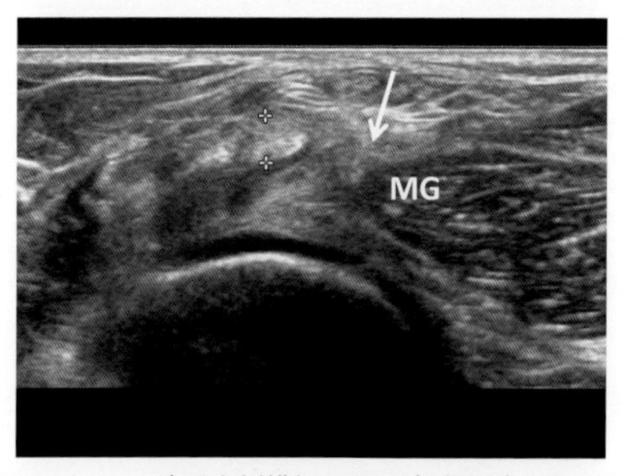

图 5-1-11　膝后内侧横切面显示半膜肌腱（标尺）及腓肠肌内侧头（MG）及其肌腱（箭头），Baker 囊肿的颈部位于二者之间

2. 半月板、半膜肌腱

■　探头在膝后内侧矢状切，在胫骨半膜肌腱沟的上方，可显示内侧半月板的后角，呈三角形的高回声结构（图 5-1-12A）。内侧半月板后角紧紧附着在呈线状高回声的关节囊上，其间无任何其他组织。

■　探头在膝后外侧矢状切以检查外侧半月板后角，其与关节囊之间隔以腘肌腱及关节后部隐窝，显示为外侧半月板与关节囊之间的低回声结构，易被误诊为半月板撕裂（图 5-1-12B）。

■ 半膜肌腱下端主要附着在胫骨上端后内侧的骨沟内，即半膜肌腱沟（图 5-1-13A）。于半膜肌腱 - 腓肠肌内侧头肌腱水平，可见半膜肌腱的腘窝斜支，呈一较厚的纤维状结构自半膜肌腱向膝后关节囊延伸（图 5-1-13B）。

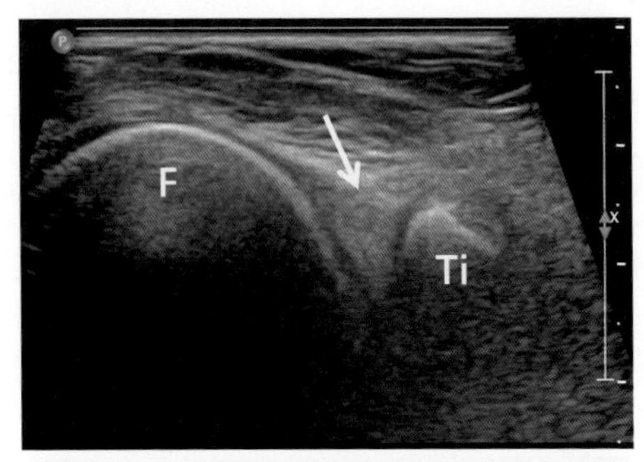

图 5-1-12A 膝后内侧纵切面显示膝内侧半月板后角（箭头）位于股骨（F）和胫骨（Ti）之间

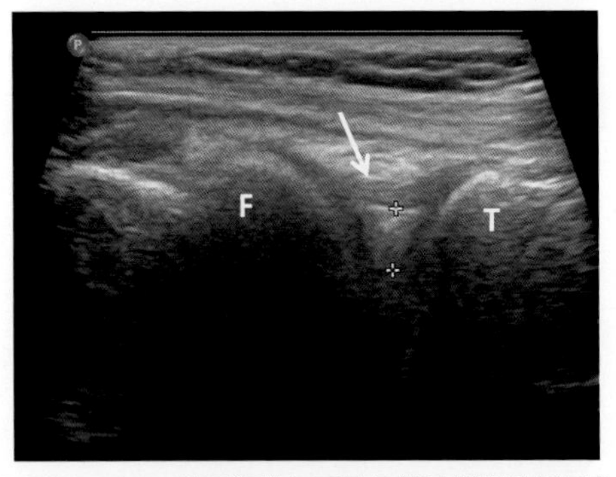

图 5-1-12B 膝后部纵切面显示膝外侧半月板后角（标尺）及其浅侧的腘肌腱（箭头）
F，股骨；T，胫骨

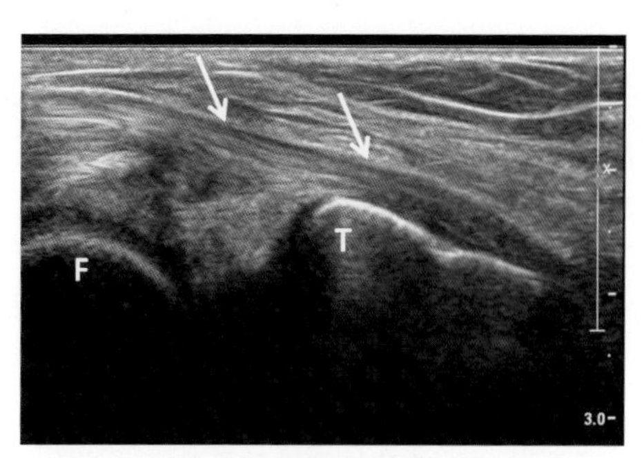

图 5-1-13A　纵切面显示半膜肌腱（箭头）
远端止于胫骨后内侧（T）
F，股骨

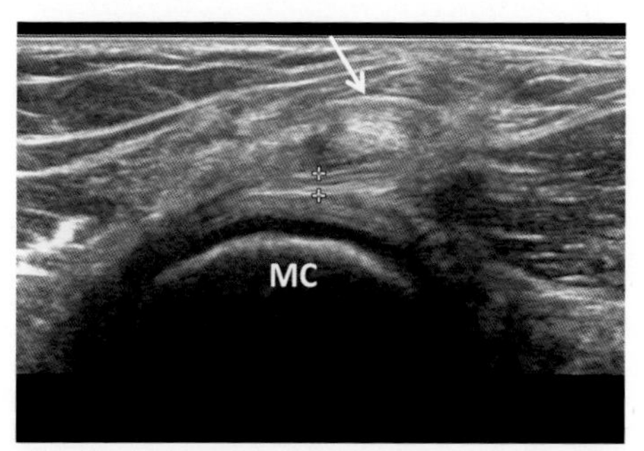

图 5-1-13B　于半膜肌腱 - 腓肠肌内侧头肌腱水平，
可见半膜肌腱的腘窝斜支，呈一较厚的纤维状结构（标尺之间）
自半膜肌腱（箭头）向膝后关节囊延伸
MC，股骨内侧髁

3. 膝后外侧其他韧带

■　腓肠豆骨—腓骨韧带：检查时，探头下端位于腓骨头，上端位于腓肠豆骨上。如腓肠豆骨缺如，则可探头上端可放置在股骨外侧髁的后部。该韧带呈一纤维状高回声结构。

■　腘肌—腓骨韧带：检查时，可首先显示腘肌腱在股骨附着处，然后追踪扫查至肌腹与肌腱移行处。继而将探头放置在腓骨头与腘肌的肌腹—肌腱移行处之间，以显示腘肌—腓骨韧带，可见韧带深方紧邻胫骨。膝下动脉可见位于腘肌—腓骨韧带浅侧。

4. 跖肌

■　跖肌为一块小的退化肌肉，10% 的人群中可缺如，其上端附着于股骨粗线的内侧部分和关节后囊。

■ 在腘窝，该肌位于腘肌的后方、腓肠肌外侧头的前内侧，其肌腱向下在腓肠肌内侧头与比目鱼肌之间走行，远端于跟腱内侧止于跟骨，或止于腓肠肌内侧头与比目鱼之间的腱膜，或再向下止于踝部内侧的腱膜，甚至足底筋膜。

■ 小腿近段横切面可显示跖肌肌腹为三角形结构，比目鱼肌为其底，腓肠肌 2 个头分别为其两边（图 5-1-14A）。

■ 由于跖肌腱构成部分肌腹的内侧边界，因此，横切面该肌腱显示为位于三角形肌腹内侧缘处的稍微增厚的高回声结构（图 5-1-14B）。

■ 小腿中段横切面显示跖肌腱位于腓肠肌内侧头与比目鱼肌之间，呈细小低回声。

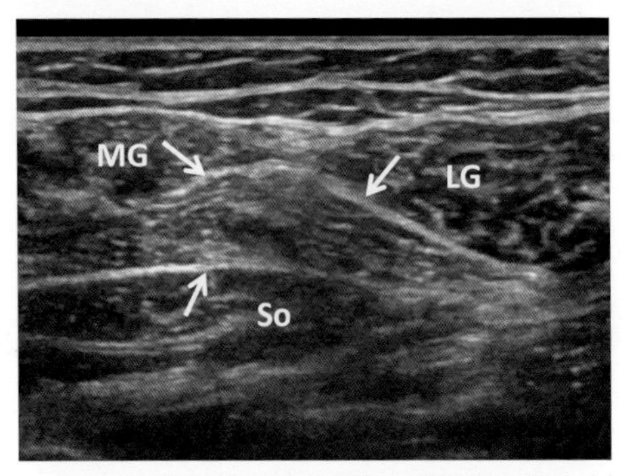

图 5-1-14A 横切面显示跖肌（箭头）位于腓肠肌内侧头（MG）、外侧头（LG）与比目鱼肌之间（So）

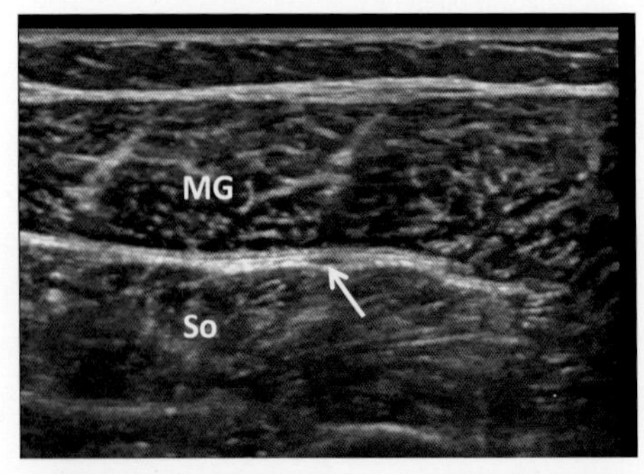

图 5-1-14B 横切面显示跖肌腱（箭头）位于腓肠肌内侧头（MG）与比目鱼肌之间（So）

5. 后交叉韧带

检查后交叉韧带时，可采用 5MHz 的线阵或凸阵探头。将探头纵切放置在腘窝中线，股骨远端后部和胫骨近端为解剖学标志，然后探头旋转 30°（检查右侧膝关节时为逆时针旋转，检查左侧膝关节时为顺时针旋转），然后略微向内侧或外侧移动以显示整个后交叉韧带。正常后交叉韧带长轴上显示为位于股骨髁间窝后部的低回声带状结构（图 5-1-15）。此区域还可观察膝关节后隐窝。

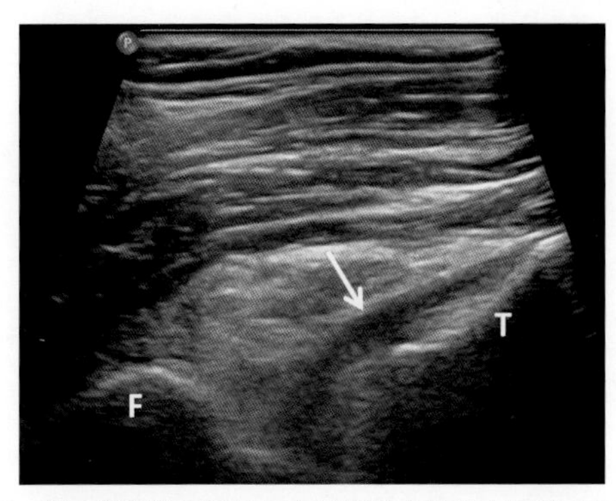

图 5-1-15 膝后部斜纵切显示后交叉韧带（箭头）远端止于胫骨（T）
F，股骨

6. 股骨髁间窝

探头放在腘窝中部，横切显示股骨内、外侧髁之间的髁间窝，髁间窝呈高回声，其内为前交叉韧带和脂肪组织（图 5-1-16）。当前交叉韧带撕裂时，髁间窝的外侧壁可见血肿回声。此征象对于诊断急性前交叉韧带损伤具有较高的准确性。

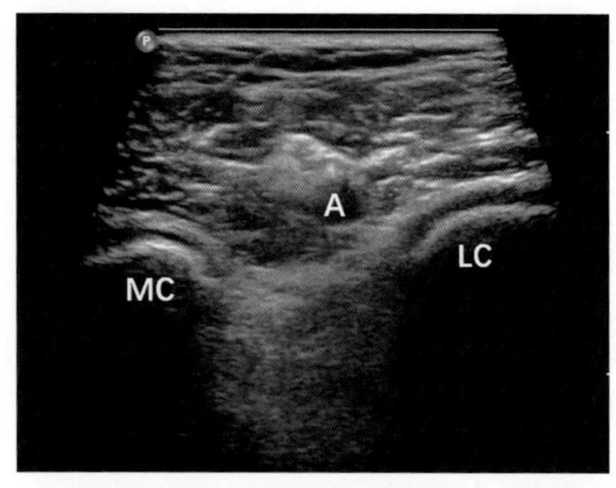

图 5-1-16　膝后部横切面显示位于股骨内侧髁（MC）和股骨外侧髁（LC）之间的髁间窝

A，腘动脉

第二节　髌腱病

【疾病简介】

■　髌腱病最常累及髌腱的近端止点处，为反复微小创伤和劳损所致。

■　该处的病变亦称为跳跃膝，多见于从事踢、跑、跳的运动员。

■　主要表现为慢性反复的膝前部疼痛和髌腱髌骨附着处压痛。

【超声表现】

■　病变常累及髌腱上段中部的后部肌腱组织，局部肌腱增厚，回声减低，有时可伴有小的撕裂（图 5-2-1 与图 5-2-2）。

■　病变内有时可见较丰富血流信号。

■　髌骨下缘骨皮质不规则。

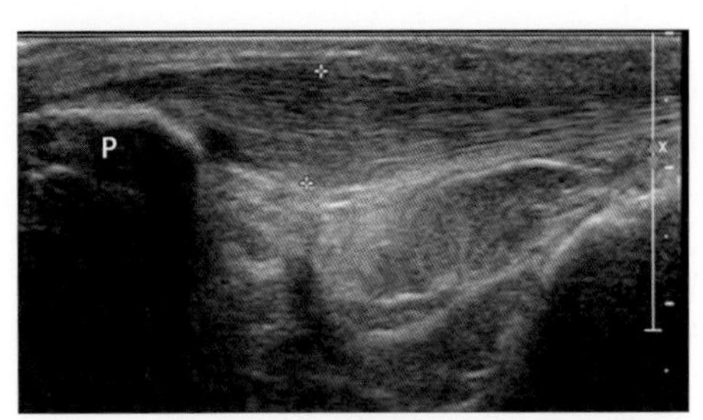

图 5-2-1　显示髌腱近段明显增厚，回声减低（标尺）
P，髌骨

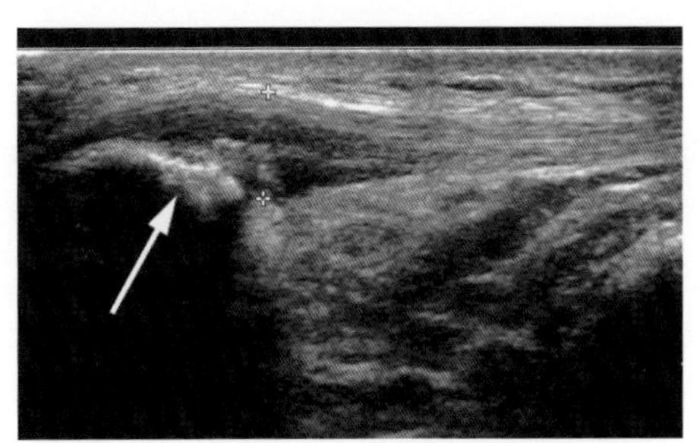

图 5-2-2　纵切面显示髌腱上端明显增厚，回声减低（标尺），附着处髌骨下缘明显不规则（箭头）

【鉴别诊断】

■　脊柱关节病累及髌腱时，可导致末端炎，受累髌腱表现为增厚，回声减低，其内血流信号增多（图 5-2-3A 与 B）。

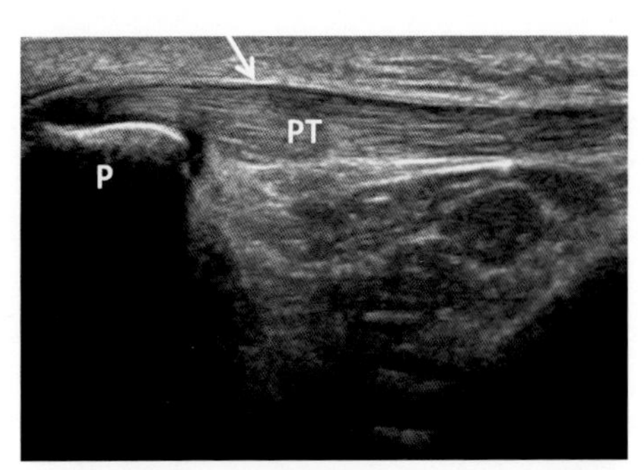

图 5-2-3A　强直性脊柱炎。显示髌腱上段稍增厚，回声减低（箭头）
P，髌骨；PT，髌腱

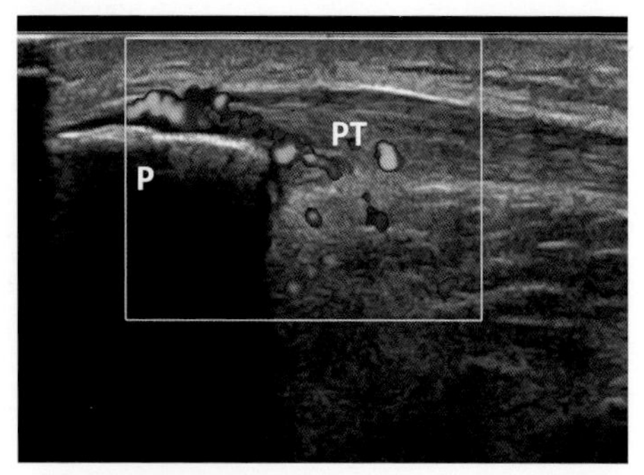

图 5-2-3B　PDI 显示髌腱上段（PT）血流信号明显增多
P，髌骨

■　内侧髌股韧带损伤。内侧髌股韧带较易发生损伤。损伤后可见内侧髌股韧带增厚，回声减低，如伴有撕裂，局部可见低回声裂隙。

第三节　胫骨粗隆骨软骨病

【疾病简介】

■　本病又称 Osgood-Schlatter 病变或胫骨结节骨骺炎。病变累及胫骨粗隆，多见于喜好运动的青少年，特别是年龄在 10 ～ 15 岁的青少年，男性多于女性。

■　患者常有运动史，其发生是由于胫骨上端胫骨粗隆生长区部分的反复紧张或牵拉，表现为髌腱和髌腱胫骨止点处的损伤与炎症反应，有时可伴有止点处的撕脱骨折。

【临床表现】

■　临床表现为膝关节前下方疼痛，通常活动后加重，而休息后减轻。

■　查体可见膝关节前下方胫骨粗隆处有一明显的骨性包块，压痛明显。

【超声表现】

■　髌腱远端增厚肿胀，髌腱附着处软骨亦显示肿胀。

■ PDI 于病变处肌腱、滑囊内可见丰富血流信号。

■ 病变后期可见骨化中心处的骨碎片。

第四节　髂胫束摩擦综合征

【疾病简介】

■ 亦称为跑步膝（runner knee），为髂胫束在股骨外侧髁反复摩擦所致。

■ 由于股骨外侧髁比较隆突，当膝关节伸屈时，髂胫束在外侧髁处前后来回活动摩擦刺激。久之，两者之间水肿充血产生无菌性炎症，严重者髂胫束可变性、挛缩。

【临床表现】

■ 以运动中和运动后出现膝关节外侧疼痛为其特点，多在伸膝、屈膝时发生，常伴有弹响或摩擦感。

■ 查体可见膝外侧股骨外侧髁处轻度肿胀、压痛，膝伸屈时该处疼痛。

【超声表现】

髂胫束在股骨外侧髁处增厚，回声减低，其周围组织水肿、局部压痛。部分患者可见髂胫束滑囊扩张，内为无回声积液。

【鉴别诊断】

髂胫束止点处肌腱病：超声显示为髂胫束止点处增厚，回声减低，PDI 可见血流信号增多，局部有疼痛和压痛（图 5-4-1）。

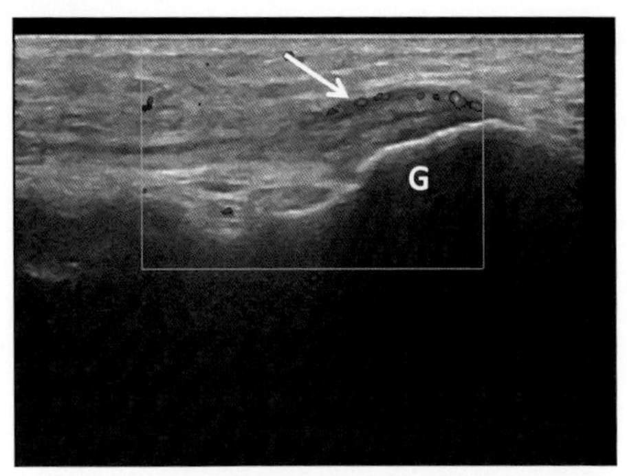

图 5-4-1　纵切面显示髂胫束远侧止点处增厚（箭头），其内血流信号增多
G，胫骨远端 Gerdy 结节

第五节　膝关节内侧副韧带损伤

【疾病简介】

膝内侧副韧带损伤包括不完全断裂和完全断裂。损伤部位多位于韧带浅层的近段和深层的股－半月板韧带，有时韧带近端可见撕脱骨折。

【超声表现】

■　膝内侧副韧带损伤可分为 3 度：

Ⅰ度为单纯韧带拉伤，无关节不稳，超声显示韧带连续性完整，稍增厚。

Ⅱ度为韧带部分撕裂伴有中度关节不稳，超声显示为韧带的浅层或深层连续性中断，局部可见无回声积液或混杂回声。（图 5-5-1）

Ⅲ度为韧带完全撕裂，超声可见韧带浅层和深层连续性中断，断裂处可见低回声的积液或血肿。

■　韧带损伤后愈合期韧带浅层上段股骨附着处常可形成钙化灶，称为“Pellegrini-Stieda”病变，超声上显示为强回声钙化灶，后方伴声影。

【注意事项】

检查时如发现膝关节腔内有积液，则常预示着关节腔内同时发生病变，如半月板或前交叉韧带损伤。因此，应注意同时检查半月板和前交叉韧带。

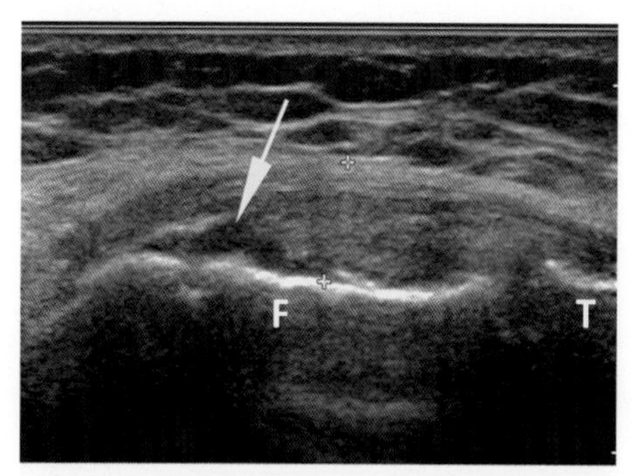

图 5-5-1　膝内侧纵切显示内侧副韧带上段显著增厚（标尺），回声减低，局部可见无回声裂隙（箭头）
F，股骨；T，胫骨上段

第六节　急性前交叉韧带损伤

【疾病简介】

■　前交叉韧带起自股骨髁间窝的外侧面，向前内下方止于胫骨髁间隆起的前方。

■　急性损伤者，受伤当时患者自觉关节内有撕裂感，随即产生疼痛及关节不稳，不能完成正在进行的动作和走动。

■　慢性前交叉韧带损伤主要表现为膝关节不稳。膝关节经常打软，或出现绞锁，有时会有疼痛和肿胀。

【超声表现】

■　超声对于前交叉韧带撕裂的诊断价值主要在于对韧带急性损伤的诊断。

■　检查时，患者俯卧位，做腘窝横断面，此切面可显示股骨髁间窝及前交叉韧带的起点部位——股骨髁间窝的外侧壁。正常髁间窝内充填以脂肪和结缔组织，呈偏高回声（图 5-6-1）。腘动脉在股骨外侧髁的后方可作为解剖标志。

■ 由于在大多数患者中，超声不能直接显示前交叉韧带，因此前交叉韧带损伤的诊断主要根据间接征象：髁间窝外侧壁前交叉韧带附着处的低回声血肿。

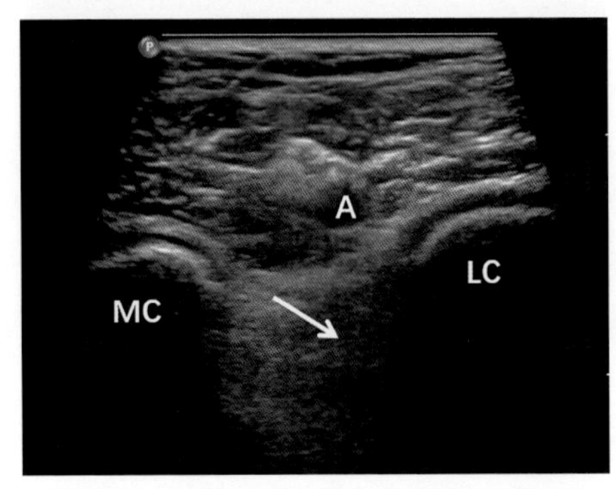

图 5-6-1 横切面显示髁间窝外侧壁（箭头）
LC，股骨外侧髁；MC，股骨内侧髁；A，腘动脉

第七节 后交叉韧带损伤

【疾病简介】

■ 后交叉韧带是保持膝关节稳定的重要结构之一，主要是限制胫骨向后方脱位，其损伤在膝关节韧带损伤中较为少见。

■ 后交叉韧带断裂后会引起膝关节后向不稳及旋转不稳，从而影响膝关节功能。

【超声表现】

■ 超声可显示后交叉韧带中远段及其在胫骨附着处，为条形低回声结构。

■ 在胫骨附着处正常后交叉韧带厚约 4.6mm（3.7 ~ 7.1mm）。

■ 损伤时可见韧带弥漫性增厚，厚度＞ 8 ~ 10mm，内部回声不均匀，后侧边界不清，有时可呈波浪状（图 5-7-1）。韧带的增厚与韧带水肿、出血、韧带内部及周围的积液有关。

■　双侧对比检查对于判断后交叉韧带是否损伤更具有价值。

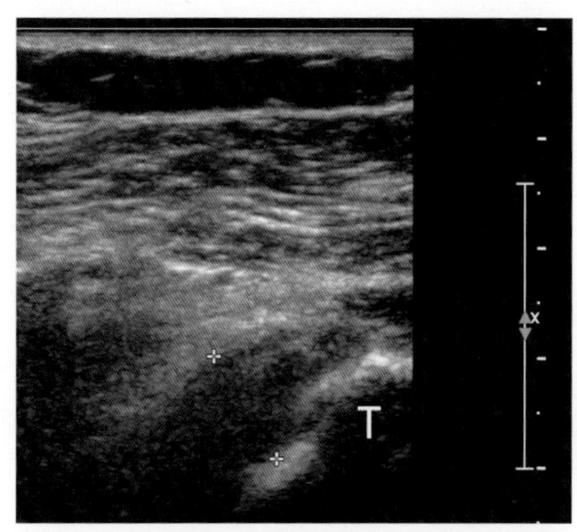

图 5-7-1　膝后部纵切面显示后交叉韧带明显增厚，回声减低（标尺）

T，胫骨上端

第八节　腓肠肌内侧头远段损伤

【疾病简介】

■　腓肠肌内侧头远段肌－腱移行处损伤较为常见，临床亦称为“网球腿”。

■　损伤多发生在运动过程中，患者常突然感觉小腿后部中 1/3 处疼痛，或重击感，后迅速出现小腿肿胀、疼痛。

【超声表现】

■　超声检查腓肠肌时，要进行横切面和纵切面检查。

■　横切面检查可显示撕裂累及的宽度，以判断是部分撕裂还是完全撕裂。

■　纵切面检查可观察肌肉断裂后回缩的程度及血肿扩展的范围（图 5-8-1 与视频）。

■ 动态超声检查：轻柔被动伸屈患者的踝部进行动态超声检查以鉴别部分或完全撕裂。腓肠肌内侧头完全撕裂者，踝部屈伸时内侧头近段无移动，而其深部的比目鱼肌可见滑动。

【注意事项】

■ 怀疑腓肠肌内侧头损伤时，要扫查全面，尤其是其前内侧边缘处，因较小的撕裂常发生于此，容易被漏诊。

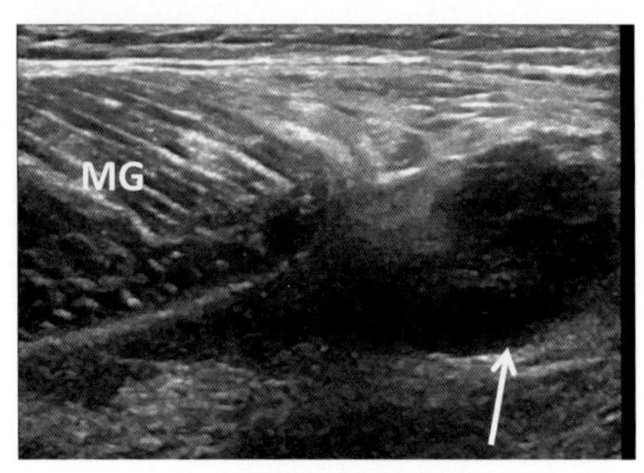

图 5-8-1 纵切面显示腓肠肌内侧头远侧血肿，呈混杂液性回声（箭头）
MG，腓肠肌内侧头

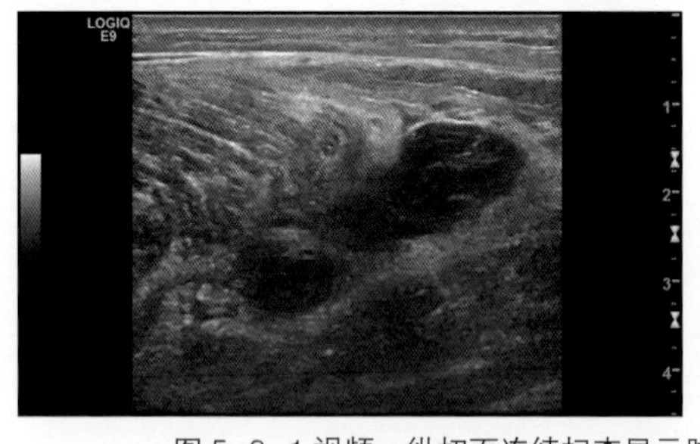

图 5-8-1 视频 纵切面连续扫查显示腓肠肌内侧头远端血肿形成

第九节 焦磷酸钙沉积病

【疾病简介】

■ 由二水焦磷酸钙（calcium pyrophosphate dihydrate，CPPD）

晶体在关节软骨、滑膜及肌腱、韧带等组织沉积所引起的一种疾病，好发于老年人，为仅次于痛风的常见晶体性关节炎，可分为原发性和继发性。

■　原发性 CPPD 沉积病可累及所有关节，但以膝、肩和掌指关节较为多见。

【超声表现】

■　CPPD 沉积在关节软骨，表现为关节软骨内出现与软骨下骨平行的，但又与后者并不相连的粗线状强回声；沉积在纤维软骨，表现为多个点状强回声聚集呈团（图 5-9-1A 与 B）。

■　沉积在关节囊内或滑囊内时，表现为结节状强回声。

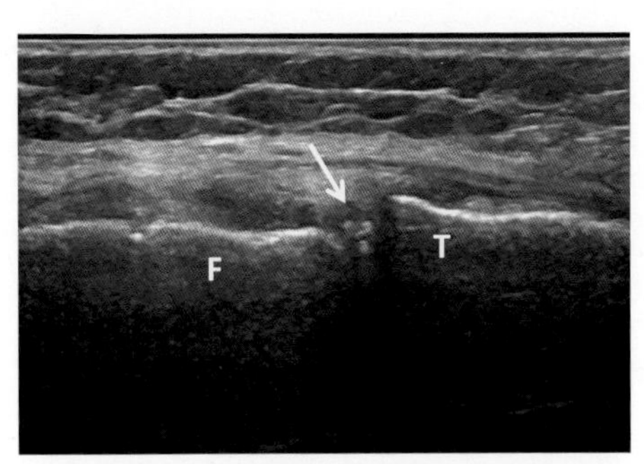

图 5-9-1A　膝内侧半月板内可见多发点状强回声（箭头）

F，股骨远端；T，胫骨近端

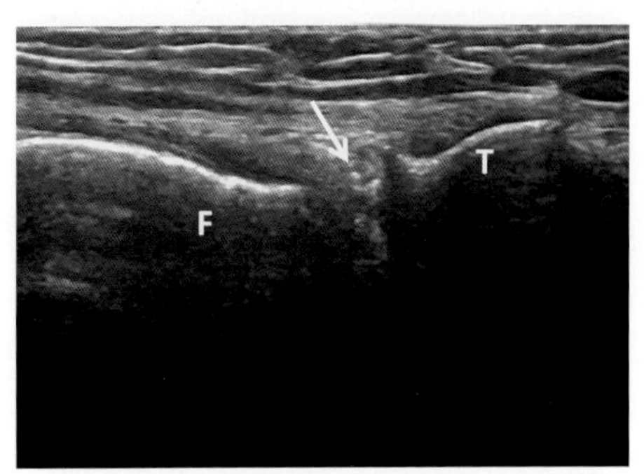

图 5-9-1B　膝外侧半月板内可见多发点状强回声（箭头）

F，股骨远端；T，胫骨近端

第十节　半月板撕裂

【疾病简介】

■　半月板撕裂为膝关节最常见的运动创伤，主要为间接暴力所致。

■　半月板撕裂后，由于失去正常张力，经过一定时期后可以发生纤维软骨变性。

■　受伤后急性期，膝关节剧痛，伸不直，并且肿胀。慢性期，膝关节肿胀不明显，但自觉关节疼痛，活动时有弹响，并有关节绞锁现象。

【超声表现】

■　正常半月板超声上呈等回声，内部回声均匀。

■　撕裂时，可见半月板内部条形低回声区（图 5-10-1A，B，C，图 5-10-2）。

【超声诊断价值】

尽管超声可以发现一些半月板撕裂，但超声诊断半月板损伤的敏感性远不及 MRI，因此，临床怀疑半月板撕裂而超声无阳性发现时，要进一步行 MRI 检查。

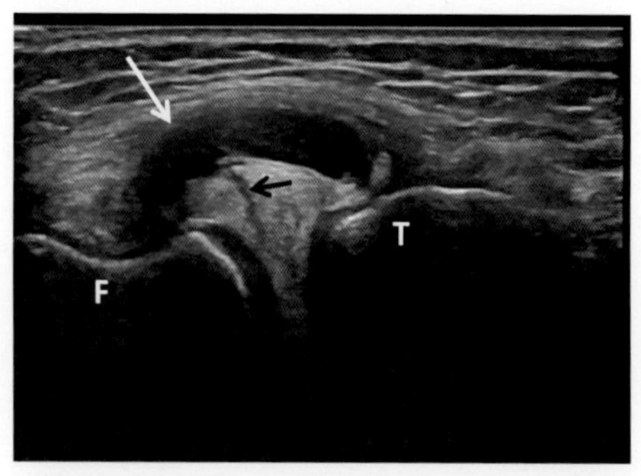

图 5-10-1A　显示右膝外侧半月板内低回声裂隙（短箭头），其浅侧可见囊肿（长箭头）
F，股骨；T，胫骨

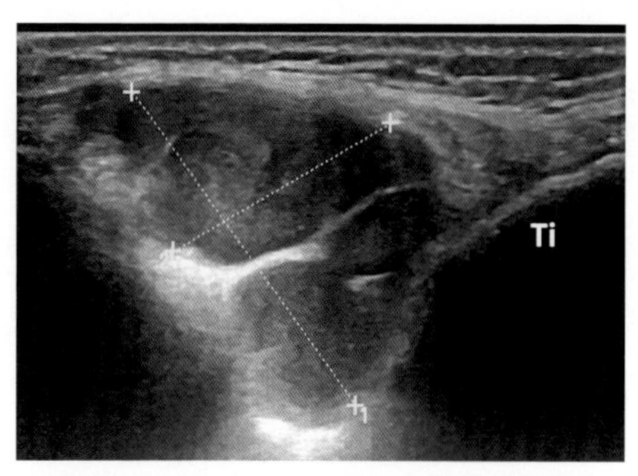

图 5-10-1B　显示上图中半月板囊肿向髌下脂肪垫内扩展，呈较大囊性包块（标尺），内可见分隔

Ti，胫骨上端

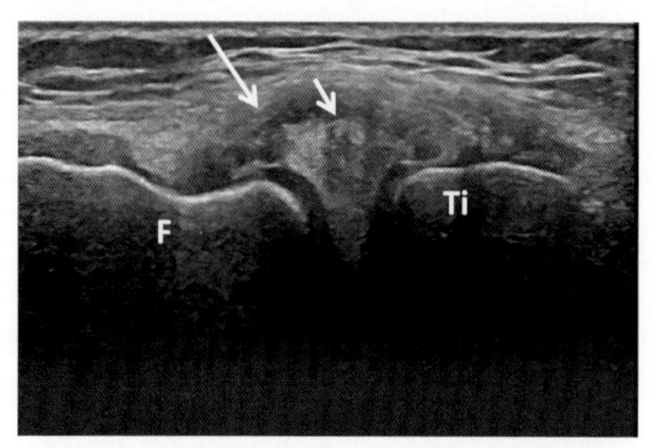

图 5-10-1C　同一患者。显示左膝外侧半月板回声不均（短箭头），浅侧可见混杂囊肿（长箭头）

F，股骨；Ti，胫骨

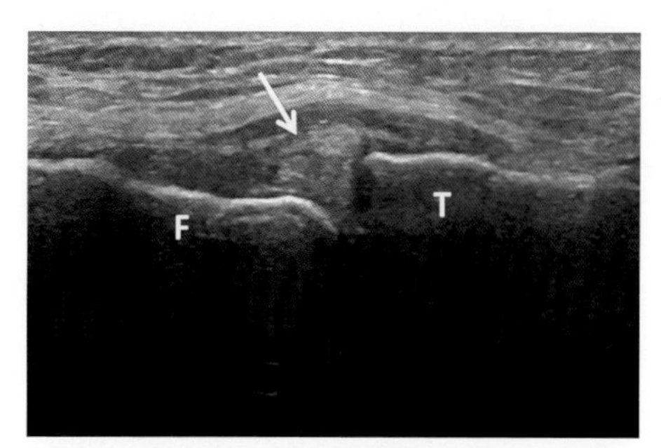

图 5-10-2　纵切面显示膝内侧半月板稍向外突出伴内部回声不均及低回声裂隙（箭头）

F，股骨远端；T，胫骨近端

第十一节　半月板囊肿

【疾病简介】

■　半月板囊肿多见于 20 ～ 30 岁的成人，男性比女性多见，约 80% 的患者合并半月板撕裂。

■　半月板囊肿的形成可能与下列因素有关：一为关节腔积液从半月板裂口处向关节外突出积聚所致；二为半月板挤压伤后发生退变所致。

【临床表现】

■　疼痛和肿块为最常见的症状。

■　多数患者可在膝关节间隙处触及肿物，并诉肿物大小会随关节的屈伸活动而发生变化：肿物在关节伸直或稍屈曲时明显，屈曲时缩小。

【超声表现】

■　超声上半月板囊肿可为无回声或低回声，与囊肿内部积液的黏稠度有关，有时囊肿内可见分隔或实性回声，实性回声可能为退变的半月板碎片（图 5-11-1）。

■　囊肿常紧邻膝内侧或外侧半月板。

■　长期或较大的囊肿可导致邻近骨质受压性改变。

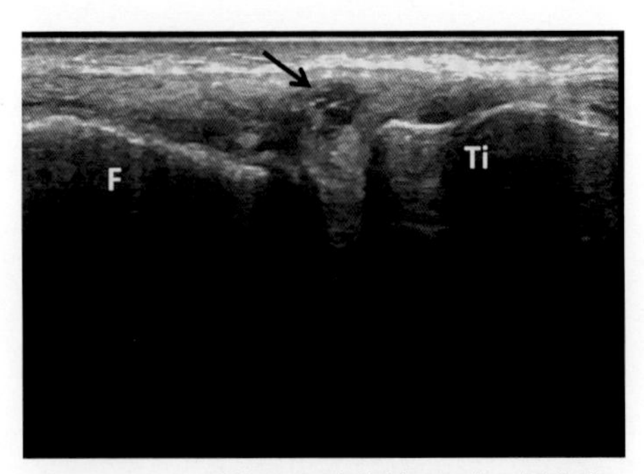

图 5-11-1　纵切面于膝外侧显示半月板囊肿（箭头）紧邻外侧半月板
F，股骨；Ti，胫骨

【鉴别诊断】

■　膝部腱鞘囊肿：多见于肌腱周围（图 5-11-2A 与视频，图 5-11-2B），有时也可见于髌下脂肪垫，与结缔组织黏液变性有关，很少与关节腔相通，与半月板无直接联系。囊肿常较硬。

■　交叉韧带囊肿：按囊肿的部位，交叉韧带囊肿可分为以下 4 种：位于前交叉韧带之前、位于前后交叉韧带之间、位于前后交叉韧带内部、位于后交叉韧带之后。超声可显示位于前交叉韧带之前、后交叉韧带之后的囊肿，表现为囊肿边界清楚，囊壁较厚，囊内为无回声或可见较多分隔而呈囊实相间回声（图 5-11-3A 与 B）。

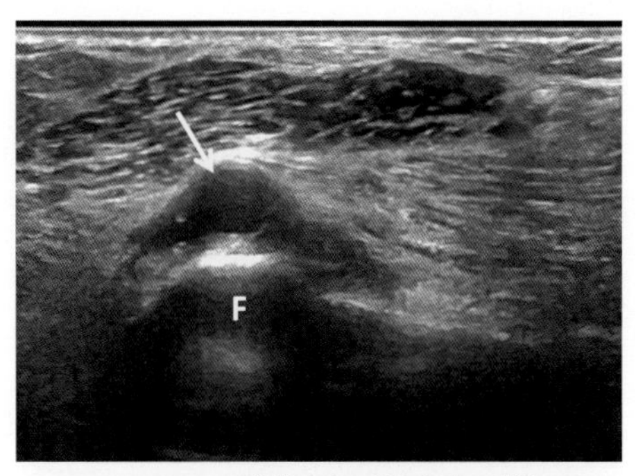

图 5-11-2A　膝外上部腱鞘囊肿。横切面显示囊肿向深方延伸至股骨（箭头）

F，股骨

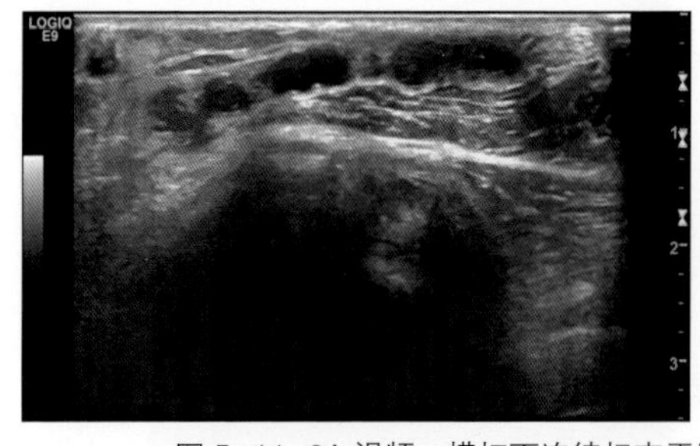

图 5-11-2A 视频　横切面连续扫查于膝关节股骨外上髁上方可见长条形囊性包块，其上端向深方延伸至股骨

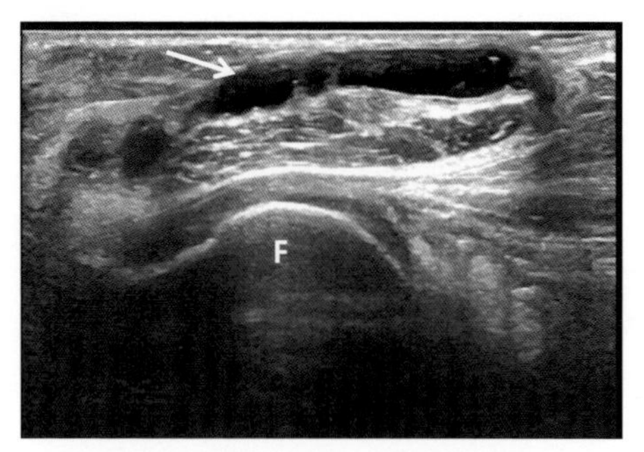

图 5-11-2B　膝外上部横切面显示部分囊肿位于皮下（箭头）
F，股骨

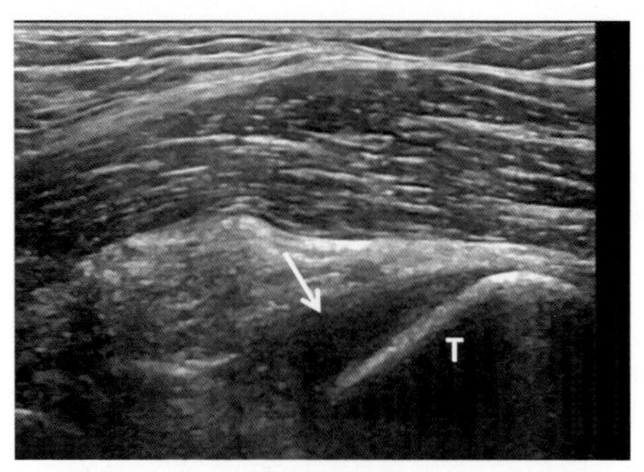

图 5-11-3A　交叉韧带囊肿。膝后部纵切面可见后交叉韧带（箭头）
T，胫骨

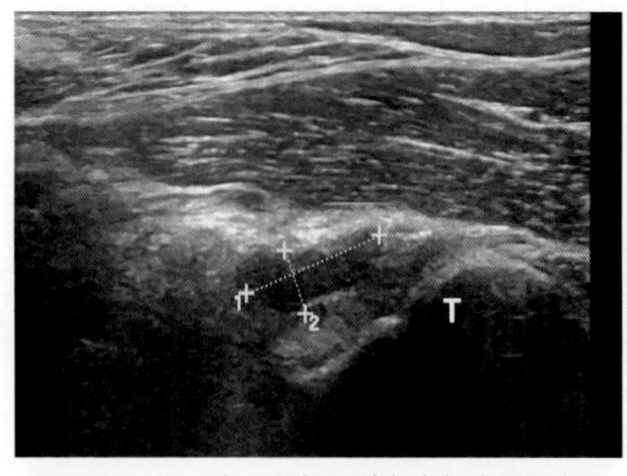

图 5-11-3B　自上图切面稍向旁扫查于后交叉韧带旁可见囊肿（标尺）
T，胫骨

第十二节 盘状半月板所致的膝外侧弹响

【疾病简介】

■ 盘状半月板是指半月板的形态异常，较正常的半月板大而厚，尤其是在体部呈盘状而得名。其在人群中发生率约为 3% ～ 5%，发病原因不明。外侧盘状半月板脱位可导致膝外侧疼痛性弹响、活动受限。

■ 脱位的发生与缺乏后侧半月板 - 胫骨韧带有关，盘状半月板在后部仅有一个附着处即后侧半月板—股骨韧带，亦称 Wrisberg 韧带。

【超声表现】

■ 半月板失去正常三角形的形态，呈异常拉长、增厚，中心部回声不均。

■ 动态超声检查：将患侧膝关节屈曲，并放在对侧膝关节上，呈“4”字形，探头放在膝外侧半月板处进行动态观察，阳性者可见外侧半月板向外侧突出。

第十三节 髌内侧滑膜皱襞综合征

【疾病简介】

■ 滑膜皱襞为关节内的胚胎残余物，在胚胎早期膝关节腔内存在数个隔膜，胚胎 3 个月时隔膜消失，而使膝关节腔成为一个单独的腔室，若隔膜退化不完全则形成滑膜皱襞。

■ 根据滑膜皱襞的部位可分为三型：髌上、髌内侧和髌下，其中以髌内侧滑膜皱襞较常出现症状。

■ 创伤或反复的强力运动可导致滑膜皱襞可发生炎症和纤维化，在膝关节运动过程中卡压在髌股关节面之间，导致患者出现疼痛、弹响、不稳或绞锁。

【临床表现】

■ 主要为髌内侧疼痛，活动后疼痛加重，休息后症状可减轻。

■ 膝关节活动时可用手触觉滑膜皱襞跳越股骨内侧髁和一闪而过的髌骨抖动。

【超声检查】

■ 超声检查时，探头横切放置在膝内侧，显示三个重要标志结构：（1）圆形的股骨内侧髁前表面；（2）髌骨内侧关节软骨呈低回声；（3）内侧髌股韧带（图 5-13-1）。

■ 动态超声检查：检查时将髌骨推向内侧约 1cm，继而放松使髌骨恢复至原位。在髌骨移动过程中如发现以下征象可提示髌骨内侧滑膜皱襞综合征：

（1）随着髌骨向内、向外的移动，可见增厚的滑膜皱襞在股骨内侧髁上滑动。

（2）髌骨向内侧移动时，可见滑膜皱襞移向髌骨深方，并与髌骨软骨相接触。

（3）检查过程中患者出现疼痛不适。

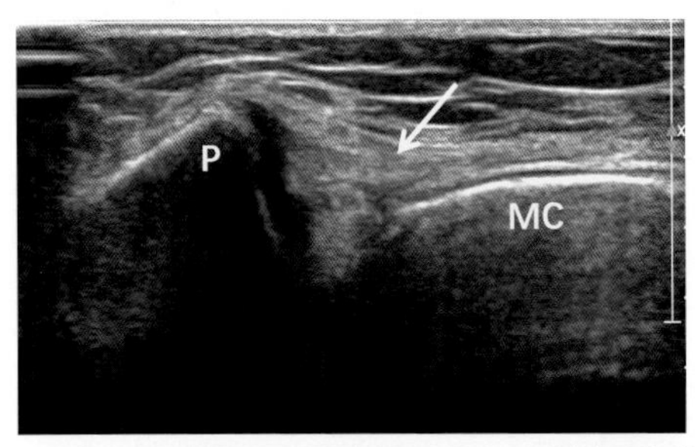

图 5-13-1　横切面显示髌骨（P）、内侧髌股韧带（箭头）、股骨内侧髁（MC）

第十四节　膝前部滑囊炎

【疾病简介】

■ 膝前部的滑囊主要包括髌前滑囊、髌下浅囊和髌下深囊，损伤后均可导致滑囊扩张，其内积液增多，滑膜增厚。

■ 其中最为常见的为髌前滑囊病变。该滑囊皮下滑囊，位于髌骨下段及髌腱上 1/3 的浅侧。急性损伤可由于膝关节前面受到直接的打击，或跌倒时膝关节前面着地而使滑囊受到损伤。慢性者与长期跪着工作，髌前滑囊反复受到摩擦损伤有关。

【超声表现】

■　急性期滑囊可见扩张，内积液呈无回声。

■　慢性期，超声显示囊壁可增厚，其内积液多少不一；囊内有时可见增生的滑膜，呈结节状低或等回声（图 5-14-1 ～图 5-14-4）。

■　化脓性滑囊炎时，滑囊内透声差，滑囊周围组织水肿增厚，局部皮肤有红肿热痛（图 5-14-5A，B 与 C）。

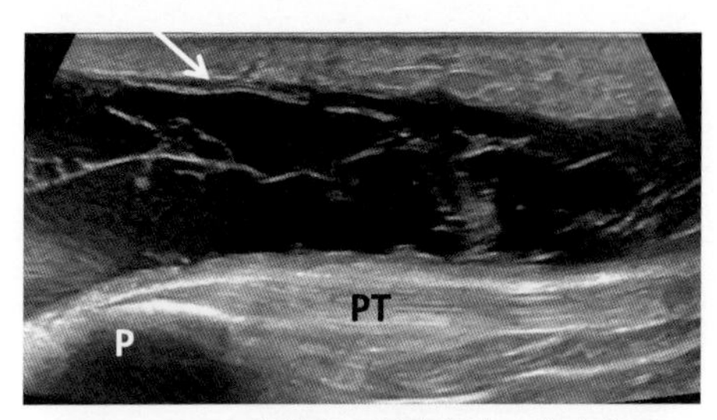

图 5-14-1　髌前皮下滑囊积液（箭头），内见少许分隔

P，髌骨；PT，髌腱

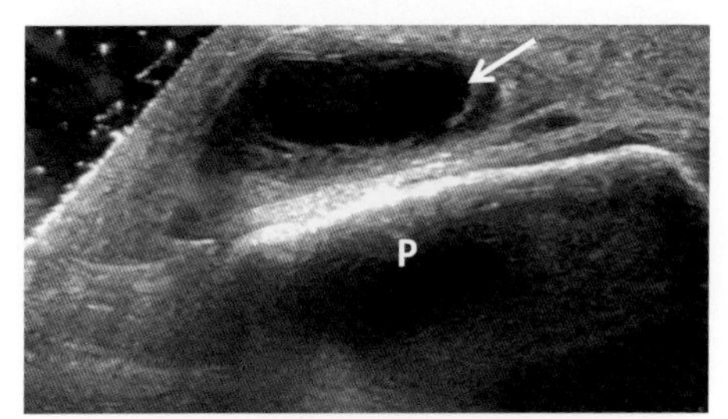

图 5-14-2　外伤后髌前滑囊积液（箭头）

P，髌骨

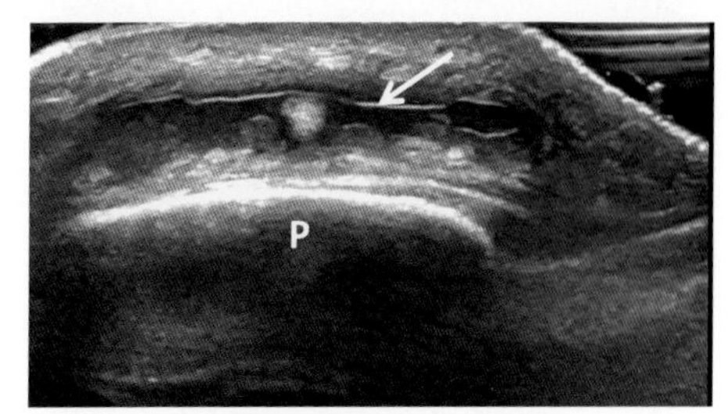

图 5-14-3　纵切面显示髌前皮下滑囊积液（箭头），其内滑膜增生呈结节状。

P，髌骨

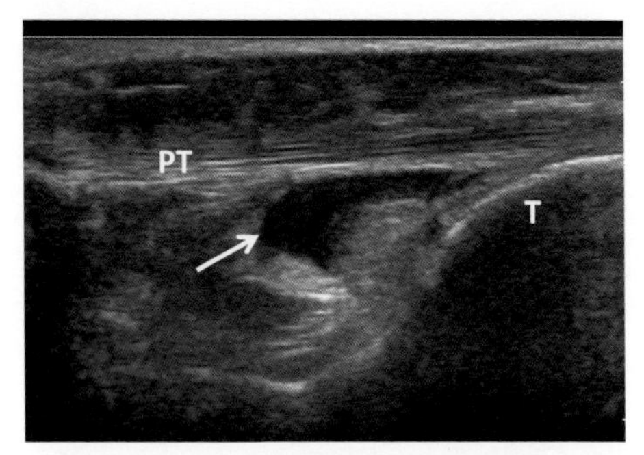

图 5-14-4A　纵切面显示髌下深囊扩张，内可见积液和滑膜增生（箭头）
PT，髌腱；T，胫骨

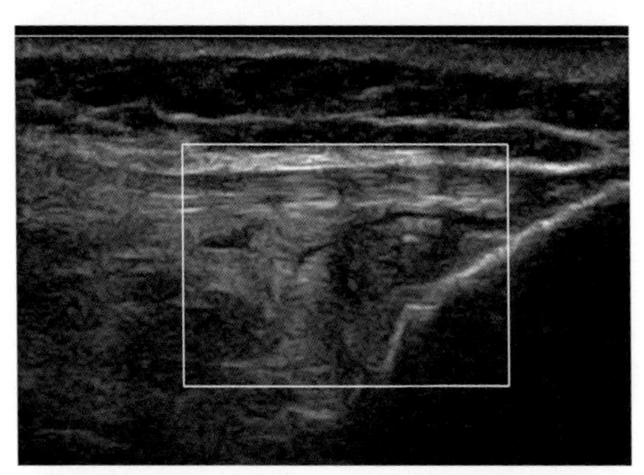

图 5-14-4B　PDI 显示滑囊内血流信号增多

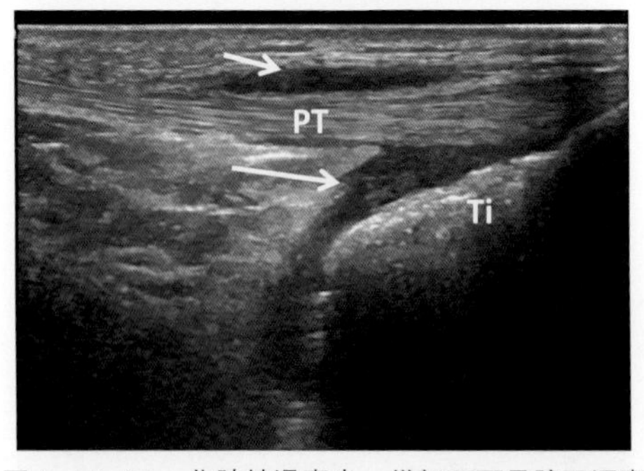

图 5-14-5A　化脓性滑囊炎。纵切面可见髌下深囊（长箭头）和浅囊（短箭头）扩张，内呈低回声
Ti，胫骨；PT，髌腱

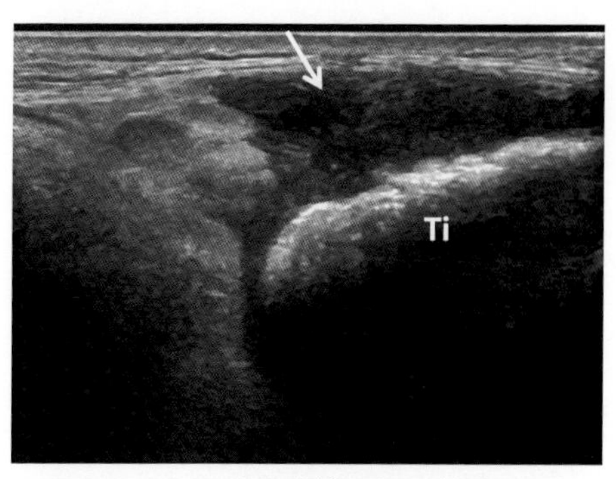

图 5-14-5B　可见髌前深囊向外侧扩张，内呈低回声（箭头）

Ti，胫骨上端

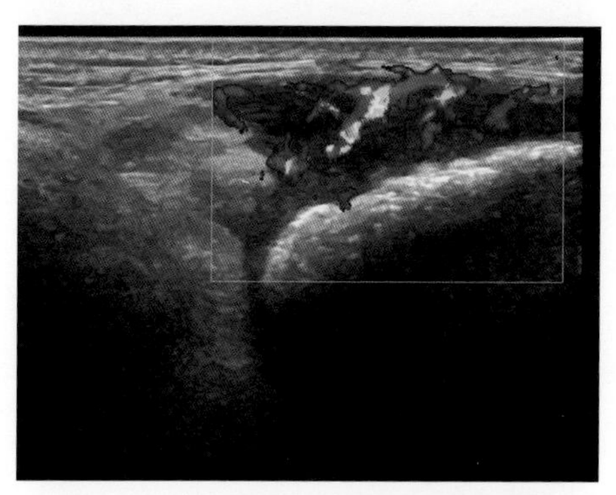

图 5-14-5C　可见病变内较丰富血流信号

第十五节　鹅足囊炎

【疾病简介】

■　鹅足囊位于缝匠肌、股薄肌及半腱肌的联合止点与胫侧副韧带之间。

■　滑囊炎时，患者胫骨内侧髁处疼痛，活动时加重，休息后减轻。

■　检查时局部可见肿胀，明显压痛。

【超声表现】

■ 鹅足腱在胫骨附着处深部可见积液，呈无回声，有时包绕鹅足腱（图 5-15-1 ～图 5-15-2 与视频）。

■ 探头加压时，积液形状可发生改变。

■ 急性期于囊壁上可见血流信号。

【鉴别诊断】

鹅足腱部位还可发生腱鞘囊肿。腱鞘囊肿一般无痛、较硬，形态较圆，内部有时可见分隔，仔细观察还可见一个迂曲的蒂部。

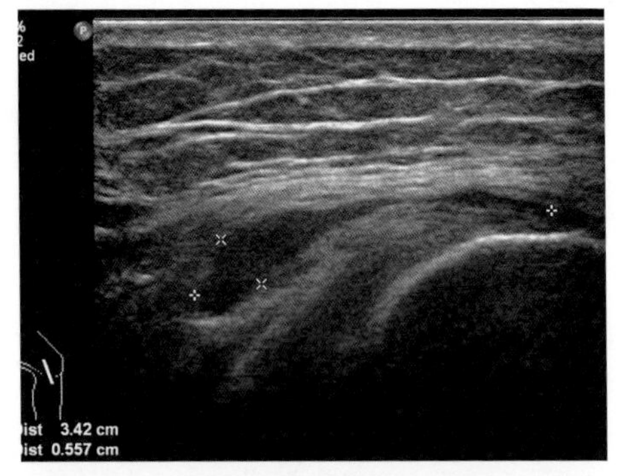

图 5-15-1　纵切面显示膝关节内侧鹅足腱滑囊积液（标尺）

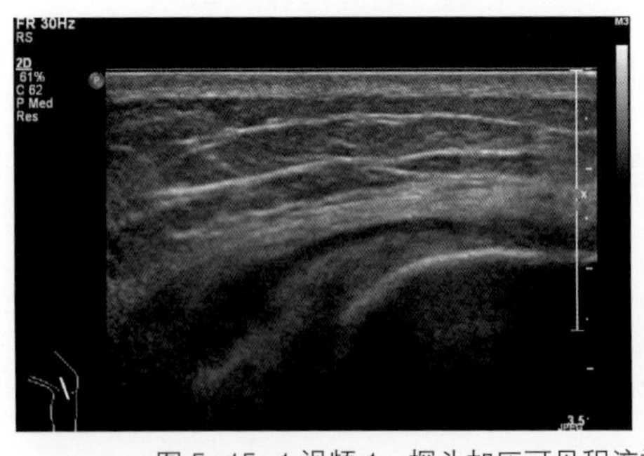

图 5-15-1 视频 1　探头加压可见积液被压瘪

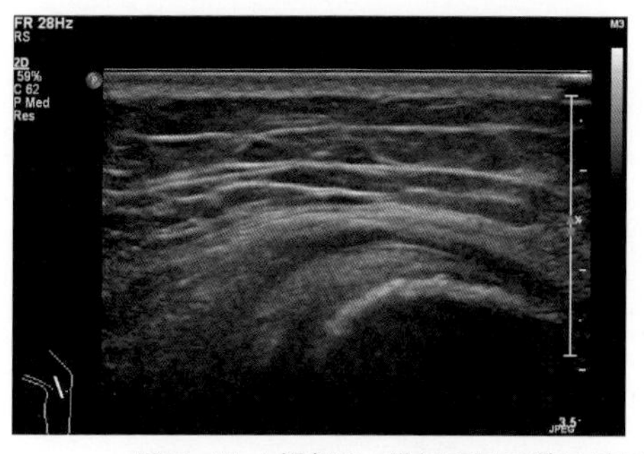

图 5-15-1 视频 2　纵切面显示鹅足腱周围积液

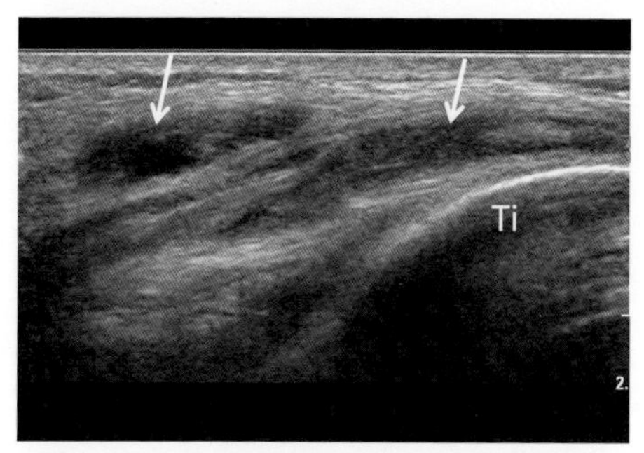

图 5-15-2　强直性脊柱炎伴鹅足腱滑囊积液，患者 17 岁。纵切面显示鹅足腱周围多处液性区（箭头），为滑囊积液

Ti，胫骨上段

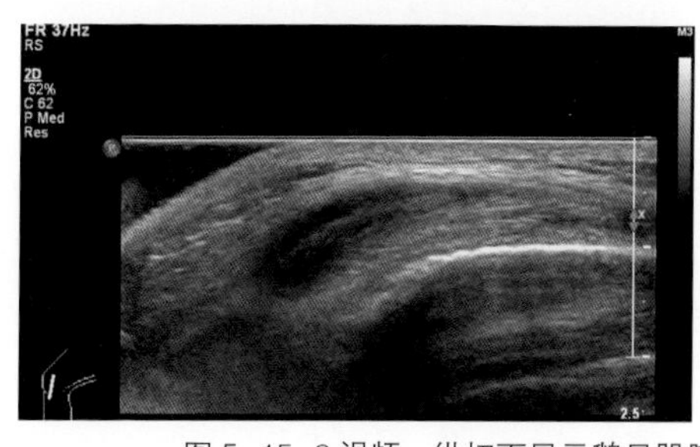

图 5-15-2 视频　纵切面显示鹅足肌腱周围多处滑囊积液

第十六节　膝内侧副韧带滑囊炎

【疾病简介】

■　膝内侧副韧带滑囊位于膝内侧副韧带深、浅两层之间。

■　由于在运动与训练中，膝关节反复伸屈与扭转，久之可导致膝内侧副韧带滑囊劳损而出现炎症。

【超声表现】

超声可见内侧副韧带深层与浅层之间可见积液，有时透声差，或出现分隔（图 5-16-1）。

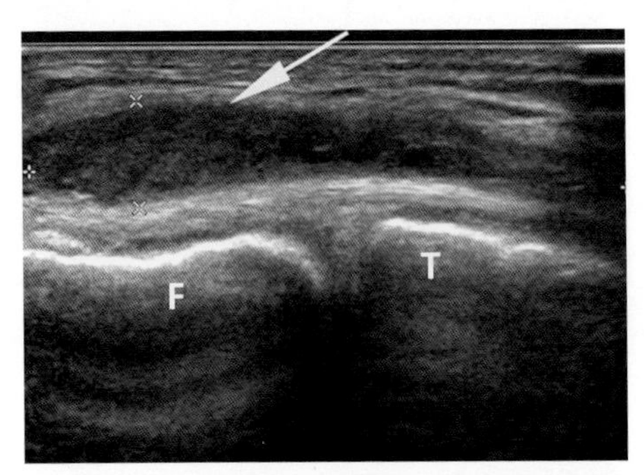

图 5-16-1　膝内侧纵切面显示内侧副韧带滑囊扩张，其内可见积液（箭头与标尺之间）
F，股骨；T，胫骨

第十七节　Baker 囊肿

【疾病简介】

■　为发生在腘窝内侧腓肠肌内侧头与比目鱼肌之间的滑膜囊肿。在成人该囊肿多与膝关节腔相通。

■　任何导致膝关节腔内积液增加的因素如关节内滑膜炎、剥脱性骨软骨炎、骨软骨骨折、骨坏死、骨性关节炎、软骨缺损、半月板病变、关节内游离体等，都可导致 Baker 囊肿形成。

■　当囊肿较大时，囊液可破入小腿皮下或腓肠肌与比目鱼肌之间。

【临床表现】

■　在慢性膝关节病变患者，由于关节腔内的积液不断地积聚到滑囊内，滑囊可以缓慢增大，因而患者可以耐受囊肿而没有症状或症状轻微。

■　囊肿破裂时，患者小腿后部可出现疼痛肿胀，临床上常难以与小腿静脉血栓鉴别。

【超声表现】

■　患者俯卧位，探头于腘窝内侧横切检查，可见囊肿颈部位于腓肠肌内侧头与半膜肌腱之间（图 5-17-1 与视频）。

■　腘窝囊肿内多为无回声，囊壁较薄，有时可见游离体。慢性滑囊炎时，囊壁可见不规则增厚，囊内可见滑膜增生。

■　纵切面显示囊肿下缘一般呈光滑的外凸形态。如囊肿下缘呈尖状或形态不规则，常提示囊肿破裂。破裂的囊肿，其囊液可向下流入小腿皮下或肌间（图 5-17-2A，B 与视频，图 5-17-3 与视频）。

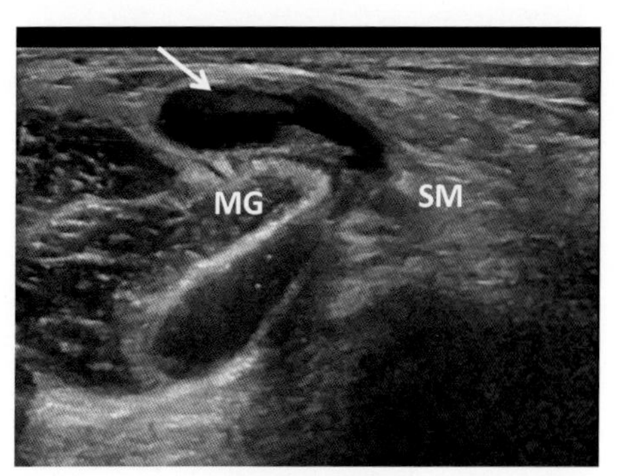

图 5-17-1　横切面显示腘窝囊肿（箭头）颈部位于腓肠肌内侧头（MG）与半膜肌腱（SM）之间

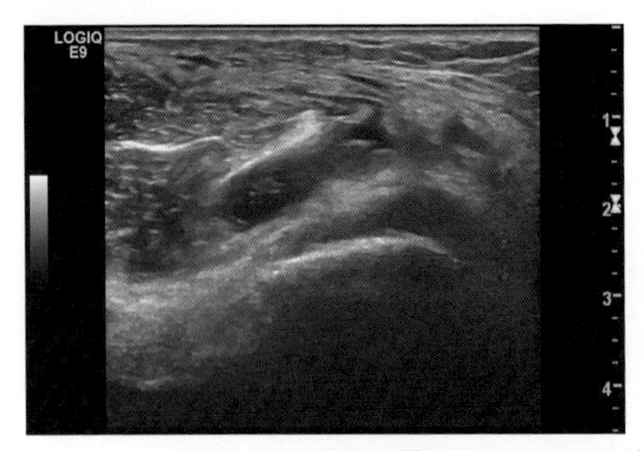

图 5-17-1 视频　横切面自上向下连续扫查可见腘窝囊肿破入小腿肌间

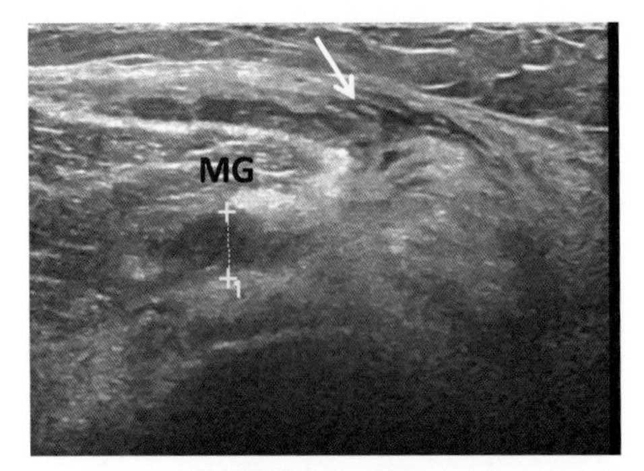

图 5-17-2A　腘窝囊肿破裂。横切面显示腘窝囊肿的深侧部分（标尺）和浅侧部分（箭头）

MG，腓肠肌内侧头

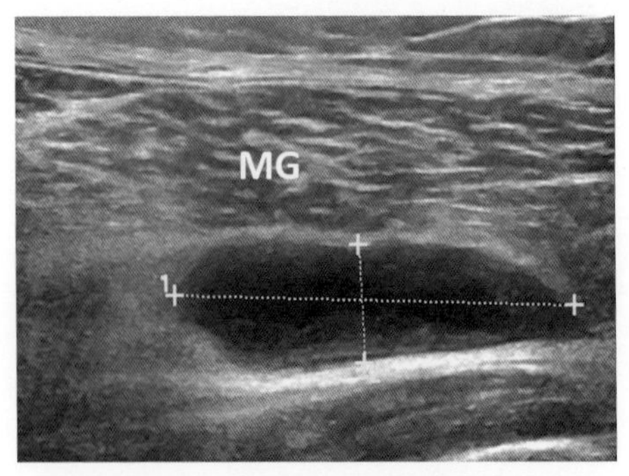

图 5-17-2B　横切面显示腘窝囊肿破裂流入小腿后部肌间（标尺）

MG，腓肠肌内侧头

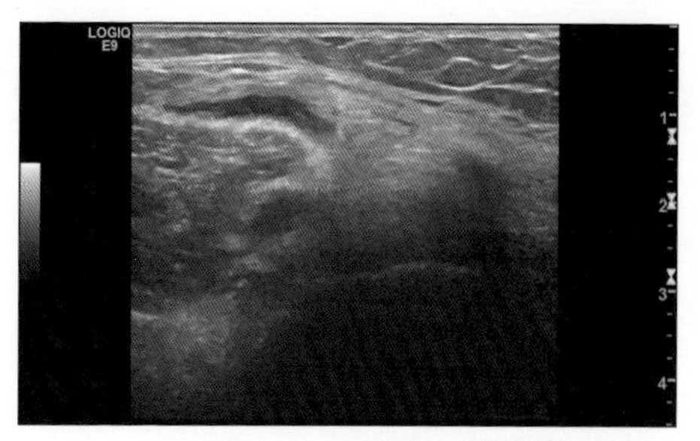

图 5-17-2B 视频　连续横切面自上向下显示腘窝囊肿向下破入小腿肌间

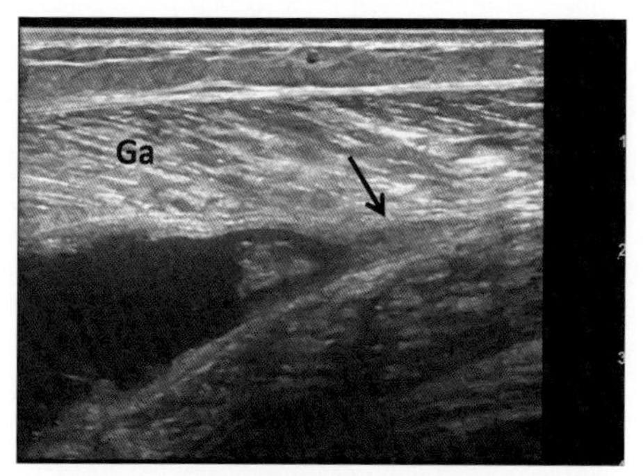

图 5-17-3　腘窝囊肿破裂。纵切面显示腘窝囊肿远端破裂入小腿肌间，呈尖状（箭头）
Ga，腓肠肌

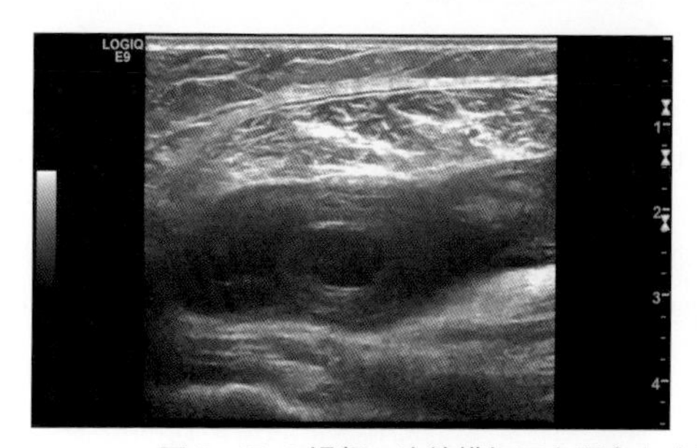

图 5-17-3 视频　连续横切面自腘窝向小腿扫查显示右侧腘窝囊肿向下破入小腿肌间，呈混杂液性区

第十八节　骨性关节炎

【疾病简介】

■　骨性关节炎（osteoarthritis，OA）是最常见的一种慢性、进展性关节疾病，最常累及膝关节。

■　膝关节骨关节炎可分为原发性和继发性 2 种。原发性膝骨关节炎，又称为特发性骨关节炎，多见于妇女、体型肥胖者。继发性关节炎多继发于关节畸形、关节损伤、关节炎或其他伤病。

【主要病理改变】

■　关节软骨病变：为 OA 的最主要病理改变。早期软骨基质内糖蛋白丢失导致关节表层的软骨软化，在承受压力的部位出现断裂，使软骨表面呈细丝绒状物，以后关节软骨变性、破坏。

■　骨赘形成：即骨刺，为关节边缘唇状或刺状突起，为重度 OA 的特征性表现之一。其形成是由于在软骨基部或关节边缘的软骨内成骨所致，在活动期有软骨帽。这种骨组织特征性地向外生长，出现在远离关节负重区的部位。

■　关节内游离体：即所谓的关节鼠。关节软骨发生退行性变时，可有软骨碎片脱落和滑膜异常肥厚，滑膜组织化生可演化成软骨。软骨体增大即突入关节腔，并有蒂与之相连。当中心软骨钙化后即有血管侵入成骨，变为骨体。骨体表面被覆有滑膜和透明软骨。当蒂离断后即游离在关节内形成游离体。游离体的出现预示着关节病变较重，预后较差。

■　膝关节周围软组织改变：

OA 患者均可见到一定程度的关节渗液与滑膜增厚，滑膜增厚与膝痛程度之间存在一定的相关性。

半月板半脱位（外突）发生率为 10%。研究表现，半月板外凸突及损伤与膝关节间隙的狭窄程度、关节软骨的损伤程度密切相关。

【超声表现】

■　骨赘：为骨末端或关节周缘出现的骨质局部突起改变，其后方伴或不伴有声影，多见于膝关节内侧缘和膝外侧缘。骨性关节炎进展期，骨赘可对周围软组织造成损伤，如韧带撕裂。因此，还应注意检查骨赘周围的软组织有无损伤（图 5-18-1 与视频，图 5-18-2）。

■ 关节软骨损伤：可见股骨负重面关节软骨发生不同程度的改变，轻者关节软骨浅侧边界模糊，重者可见关节软骨变薄、缺失，软骨下骨缺损改变（图 5-18-3，图 5-18-4 与视频，图 5-18-5）。

■ 内侧半月板外突：内侧半月板可见不同程度的外突（图 5-18-6 与图 5-18-7），同时伴有膝内侧副韧带向外移位。

■ 其他非特异超声征象：

髌上囊内可见积液，可伴有或无明显滑膜增厚（图 5-18-8，图 5-18-9 与视频，图 5-18-10）。

部分患者于髌上囊内可见数量不等的强回声游离体。

腘窝内侧可见 Baker 囊肿，横切面显示囊肿的颈部位于腓肠肌内侧头与半膜肌腱之间，囊肿大小不一，其内有时可见分隔或强回声游离体。

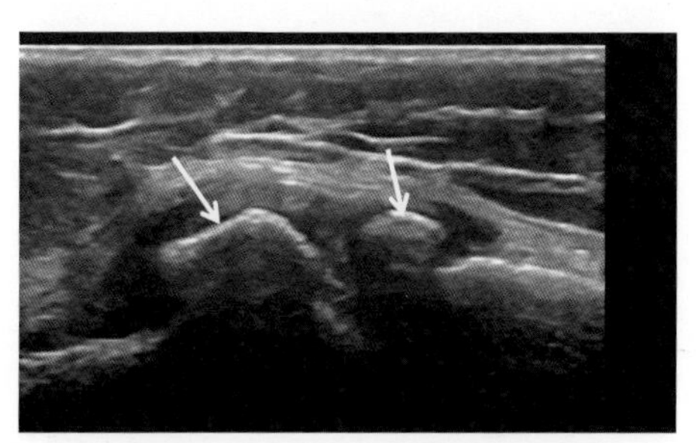

图 5-18-1 纵切面显示膝内侧骨赘（箭头）

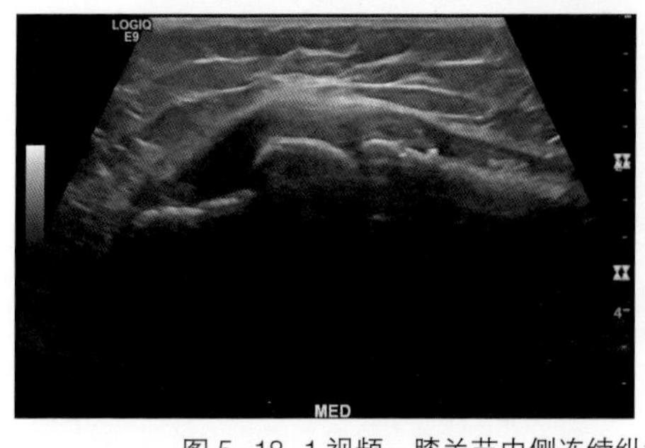

图 5-18-1 视频 膝关节内侧连续纵切面显示股骨远端与胫骨近端骨赘

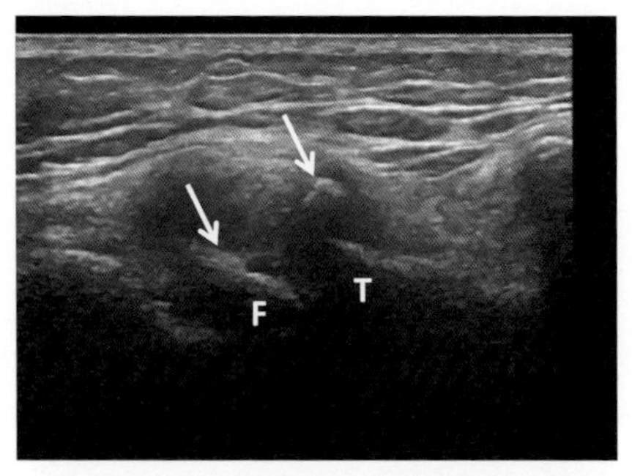

图 5-18-2　纵切面显示膝外侧骨赘（箭头）
F，股骨下端；T，胫骨上端

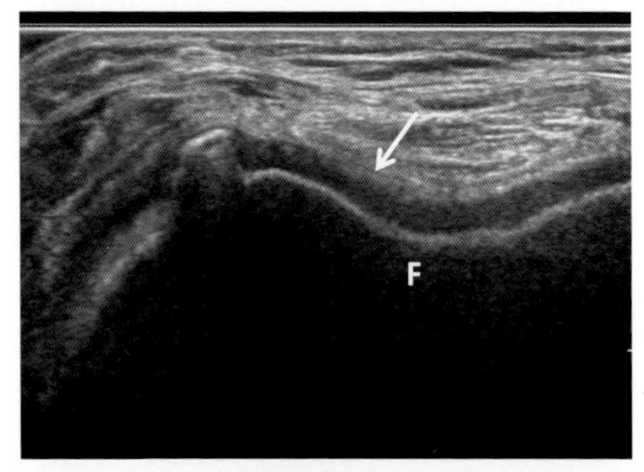

图 5-18-3　横切面显示股骨滑车（F）处关节软骨表面不平滑（箭头）

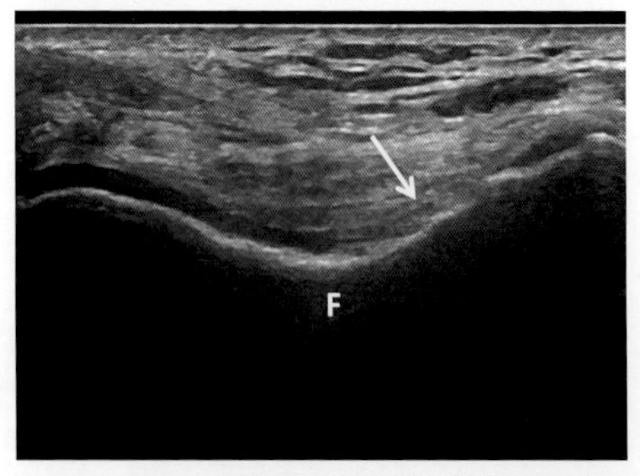

图 5-18-4　横切面显示左膝股骨滑车内侧关节软骨缺失（箭头）
F，股骨滑车

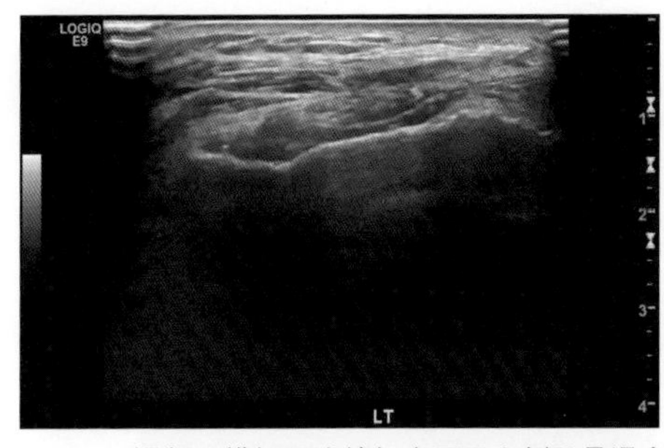

图 5-18-4 视频　横切面连续扫查显示左侧股骨滑车处局部关节软骨明显变薄

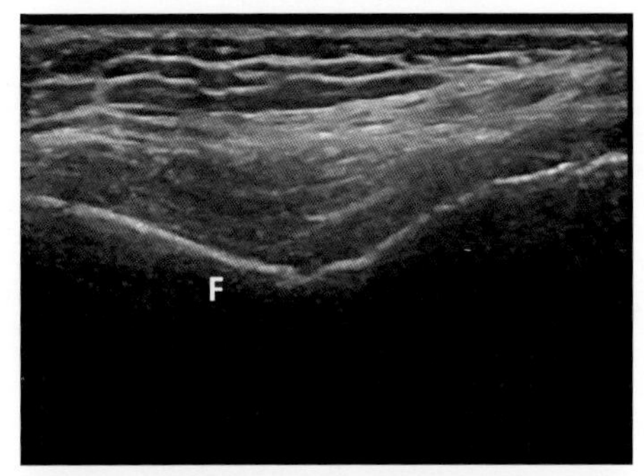

图 5-18-5　股骨滑车处（F）关节软骨明显变薄、缺失

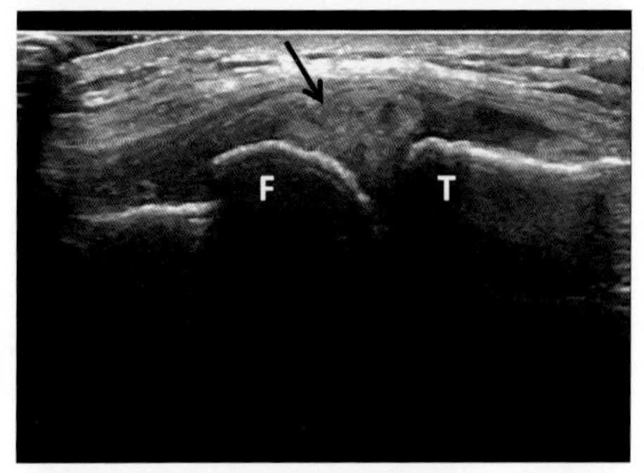

图 5-18-6　显示膝内侧骨赘形成，半月板明显向外突出（箭头）

F，股骨；T，胫骨

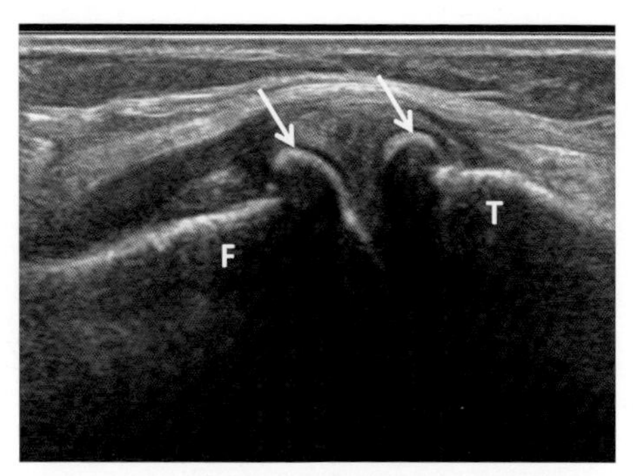

图 5-18-7 膝内侧纵切面显示膝内侧骨赘形成（箭头），半月板明显外突

F，股骨；T，胫骨

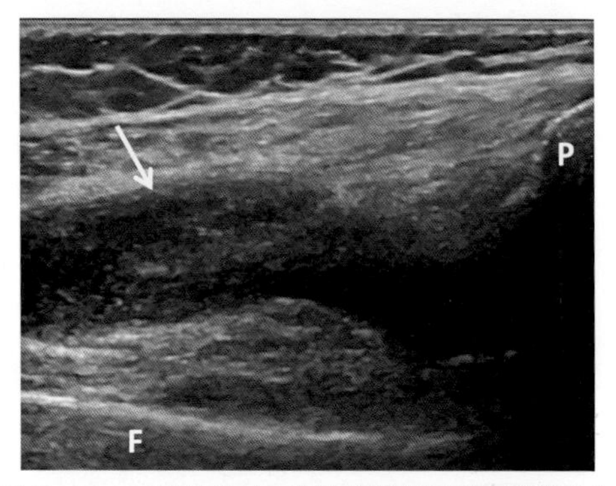

图 5-18-8 膝关节髌上囊内滑膜明显增厚（箭头）

P，髌骨；F，股骨

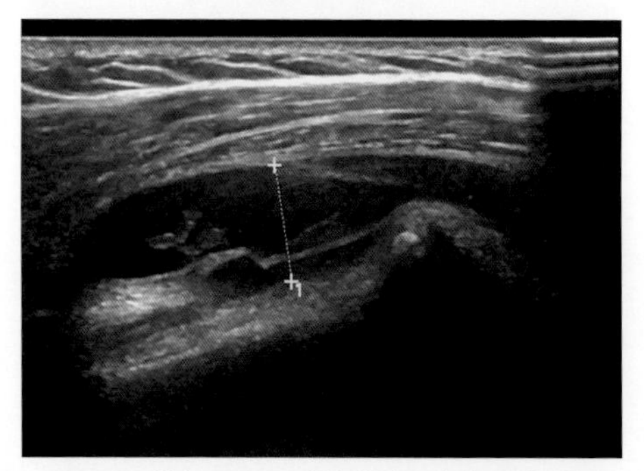

图 5-18-9 纵切面显示膝关节髌上囊内积液（标尺）

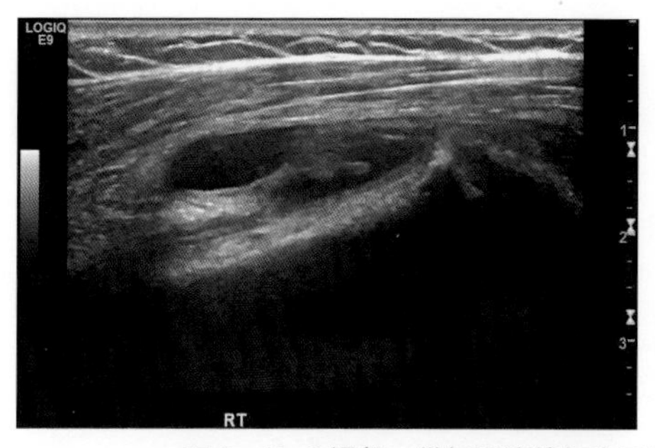

图 5-18-9 视频　纵切面连续扫查显示膝关节腔积液伴滑膜增厚

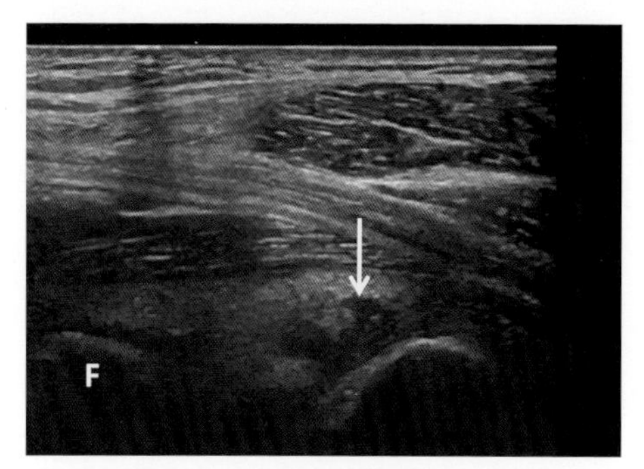

图 5-18-10　膝后部纵切面显示膝关节后隐窝内积液（箭头）

F，股骨

【附录】

1. 骨赘超声半定量评估

患者仰卧，膝关节伸直位，探头纵切面放在膝内侧与外侧，自前向后移动探头以进行全面扫查。测量骨赘的厚度，并进行半定量分析。

- 0 级：无骨赘；
- 1 级：小骨赘，厚度＜ 2mm。
- 2 级：中等骨赘，厚度 2.1 ～ 4.0mm。
- 3 级：大骨赘，厚度＞ 4.1mm。

2. 关节软骨超声半定量评估

患者仰卧位，膝关节完全屈曲。探头放在髌骨上方，检查股骨内侧髁、外侧髁和股骨滑车处关节软骨三个部位，分别进行横切面和纵切面检查，扫查要全面，从近侧向远侧做全面扫查。检查时声束要垂直于股骨表面。关节软骨可按病变严重程度分为以下几级：

■ 0 级：关节软骨呈均匀的无回声带，其浅侧和深侧边界清晰。

■ 1 级：关节软骨浅侧边界不清，和 / 或内部回声增高。

■ 2 级：2A，关节软骨局部变薄，缺损厚度小于 50%；2B，关节软骨局部变薄，缺损厚度大于 50%，但小于 100%；

■ 3 级：关节软骨局部完全消失，伴或不伴有软骨下骨病变。

第十九节　上胫腓关节囊肿

【疾病简介】

■ 为位于上胫腓关节远侧的囊肿，其与上胫腓关节通过一个细小而弯曲的管道相连。

■ 临床上表现为腓骨头处的软组织肿胀，有时可局部有疼痛，并向小腿远侧放射。

【超声表现】

■ 于腓骨颈外侧可见囊肿，呈梨形，近端较尖，并与上胫腓关节关系密切（图 5-19-1A 与图 5-19-1B）。

■ 囊肿下端较圆，位于肌间或肌内。较大的囊肿内还可见到分隔。

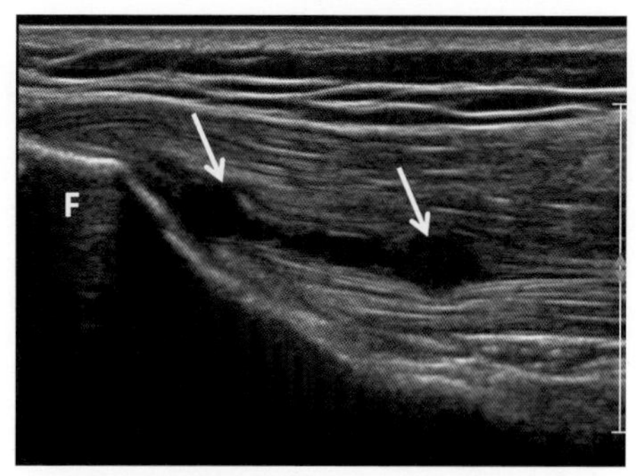

图 5-19-1A　纵切面显示上胫腓关节囊肿（箭头），囊肿上方与上胫腓关节关系密切。
F，腓骨上端

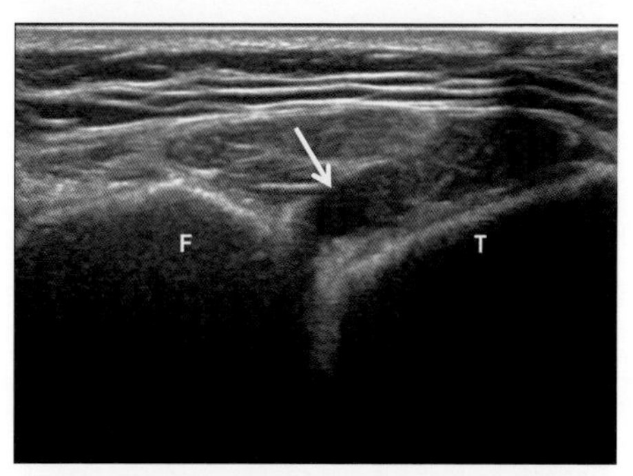

图 5-19-1B　横切面显示囊肿上端（箭头）紧邻上胫腓关节
F，上胫腓关节的腓骨端；T，上胫腓关节的胫骨端

第二十节　膝部痛风病变

【疾病简介】

■　痛风最常累及第 1 跖趾关节，但也可累及身体其他关节。

■　在膝部，尿酸盐晶体可沉积在多个部位，如滑膜、肌腱、关节软骨表面、半月板与关节软骨之间。

【超声表现】

尿酸盐晶体可沉积在以下部位：

■ 沉积在关节增厚的滑膜内，呈多发点状强回声(图5-20-1)。

■ 沉积在膝关节周围肌腱内，如髌腱、腘肌腱等，导致肌腱内出现线状、结节状或团块状强回声，部分后方可伴声影(图5-20-2～图5-20-6与视频)。

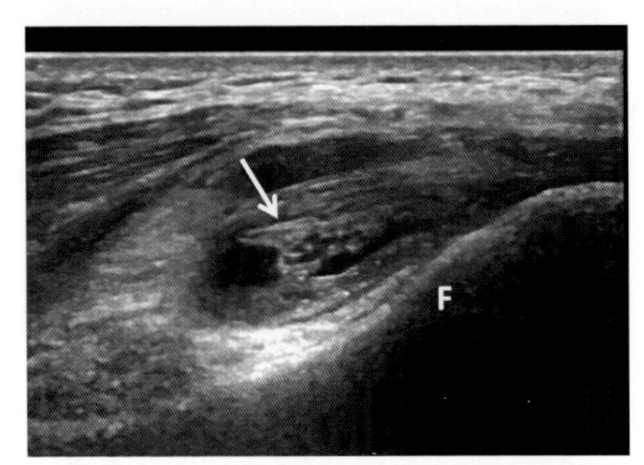

图5-20-1 痛风患者。显示膝关节滑膜内多发点状回声(箭头)
F，肱骨

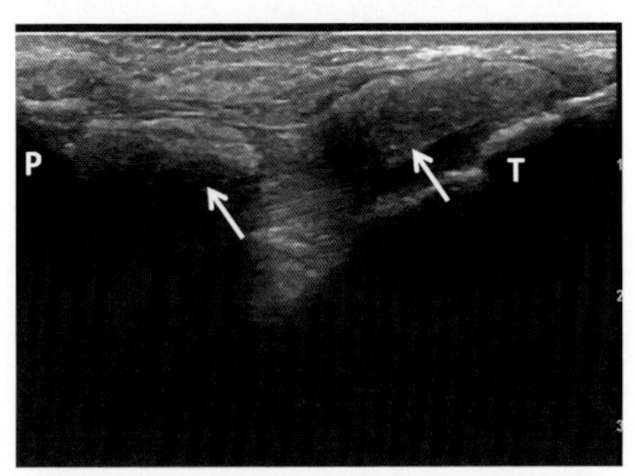

图5-20-2 纵切面可见髌腱内多发痛风石，呈强回声(箭头)
T，胫骨粗隆；P，髌骨

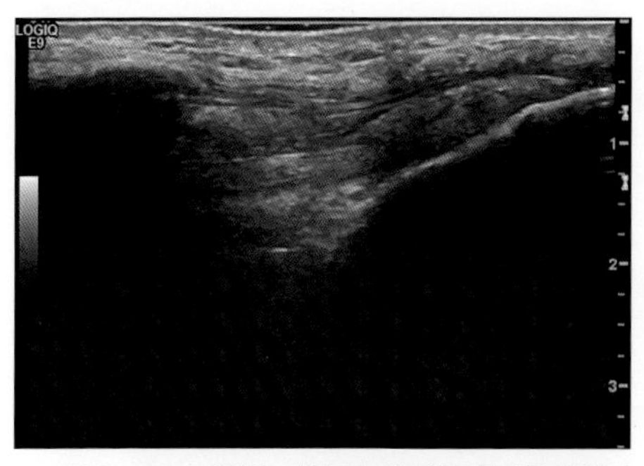

图 5-20-2 视频　纵切面连续扫查可见髌腱内多发痛风石，呈强回声，部分后方伴声影

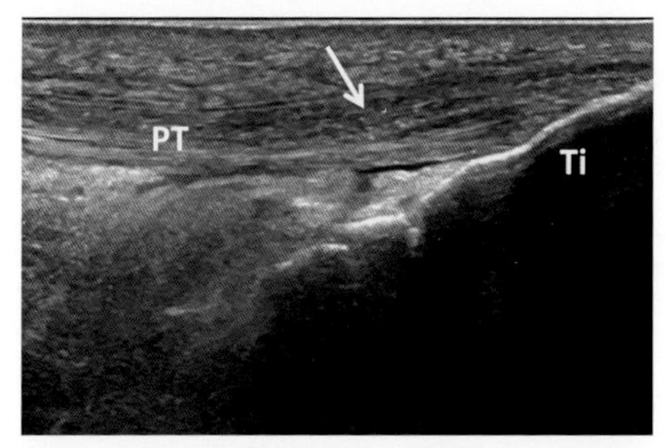

图 5-20-3　纵切面连续扫查可见髌腱远段尿酸盐沉积呈多发点状强回声（箭头）

Ti，胫骨粗隆；PT，髌腱

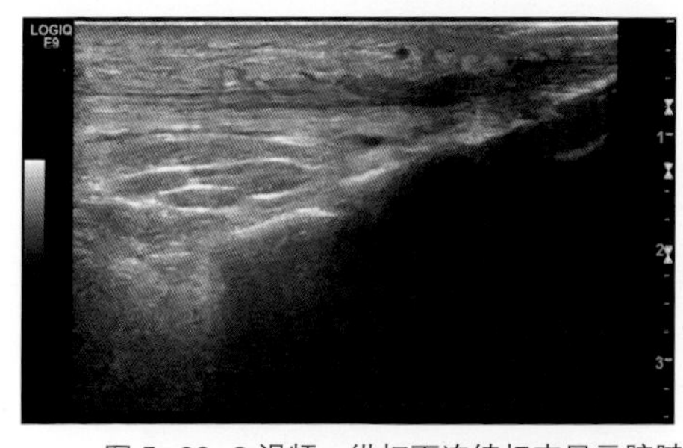

图 5-20-3 视频　纵切面连续扫查显示髌腱远段尿酸盐沉积呈多发点状强回声

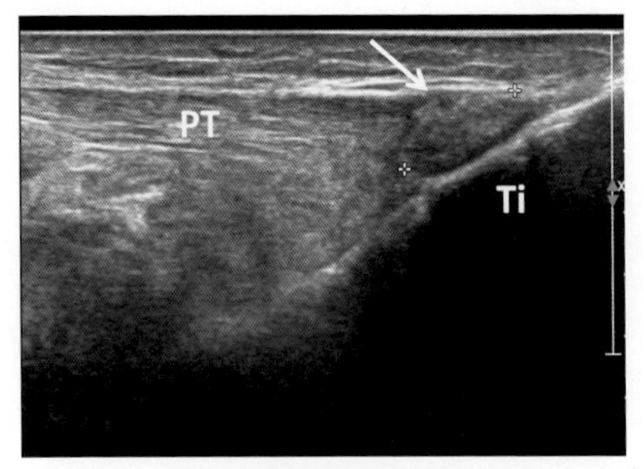

图 5-20-4　髌腱远段痛风石（箭头）

Ti，胫骨粗隆；PT，髌腱

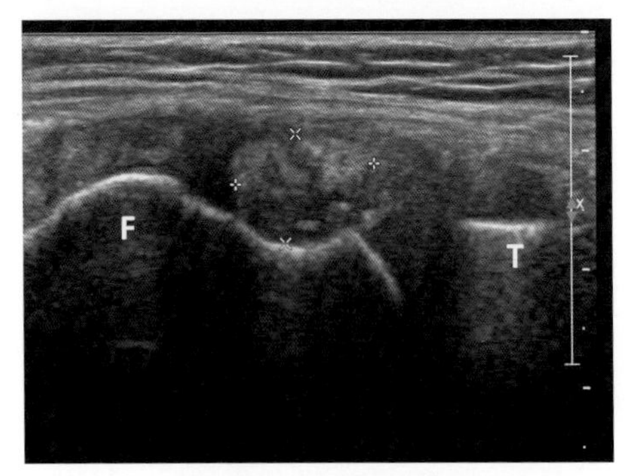

图 5-20-5　膝外侧纵切显示腘肌腱起始部痛风石，呈强回声（标尺）

F，股骨；T，胫骨

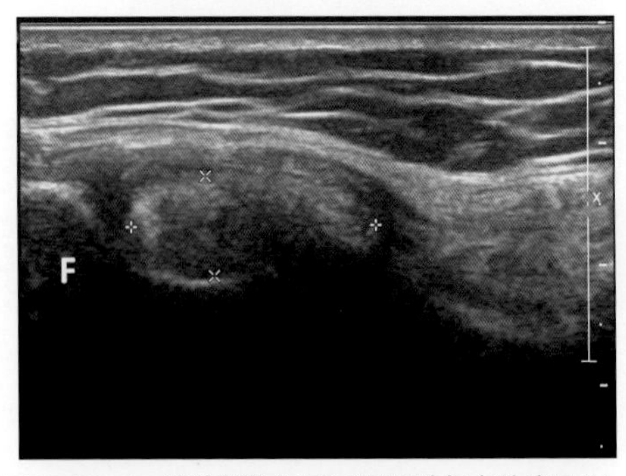

图 5-20-6　膝外侧纵切显示腘肌腱起点处痛风石，呈强回声（标尺）

F，股骨

■　沉积在膝内侧副韧带内，表现为韧带内强回声区（图 5-20-7 与视频，图 5-20-8A，B）。

■　沉积在膝关节股骨内、外髁及股骨滑车处关节软骨表面，形成典型的双轨征（图 5-20-9A，B ～图 5-20-11）。

■　沉积在半月板与股骨、胫骨关节软骨之间，形成短线状强回声（图 5-20-12A，B 与图 5-20-13）。

■　沉积在肌层或皮下，呈强回声结节，有时后方可伴声影（图 5-20-14 与图 5-20-15）。

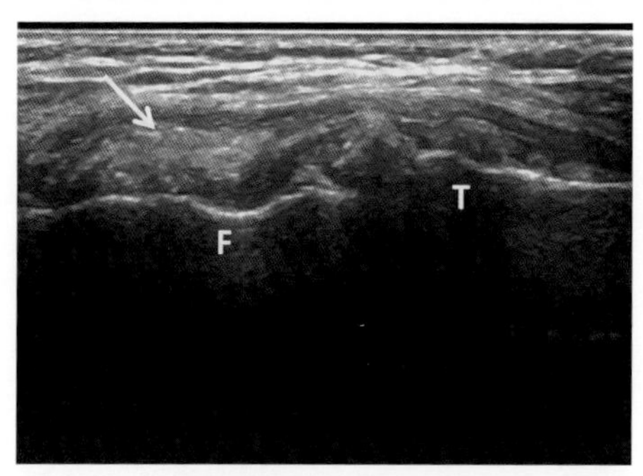

图 5-20-7　膝内侧纵切面显示内侧副韧带尿酸盐沉积呈强回声区（箭头）

F，股骨；T，胫骨

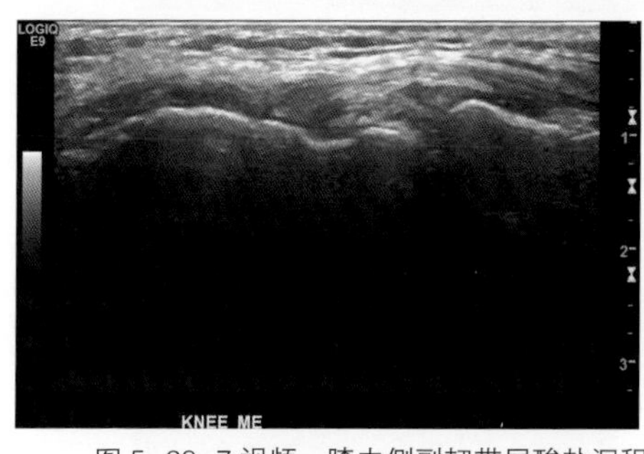

图 5-20-7 视频　膝内侧副韧带尿酸盐沉积呈强回声区

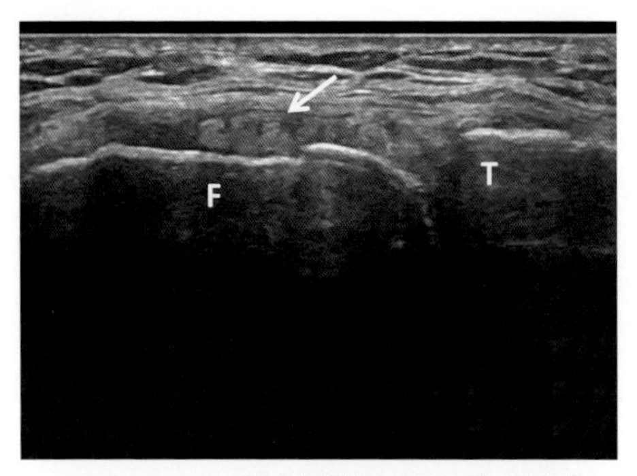

图 5-20-8A　膝内侧纵切面显示膝内侧副韧带尿酸盐沉积，呈强回声（箭头）
F，股骨；T，胫骨

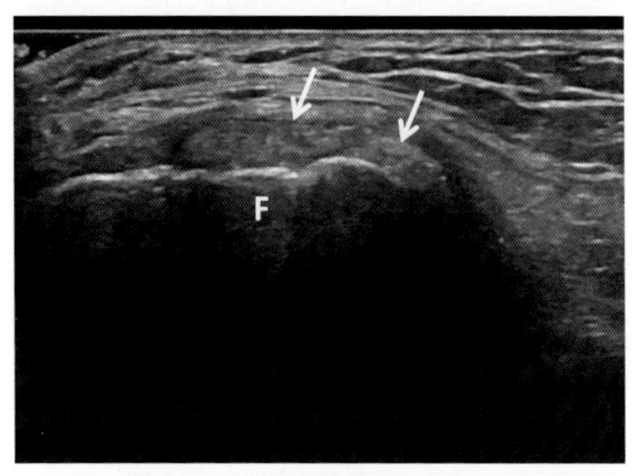

图 5-20-8B　膝内侧横切面显示膝内侧副韧带尿酸盐沉积，呈强回声（箭头）
F，股骨

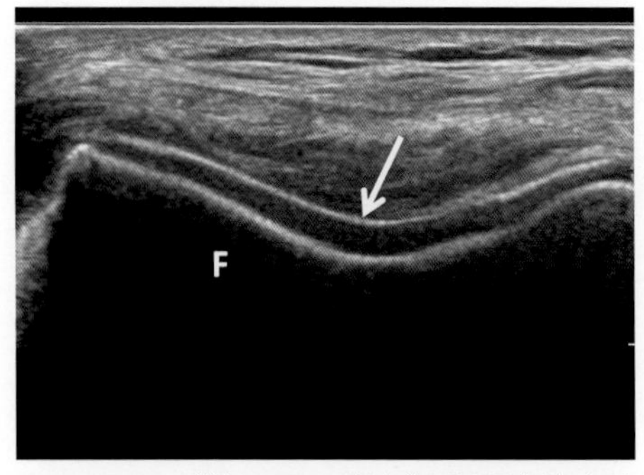

图 5-20-9A　横切面显示膝关节股骨滑车处（F）关节软骨表面双轨征（箭头）

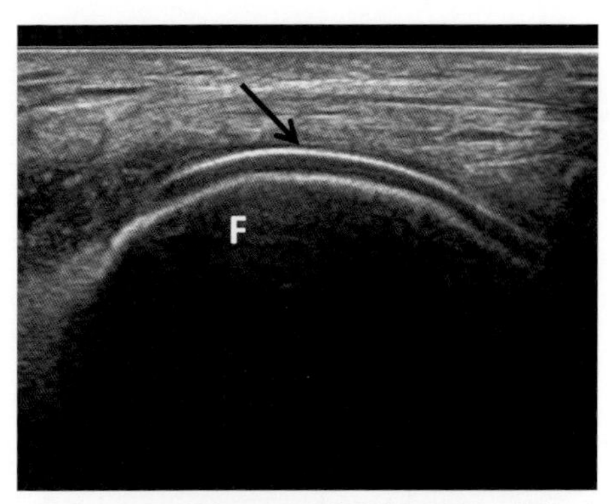

图 5-20-9B　纵切面显示膝关节股骨滑车处（F）关节软骨表面双轨征（黑箭头）

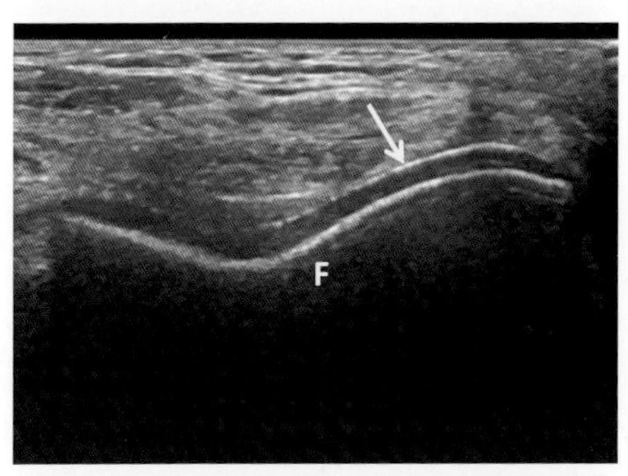

图 5-20-10　横切面显示股骨滑车内侧面（F）处关节软骨表面线状强回声（箭头）

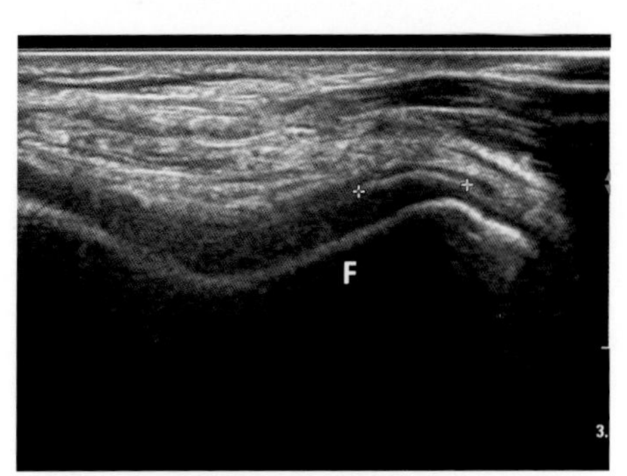

图 5-20-11　横切面显示股骨滑车内侧面（F）关节软骨表面短线状强回声（标尺）

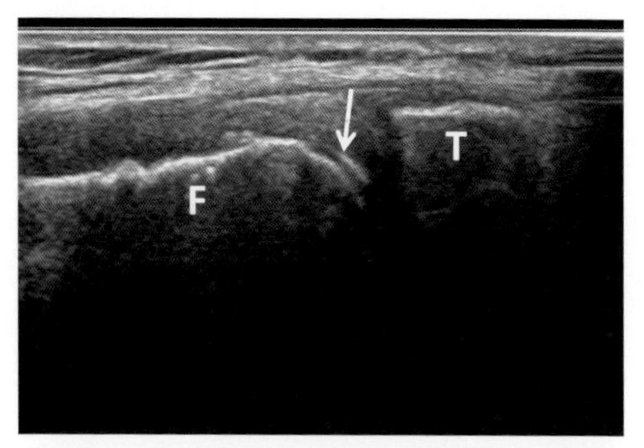

图 5-20-12A　纵切面显示膝关节内侧半月板与股骨关节软骨之间尿酸盐沉积呈短线状强回声（箭头）

F，股骨；T，胫骨

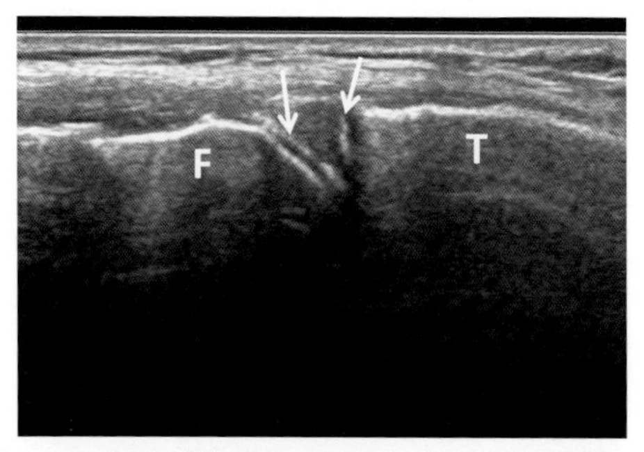

图 5-20-12B　纵切面显示膝关节外侧半月板与股骨、胫骨关节软骨之间尿酸盐沉积呈短线状强回声（箭头）

F，股骨；T，胫骨

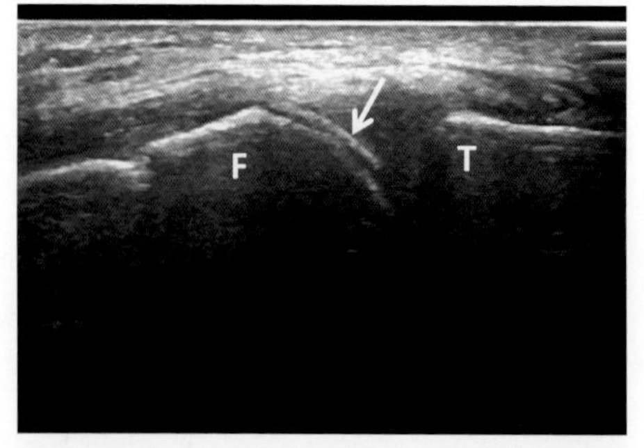

图 5-20-13　纵切面显示膝关节内侧半月板与股骨关节软骨之间尿酸盐沉积呈短线状强回声（箭头）

F，股骨；T，胫骨

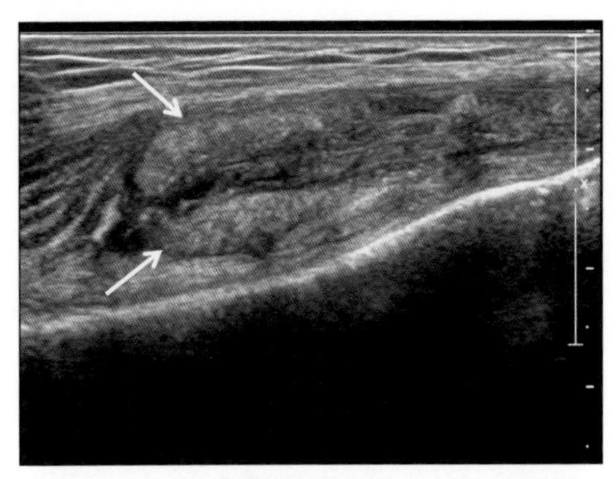

图 5-20-14　显示髌骨上方股四头肌内尿酸盐沉积呈偏强回声区（箭头）

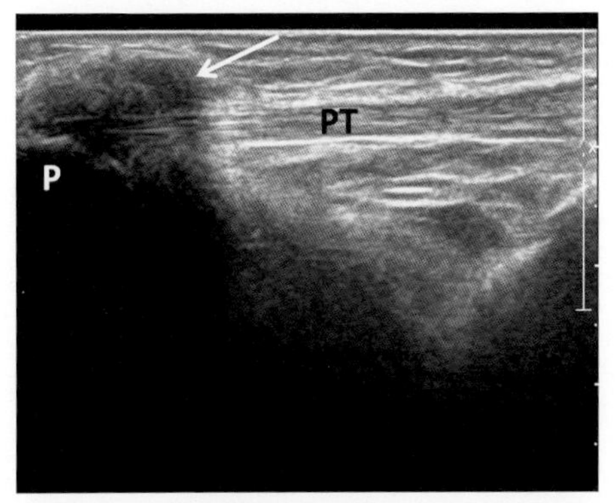

图 5-20-15　显示髌腱近段浅侧皮下痛风石呈强回声，后方伴声影（箭头）
P，髌骨；PT，髌腱

参考文献

[1] Chheda S, Gorbachova T, Saing M, et al. Unstable osteochondral fragment of the lateral femoral condyle containing the popliteus tendon origin. Report of three cases. Skeletal Radiol，2015Jan；44（1）：137-142.

[2] Shukla DR，Levy BA，Kuzma SA，et al. Snapping popliteus tendon within an osteochondritis dissecans lesion: an unusual case of lateral knee pain. Am J Orthop（Belle Mead NJ），2014 Sep；43（9）：E210-213.

[3] Gossec L, Dougados M. Intra-articular treatments in osteoarthritis: from the symptomatic to the structure modifying. Ann Rheum Dis, 2004; 63:478–482.
[4] Agents AI, Effects NS. Recommendations for the medical management of osteoarthritis of the hip and knee: 2000 update. Arthritis & Rheumatology, 2000; 43 (9): 1905–1915.
[5] Naredo E, Rodríguez M, Campos C, et al. Validity, Reproducibility, and Responsiveness of a Twelve-Joint Simplified Power Doppler Ultrasonographic Assessment of Joint Inflammation in Rheumatoid Arthritis. Arthritis Rheum, 2008; 59 (4): 515–522.

第6章 足踝部超声检查与常见病变诊断

第一节　足踝部超声检查

踝关节的超声检查可分为四个部分，分别为前部、内侧、外侧、后部、足底部、足背区。

一、踝关节前部

检查踝关节前部时，患者可仰卧，膝部屈曲，足底放在检查床上。

（一）踝关节腔

■　踝关节腔前部的检查可采用纵切与横切。

■　正常踝关节腔内可见少量积液，厚度不超过3mm。正常踝关节囊为线状高回声，位于胫骨前部和距骨滑车软骨旁，其下端止于距骨颈（图6-1-1A与视频）。

■　踝关节腔内应观察关节腔有无积液、滑膜增生、关节腔内有无游离体、关节软骨有无变薄或缺失（图6-1-1B，图6-1-1C）。痛风患者需观察关节软骨表面有无尿酸盐沉积，另外还需观察胫骨远端、距骨表面有无骨赘形成，滑膜炎时有无骨侵蚀病变。

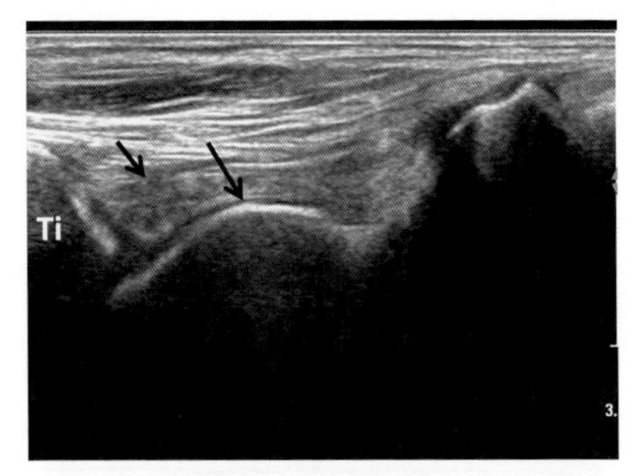

图 6-1-1A　纵切面显示踝关节前部。长箭头所指为距骨滑车处关节软骨，短箭头所指为关节内脂肪垫

Ti，胫骨远端

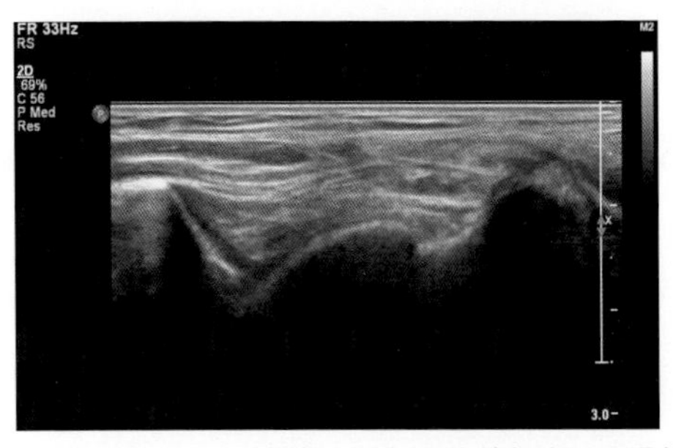

图 6-1-1A 视频　纵切面连续扫查显示踝前部关节腔

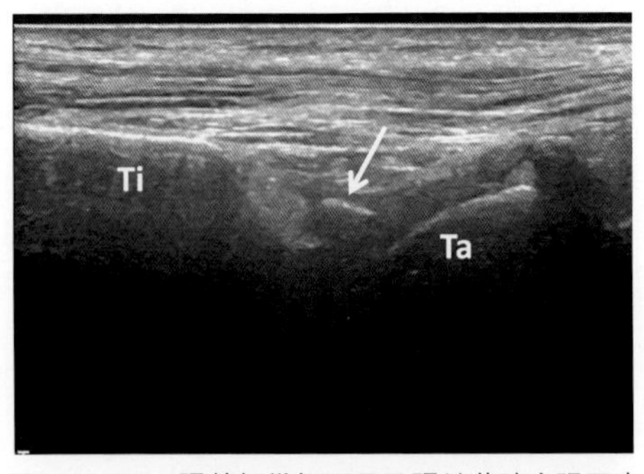

图 6-1-1B　踝前部纵切面显示踝关节腔内强回声游离体（箭头），可移动

Ti，胫骨；Ta，距骨

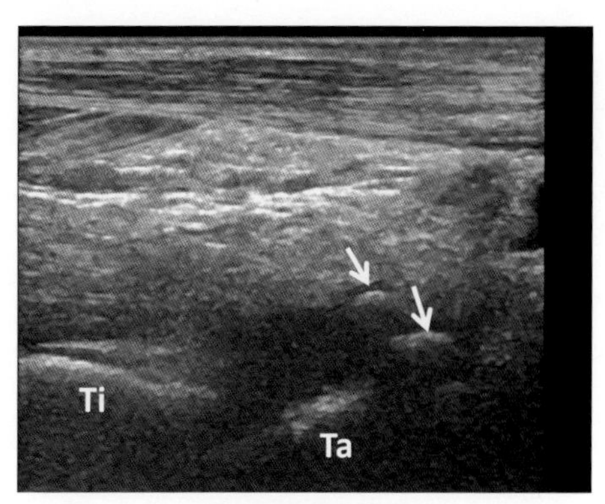

图 6-1-1C　踝关节后隐窝内积液伴强回声游离体（箭头）

Ti，胫骨远端；Ta，距骨

（二）踝前部伸肌腱

■　踝前部伸肌腱包括 4 条肌腱，从内往外依次为胫骨前肌腱、蹋长伸肌腱和趾长伸肌腱、第 3 腓骨肌腱。

■　检查时首先横切面显示踝前部各个肌腱，最内侧为胫骨前肌腱，较粗，其直径约为蹋长伸肌腱和趾长伸肌腱的 2 倍，向外侧依次为蹋长伸肌腱和趾长伸肌腱（图 6-1-2A，B 与视频）。

■　横切面可显示趾长伸肌腱在近端为一个肌腱，然后向远端分为四个肌腱，分别止于第二至第五趾。

■　胫骨前肌腱止于内侧楔骨的内侧面和第一跖骨底的足底面（图 6-1-2C），腱鞘炎时可见腱鞘增厚，回声减低（图 6-1-2D 与视频）。蹋长伸肌腱止于第一趾远节，趾长伸肌腱向远侧止于足趾。

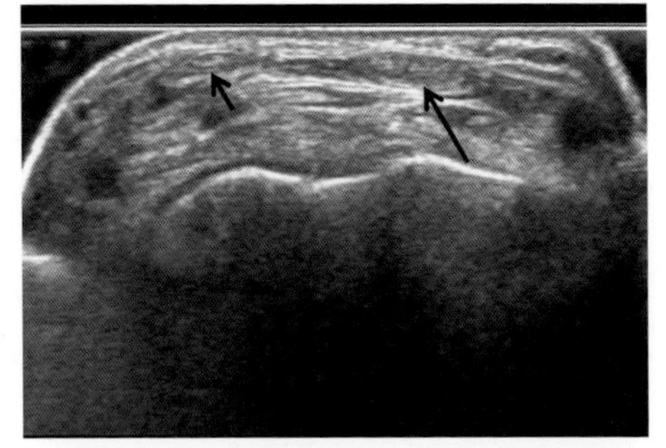

图 6-1-2A　踝前部横切面自内向外依次显示胫骨前肌腱（长箭头）、跗长伸肌腱（短箭头）

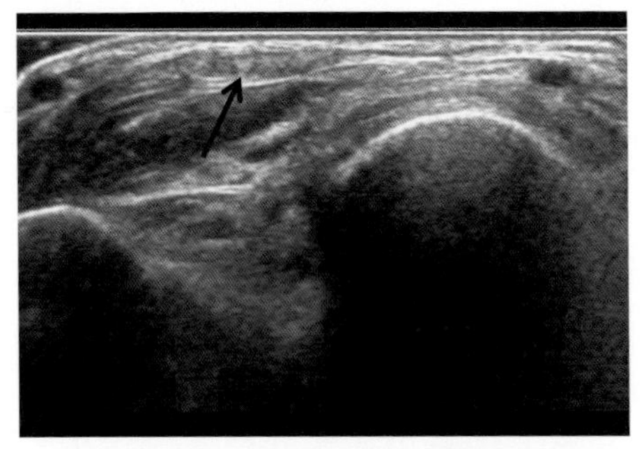

图 6-1-2B　踝前部横切面显示趾长伸肌腱（箭头），向远侧逐渐分为第 2 ～ 5 趾的趾长伸肌腱

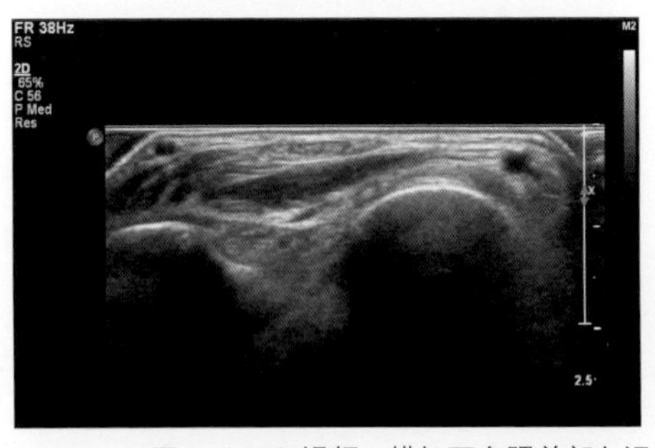

图 6-1-2B 视频　横切面自踝前部向远侧扫查显示趾长伸肌腱向远侧分为数支

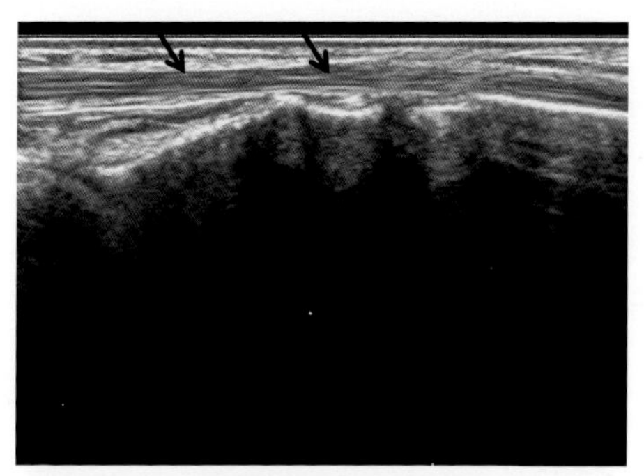

图 6-1-2C　踝前部纵切面胫骨前肌腱（箭头），内呈多条细线状强回声

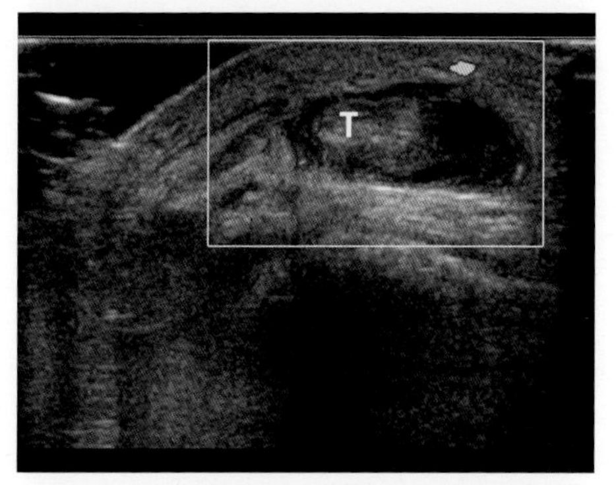

图 6-1-2D　胫骨前肌腱腱鞘炎。横切面扫查显示右侧胫骨前肌腱（T）的腱鞘显著增厚，PDI 显示腱鞘内血流信号增多

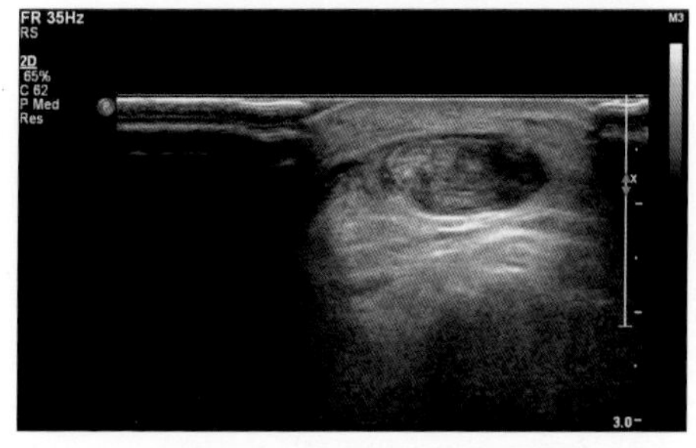

图 6-1-2D 视频　横切面扫查显示右侧胫骨前肌腱腱鞘显著增厚，回声减低

（三）腓深神经（见第七章）

（四）踝前部滑囊

于踝前部趾长伸肌腱深方存在一滑囊，正常滑囊内液体较少，超声难以显示。滑囊炎时，滑囊内积液可增多（图 6-1-2E）。

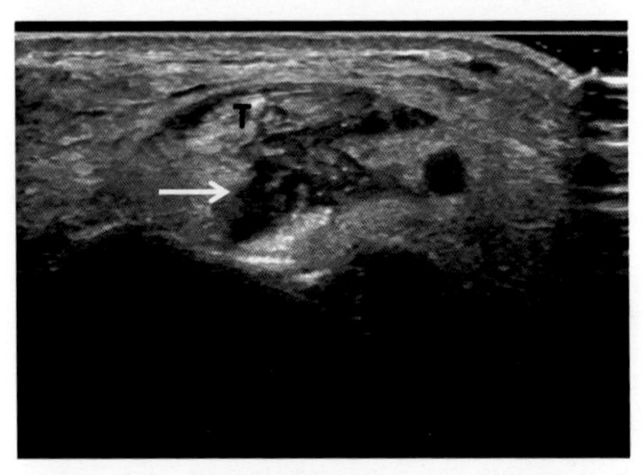

图 6-1-2E　踝前部横切面显示趾长伸肌腱（T）深方滑囊积液（箭头），其内透声差

二、踝关节内侧

检查时让患者仰卧，腿部呈蛙状，即髋部外展、膝屈曲 45°，踝部的外侧接触床面；或者在检查踝关节前部体位的基础上，让患者膝部外展。

（一）肌腱

内踝肌腱从前向后依次为胫骨后肌腱、趾长屈肌腱、踇长屈肌腱。检查时，可首先行横切面检查，再行纵切面检查。检查可分为踝上区、踝区、踝下区。

■　胫骨后肌腱：为内踝处最粗的肌腱，直径 4 ～ 6mm，正常情况下其腱鞘内可见少量滑液，通常位于踝下区（图 6-1-3A 与视频）。胫骨后肌腱在远端呈扇形展开，主要止于足舟骨粗隆。近足舟骨附着处胫骨后肌腱有时可含有一个副骨，显示为强回声斑，后方伴声影。

■　趾长屈肌腱：位于胫骨后肌腱的后方，在内踝水平其直径约为胫骨后肌腱的一半。在踝下区经过跟骨载距突的内侧部分

（图 6-1-3B），继而向远侧、向后部走行进入足底，分为四个肌腱，分别止于趾骨远节。

■ 䠂长屈肌腱：位于距骨后外侧突与后内侧突之间。在踝下区，该肌腱行走于跟骨载距突的后方（图 6-1-3C，D）。由于在 20% 的人中䠂长屈肌腱腱鞘与踝关节腔相通，因此，踝关节腔的积液可导致该肌腱的腱鞘扩张，内出现积液，因此，不能仅依赖此征象就诊断腱鞘炎。

■ Henry 结节：为趾长屈肌腱与䠂长屈肌腱在足底部的交叉部位（图 6-1-3E），应注意对此部位肌腱的检查。

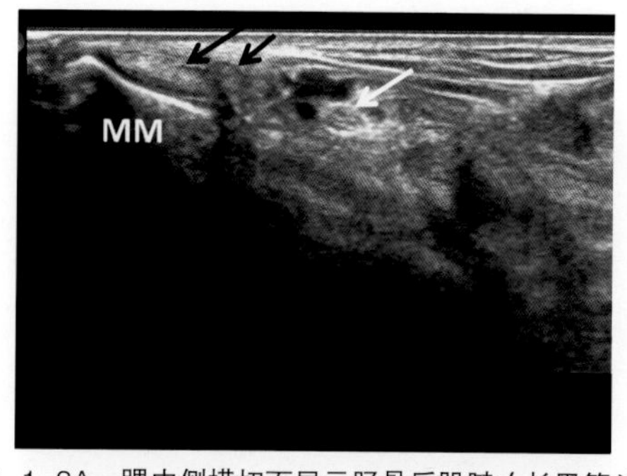

图 6-1-3A 踝内侧横切面显示胫骨后肌腱（长黑箭头）、趾长屈肌腱（短黑箭头）和胫神经（白箭头）

MM，内踝

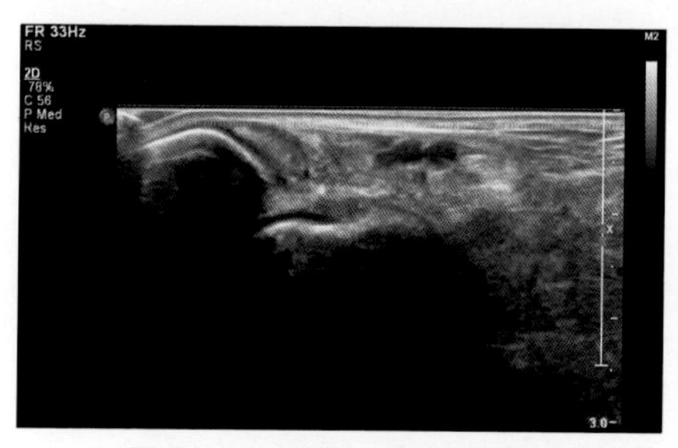

图 6-1-3A 视频 自上向下连续横切面显示内踝各肌腱和胫神经

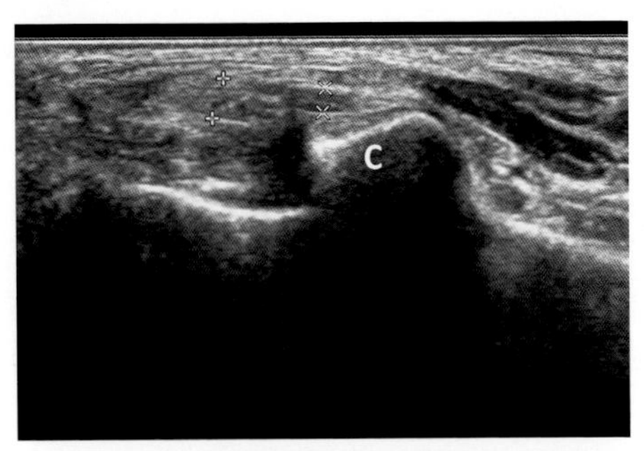

图 6-1-3B　踝内侧横切面连续扫查显示趾长屈肌腱（xx）位于跟骨载距突（C）浅侧

++ 所示为胫骨后肌腱

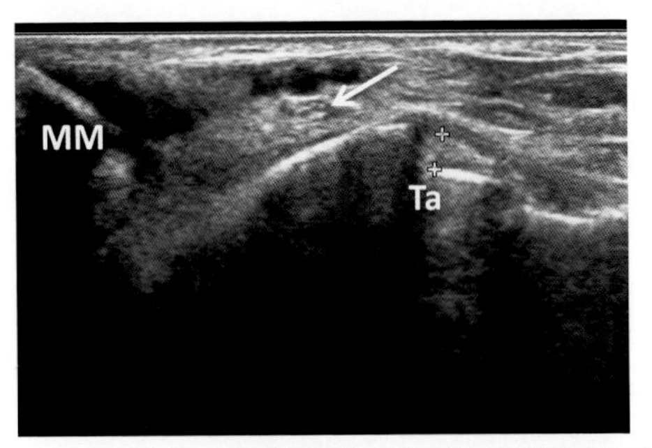

图 6-1-3C　踝内侧横切面显示偏后部的跚长屈肌腱（标尺），位于距骨（Ta）后外侧突与后内侧突之间的骨沟内

MM，内踝；箭头所指为胫神经

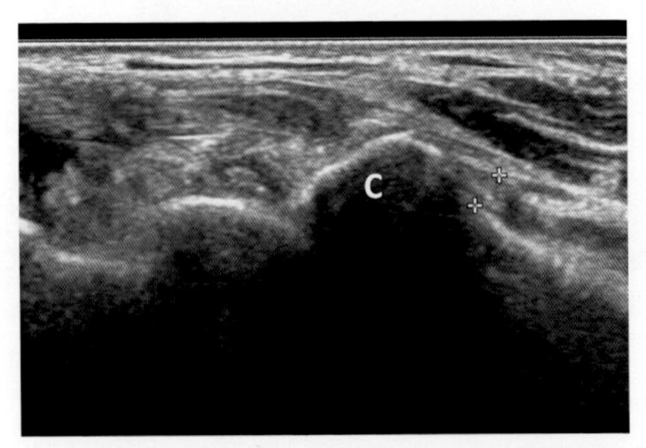

图 6-1-3D　踝内侧横切面连续扫查显示跚长屈肌腱（标尺）位于跟骨载距突（C）的后方

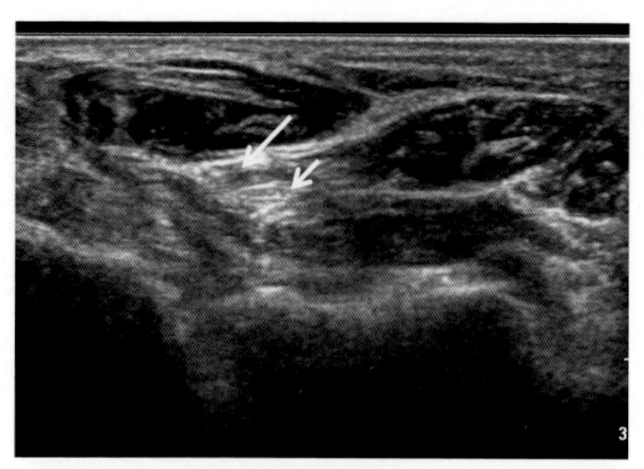

图 6-1-3E　自内踝向远侧横切面连续扫查可见趾长屈肌腱（长箭头）与踇长屈肌腱（短箭头）在足底部交叉，趾长屈肌腱位于浅侧

【注意事项】

■　胫骨后肌腱在近舟骨止点处增宽，部分声束由于不垂直于声束可呈低回声，勿当作肌腱病。

■　胫骨后肌腱远段腱鞘内可有少量滑液，为正常现象，勿当作病变。

■　许多肌腱在踝部改变了走行方向，因此检查踝部的肌腱时，纵切面扫查较为困难，而横切面检查则较为容易，并有利于肌腱病变的评估。

（二）胫后神经

见第七章。

（三）踝内侧韧带

1. 踝内侧韧带（三角韧带）

■　包括浅层的胫舟韧带、胫跟韧带、胫距后韧带和深层胫距韧带。

■　检查时，探头后缘在内踝上保持不动，将探头前缘从前向后旋转以扫查整个三角韧带（图 6-1-4A，B）。

■　检查内踝前部韧带时，踝部须跖屈；检查后部韧带时，踝部须背屈。

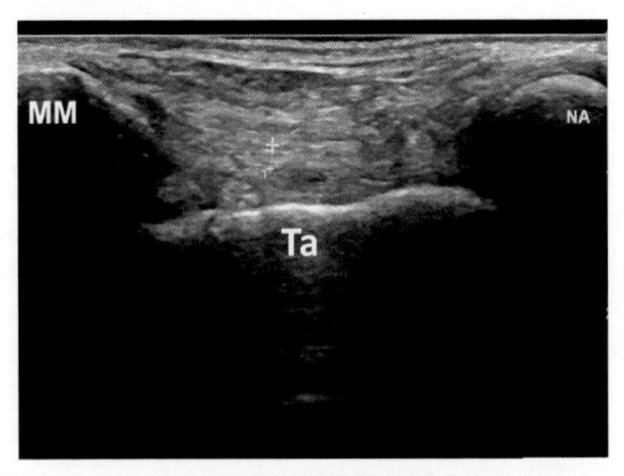

图 6-1-4A　显示胫舟韧带呈带状高回声（标尺），位于内踝（MM）与足舟骨（NA）之间
Ta，距骨

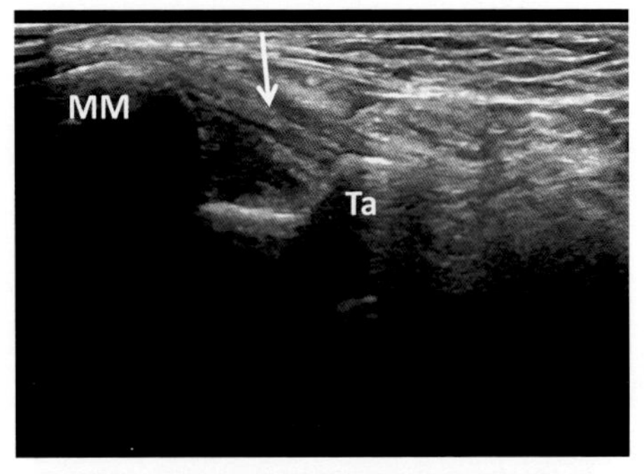

图 6-1-4B　显示胫距韧带呈带状高回声（箭头），位于内踝（MM）与距骨（Ta）之间

2. 弹簧韧带（Spring Ligament）

■　位于足内侧跟骨与舟骨之间，包括上内侧部分、下足底部分、内侧足底部分。

■　弹簧韧带的上内侧部分（superomedial part of the spring ligament，SMSL）位于跟骨载距突与足舟骨上内侧之间，且位于胫骨后肌腱的深方。

■　检查时，患者可侧卧，踝内侧朝上，探头一端位于载距突，另一端位于足舟骨的上内侧。在此位置，可见弹簧韧带的上内侧部分位于胫骨后肌腱的深方、距骨内侧面的浅侧，呈纤维状结构（图 6-1-5）。在距骨内侧面的浅侧水平可对该韧带进行测量，其厚度一般为 3 ～ 4mm。

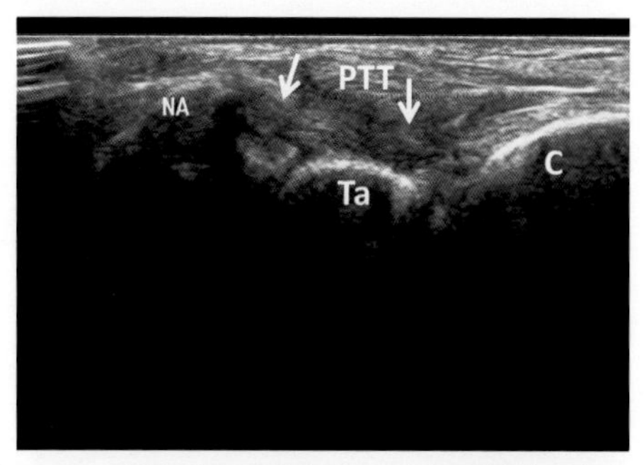

图 6-1-5　踝下方于足舟骨（NA）与跟骨载距突（C）之间可见弹簧韧带（箭头），其深侧可见距骨（Ta），浅侧可见胫骨后肌腱（PTT）

三、踝关节外侧

（一）外踝肌腱

■　外踝部的肌腱包括腓骨长肌和腓骨短肌肌腱。

■　探头放在外踝处横切面显示腓骨长肌腱与短肌腱，可见腓骨短肌腱紧邻腓骨后面，此处腓骨长、短肌腱共用一个腱鞘，正常腱鞘内可见少量积液。

■　连续向下扫查，可见腓骨长、短肌腱被跟骨上的一个小的骨性突起——腓骨肌滑车分开，腓骨短肌腱位于腓骨肌滑车的前方，而腓骨长肌腱位于后方（图 6-1-6A，B 与视频）。此时腓骨长、短肌腱有各自的腱鞘。

■　在骰骨沟水平，有时可见腓骨长肌腱内的副腓骨，其显示为一强回声斑，后方伴声影。

■　纵切面检查显示腓骨短肌腱止于第 5 跖骨底（图 6-1-6C），腓骨长肌腱走行在骰骨沟，然后转向内走行在足底，主要止于第一跖骨底部。

■　动态超声检查：让患者做外翻和背屈的动作，以引发腓骨肌腱的脱位。正常情况下，肌腱可保持在原位，无脱位，而肌腱间断脱位者可发现肌腱向前脱位。检查时注意探头不要用力，因探头过度用力可阻碍肌腱的脱位。

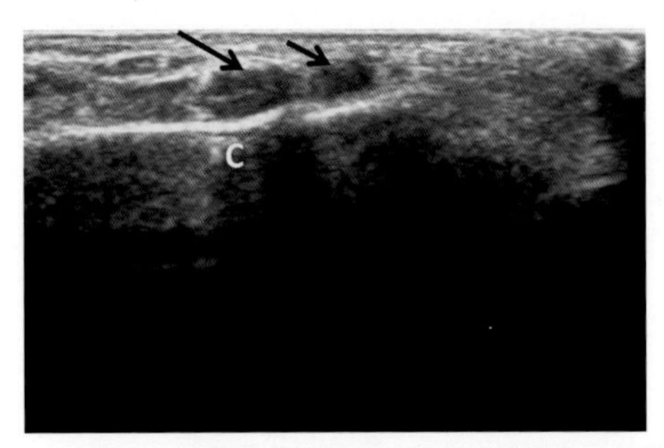

图 6-1-6A　外踝下方横切面显示偏后的腓骨长肌腱（长箭头）和偏前的腓骨短肌腱（短箭头），两个肌腱由于各向异性伪像而呈低回声

C，跟骨

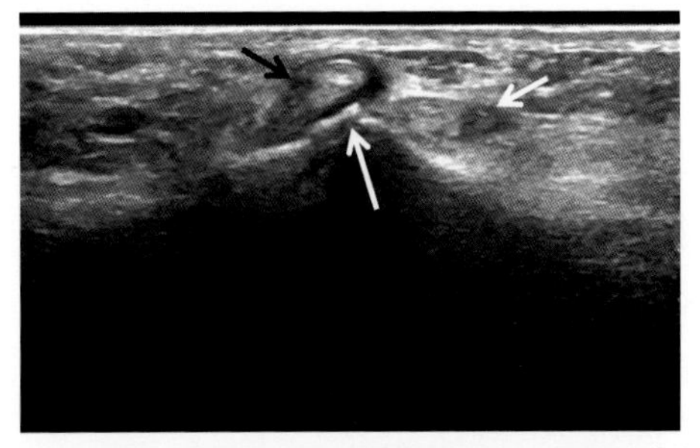

图 6-1-6B　外踝下方可见腓骨肌滑车，呈骨性突起（长白箭头），其前方为腓骨短肌腱（短白箭头），后方为腓骨长肌腱（短黑箭头）

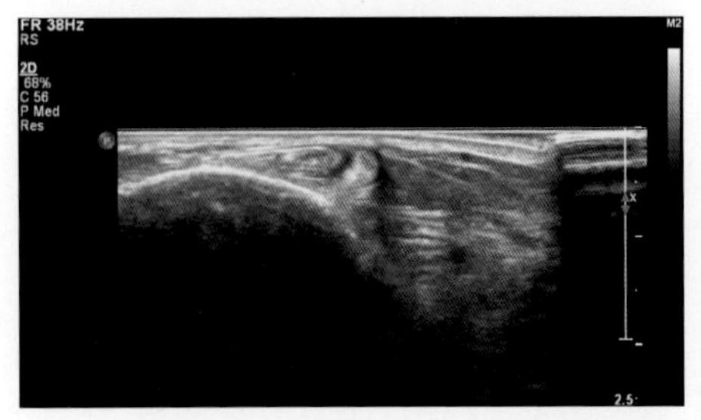

图 6-1-6B 视频　踝外侧连续横切面显示腓骨长肌腱与腓骨短肌腱短轴切面

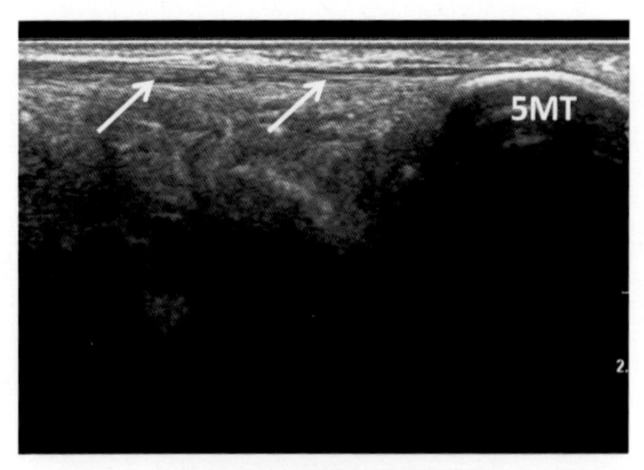

图 6-1-6C　纵切面显示腓骨短肌腱（箭头）远端止于第 5 跖骨底部（5MT）

（二）韧带

1. 距腓前韧带

■　检查时踝关节跖屈、内翻以使该韧带紧张。

■　探头后端在外踝上，前端斜向前内放在距骨上，显示该韧带呈薄的带状回声（图 6-1-7A）。有时在韧带深部可见关节腔内少量积液。

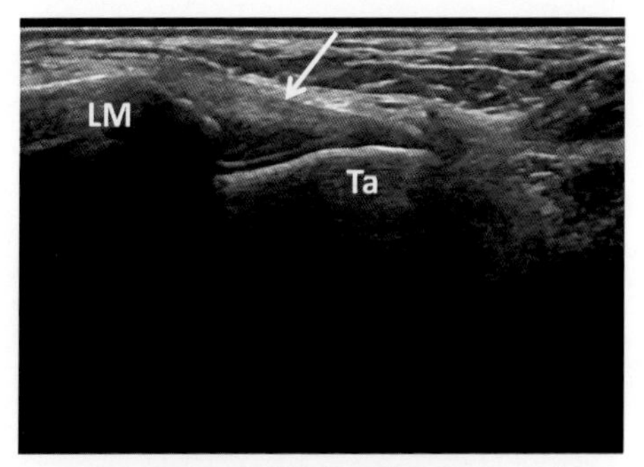

图 6-1-7A　显示距腓前韧带呈带状高回声（箭头），位于外踝（LM）与距骨（Ta）之间

2. 跟腓韧带

■　踝背屈时此韧带处于紧张状态。

■ 检查跟腓韧带时，探头自外踝斜向下后方，另一端放在跟骨上（图 6-1-7B）。

■ 动态超声检查：做踝关节背屈动作，可见该韧带绷紧，并将浅侧的腓骨长肌腱与短肌腱向浅侧顶起（图 6-1-8 与视频）。

■ 由于跟腓韧带与腓骨长、短肌腱关系密切，故跟腓韧带损伤的患者，腓骨肌腱腱鞘内常可发现积液。这是由于踝关节腔内的积液可通过韧带撕裂处进入腓骨肌腱腱鞘内。

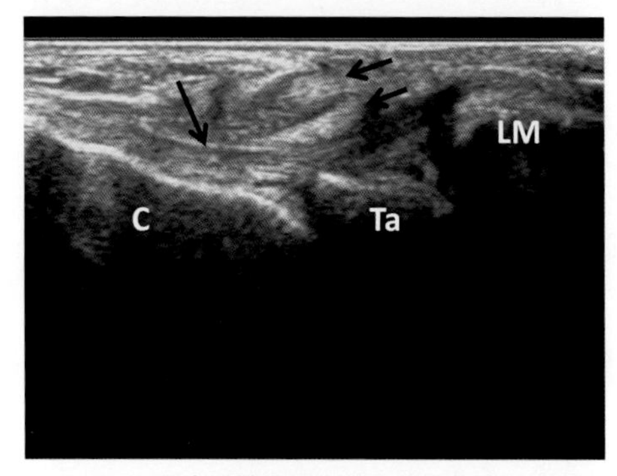

图 6-1-7B 踝外侧斜纵切面显示跟腓韧带（长箭头）位于跟骨（C）与外踝（LM）之间，其浅侧可见腓骨长肌腱与腓骨短肌腱（短箭头）
Ta，距骨

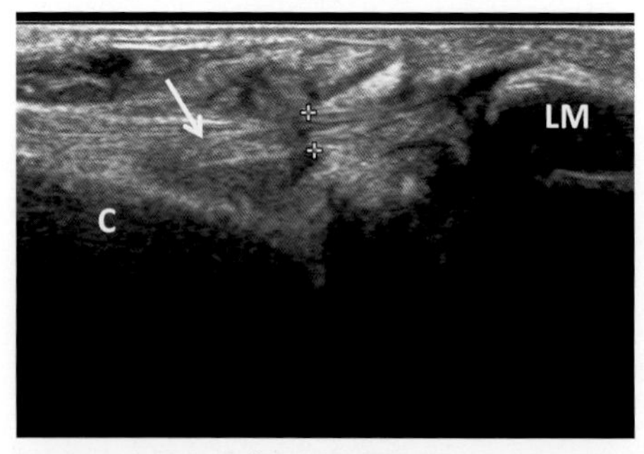

图 6-1-8 踝关节背屈时跟腓韧带（箭头与标尺）向浅侧绷紧
C，跟骨；LM，外踝

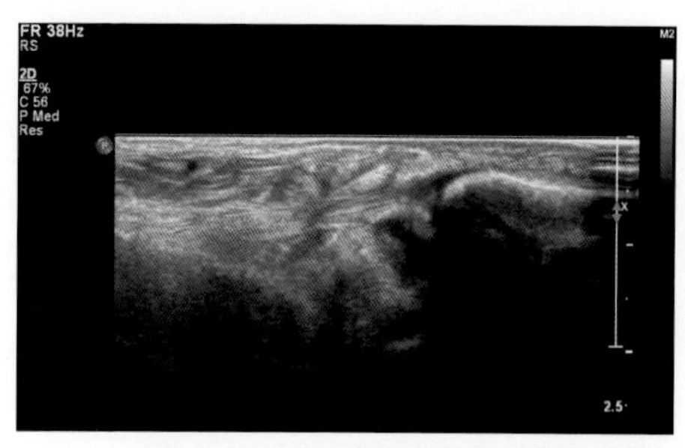

图 6-1-8 视频　踝背屈时显示跟腓韧带绷紧将腓骨长短肌腱向浅侧顶起

3. 距腓后韧带

临床上该韧带的损伤较为少见，因此不列为常规检查项目。

4. 胫腓前下韧带

■　检查时探头斜横切面放置在外踝与胫骨远端，即可显示胫腓前下韧带（图 6-1-9）。

■　有时可见副胫腓前下韧带，位于胫腓前下韧带的下方，走行较为平直。

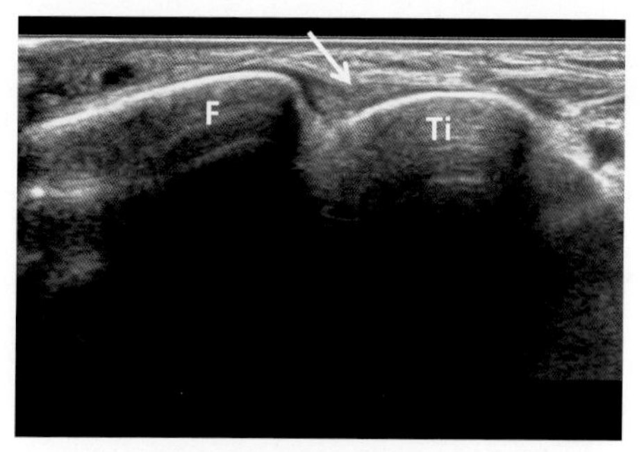

图 6-1-9　于胫腓骨远端可见胫腓前下韧带（箭头）位于胫骨（Ti）与腓骨（F）远端之间

5. 小腿前部骨间膜

■　检查时探头横切放置小腿前外侧胫骨与腓骨之间，于肌层深方可见两骨之间的骨间膜，呈线状强回声（图 6-1-10A）。

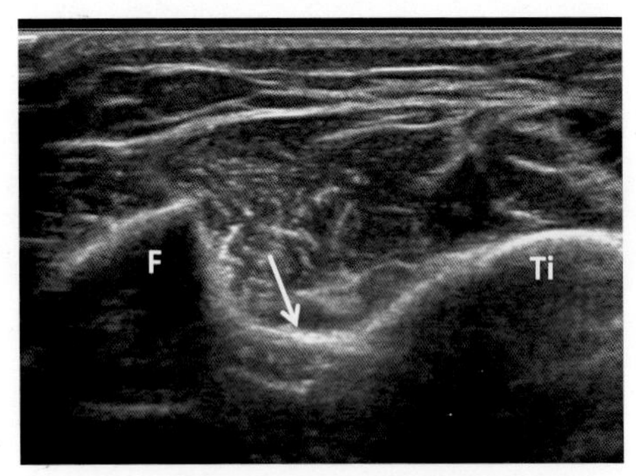

图 6-1-10A　小腿中下段前外侧横切面显示胫骨（Ti）与腓骨（F）之间的骨间膜呈线状强回声（箭头）

四、踝后部

1. 跟腱

■　检查跟腱时，患者可取俯卧位，足悬于检查床之外。

■　纵切面显示跟腱远段，正常跟腱呈条形高回声结构，内部可见多条平行排列的细线状回声，远段附着于跟骨，附着处跟骨骨皮质平滑（图 6-1-10B 与视频）。

■　横切面检查显示跟腱呈椭圆形结构（图 6-1-10C 视频）。

2. 跟骨后滑囊

位于跟腱与跟骨上端之间，正常其内可有少量滑液，一般不超过 3mm。

3. 跟腱后滑囊

为皮下滑囊，只有在出现病变其内积液增多时超声才能显示。

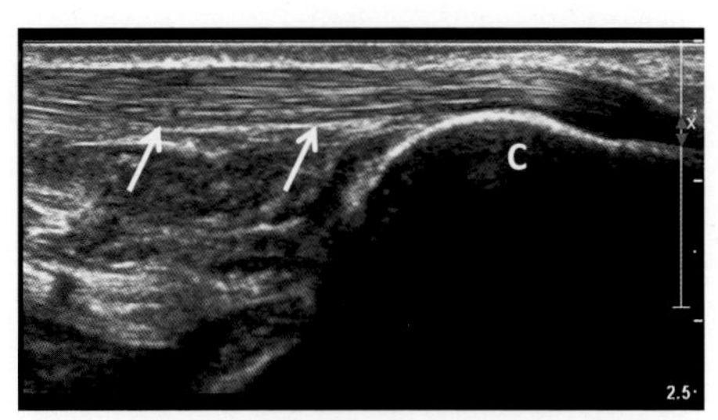

图 6-1-10B　踝后部纵切面显示跟腱（箭头）远端止于跟骨（C）

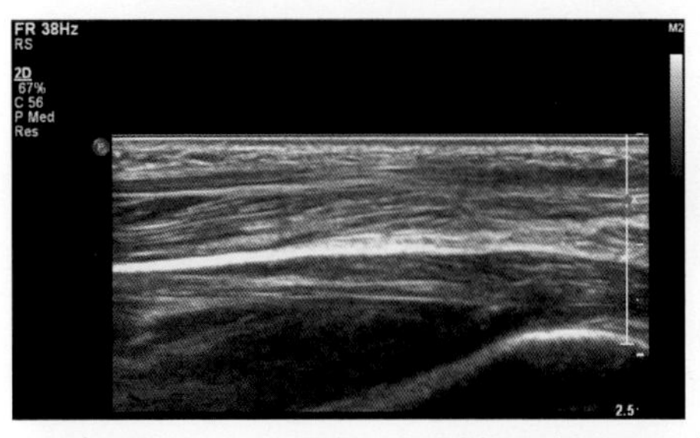

图 6-1-10B 视频　自近侧向远侧显示跟腱长轴切面

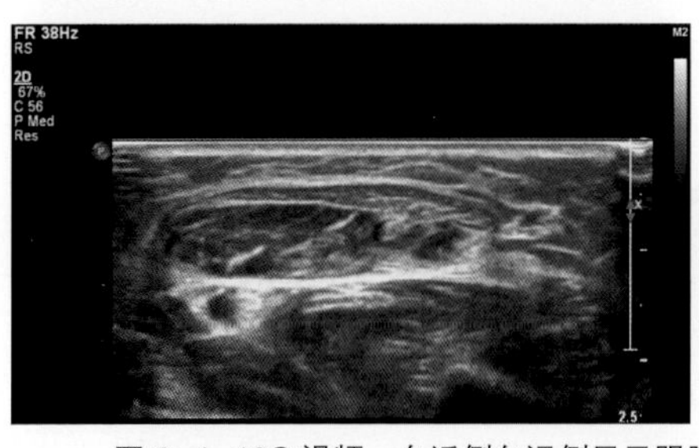

图 6-1-10C 视频　自近侧向远侧显示跟腱短轴切面

五、足底部

1. 足底筋膜

■　足底筋膜为多层状的纤维性腱膜结构，自跟骨向远侧止于第 1 ～ 5 跖骨头，包括内侧束、中央束和外侧束。

■　检查足底筋膜时，患者可俯卧，足悬于检查床之外，首先检查其跟骨附着处，然后逐渐向远段扫查（图 6-1-11）。

■ 正常足底筋膜呈纤维状，止于跟骨粗隆，位于足跟部脂肪垫的深部。可在足底筋膜离开跟骨结节处进行测量，其厚度一般小于 4mm。

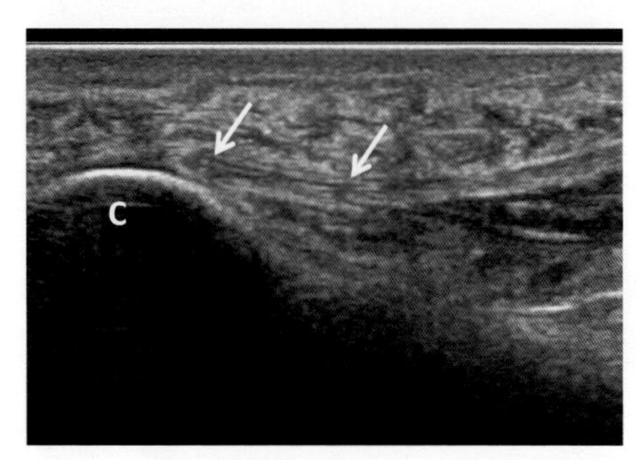

图 6-1-11　足底部纵切面显示足底筋膜（箭头）近侧端起自于跟骨（C）

2. 足底部腓骨长肌腱

该肌腱自外踝经骰骨外侧向足底部走行，止于第 1 跖骨底部。当患者足底部疼痛时，应注意检查此肌腱（图 6-1-12A，B）。

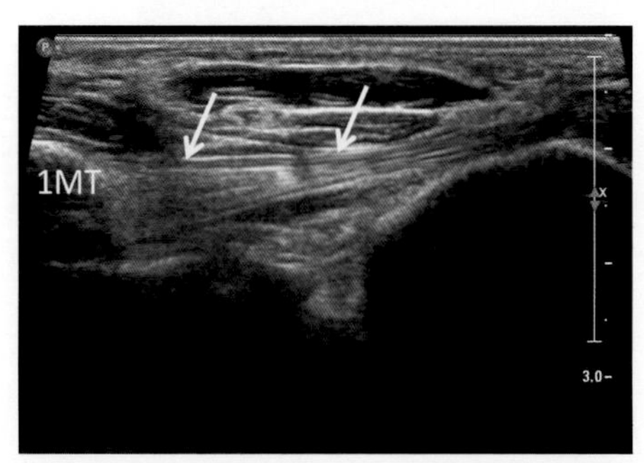

图 6-1-12A　足底部斜切显示腓骨长肌腱（箭头）长轴切面，其远端止于第 1 跖骨底部（1MT）

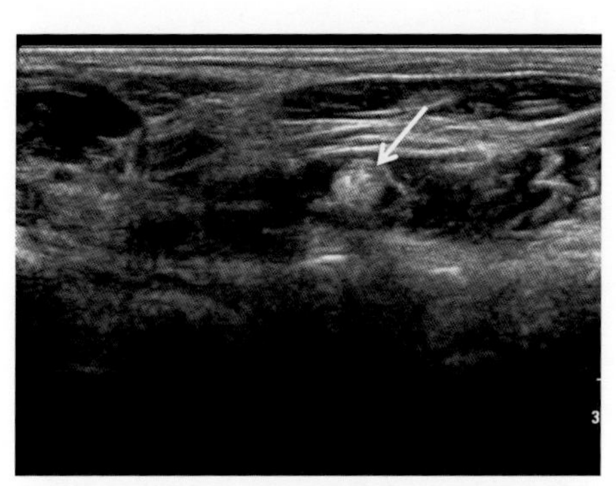

图 6-1-12B　足底部显示腓骨长肌腱短轴切面（箭头），呈类圆形高回声结构

3. 足底部踇长屈肌腱

■　探头纵切面放在足底部踇趾趾间关节处，可见踇长屈肌腱止于远节趾骨底部（图 6-1-13A）。

■　横切面于第 1 跖骨头处可见踇长屈肌腱位于两籽骨之间（图 6-1-13B 与视频）。

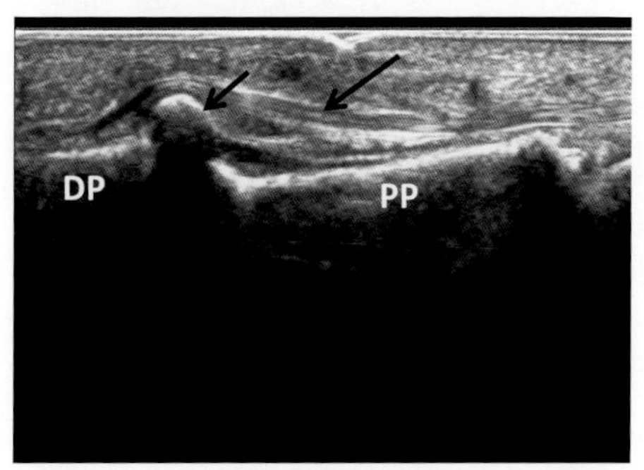

图 6-1-13A　纵切面显示踇长屈肌腱（长箭头）远端止于踇趾的远节趾骨底部（DP）。短箭头所指为籽骨

PP，近节趾骨

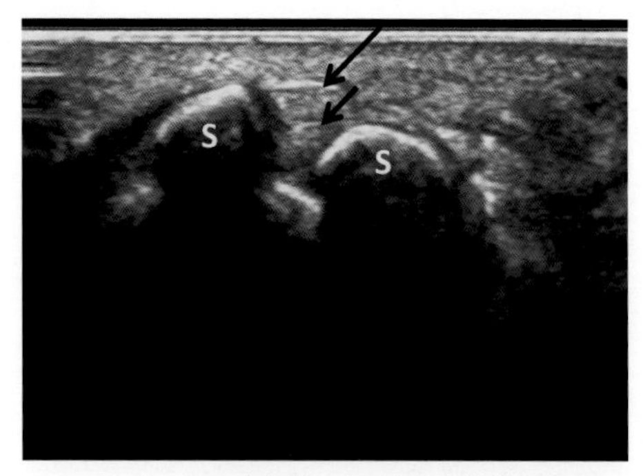

图 6-1-13B　足底部第 1 跖趾关节处横切面显示
踇长屈肌腱（长箭头）及其深方的跖板（短箭头）
S，籽骨

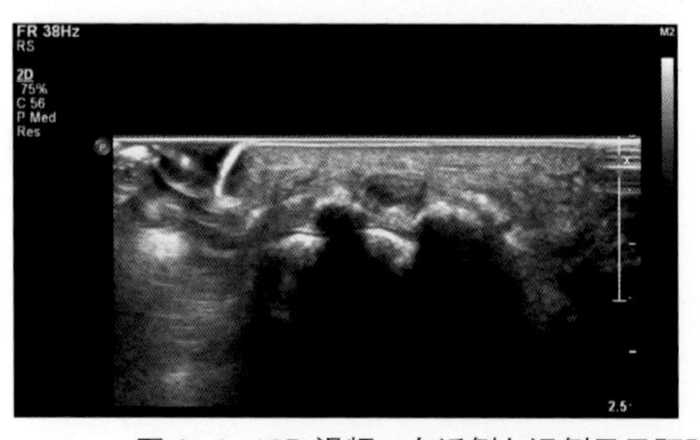

图 6-1-13B 视频　自近侧向远侧显示跖趾关节处
踇长屈肌腱及其深方两个籽骨

六、足背部

1. 足背部关节

■　根据需要逐一检查距舟关节、舟楔关节、跖跗关节、跖趾关节、趾间关节（图 6-1-14A，B）。

■　观察关节腔内有无积液、滑膜炎、骨侵蚀病变。

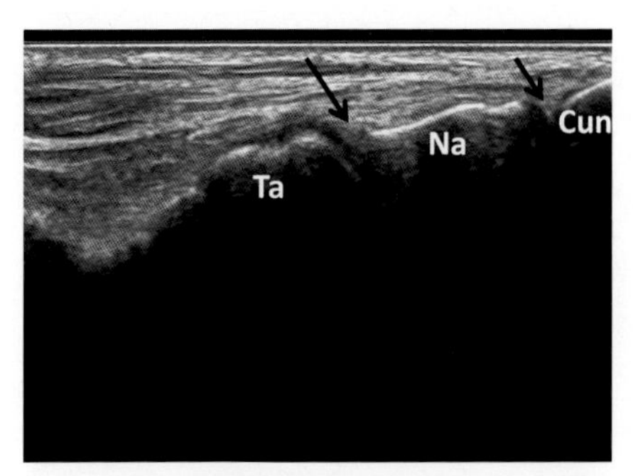

图 6-1-14A　足背纵切面显示距舟关节（长箭头）和舟楔关节（短箭头）

Ta，距骨；Na，足舟骨；Cun，楔骨

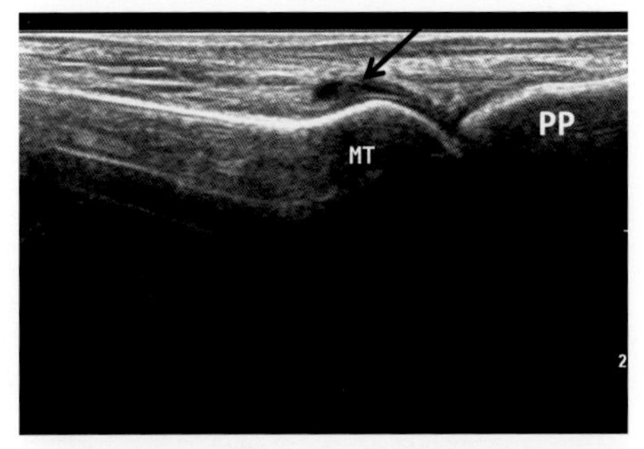

图 6-1-14B　纵切面显示正常第 1 跖趾关节腔内可见少量积液（箭头）

MT，第 1 趾骨头；PP，近侧趾骨

2. 足背侧韧带

■　主要为背侧跟骰韧带、背侧距舟韧带、分歧韧带等。

■　分歧韧带为跟舟关节的主要固定结构，起自跟骨前突，向远侧呈“Y”形分为两支，分别为外侧的跟骰韧带和内侧的跟舟韧带。

■　背侧跟骰韧带为跟骰关节纤维囊背外侧的局部增厚部分，并非一独立可分的韧带结构。足部轻度内翻，探头远端首先放在第 5 跖骨底部（骨性标志），然后探头向头侧移动，直至显示跟骰关节与跟骰背侧韧带（图 6-1-15A）。

■　背侧距舟韧带自距骨颈背侧延伸至足舟骨，并与距舟关节囊汇合。检查时，足部跖屈，以绷紧该韧带。探头首先矢状切面显示胫距关节前面，然后探头向足侧移动直至距舟关节及背侧距舟韧带（图 6-1-15B）。正常距舟韧带呈纤细带状回声，损伤时可明显增厚，回声减低（图 6-1-16）。

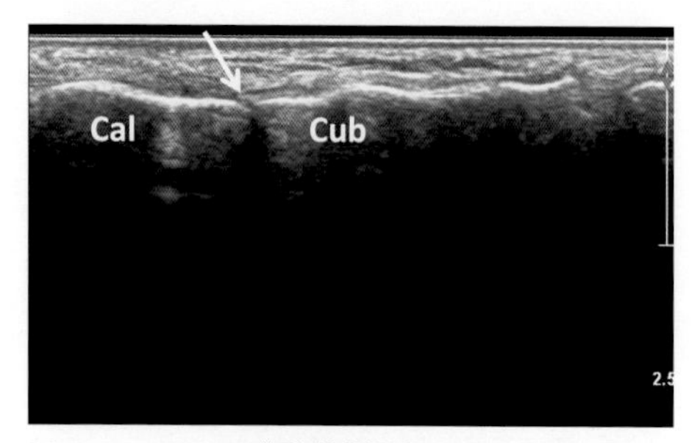

图 6-1-15A　足背偏外侧纵切面显示跟骰关节及其跟骰背侧韧带（箭头）

Cal，跟骨；Cub，骰骨

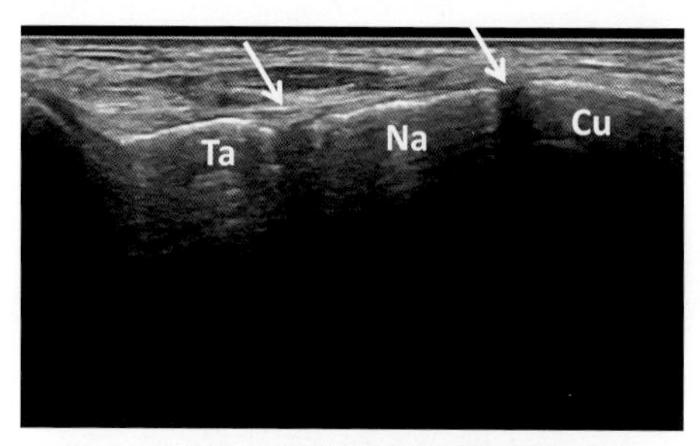

图 6-1-15B　纵切面显示背侧距舟韧带与舟楔韧带（箭头）

Ta，距骨头；Na，足舟骨；Cu，楔骨

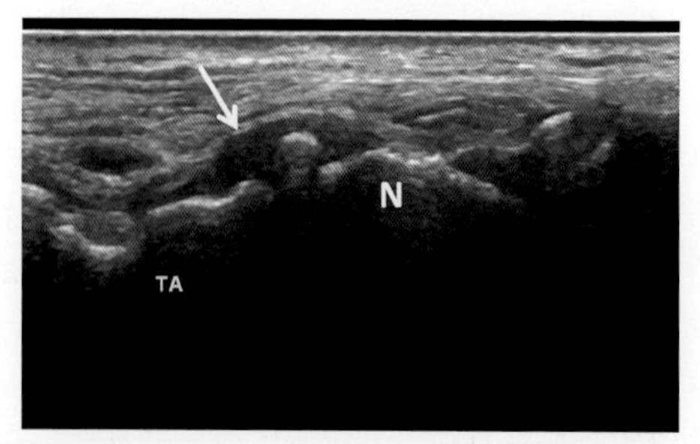

图 6-1-16　距舟韧带增厚、回声减低（箭头），并可见钙化灶

TA，距骨；N，足舟骨

第二节　足踝部类风湿病变

【疾病简介】

类风湿关节炎 RA 可累及足踝部，导致足踝部关节炎和关节周围肌腱、腱鞘病变。

【超声表现】

■　RA 累及足踝部关节时，超声可见关节腔扩张，内可见积液，滑膜增生，PDI 于增生的滑膜内可见血流信号增多。病变严重者，可见骨侵蚀性病变，表现为骨表面不规则缺损，其内充填以实性低回声的血管翳（图 6-2-1~ 图 6-2-4 与视频）。

■　RA 累及肌腱时，超声显示腱鞘增厚，内可见积液。肌腱也可表现为增粗，内部回声减低、不均匀，严重者可发生肌腱撕裂。

【注意事项】

应用彩色或能量多普勒检查滑膜内血流情况时，应让患者处于放松的体位，且探头轻放在检查部位，以避免出现假阴性结果。

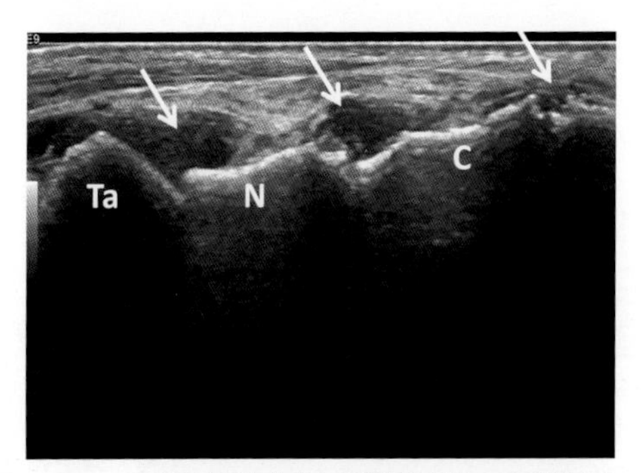

图 6-2-1A　类风湿关节炎。踝前部纵切显示踝关节、距舟关节与舟楔关节腔扩张，其内滑膜增厚呈低回声（箭头）

Ta，距骨；N，舟骨；C，楔骨

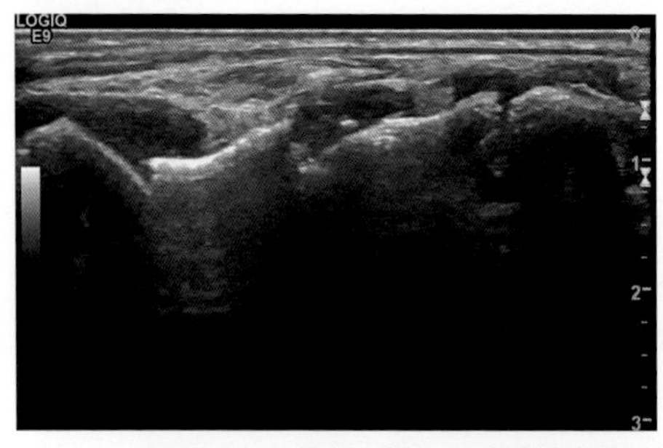

图 6-2-1A 视频　纵切面连续扫查显示踝关节、距舟关节、舟楔关节滑膜增厚呈低回声

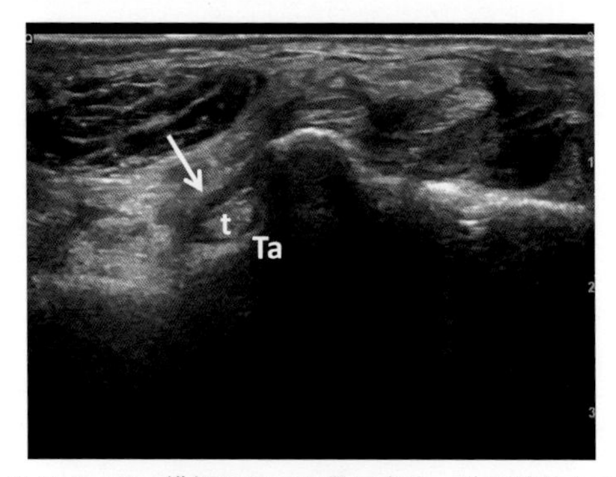

图 6-2-1B　横切面显示距骨后突内、外侧结节之间踇长屈肌腱（t）腱鞘内积液（箭头）

Ta，距骨

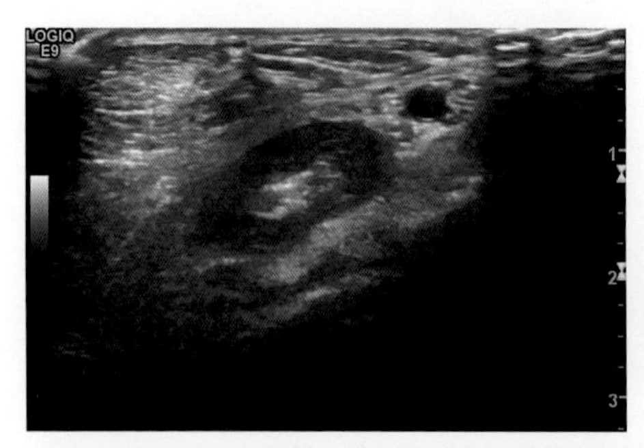

图 6-2-1B 视频　横切面连续扫查显示内踝处踇长屈肌腱腱鞘扩张，内可积液

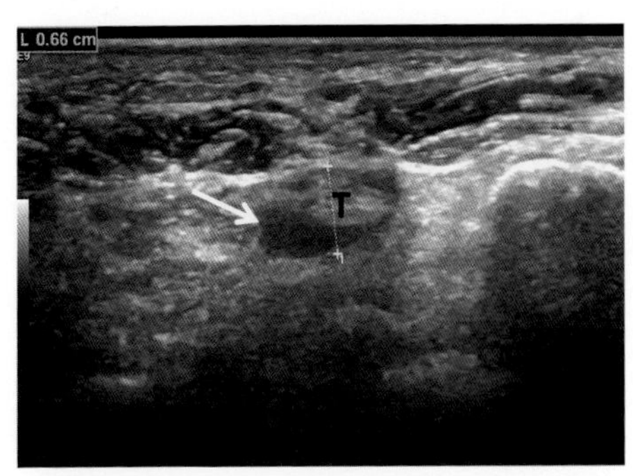

图 6-2-1C 横切面显示足底部踇长屈肌腱（T）腱鞘内积液（箭头）

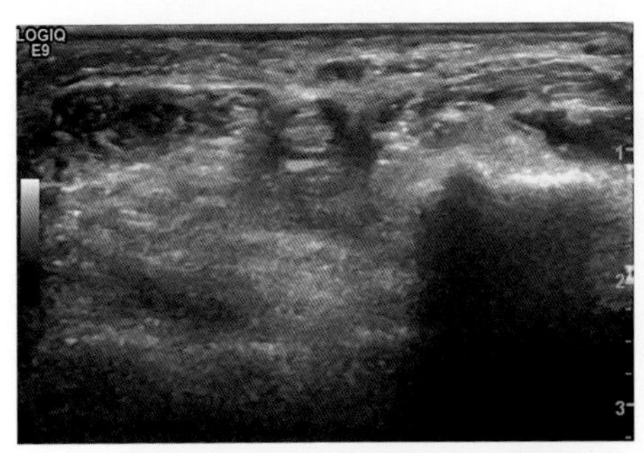

图 6-2-1C 视频 横切面连续扫查显示足底部踇长屈肌腱腱鞘增厚呈低回声

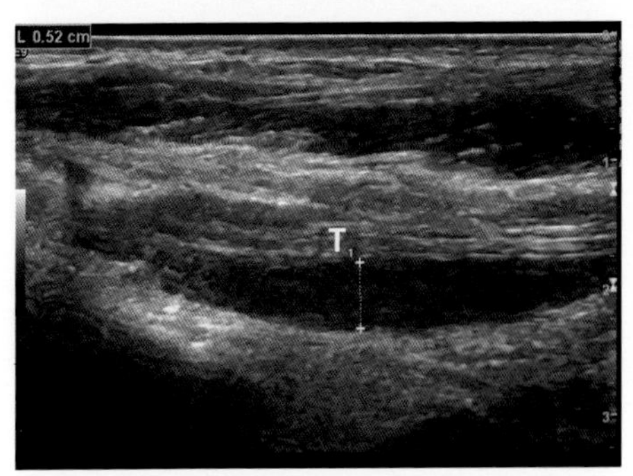

图 6-2-1D 纵切面显示踇长屈肌腱（T）腱鞘内积液（标尺）

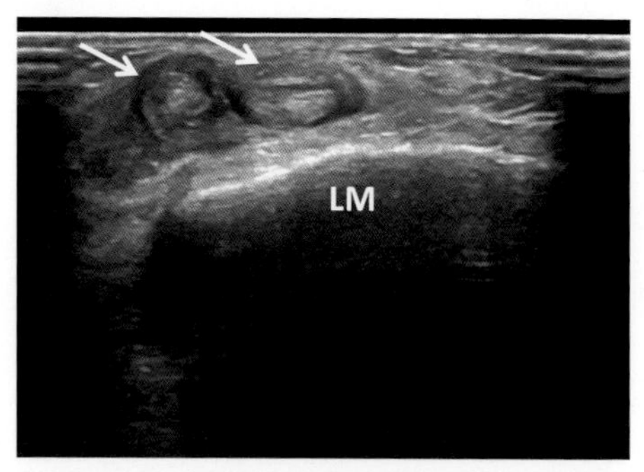

图 6-2-2A　类风湿关节炎外踝横切面显示腓骨长肌腱与短肌腱腱鞘炎，腱鞘增厚，呈低回声（箭头）

LM，外踝

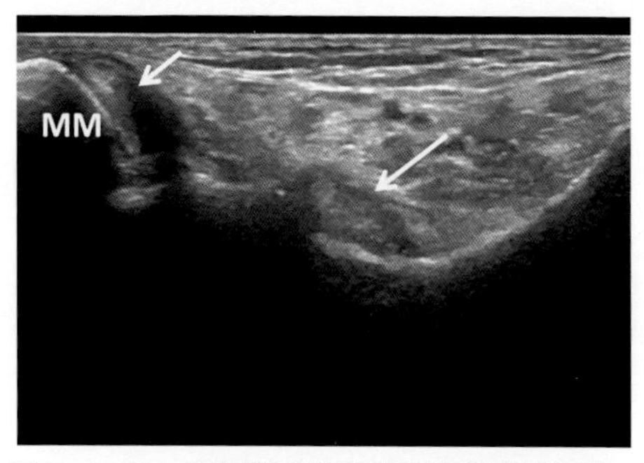

图 6-2-2B　内踝横切面显示踇长屈肌腱腱鞘炎，腱鞘增厚，呈低回声（长箭头）

MM，内踝；短箭头所指为胫骨后肌腱

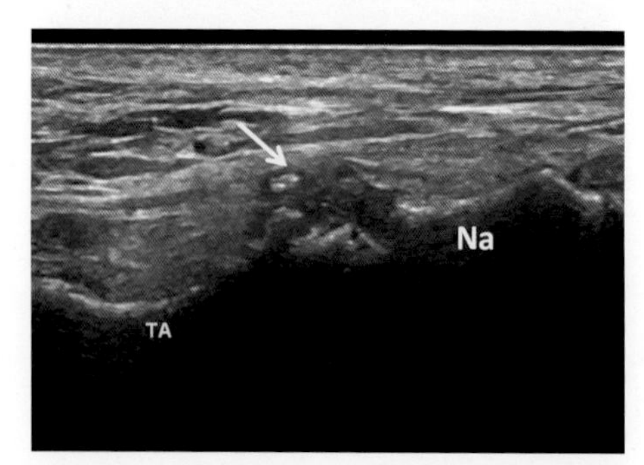

图 6-2-3A　类风湿关节炎。显示距舟关节滑膜增厚，呈低回声（箭头）

TA，距骨；Na，足舟骨

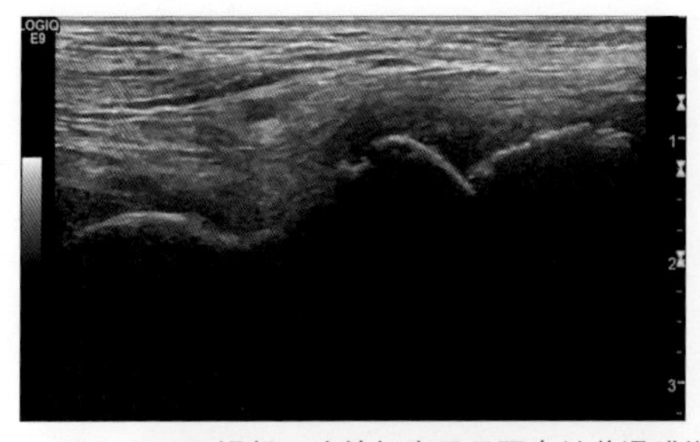

图 6-2-3A 视频　连续扫查显示距舟关节滑膜增厚，呈低回声

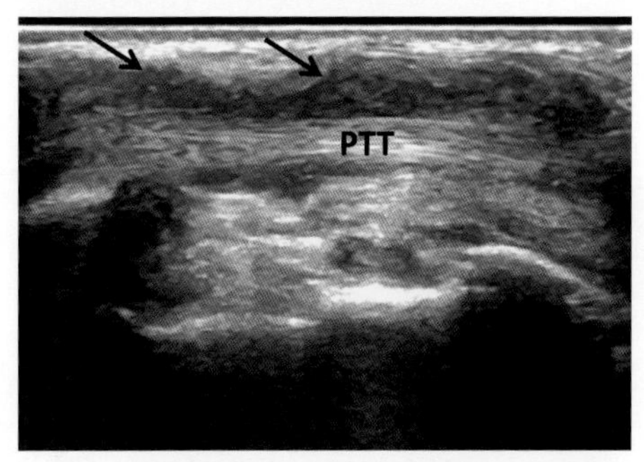

图 6-2-3B　纵切面显示胫骨后肌腱（PTT）腱鞘炎，腱鞘增厚，回声减低（箭头）

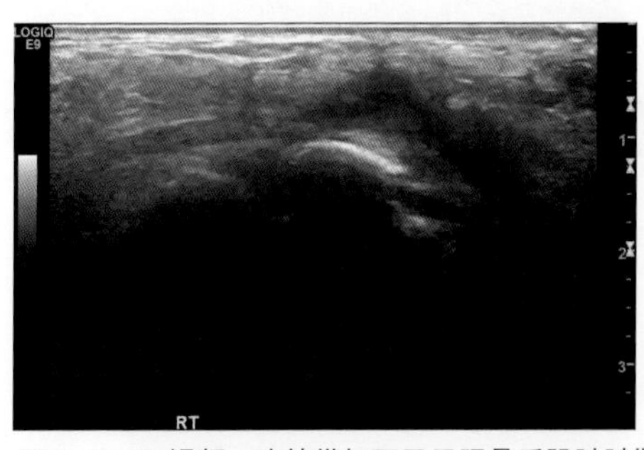

图 6-2-3B 视频　连续纵切面显示胫骨后肌腱腱鞘增厚，回声减低

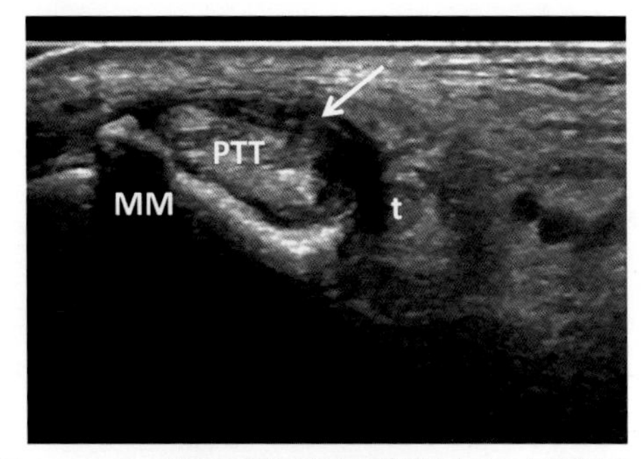

图 6-2-3C　横切面显示胫骨后肌腱（PTT）腱鞘炎，腱鞘增厚，回声减低（箭头）

MM，内踝；PTT，胫骨后肌腱；t 为趾长屈肌腱

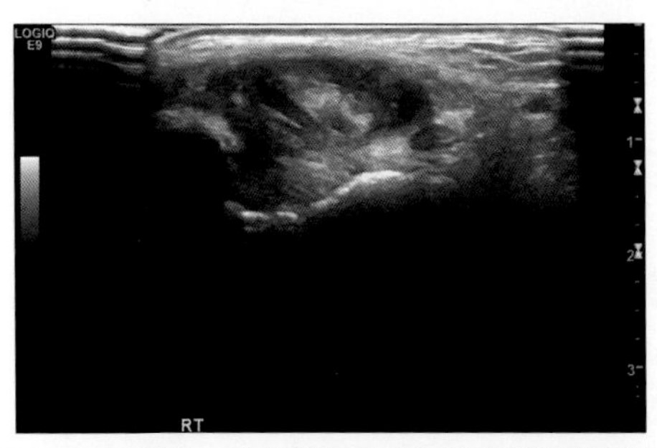

图 6-2-3C 视频　连续横切面显示胫骨后肌腱腱鞘明显增厚，呈低回声

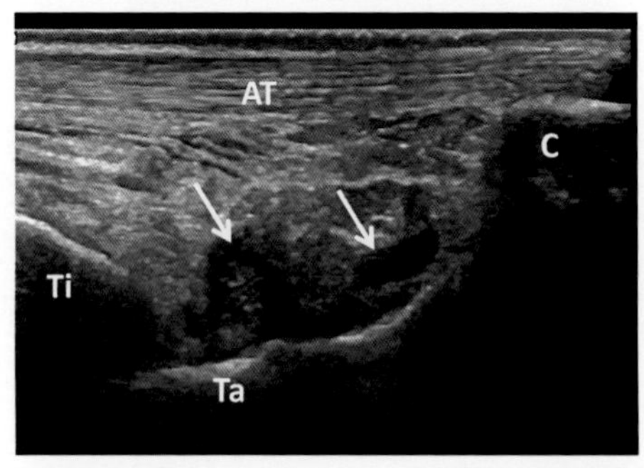

图 6-2-4　纵切面显示踝关节后隐窝及距下关节积液及滑膜增生（箭头）

Ti，胫骨；Ta，距骨；C，跟骨；AT，跟腱

第三节　前踝撞击综合征

【疾病简介】

■ 前踝撞击综合征多见于足球运动员，可由于踝前部反复撞击损伤所致。

■ 临床主要症状为踝关节前方的慢性疼痛，当行走过多时会出现踝关节肿胀、疼痛加剧，同时伴有背屈活动受限。

■ 主要病理改变为：于踝关节囊内胫骨关节面的前缘及与之相对应的距骨关节面可见骨赘形成。骨赘的形成可能与踝关节强力背屈或直接外伤所致的关节软骨边缘损伤有关。

【超声表现】

■ 于胫骨前下缘与距骨颈部前上缘可见强回声骨赘形成，骨赘位于踝关节囊（图 6-3-1 与视频）。病程长者，突出的骨赘可损伤胫骨前肌腱而导致肌腱发生慢性肌腱病变。

■ 踝关节腔有时可见积液和（或）滑膜增生。

■ 反复撞击可导致距骨表面关节软骨损伤而变薄或缺失。

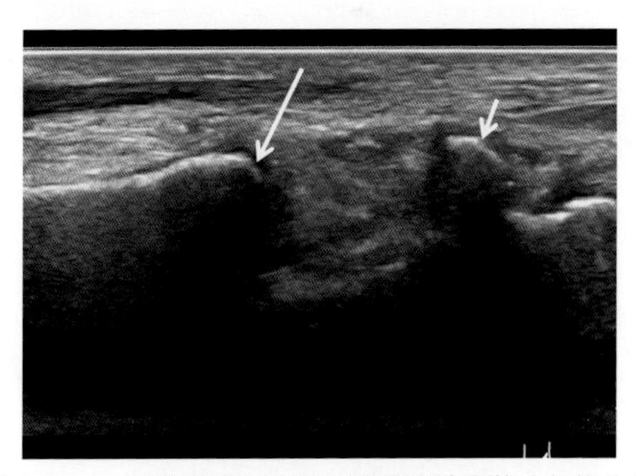

图 6-3-1　踝前部纵切面显示胫骨远端骨赘（长箭头）与距骨骨赘（短箭头）

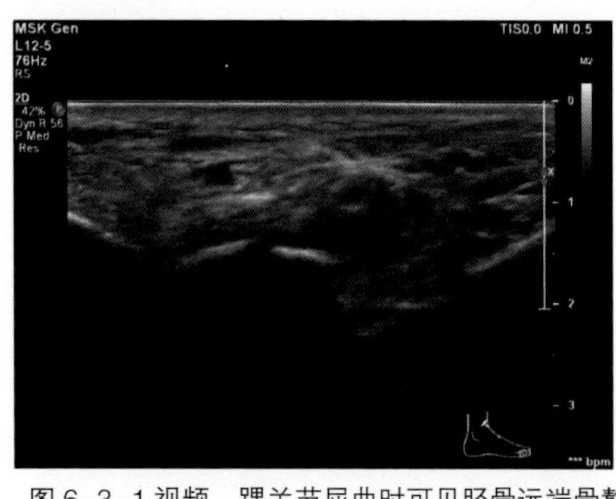

图 6-3-1 视频　踝关节屈曲时可见胫骨远端骨赘与距骨骨赘撞击

第四节　胫骨后肌腱病变

【疾病简介】

■　胫骨后肌腱与弹簧韧带是维持足部纵弓的重要结构。胫骨后肌腱的作用为足内翻、屈踝。该功能受损可导致继发性扁平足。

■　胫骨后肌腱可发生多种病变，如胫骨后肌腱自舟骨附着处撕脱、腱体内撕裂、肌腱部分撕裂、肌腱病、腱鞘炎等。

【超声表现】

■　胫骨后肌腱病变可分为以下三型：

Ⅰ型：肌腱增粗，内部回声减低，可见纵行撕裂，肌腱表面不规则，肌腱与周围组织可见粘连。

Ⅱ型：肌腱拉长，局部变细且回声异常，与肌腱撕裂和局部纤维化有关（图 6-4-1）。

Ⅲ型：为肌腱的完全断裂，显示为肌腱连续中断，急性期两断端之间充填积液，慢性期充填肉芽组织。

■　胫骨后肌腱腱鞘炎时，超声显示腱鞘扩张，内为积液，腱鞘亦可增厚，呈实性低回声，PDI 腱鞘内可见丰富血流信号（图 6-4-2）。

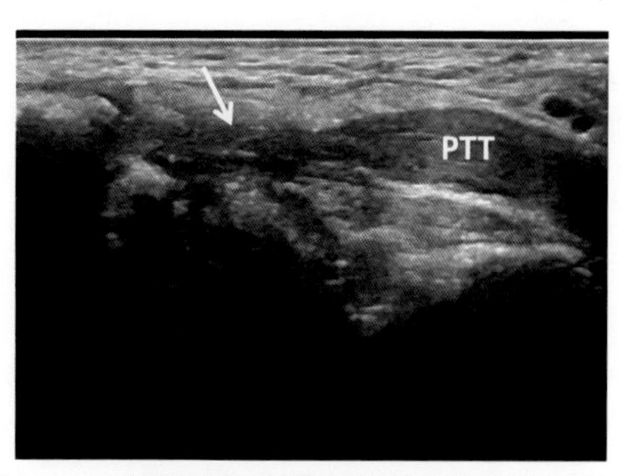

图 6-4-1　长轴面显示胫骨后肌腱远侧较粗（PTT），中间部分明显变细（箭头）

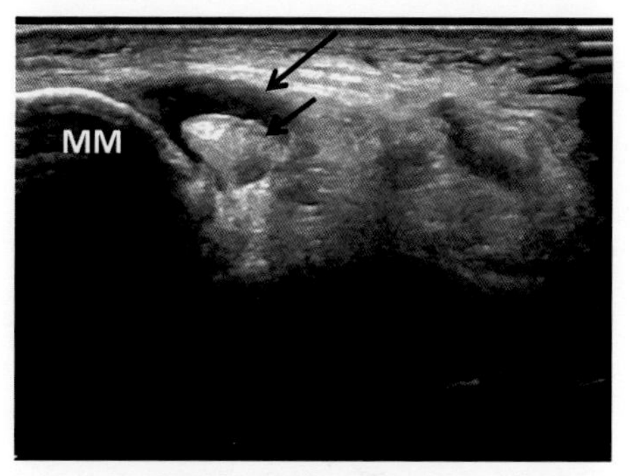

图 6-4-2　内踝横切面显示胫骨后肌腱（短箭头）腱鞘扩张，内可见积液（长箭头）
MM，内踝

第五节　副舟骨

【疾病简介】

■　副舟骨的发生是由于在足舟骨近侧或舟距关节间出现了一个副骨化中心，并且在发育过程中未与足舟骨骨化中心合并而成。

■　副舟骨出现率 4% ～ 14%，且多为双侧。

【超声表现】

副舟骨在超声上可表现为两型：

■ Ⅰ型副舟骨为位于胫骨后肌腱内的籽骨，大小一般为2～6mm，位于足舟骨内后部的近侧，显示为强回声斑（图6-5-1与视频，图6-5-2），不要误认为肌腱内钙化灶或撕脱骨折片。

■ Ⅱ型为足舟骨的副骨化中心，一般较大，直径8～12mm，一般呈三角形，通过软骨联合与舟骨的后内侧相关节。正常软骨联合处呈偏高回声且均匀。软骨联合损伤后，其内部回声不均匀、周围可见积液或可见软骨与骨膜分离。

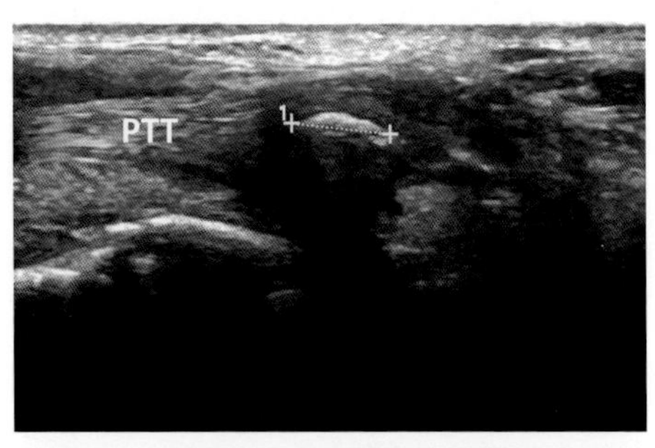

图6-5-1 纵切面显示右侧胫骨后肌腱（PTT）远段内籽骨，呈强回声斑（标尺）

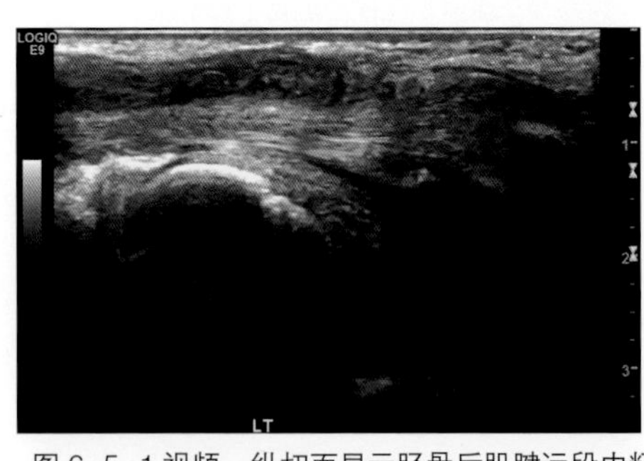

图6-5-1视频 纵切面显示胫骨后肌腱远段内籽骨，呈强回声斑

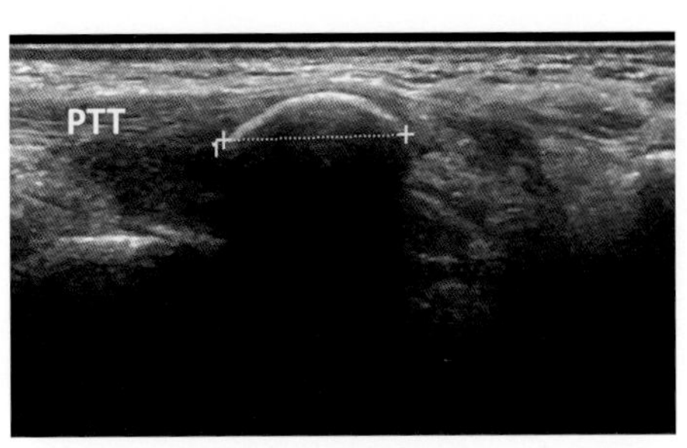

图 6-5-2　纵切面显示胫骨后肌腱内籽骨呈弧形强回声（标尺）
PTT，胫骨后肌腱

第六节　弹簧韧带损伤

【疾病简介】

■　弹簧韧带的功能为通过稳定距跟舟关节防止距骨向足底屈曲。

■　该韧带的病变主要位于上内侧弹簧韧带，患者多合并胫骨后肌腱功能不全。

【超声表现】

■　上内侧弹簧韧带拉伤时，表现为韧带弥漫性增粗，厚度大于 4mm，内部回声减低，纤维状结构显示不清（图 6-6-1）。

■　弹簧韧带完全断裂时，局部韧带结构消失，可见瘢痕组织充填，或可见胫骨后肌腱向深方移位，邻近距骨内侧面。

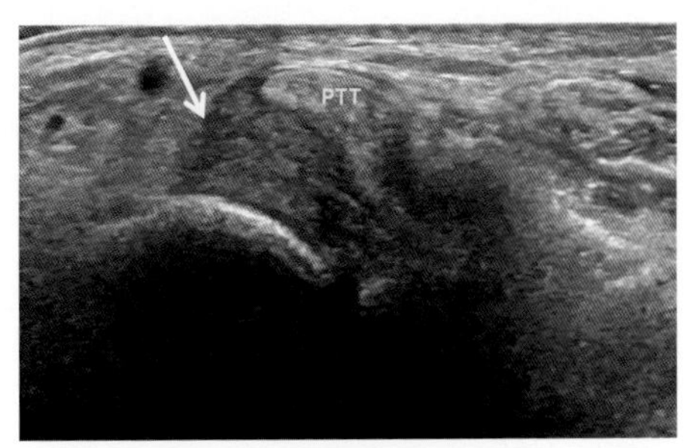

图 6-6-1　显示上内侧弹簧韧带明显增厚，回声减低（箭头）位于胫骨后肌腱（PTT）后方

第七节　踝外侧韧带损伤

【疾病简介】

■　踝外侧韧带损伤远远多于踝内侧韧带损伤，其损伤是由于踝关节内翻损伤所致。

■　距腓前韧带损伤最为常见，约占所有踝关节韧带损伤的 70%。严重的损伤可导致距腓前韧带和跟腓韧带同时损伤，占 20% ～ 40%。而较为强韧的距腓后韧带则较少损伤。

【临床分型】

根据损伤所累及的韧带数目和韧带损伤程度可将踝关节外侧韧带损伤分为以下 4 型：

■　Ⅰ型：为距腓前韧带拉伤或部分损伤。

■　Ⅱ型：距腓前韧带完全断裂。

■　Ⅲ型：距腓前韧带完全断裂伴跟腓韧带部分断裂。

■　Ⅳ型：距腓前韧带和跟腓韧带均全部断裂。

Ⅰ型和Ⅱ型损伤治疗后一般不会出现关节不稳的并发症，而Ⅲ型和Ⅳ型损伤常需要手术治疗，否则易出现踝关节不稳、慢性疼痛，继而出现骨性关节炎。

【超声表现】

■　Ⅰ型：韧带轻度拉伤而无明显撕裂，超声显示韧带增厚、回声减低（图 6-7-1，图 6-7-2）。

■　Ⅱ型：韧带部分撕裂，为韧带的部分纤维中断。

■　Ⅲ型：韧带完全撕裂，为韧带的连续性完全中断，两断端回缩、弯曲，断端之间可出现低回声液性回声（图 6-7-3A，B）。慢性者，有时残余韧带组织可被吸收而导致韧带结构消失（图 6-7-4 与视频，图 6-7-5）。

■　Ⅳ型：为韧带的撕脱骨折，可见韧带附着处出现异常骨折片，后方伴声影（图 6-7-6 与视频）。

■　其他表现：距腓前韧带损伤可伴有关节囊撕裂，从而导致踝关节腔内积液流至踝前外侧软组织内。跟腓韧带的完全损伤可导致踝关节腔与腓骨肌腱的腱鞘相通。

【动态超声检查】

■　超声前抽屉实验：用于判断距腓前韧带是否为完全撕裂。患者俯卧位，患足垂于检查床外，检查者用手握住患者足前部向前牵拉，同时让踝关节跖屈和内翻，动态观察距腓前韧带，如韧带完全断裂，则可见韧带断裂处间隙增宽，外踝与距骨之间间隙亦增大；而在韧带部分撕裂患者，韧带长度则无明显变化，外踝与距骨之间距离亦无明显改变。

■　踝关节背屈位检查：用于判断跟腓韧带是否为完全断裂。踝背屈时跟腓韧带如无断裂，可绷紧并将其浅侧的腓骨肌腱向外推移，而跟腓韧带完全断裂时则无此现象发生（图 6–7–7 与视频）。

【鉴别诊断】

下胫腓联合韧带由坚韧的骨间韧带和下胫腓前、后韧带构成，损伤后可导致踝前部疼痛。应注意检查下胫腓前韧带（图 6–7–8）。

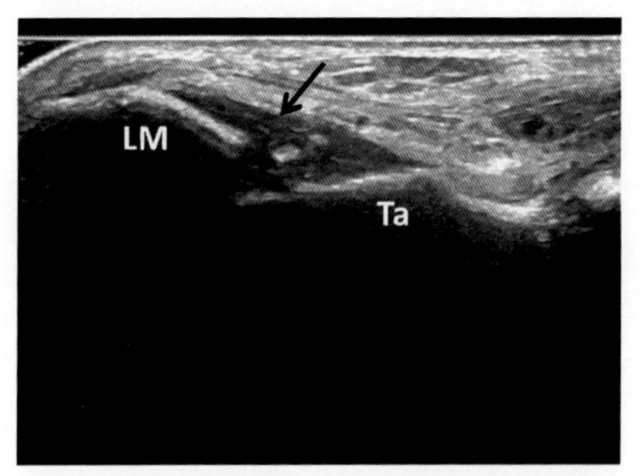

图 6–7–1　踝部扭伤后 6 个月，超声显示距腓前韧带增厚（箭头），回声减低，内可见钙化灶

LM，外踝；Ta，距骨

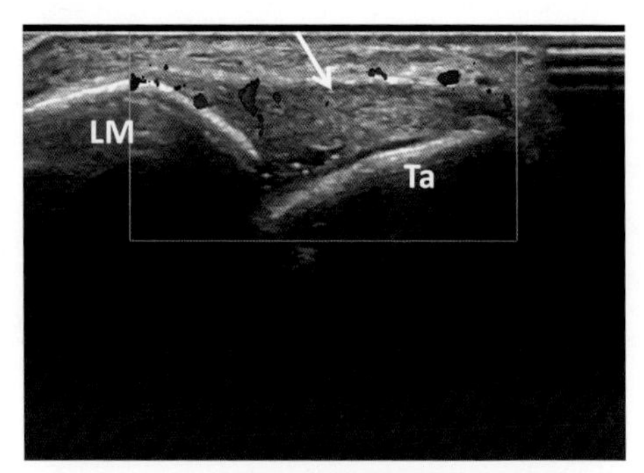

图 6-7-2　显示距腓前韧带稍增厚（箭头），回声减低，其内血流信号稍增多
LM，外踝；Ta，距骨

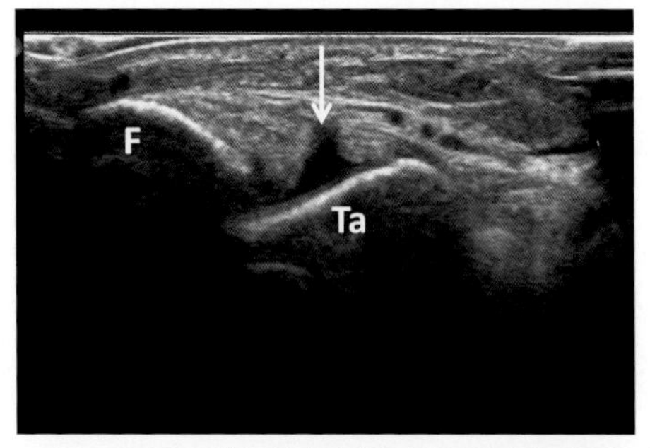

图 6-7-3A　显示距腓前韧带完全断裂，韧带连续中断（箭头）
Ta，距骨；F，腓骨

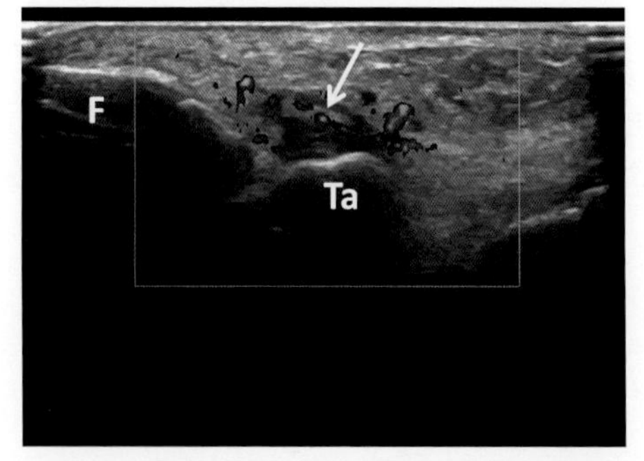

图 6-7-3B　保守治疗后 2 个月复查，显示距腓前韧带断裂处呈低回声（箭头），局部血流信号增多
Ta，距骨；F，腓骨

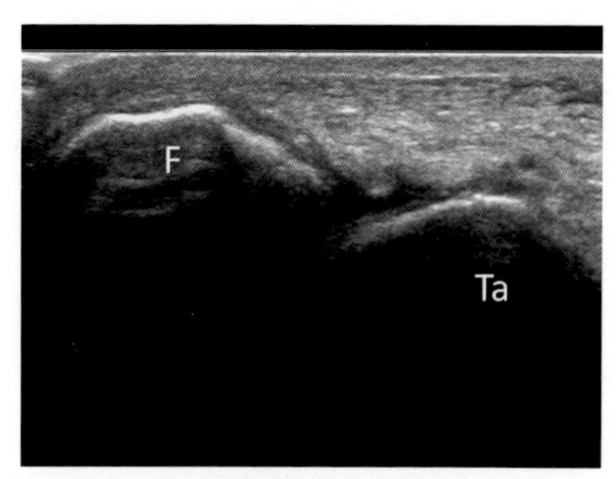

图 6-7-4　显示距腓前韧带区域未见明显韧带结构

F，腓骨；Ta，距骨

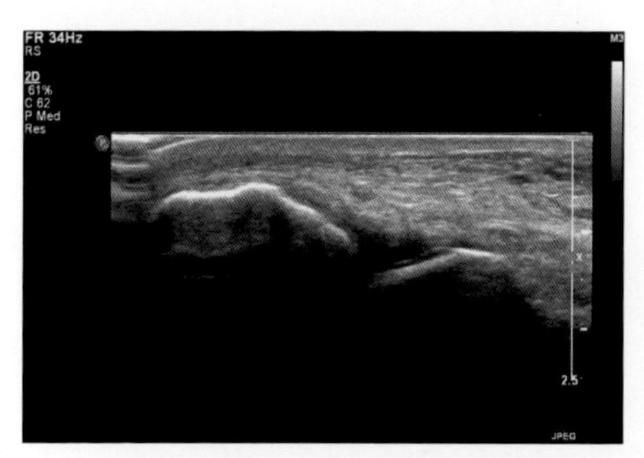

图 6-7-4 视频　显示距腓前韧带区域未见明显韧带结构

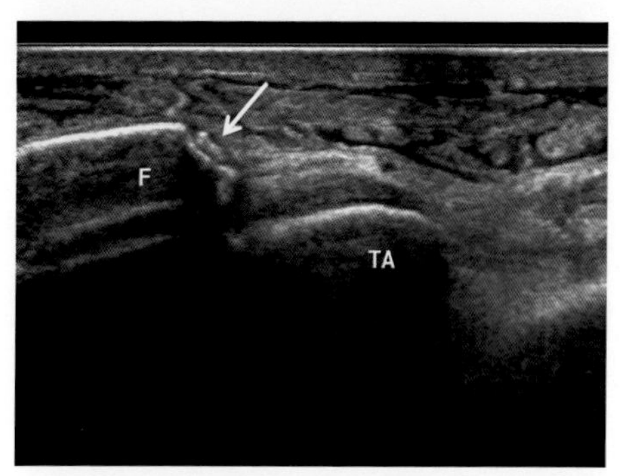

图 6-7-5　距腓前韧带结构消失，局部可见钙化灶（箭头）

F，外踝；TA，距骨

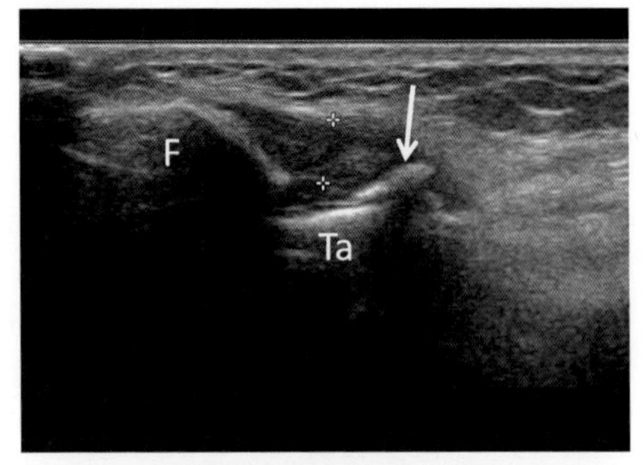

图 6-7-6　纵切面可见距腓前韧带增厚（标尺），其距骨端（Ta）可见撕脱骨折片（箭头）
F，腓骨远端

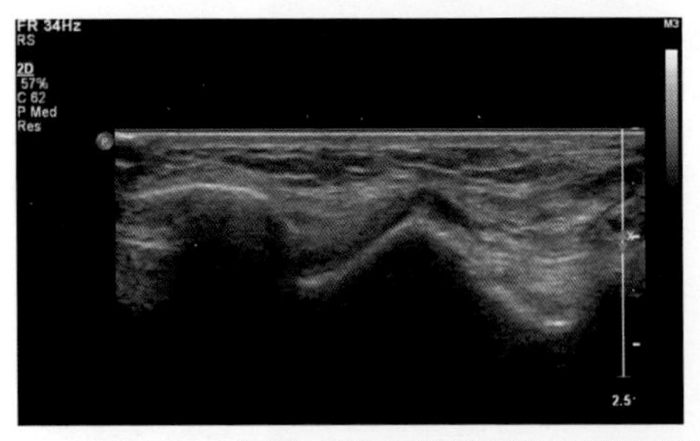

图 6-7-6 视频　纵切面连续扫查可见距腓前韧带增厚，其距骨端可见撕脱骨折片

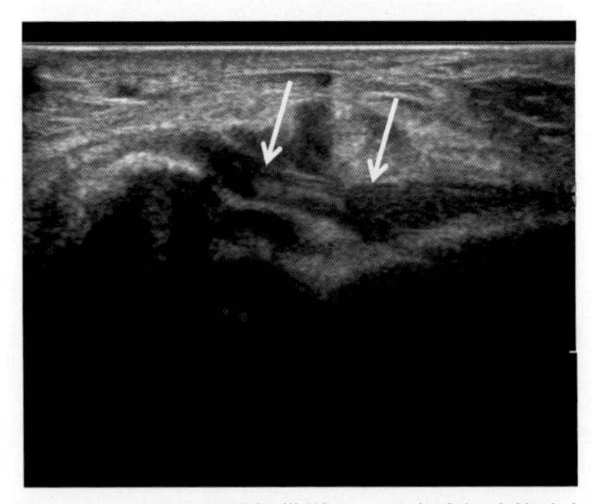

图 6-7-7　显示跟腓韧带增厚，回声减低（箭头）

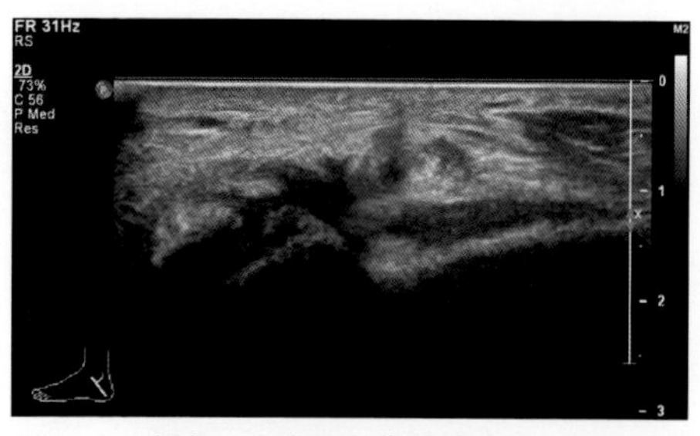

图 6-7-7 视频 患者用力背屈踝关节时可见跟腓韧带向浅侧隆起，韧带连续性完整，但弥漫性增厚，回声减低

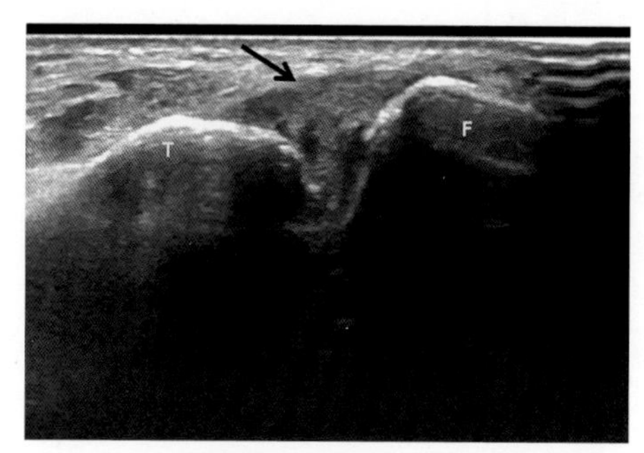

图 6-7-8 显示胫腓前韧带增厚，回声减低（箭头）
F，腓骨远端；T，胫骨远端

第八节 腓骨肌腱不稳

【疾病简介】

■ 腓骨肌腱不稳包括肌腱半脱位和脱位。

■ 在外踝的后缘有一浅沟（踝沟），腓骨肌腱沿此沟下行，至外踝尖部急弯向前下，为成角最大之处。小腿深筋膜在外踝处增厚形成腓骨肌上支持带，其前部附着于腓骨外侧缘，向后包绕腓骨肌腱，止于小腿后肌间隔和跟骨外侧上面。

■ 腓骨肌上支持带较薄弱，易撕裂而引起肌腱滑脱。

■ 先天性易导致腓骨肌腱脱位的因素包括踝沟变平或外凸等。

【临床表现】

腓骨肌腱脱位时，患者感到患足不稳，有跌倒倾向，局部疼痛。病程长者可伴有腓骨肌腱腱鞘炎症状。

【超声表现】

在慢性复发性肌腱脱位患者，踝部自然位时，腓骨肌腱一般位于正常位置，只有在踝背屈外翻时，肌腱才发生脱位。因此，需进行动态超声检查。

【动态超声检查】

探头横切放在腓骨肌沟（踝沟）处，让患者做被动和主动的足背屈和外翻，并实时显示腓骨长、短肌腱。腓骨肌腱脱位可表现为以下 2 种方式：

■ 腓骨长、短肌腱中的一个或两个肌腱均向前移位至外踝前方。

■ 腓骨长、短肌腱两者的位置发生改变，不再呈正常的前后位置关系，亦称为腱鞘内脱位。

第九节 副腓骨

【疾病简介】

■ 副腓骨为位于腓骨长肌腱内的一个籽骨，可为软骨性或骨性，通常位于骰骨外侧面的骰骨沟内。

■ 约 30% 的足部 X 线片上可见副腓骨，其中 60% 者为双侧。

■ 副腓骨可呈双裂或多裂表现。

【超声表现】

■ 副腓骨显示为位于腓骨长肌腱内的一个强回声斑，后方伴声影（图 6-9-1A 与视频 1，视频 2）。

■ 副腓骨可发生多种病变导致局部疼痛，如副腓骨骨折、双裂或多裂副腓骨脱离、腓骨长肌腱腱鞘炎（图 6-9-1B 与视频）、肌腱部分撕裂、纵行撕裂、肌腱完全断裂。腓骨长肌腱断裂时，副腓骨可随肌腱断端移位至踝关节水平。

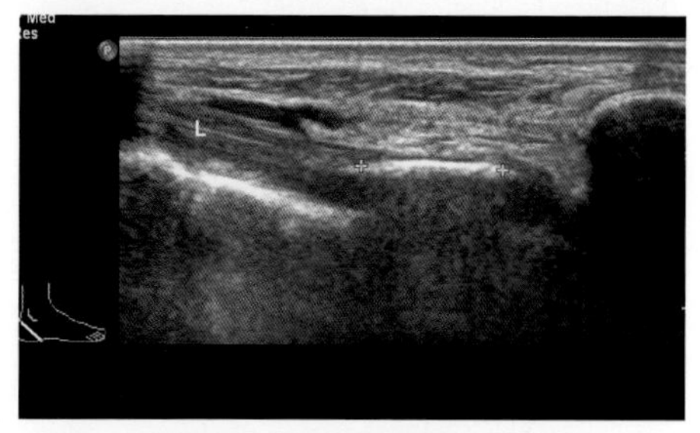

图 6-9-1A　纵切面显示腓骨长肌腱（L）内副骨（标尺）

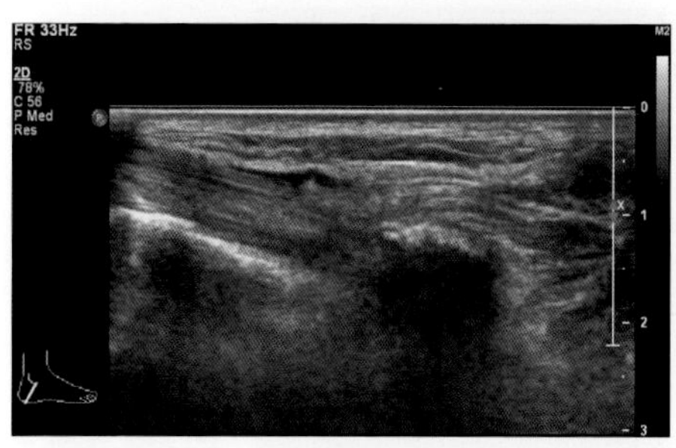

图 6-9-1A 视频 1　纵切面显示腓骨长肌腱近足底转弯处副骨，呈强回声

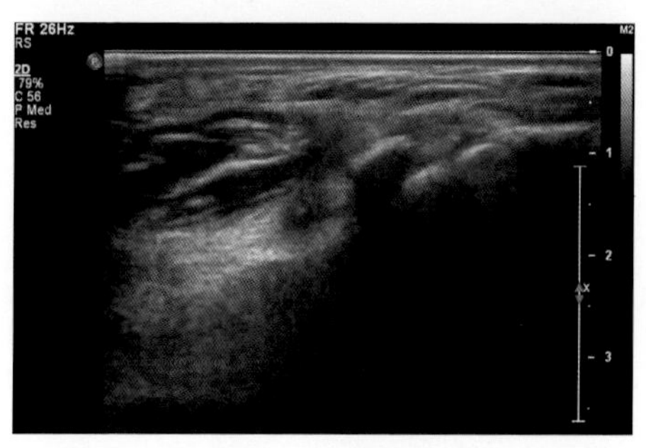

图 6-9-1A 视频 2　横切面自上向下显示腓骨长肌腱内副骨

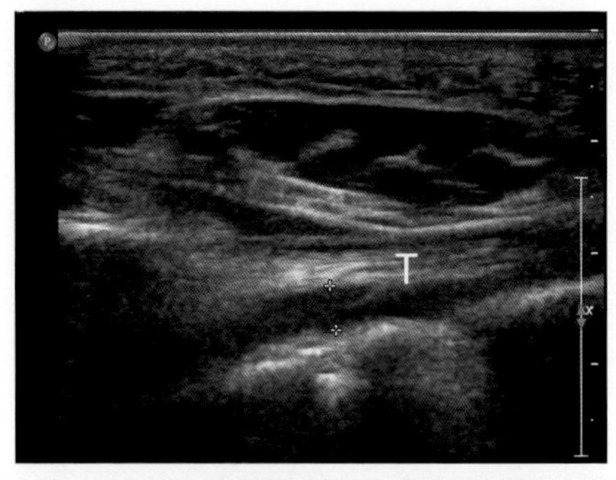

图 6-9-1B　于足底部显示近第 1 跖骨底部腓骨长肌腱（T）腱鞘内积液（标尺）

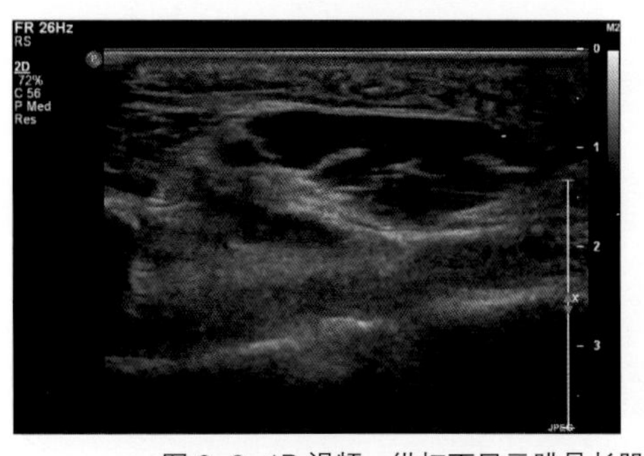

图 6-9-1B 视频　纵切面显示腓骨长肌腱于第 1 跖骨底部腱鞘内可见积液

第十节　腓骨长肌腱、短肌腱腱鞘炎

【疾病简介】

腓骨长肌腱、短肌腱腱鞘炎可继发于创伤、反复应力损伤、类风湿关节炎、痛风等全身系统性疾病或感染等。

【超声表现】

■　可见外踝处腓骨长肌腱和短肌腱腱鞘扩张，内可见积液，或腱鞘增厚，呈低回声（图 6-10-1）。

■　彩色或能量多普勒有时于腱鞘内可见丰富血流信号。

■　腓骨长肌腱行程较长，自外踝部经骰骨的腓骨长肌腱骨沟向足底部走行，远端止于足底的第 1 跖骨头底部，因此腓骨肌腱腱鞘炎的发病部位除外踝外，亦可位于足底部（图 6-10-2 与视频）。如患者主诉足底中部疼痛时，应注意对足底中部腓骨长肌腱的检查。

【注意事项】

跟腓韧带断裂时，踝关节腔积液可与腓骨肌腱总腱鞘沟通，致腱鞘内出现积液，不能仅凭此表现诊断为腱鞘炎。

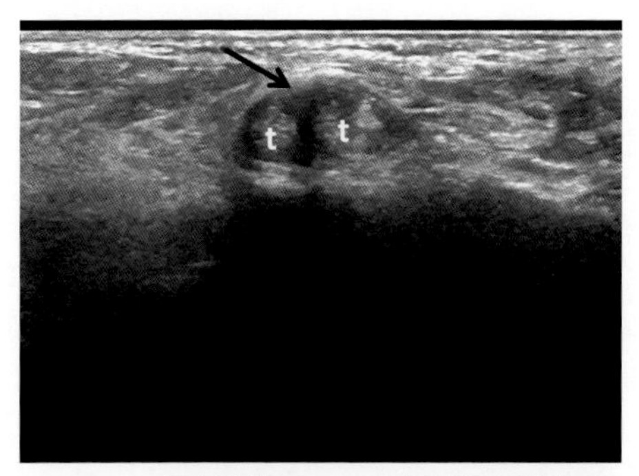

图 6-10-1　外踝处横切面显示腓骨长肌腱与短肌腱（t）腱鞘增厚，呈低回声（箭头）

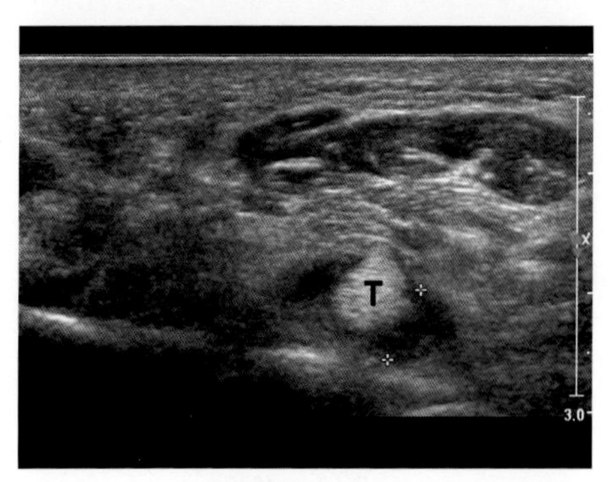

图 6-10-2　足底部腓骨长肌腱（T）横切面显示其腱鞘扩张（标尺）

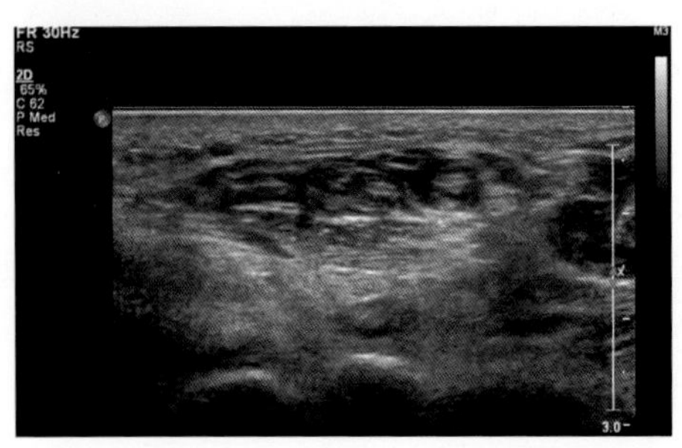

图 6-10-2 视频　左侧足底腓骨长肌腱腱鞘炎

第十一节　跟腱断裂

【疾病简介】

■　跟腱断裂多数发生在剧烈运动或劳动中用力使足跖屈或拉紧跟腱时，患者突然感觉跟腱部位剧烈疼痛，走路时跖屈无力。

■　临床检查可见跟腱部位肿胀、断裂处可触及凹陷，足跖屈功能障碍，失去正常行走步态。

【超声表现】

■　跟腱完全断裂时，超声显示跟腱连续性中断，断端不整齐如马尾状，急性撕裂可见跟腱两断端之间的血肿，呈高回声区域，数日后血肿可呈低回声或无回声（图 6-11-1 ～图 6-11-3 与视频）。

■　部分撕裂时，超声可见跟腱的部分组织连续中断（图 6-11-4 与视频）。

■　陈旧性跟腱断裂时，由于小腿三头肌的长期挛缩，跟腱两断端间距离可以很大，且充满瘢痕组织，超声可显示不均质低回声。

【动态超声检查】

有助于判断跟腱完全撕裂或部分撕裂。

■　捏小腿三头肌时，可见近侧断端随同肌肉的被动收缩而向近侧移动，断端间隙增宽，远侧断端没有任何运动；松开肌肉后近侧断端恢复原有断裂状态。

■　踝关节被动背屈运动时，跟腱断端间距明显增大，呈分离现象；被动跖屈时，两断端有接近趋势。

【注意事项】

超声检查跟腱时，应注意跖肌腱完整情况。多数跟腱断裂患者，其跖肌腱可保持完整（图 6-11-3B）。

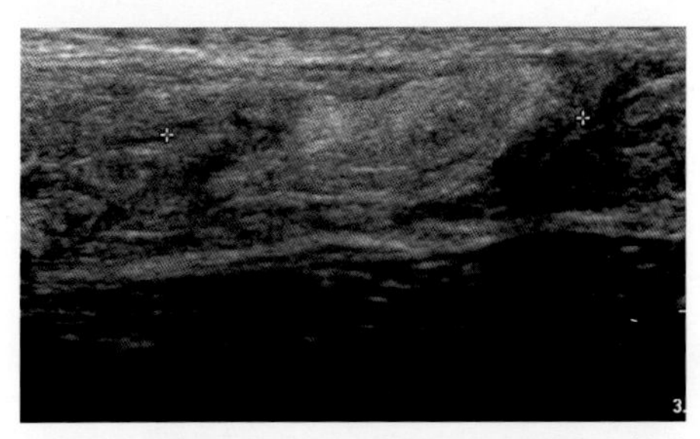

图 6-11-1　伤后 50 天，纵切面显示跟腱完全断裂，两断端之间可见脂肪垫疝入（标尺之间）

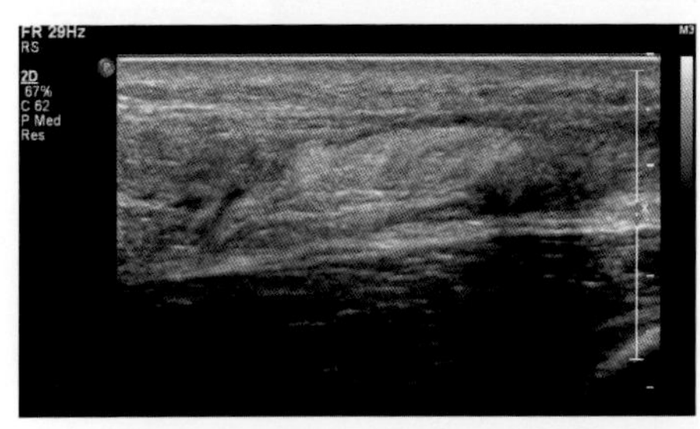

图 6-11-1 视频　伸屈踝关节时显示跟腱完全断裂，仅见远侧断端移动

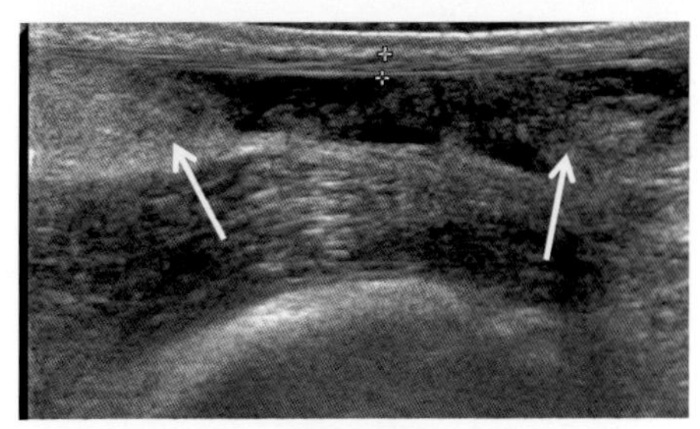

图 6-11-2A　纵切面可见跟腱两个断端（箭头），浅侧可见完整的跖肌腱（标尺）

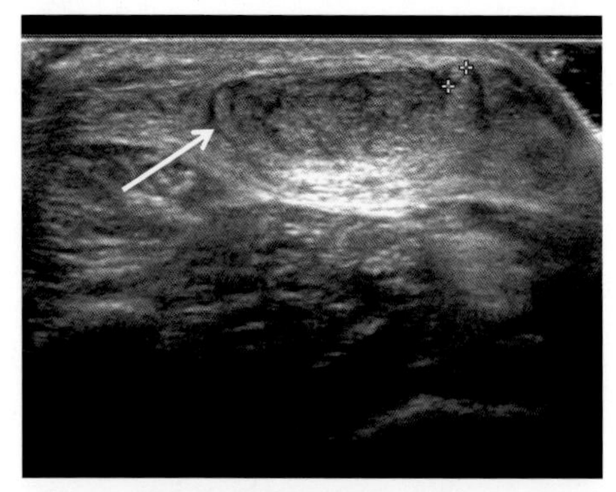

图 6-11-2B　横切面可见跟腱一侧断端（箭头）和其内侧的跖肌腱（标尺）

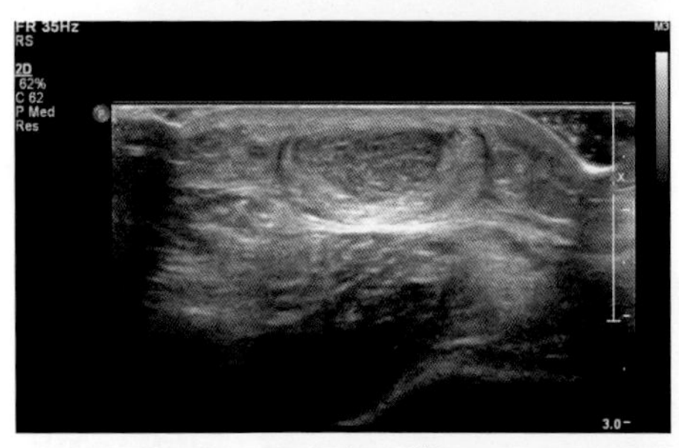

图 6-11-2B 视频　横切面显示跟腱连续性中断，两断端回缩增粗，其内侧可见完整的跖肌腱

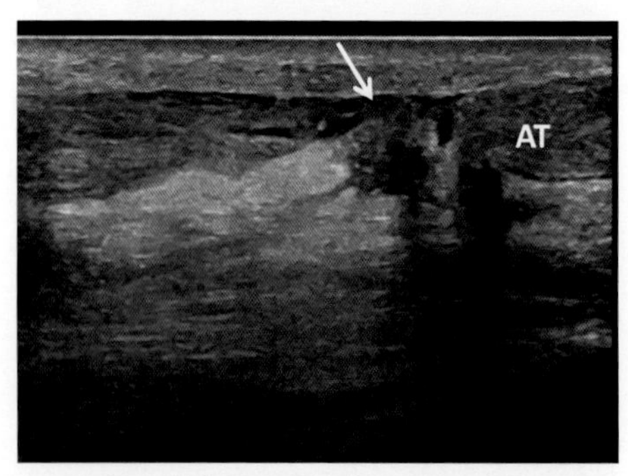

图 6-11-3A　纵切面可见跟腱连续性中断（箭头），局部可见液性区及脂肪疝入

AT，跟腱

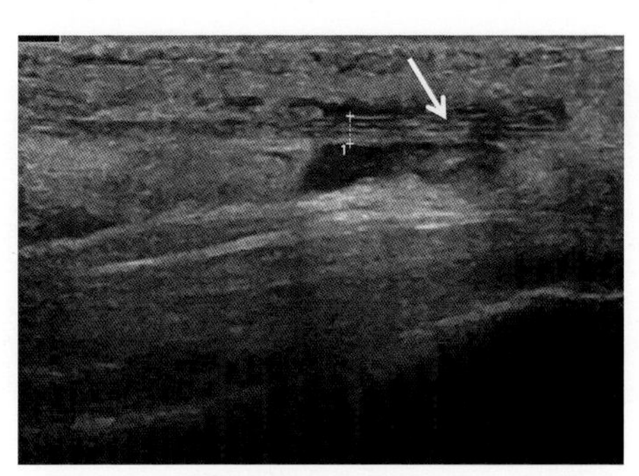

图 6-11-3B　于断裂的跟腱内侧可见跖肌腱（标尺与箭头），连续完整

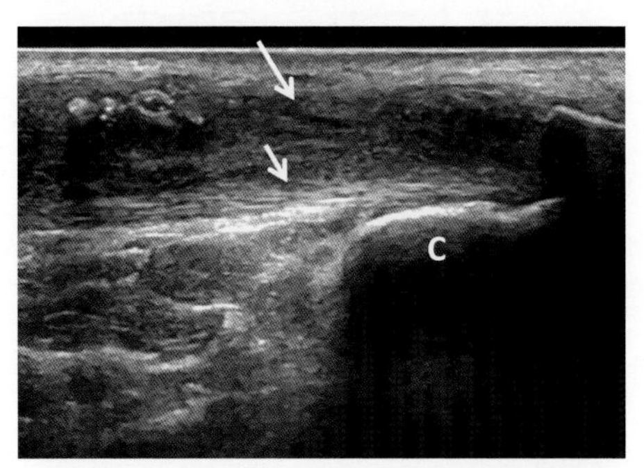

图 6-11-4A　纵切面显示跟腱浅层连续中断，局部呈低回声（长箭头），其深方仍有部分肌腱组织相延续（短箭头）
C，跟骨

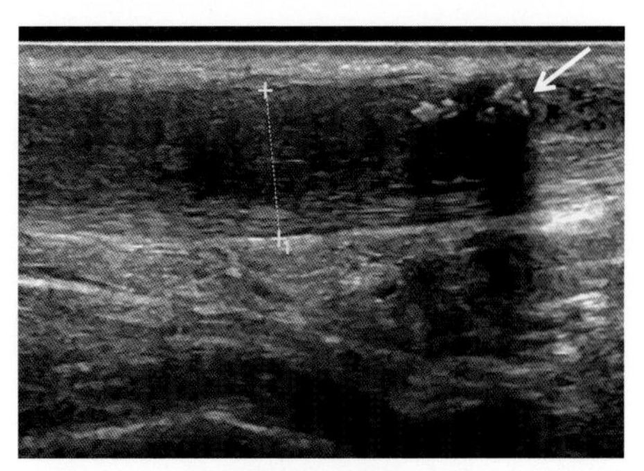

图 6-11-4B　纵切面显示跟腱（标尺）近侧断端钙化灶（箭头）

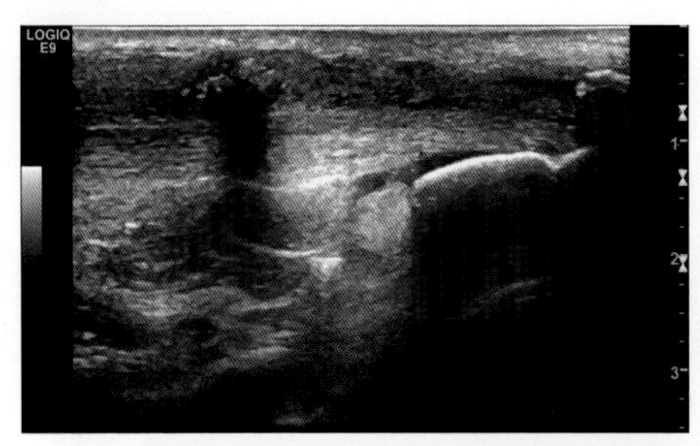

图 6-11-4B　视频　纵切面连续扫查可见跟腱浅侧连续中断，近侧断端可见钙化灶

第十二节　跟腱病

【疾病简介】

跟腱病为跟腱的非炎性退行性改变。其主要病理改变为肌腱缺氧、黏液变性、脂肪变性等。

【超声表现】

■　跟腱局限性或弥漫性增厚，回声减低（图 6-12-1A，B）。

■　位于跟腱近段的病变可为弥漫性分布或主要累及跟腱的内侧部分，而跟腱远段的病变多累及跟腱的深层组织。

■　常伴有跟骨后滑囊炎。

■　部分病变内可见血流信号增加。

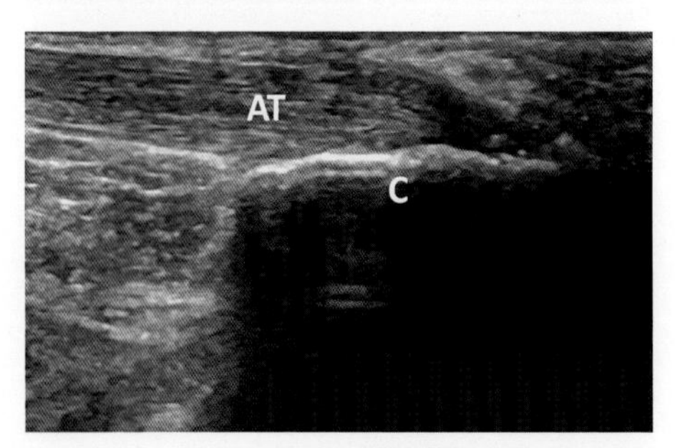

图 6-12-1A　纵切面显示左侧跟腱远段增厚（AT），止点处跟骨不规则
C，跟骨

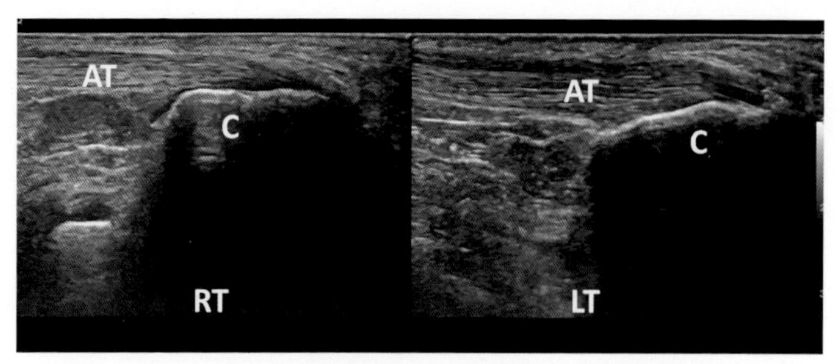

图 6-12-1B 双侧对比显示左侧跟腱较对侧明显增厚
RT，右侧；LT，左侧；AT，跟腱；C，跟骨

【鉴别诊断】

■ 跟腱代谢性疾病：代谢性疾病亦常累及跟腱，如痛风患者因尿酸盐沉积可导致跟腱内结节状或弥漫性增厚（图 6-12-2 与视频，图 6-12-3）；家族性高胆固醇血症常可导致双侧跟腱显著增厚，内部回声减低、不均匀（图 6-12-4）。此类病变胆固醇或尿酸盐的沉积多为对称性，常累及双侧跟腱。

■ 跟腱末端炎：血清阴性脊柱关节病时可累及跟腱，导致跟腱末端增厚，内部回声稍减低，PDI 跟腱内血流信号常明显增多（图 6-12-5，图 6-12-6）。跟腱止点处骨质可有不规则改变。有时可伴有跟骨后滑囊炎。

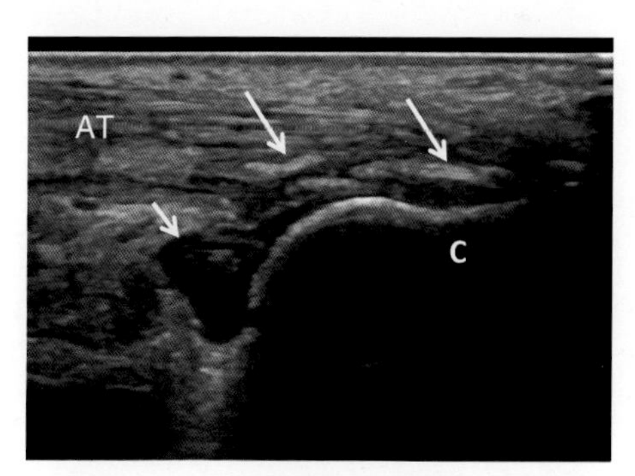

图 6-12-2A 痛风累及双侧跟腱。纵切面显示右侧跟腱内尿酸盐沉积呈偏高回声区（长箭头）伴跟骨后滑囊积液（短箭头）
C，跟骨；AT，跟腱

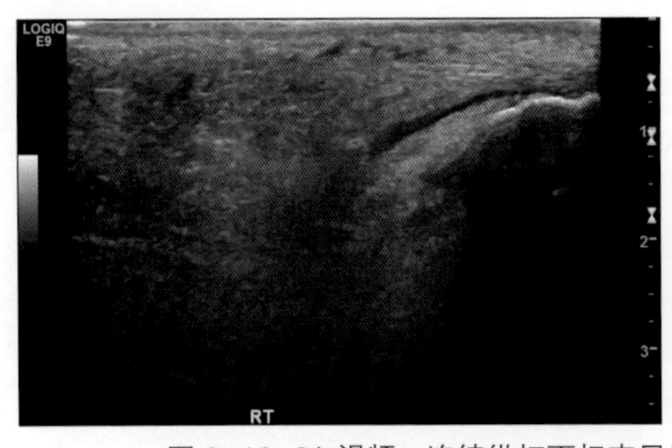

图 6-12-2A 视频　连续纵切面扫查显示右侧跟腱内尿酸盐沉积呈带状偏高回声

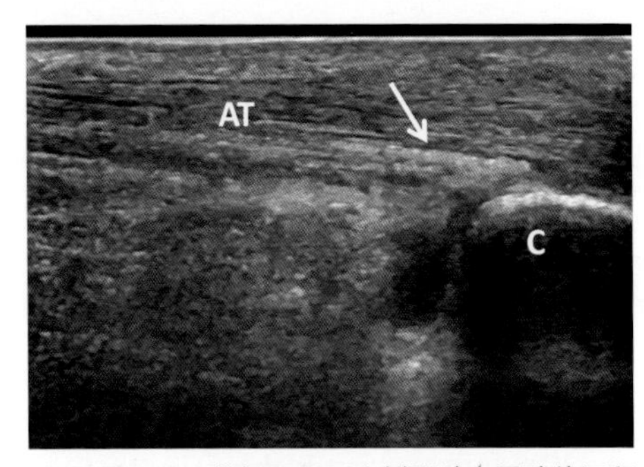

图 6-12-2B　纵切面显示左侧跟腱内尿酸盐沉积呈偏高回声区（箭头）
C，跟骨；AT，跟腱

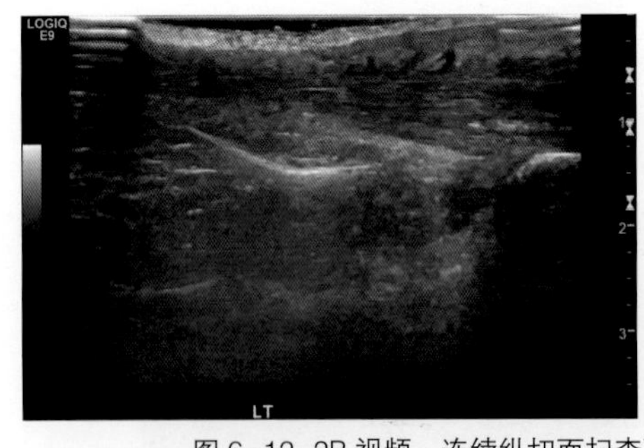

图 6-12-2B 视频　连续纵切面扫查可见左侧跟腱内尿酸盐沉积呈偏高回声区

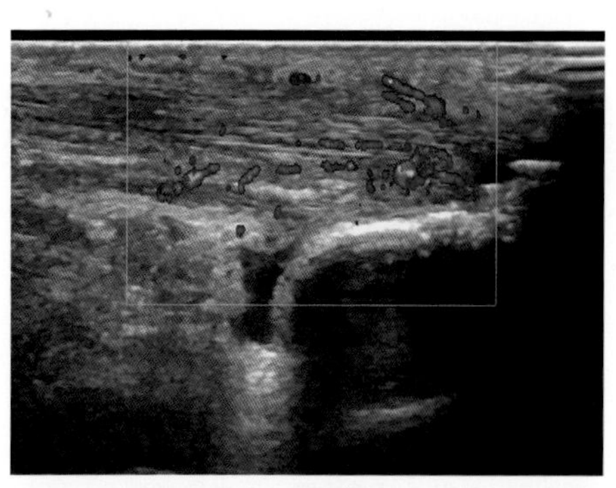

图 6-12-2C　CDFI 显示左侧跟腱内可见较丰富血流信号

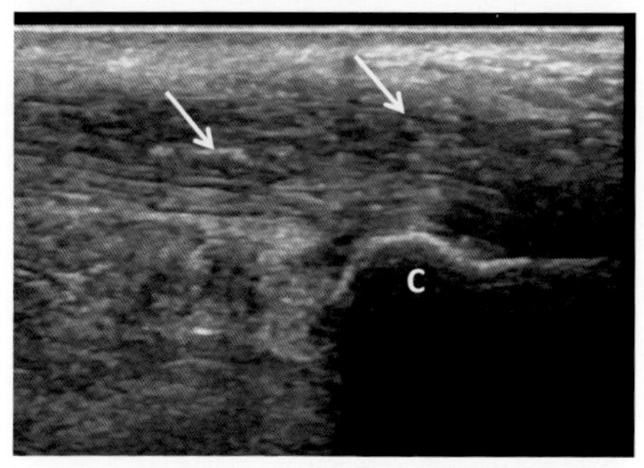

图 6-12-3A　纵切面显示左侧跟腱远段多发强回声（箭头）
C，跟骨

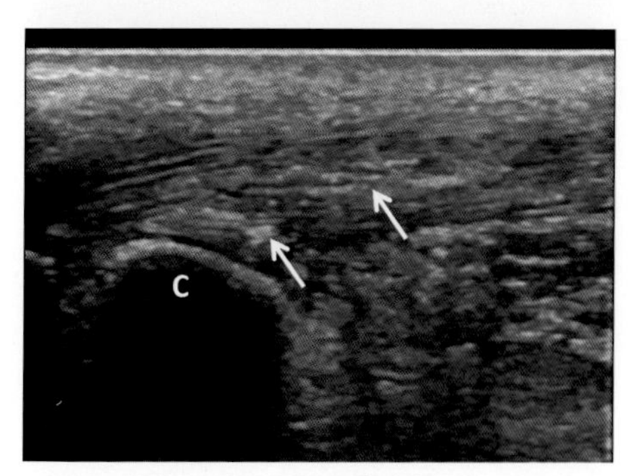

图 6-12-3B　纵切面显示右侧跟腱远段多发强回声（箭头）
C，跟骨

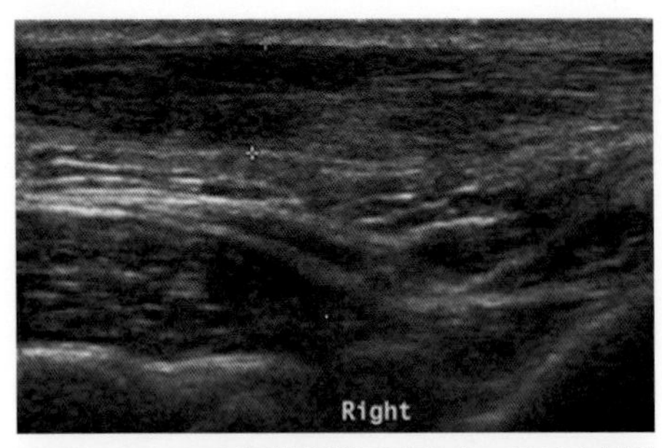

图 6-12-4A　家族性高胆固醇血症。显示右侧跟腱弥漫性增粗、回声减低，以中段显著（标尺）

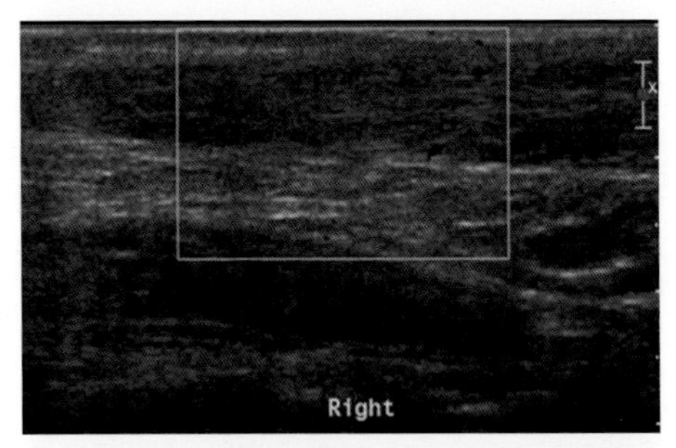

图 6-12-4B　显示右侧跟腱内可见少许血流信号

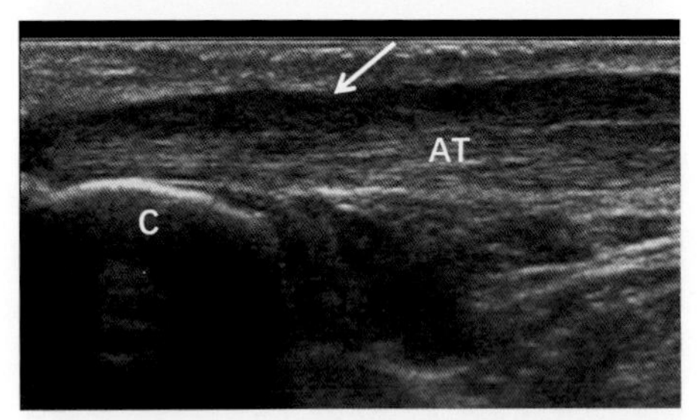

图 6-12-4C　同一患者。显示左侧跟腱（AT）弥漫性增粗，部分区域回声减低（箭头）
C，跟骨

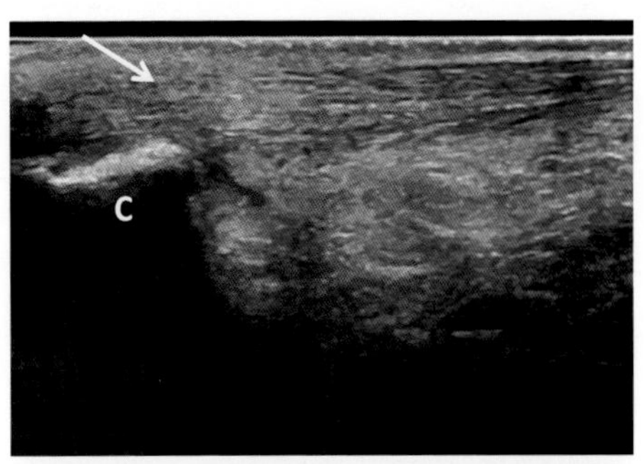

图 6-12-5A　强直性脊柱炎患者。纵切面显示跟腱远段增厚，回声稍增高（箭头）
C，跟骨

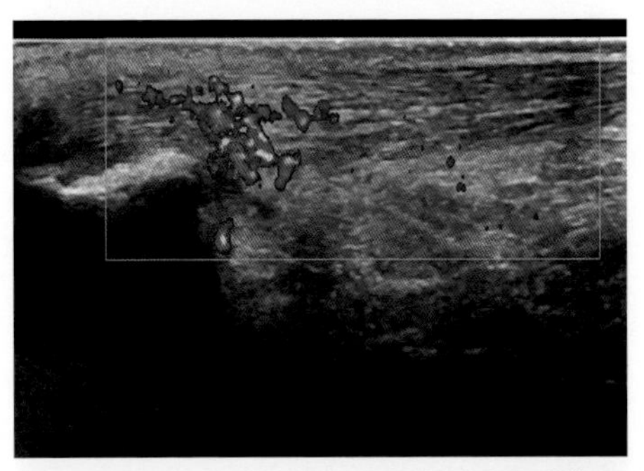

图 6-12-5B　CDFI 跟腱内可见较丰富血流信号

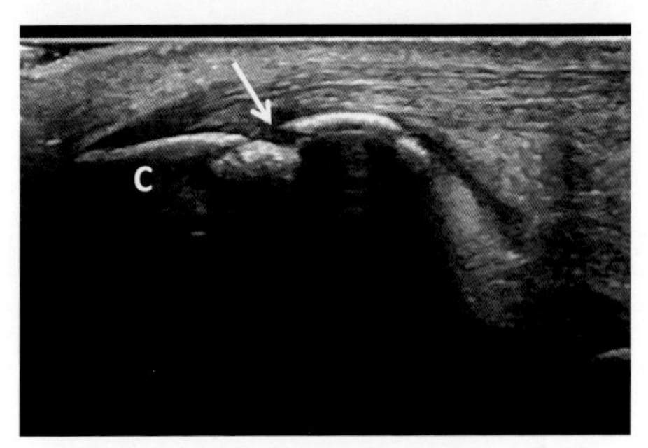

图 6-12-5C　纵切面显示跟腱跟骨附着处局部骨质缺损（箭头）
C，跟骨

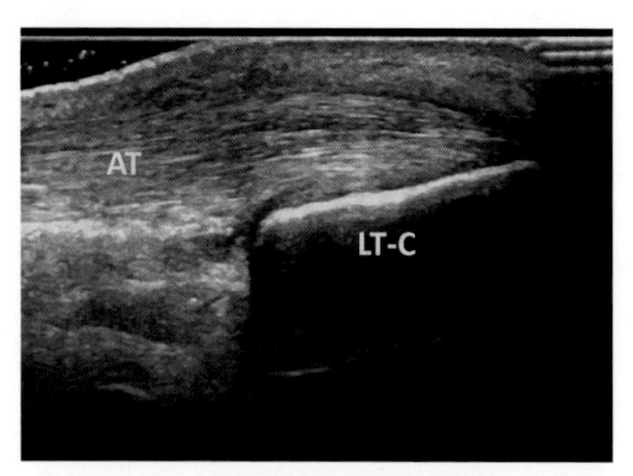

图 6-12-6A　强直性脊柱炎伴双侧跟腱炎。纵切面显示左侧跟腱（AT）远段显著增粗

LT-C，左侧跟骨

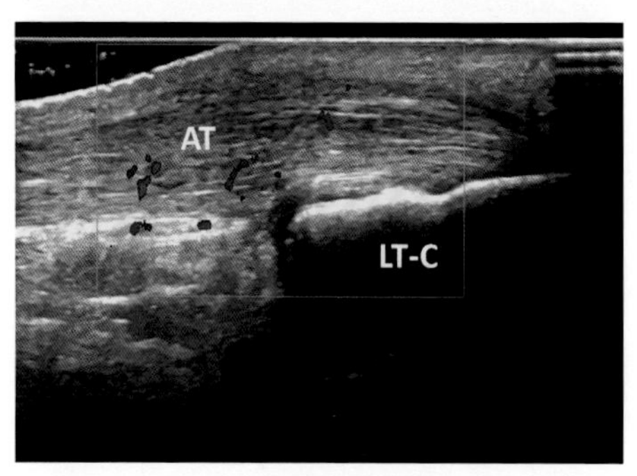

图 6-12-6B　纵切面显示左侧跟腱（AT）内血流信号稍增多

LT-C，左侧跟骨

第十三节　跟骨后滑囊炎、跟腱后滑囊炎

【疾病简介】

■　跟骨后滑囊炎可为慢性踝后部疼痛的原因之一，可单独发病，也可继发其他炎性病变，如类风湿关节炎、血清阴性脊柱关节病或反复劳损如跟腱病。

■　跟腱后滑囊（皮下滑囊）炎时，足跟部可出现疼痛、压痛，皮下组织肿胀，多见于年轻女性，常由于较窄的鞋口上缘摩擦所致。

【超声表现】

■　跟骨后滑囊炎时，滑囊可见扩张，位于跟腱和跟骨后上部之间，厚度> 3mm，囊壁不规则增厚（图 6-13-1）。

■　跟腱后滑囊炎时，超声于跟腱远端浅侧皮下组织内可见积液，PDI 有时于滑囊壁上可见丰富血流信号。检查时，注意探头不要加压，否则不易显示局部的积液。

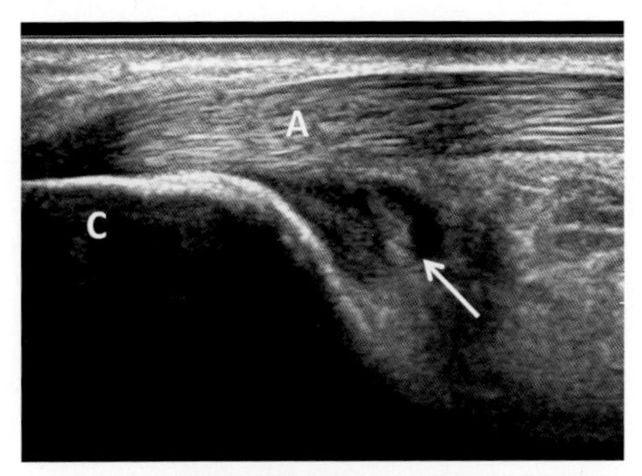

图 6-13-1　脊柱关节病患者。纵切面显示跟腱增粗（A），跟骨后滑囊扩张（箭头），内可见积液与滑膜增生
C，跟骨

第十四节　Haglund's 综合征

【疾病简介】

■　为骨与软组织的综合病变，包括跟骨后滑囊炎、跟腱后滑囊炎、跟腱增厚或跟腱病、跟骨后部显著突起。

■　主要症状为足跟部肿胀、隆起、疼痛。

■　X 线检查显示跟骨后上缘显著突起。

【超声表现】

■ 可见跟骨后突显著突出。

■ 跟骨后滑囊和跟腱后滑囊扩张，滑囊内可见积液或滑膜增生，PDI 于滑膜内可见较丰富血流信号。

■ 跟腱可见局限性或弥漫性增厚、回声减低。

第十五节 跟腱周围炎

【疾病简介】

■ 跟腱周围无腱鞘，其周围为疏松的结蹄组织，称为腱围。

■ 腱围组织水肿增厚，称为腱围炎。

【超声表现】

■ 可见跟腱远段周围组织增厚，回声减低，横切面可见跟腱周围增厚的低回声组织呈半环状包绕跟腱（图 6-15-1A 与 B）。

■ PDI 于跟腱周围组织内可见较丰富血流信号。

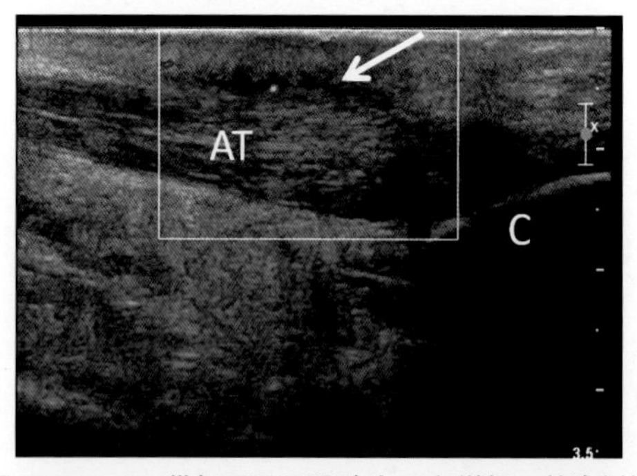

图 6-15-1A 纵切面显示跟腱（AT）增粗，其浅侧软组织增厚（箭头），回声减低。PDI 显示跟腱浅侧软组织内可见较丰富血流信号
C，跟骨

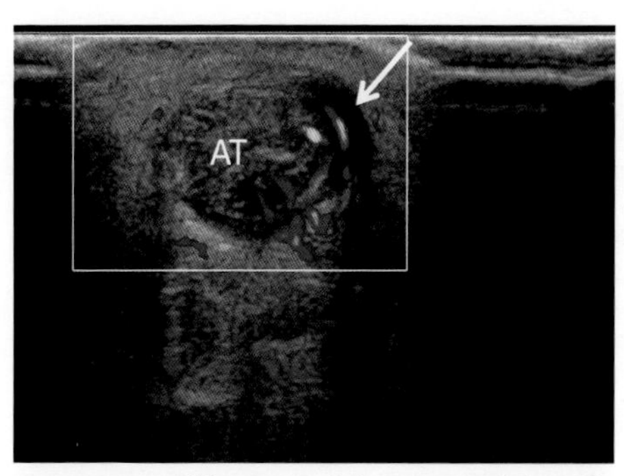

图 6-15-1B　横切显示跟腱（AT）周围软组织增厚（箭头），回声减低，其内可见较丰富血流信号

第十六节　后踝撞击征

【疾病简介】

■　后踝撞击征是由于反复的强力跖屈导致胫骨后部与跟骨后突之间的软组织受压损伤而引起。受压的软组织包括胫距后关节囊、距腓后韧带、踝间后韧带、下胫腓后联合。

■　距骨后部发育异常易导致后踝撞击征。解剖学上，距骨后突有 2 个结节：内侧结节和外侧结节，踇长屈肌腱走行在两结节之间。外侧结节的第二骨化中心一般出现在 7 ～ 13 岁，1 年内与距骨融合。如融合异常，可导致形成较长的距骨后外侧结节，即 Stieda 骨突，或融合失败导致形成距后三角骨。距后三角骨通过软骨联合与距骨体后部相关节。较长的距骨后外侧突与距后三角骨都可导致踝后部撞击损伤，并可引起踇长屈肌腱损伤。

■　其他可引起后踝撞击征的病因：距骨滑车后部、后距跟关节的骨软骨损伤、踝关节后隐窝和距下关节后隐窝的滑膜炎症和增厚等。

【临床表现】

主要为踝关节后部关节间隙压痛，极度被动跖屈可使疼痛加剧。

【超声表现】

可表现为以下一个或数个征象：

■ 踝关节和／或距下关节后隐窝滑膜炎，有时可见关节腔游离体（图 6-16-1）。

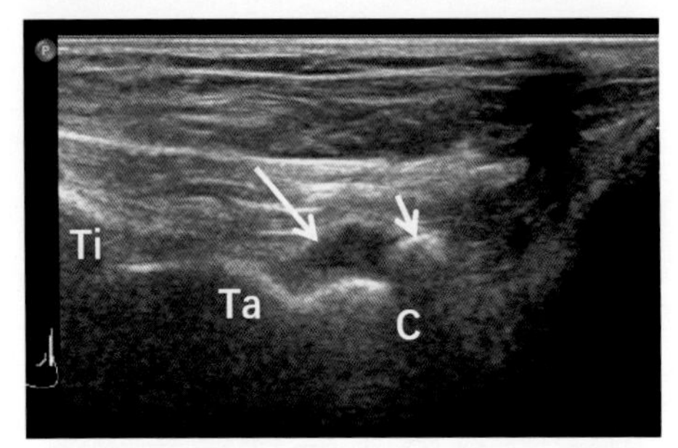

图 6-16-1 踝后部纵切面显示距下关节隐窝内积液（长箭头），其内可见强回声游离体（短箭头）

Ti，胫骨远端；Ta，距骨；C，跟骨

■ 踇长屈肌腱腱鞘可见增厚，慢性者可出现狭窄性腱鞘炎，导致踇趾弹响和僵硬。检查踇长屈肌腱时，可让患者做踇趾伸屈动作以进行动态扫查。

■ 距骨后外侧突病变时，可见位于踇长屈肌腱外侧的 Stieda 骨突或距后三角骨。

■ 胫骨远端后方可见骨赘形成。

【注意事项】

■ 单纯的踇长屈肌腱腱鞘内积液并不一定提示腱鞘炎，尤其是在踝关节腔内同时出现积液时，因在 20% 的人群中该肌腱的腱鞘与踝关节腔相通。

■ 踇长屈肌腱走行较长，自内踝部向足底部走行，远端止于踇趾的远节。因此，除内踝处，应注意对足底部踇长屈肌腱进行检查。

第十七节　足底筋膜炎

【疾病简介】

■　为足底筋膜及其周围组织的慢性无菌性炎症。

■　肥胖、长时间负重站立、扁平足、过多的体力活动、有骨刺生成等为常见的诱发因素。

■　临床主要表现：负重时足跟部疼痛，晨起加重，体育活动、负重和行走可以使疼痛加剧。

【超声表现】

■　足底筋膜于跟骨附着处可见增厚，大于 4mm，内部回声减低，纤维状结构显示不清（图 6-17-1，图 6-17-2）。

■　病变也可位于跟骨近侧约 2 ～ 3cm 处（图 6-17-3，图 6-17-4）。

■　足底筋膜附着处跟骨有时可见不规则改变。

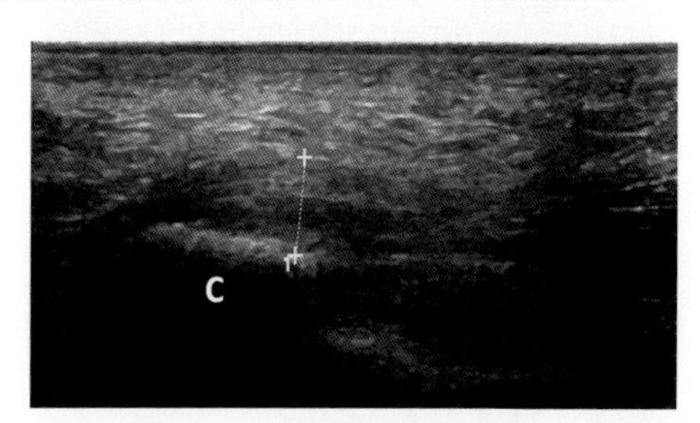

图 6-17-1　显示足底筋膜增厚，
回声减低（标尺）
C，跟骨

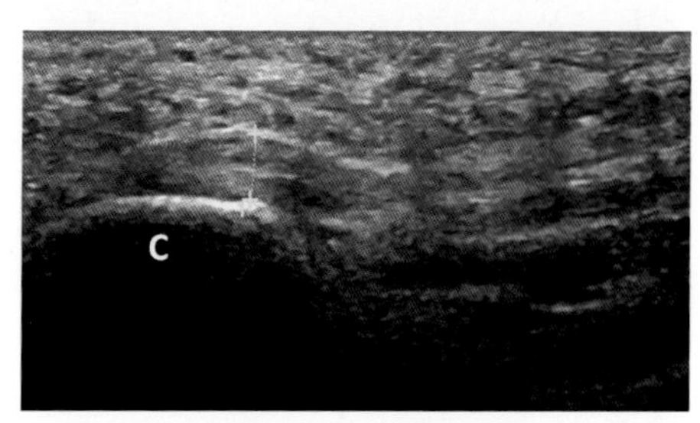

图 6-17-2　纵切面显示足底筋膜跟骨附着处增厚
（标尺），约 4.6mm
C，跟骨

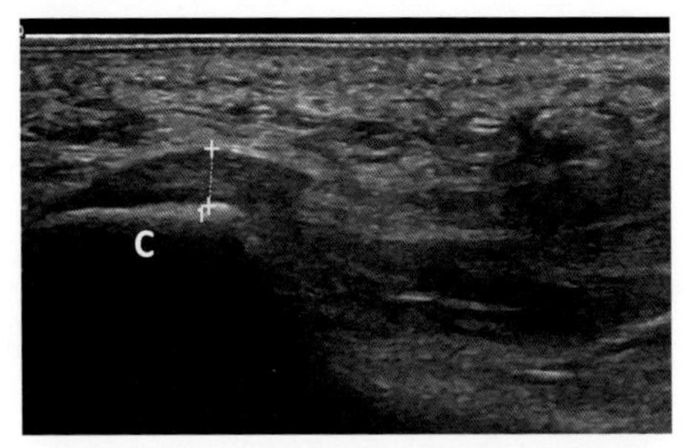

图 6-17-3A 纵切面显示足底筋膜于跟骨附着处稍增厚，回声减低（标尺）

C，跟骨

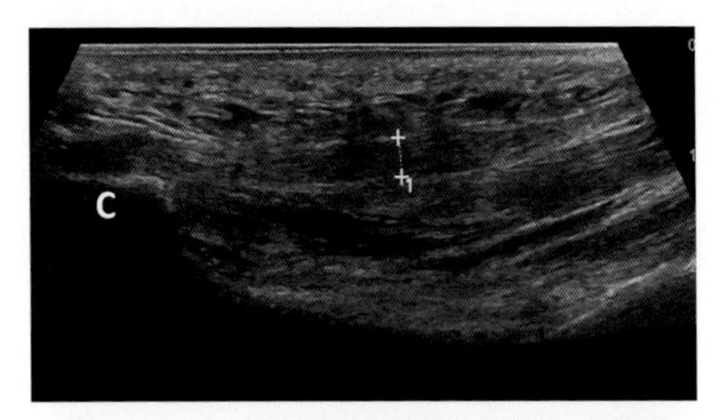

图 6-17-3B 纵切面显示跟骨远侧足底筋膜局部稍增厚，回声减低（标尺）

C，跟骨

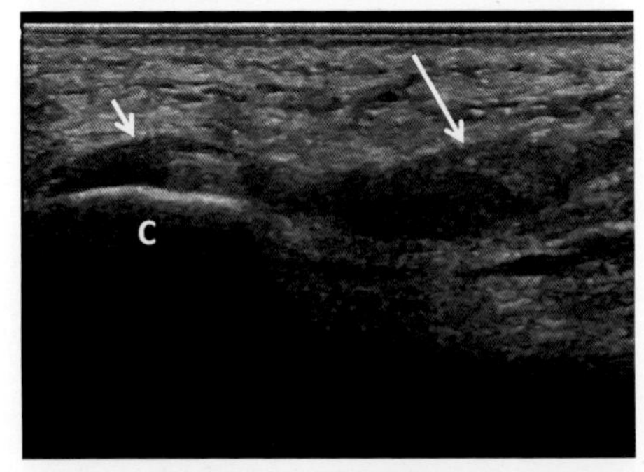

图 6-17-4 纵切面显示足底筋膜于跟骨附着处增厚（短箭头），其稍远侧局部可见另一处增厚（长箭头）

C，跟骨

【鉴别诊断】

脊柱关节病亦可导致足底筋膜炎，为足底筋膜末端炎，一般为双侧。诊断时需结合患者的病史。

第十八节　足底筋膜撕裂

【疾病简介】

■　可由于急性损伤或高处坠落伤或慢性劳损所致，部分患者可有足底筋膜炎病史或激素注射史。

■　外伤性足底筋膜撕裂可发生于足底筋膜附着处远侧 2 ～ 3cm 处。

【超声表现】

超声显示足底筋膜连续性中断、局部结构显示不清，可呈条形或不规则低回声区或混杂回声区（图 6-18-1A 与 B，图 6-18-2）。

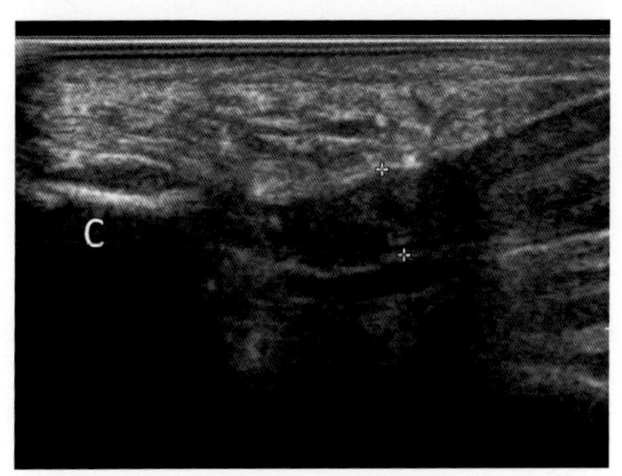

图 6-18-1A　纵切面显示足底筋膜近跟骨（C）处增厚，内部结构不清（标尺）

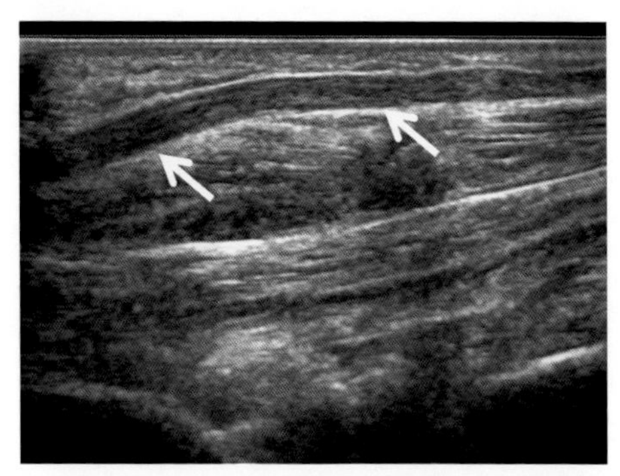

图 6-18-1B　纵切面显示足底中部足底筋膜弥漫性增粗，回声减低（箭头）

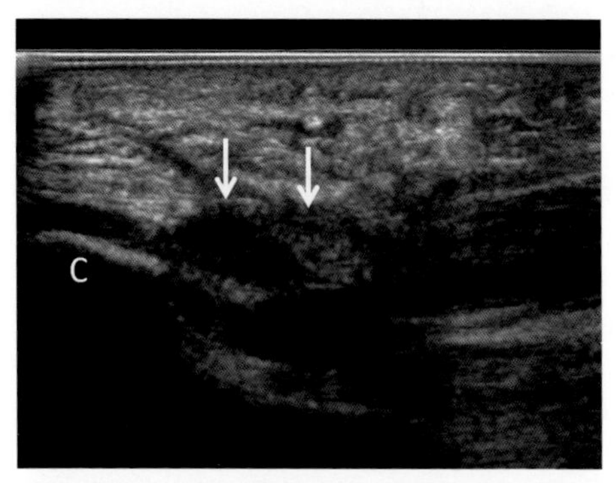

图 6-18-2　纵切面显示足底筋膜近跟骨附着处（C）增厚，内呈杂乱回声（箭头）

第十九节　足底筋膜纤维瘤病

【疾病简介】

■　为足底筋膜内良性纤维组织增生病变，常见于足中部和足前部。

■　患者主要症状为足底中部结节伴或不伴有明显的疼痛。

■　约 1/3 的病变可为双侧，1/4 的病变为多发。

【超声表现】

■　于足中部或前部足底筋膜内可见一个或数个低回声结节，边界欠清，沿足底筋膜长轴走行，而跟骨附着处的足底筋膜并不被累及（图 6-19-1 与视频）。

■　病变多< 2cm，较小者可见位于筋膜浅侧部位。

■　PDI 于病变内部常可见血流信号。

■　病变多位于足底筋膜的内侧或中部区域。

【注意事项】

足底筋膜纤维瘤病的病变两侧可见与足底筋膜相延续，依此可证实病变来源于足底筋膜。

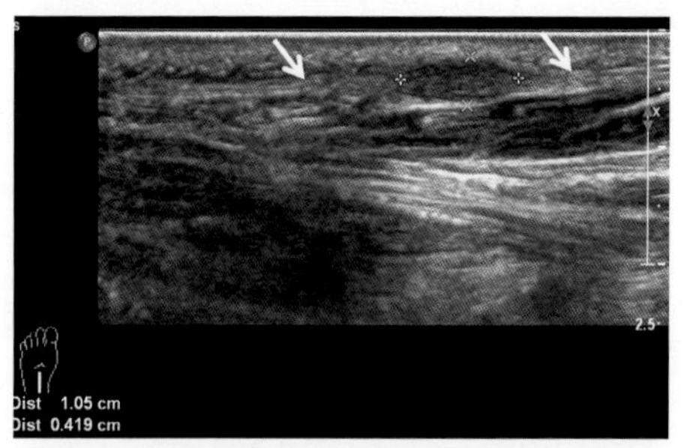

图 6-19-1A　纵切面显示足底筋膜内低回声结节（标尺），边界清楚，其两侧可见与足底筋膜（箭头）相延续

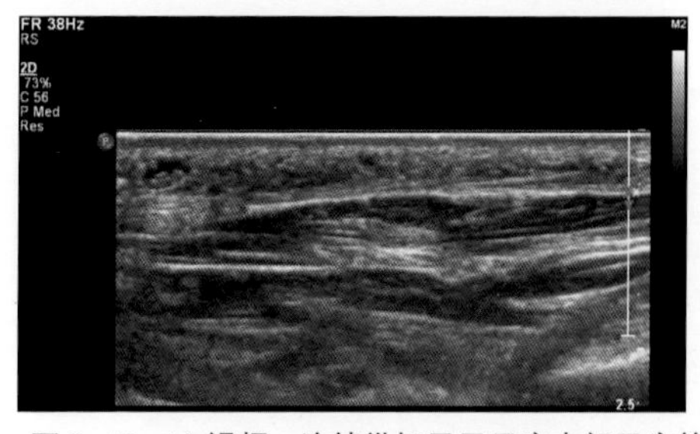

图 6-19-1A 视频　连续纵切显示足底中部足底筋膜内低回声结节

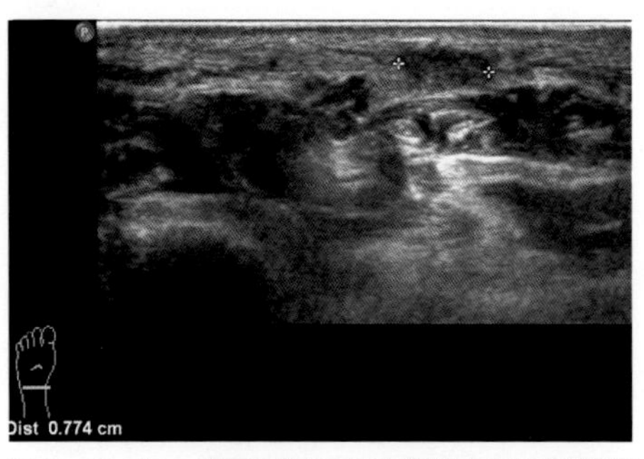

图 6-19-1B　横切面显示足底筋膜内低回声结节（标尺），边界清楚

第二十节　第1跖趾关节跖板撕裂

【疾病简介】

■　为第 1 跖趾关节跖板部分或完全撕裂，导致䠀趾的近节过伸畸形，常由跖趾关节过伸损伤所致。

■　跖板为一纤维软骨板，自跖骨颈部延伸至趾骨近节，有加强跖趾关节囊足底侧的作用。

【超声表现】

■　正常跖板回声同半月板和盂唇，呈均质的高回声（图 6-20-1A，B）。

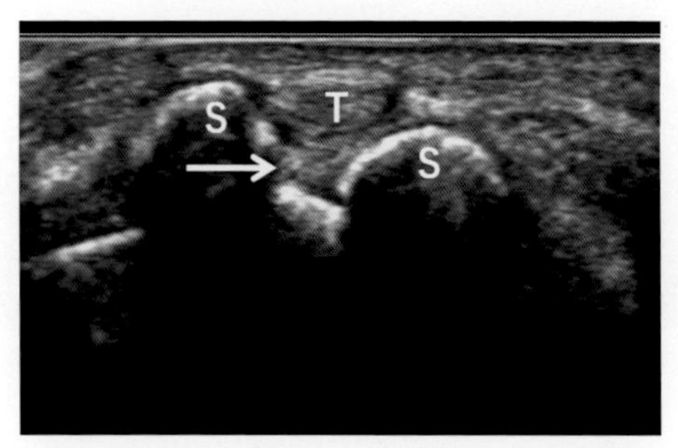

图 6-20-1A　横切面于第 1 跖骨头处显示跖板（箭头）位于䠀长屈肌腱（T）的深方及两个籽骨（S）之间

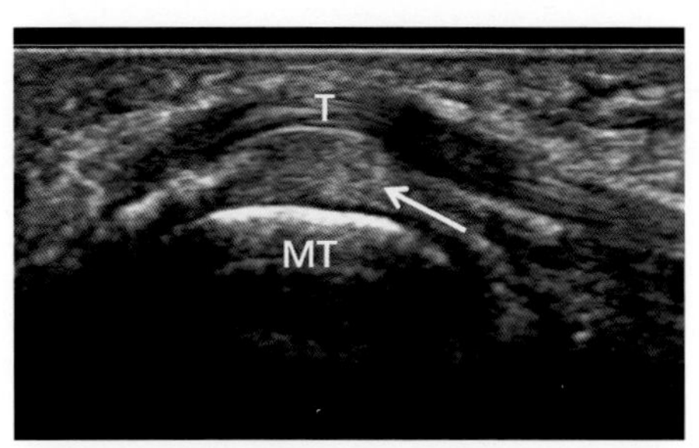

图 6-20-1B　纵切面于第 1 跖骨头处（MT）
显示跖板（箭头）位于踇长屈肌腱（T）的深方

■　跖板损伤后，可表现为增厚的低回声，或连续性中断，同时常可见跖趾关节腔积液、滑膜炎、周围软组织肿胀。

第二十一节　足踝部骨折

【疾病简介】

■　足踝部骨折多见于跖骨和距骨外侧突。

■　跖骨骨折多见于绝经后妇女，常累及第 2、3 跖骨，患者常有较长时间走路病史，突然出现足背部疼痛。当患者主诉足背疼痛时，应注意对跖骨的检查。

■　外踝部疼痛时，应注意对距骨外侧突的检查。

【超声表现】

■　骨折直接征象为骨皮质连续性中断，局部常可见错位。

■　骨折间接征象为周围软组织可见低回声的血肿，局部压痛较为明显。

■　应力性骨折时，超声显示骨皮质连续，仅见骨膜水肿增厚，或可见骨膜下血肿，周围软组织水肿增厚，其内血流信号增多。

■　骨痂形成时，局部骨折增厚，后方可见声影，骨体积增大。

■　检查跖骨时，应注意在纵切面和横切面对跖骨进行检查，尤其是患者主诉疼痛处（图 6-21-1 与图 6-21-2 与视频）。

■　检查距骨外侧突时，探头可放在外踝的后下方，做冠状切面检查，观察距骨表面有无连续性中断。如骨折累及后距跟关节的关节面，于后距跟关节腔内常可见积液。

■ 韧带附着处可发生撕脱骨折（图 6-21-3A，B 与视频）。

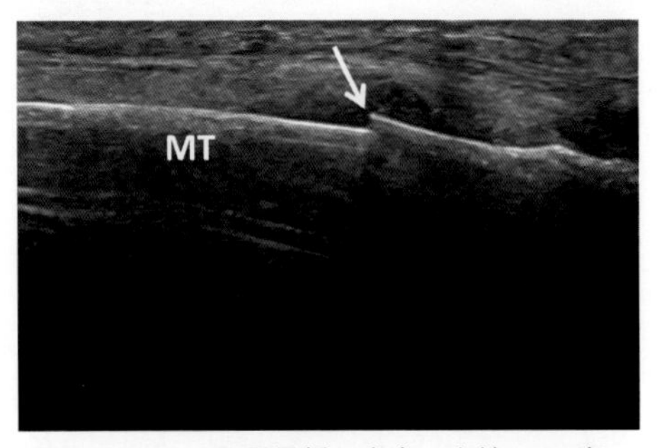

图 6-21-1A 跖骨骨折。患者，女性，67 岁，行走时突然足背疼痛，保守治疗 20 天不缓解。纵切面显示第 3 跖骨（MT）连续中断（箭头），周围软组织水肿增厚呈低回声

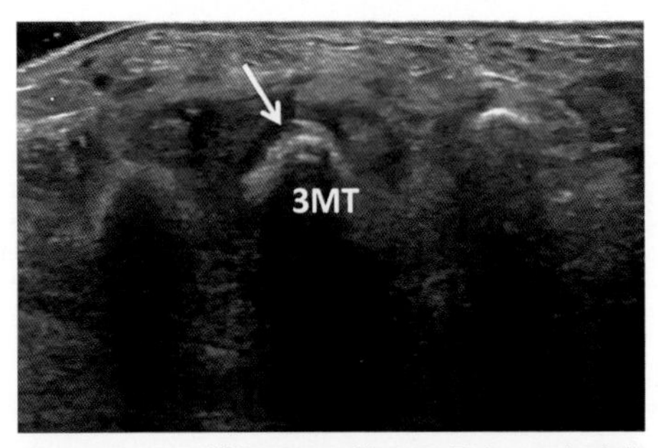

图 6-21-1B 横切面显示第 3 跖骨（3MT）连续中断（箭头），周围软组织水肿增厚呈低回声

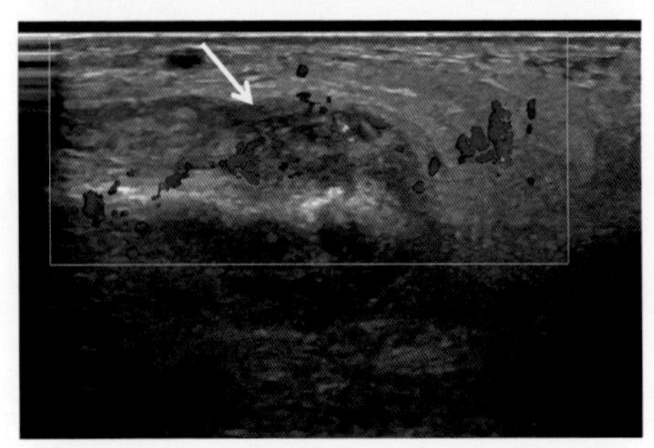

图 6-21-1C 可见周围软组织增厚（箭头），回声不均匀，其内可见较丰富血流信号

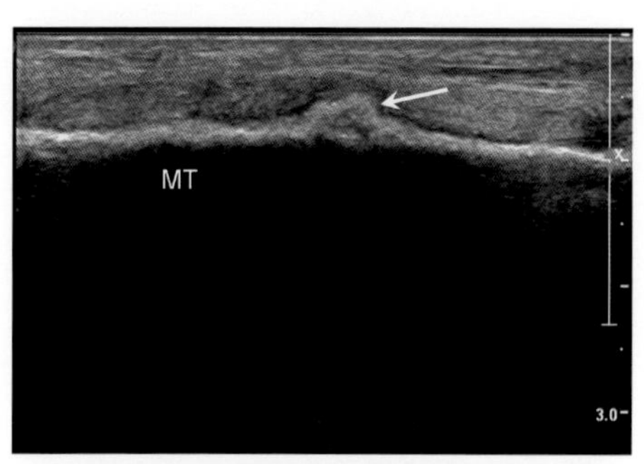

图 6-21-2A　跖骨骨折伴骨痂形成。患者，男，20 岁，长跑后出现足背疼痛约 2 个月。纵切面显示第 2 跖骨（MT）局部骨痂形成，呈强回声（箭头），其周围软组织回声减低

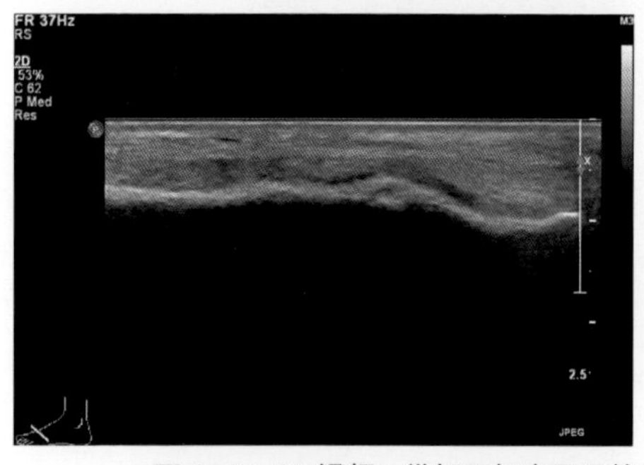

图 6-21-2A 视频　纵切面扫查显示第 2 跖骨表面骨痂形成。注：视频中探头应为纵切

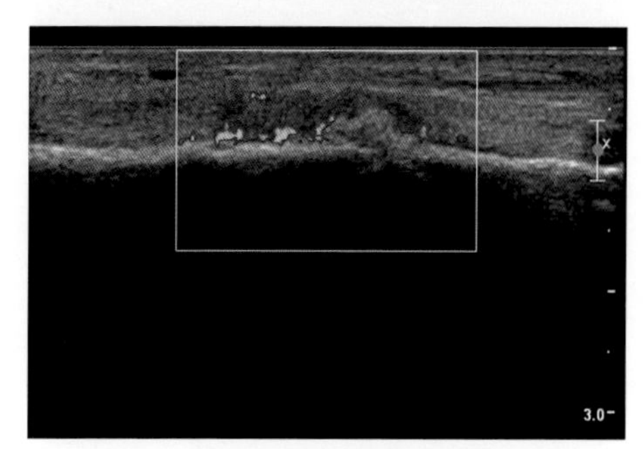

图 6-21-2B　PDI 显示骨痂周围软组织内可见丰富血流信号

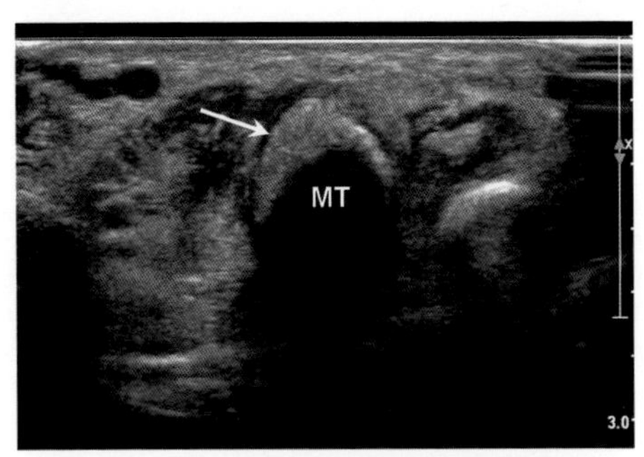

图 6-21-2C　横切面显示增厚的骨痂（箭头）

MT，跖骨

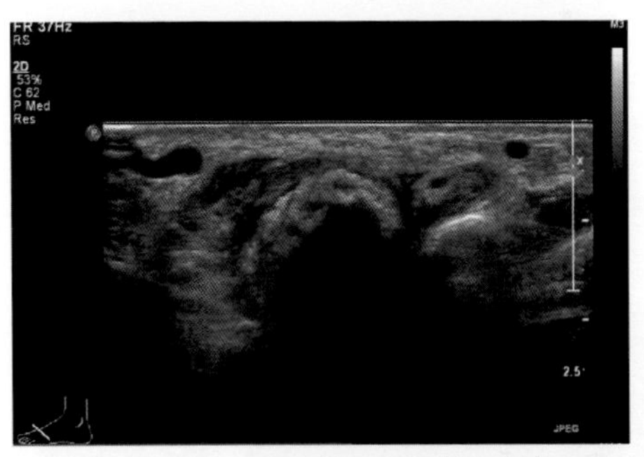

图 6-21-2C 视频　横切面扫查显示第 2 跖骨表面骨痂形成

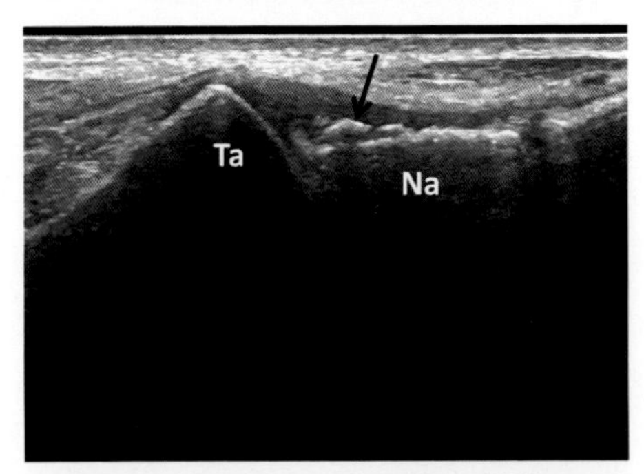

图 6-21-3A　显示距舟韧带于足舟骨附着处撕脱骨折片（箭头）

Ta，距骨；Na，足舟骨

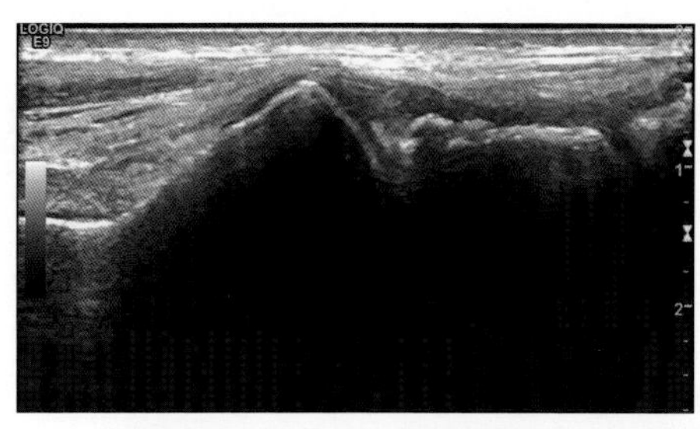

图 6-21-3A 视频　连续扫查显示距舟韧带撕脱骨折

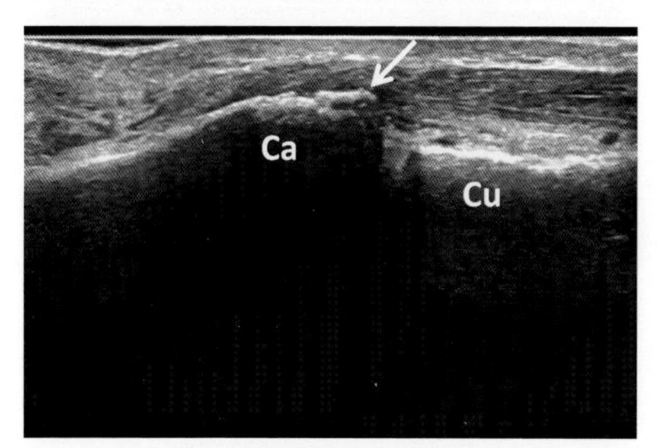

图 6-21-3B　显示足背跟骨前上缘撕脱骨折片（箭头）
Ca，跟骨；Cu，骰骨

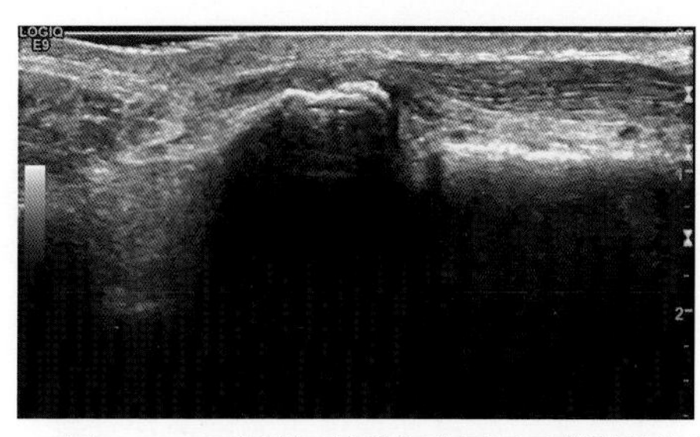

图 6-21-3B 视频　连续扫查显示足背跟骨前上缘撕脱骨折片

第二十二节　Freiberg 病变

【疾病简介】

■　为第二跖骨头的无血管性坏死，多见于女性。

■ 主要症状为第二跖趾关节处疼痛、僵硬、跛行，局部压痛。

【超声表现】

■ 正常跖骨头表面较为平滑，并呈弧形外突（图 6-22-1）。

■ Freiberg 病变时于第 2 跖趾关节背侧检查，可见第二跖骨头塌陷、表面不规则，关节间隙增宽，内可见积液。

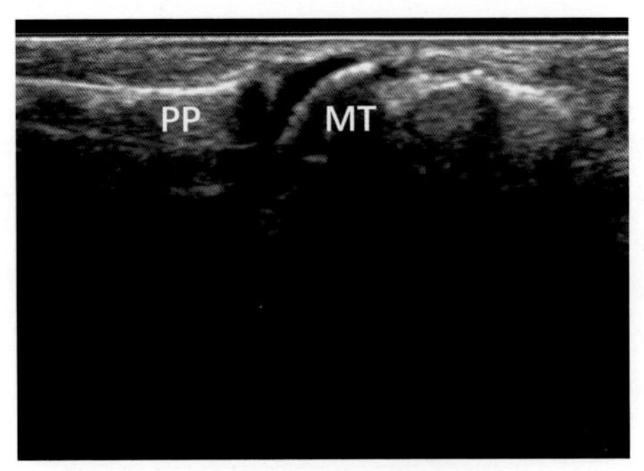

图 6-22-1 纵切面显示正常的跖骨头（MT）呈较为平滑的外突形状

PP，近节趾骨

第二十三节 痛风性关节炎

【疾病简介】

■ 痛风是由于遗传性或获得性病因引起嘌呤代谢紊乱和（或）尿酸排泄减少所致的高尿酸血症。

■ 特征性病理改变为痛风石形成。痛风石为尿酸盐针状晶体，并产生慢性异物反应，周围被上皮细胞、巨噬细胞所包围形成的异物结节。

■ 痛风石常见于关节软骨、滑膜、腱鞘、关节周围组织、皮下组织、骨骺及肾间质部位。

【临床表现】

该病多见于男性，男性、女性之比为20:1，可大致分为三期：

■ 无症状高尿酸血症：仅有血尿酸增高，并无尿酸盐沉积和组织炎症反应。

■ 急性痛风性关节炎期：突然后半夜发作的剧烈疼痛，70%首发于单侧第一跖趾关节，其余多为单侧跗骨。表现为局部红、肿、热和剧痛，可引起功能障碍，24 小时内达高峰，2 周内可自发缓解。

■ 慢性痛风性关节炎期：尿酸盐在关节内沉积逐渐增多，可出现关节畸形僵硬，并形成痛风石。痛风石逐渐增大，可破溃成瘘管，可见白色粉末状尿酸盐结晶，还可造成骨质穿凿样改变、周围组织纤维化、关节强直或畸形。

【超声表现】

特异超声征象

■ 关节软骨“双轨”征：关节软骨表面见线状强回声，可连续或不连续，与声束是否垂直于软骨表面无关（图 6-23-1A ～ G 与视频）。

■ 滑膜增厚伴“落雪”征：关节或腱鞘内滑膜增厚，内可见散在点状强回声，呈“落雪”征（图 6-23-2 ～图 6-23-4）。

■ 痛风石形成：早期为低回声小结节，内回声均匀，称为软痛风石；结节增大时，回声可增强，内回声不均匀，部分结节内可见钙化灶，称为硬痛风石（图 6-23-5A ～ E 与视频）。痛风石周围组织发生炎性改变时，其周围可见低回声晕环形成。

■ 第 1 跖趾关节内侧软组织增厚，伴回声增高（图 6-23-6 与视频，图 6-23-7A，B）。

非特异超声征象

■ 关节腔积液：关节腔扩张，其内积液增多（图 6-23-8 与视频）。

■ 骨侵蚀病变：病变严重时，可侵及骨质而导致局部骨质缺损（图 6-23-9A，B，C，）。

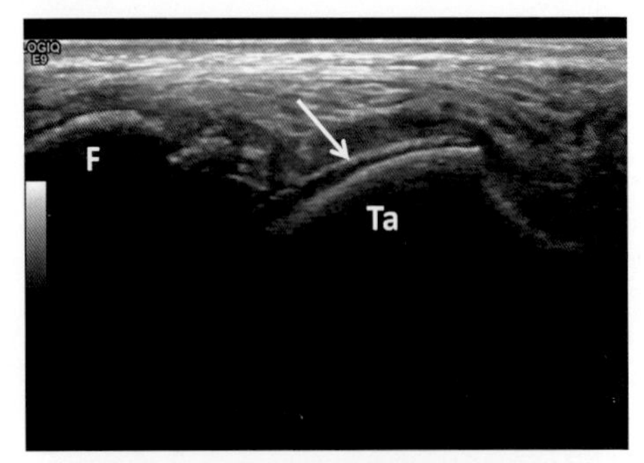

图 6-23-1A　显示踝关节关节软骨表面双轨征（箭头）

F，外踝；Ta，距骨

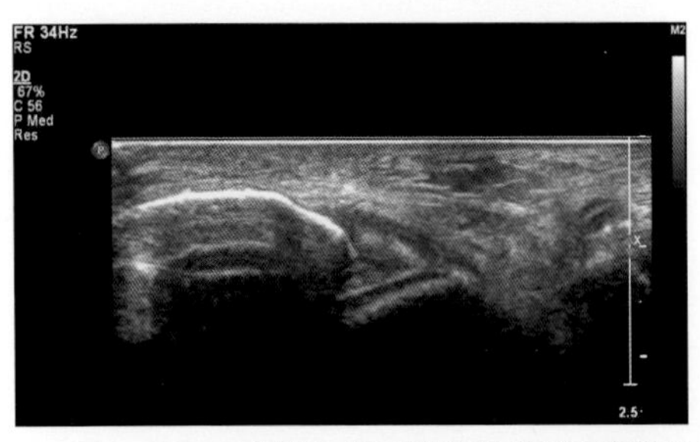

图 6-23-1A 视频　显示踝关节外侧隐窝处关节软骨双轨征

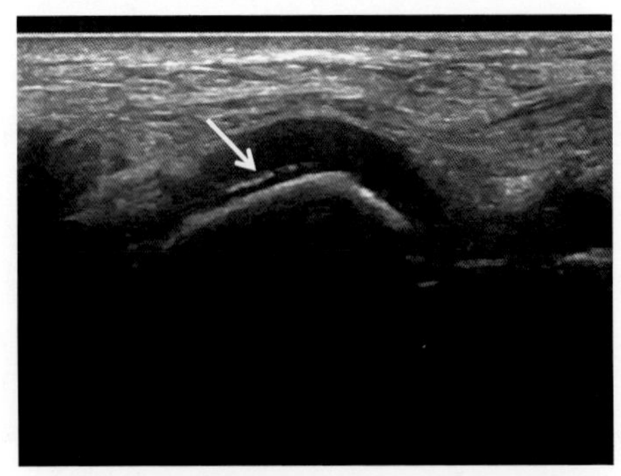

图 6-23-1B　显示踝关节关节软骨表面短线状尿酸盐沉积（箭头）

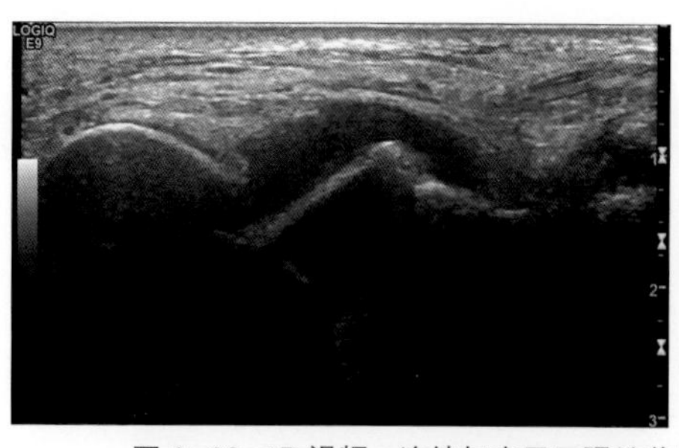

图 6-23-1B 视频　连续扫查显示踝关节外侧隐窝关节软骨表面短线状尿酸盐沉积

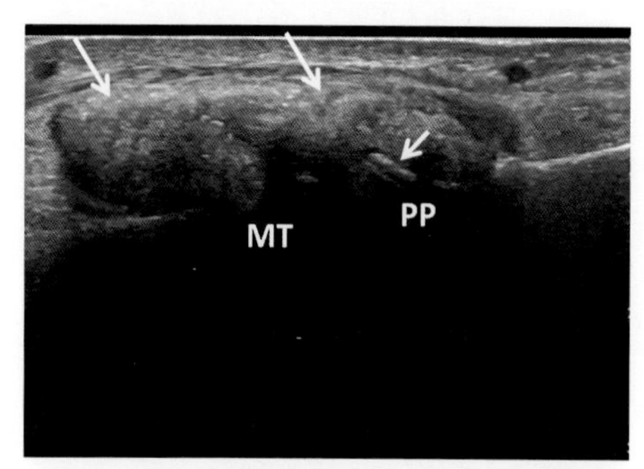

图 6-23-1C　纵切面显示第 1 跖趾关节痛风石（长箭头）。短箭头所指为关节软骨表面尿酸盐沉积呈双轨征

MT，第 1 跖骨；PP，近节趾骨

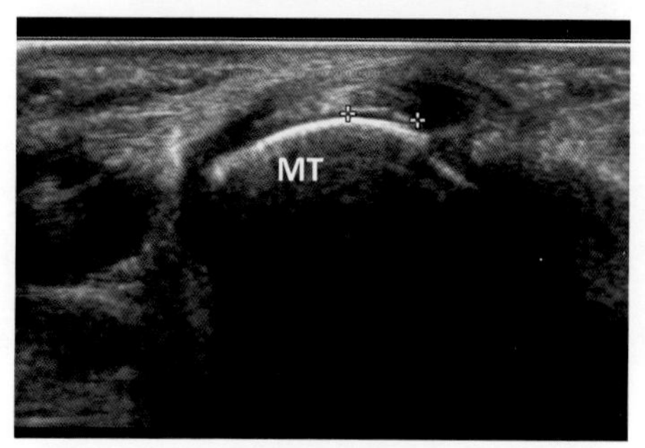

图 6-23-1D　显示第 1 跖趾关节关节软骨表面短线状强回声

MT，第 1 跖骨头

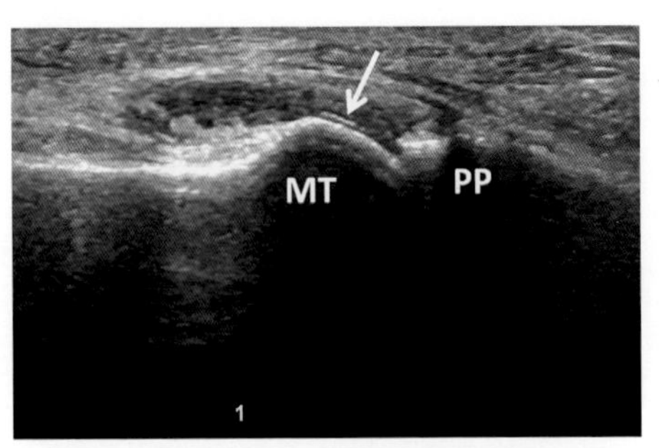

图 6-23-1E　第 1 跖趾关节腔内滑膜增生，关节软骨表面可见短线状强回声（箭头）

MT，第 1 跖骨头；PP，近节趾骨

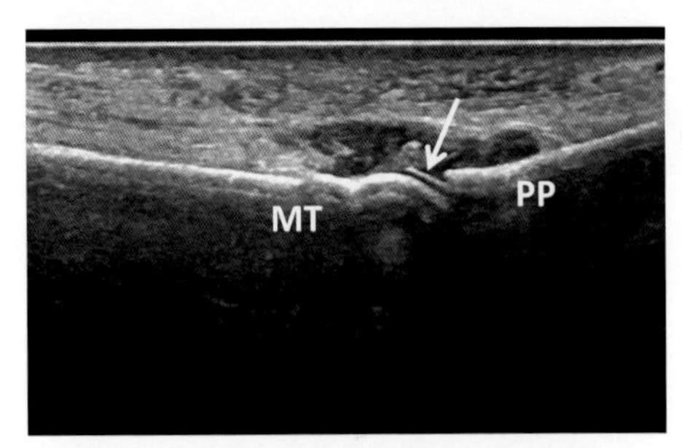

图 6-23-1F　第 2 跖趾关节腔内滑膜增生，关节软骨表面可见短线状强回声（箭头）

MT，第 1 跖骨头；PP，近节趾骨

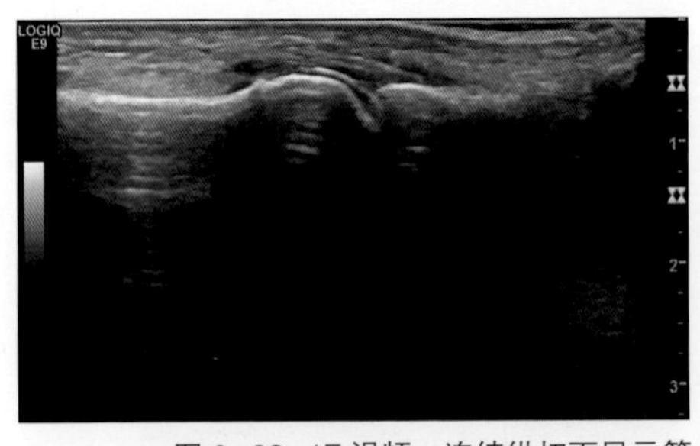

图 6-23-1F 视频　连续纵切面显示第 1 跖趾关节软骨表面双轨征

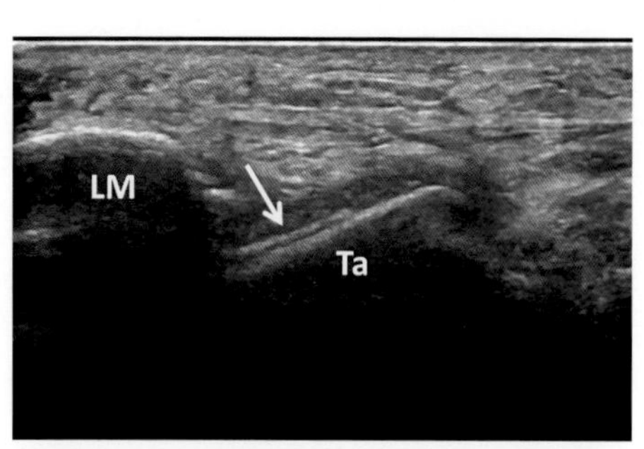

图 6-23-1G　踝外侧关节隐窝可见关节软骨表面尿酸盐沉积呈双轨征（箭头）

LM，外踝；Ta，距骨

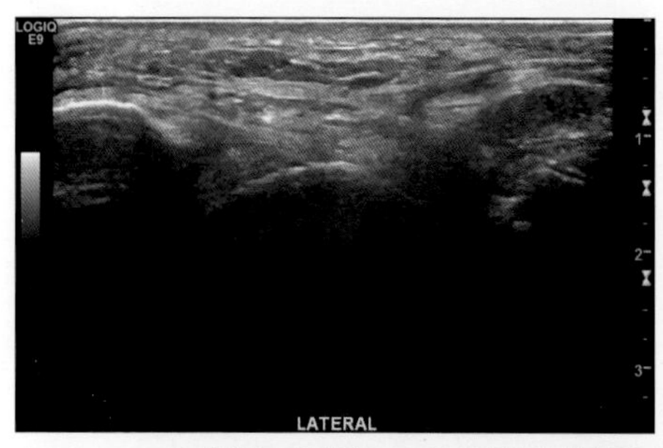

图 6-23-1G 视频　连续扫查可见踝关节外侧隐窝软骨表面双轨征

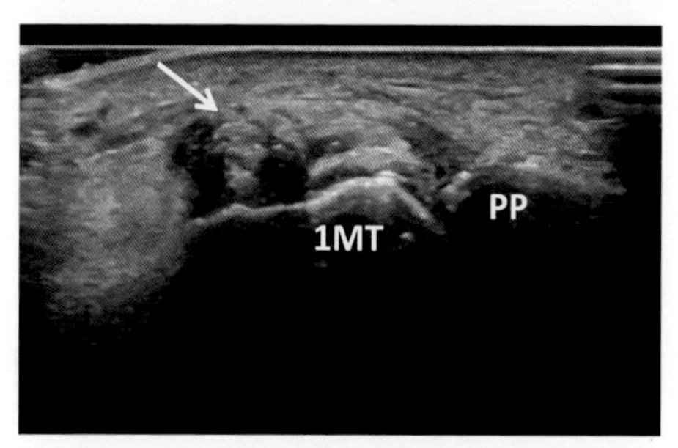

图 6-23-2A　显示第 1 跖趾关节滑膜增生（箭头）呈偏高回声

1MT，第 1 跖骨头；PP，近节趾骨

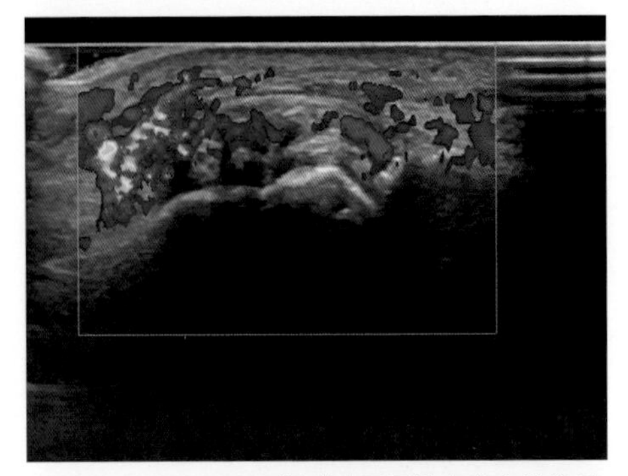

图 6-23-2B　CDFI 滑膜内可见较丰富血流信号

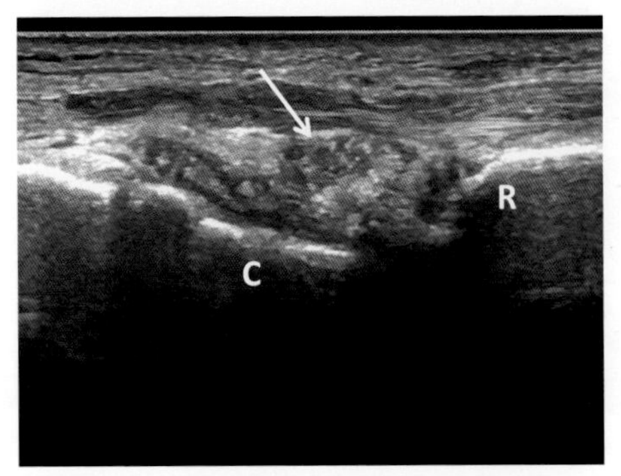

图 6-23-3　痛风患者，桡腕关节滑膜增厚，呈偏高回声（箭头）
C 腕骨；R，桡骨远端

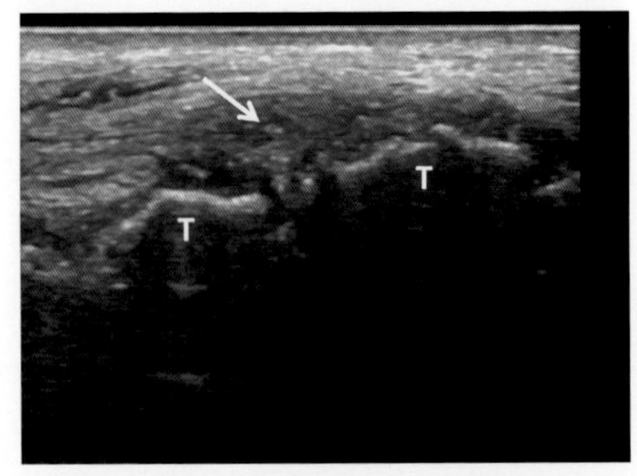

图 6-23-4　显示跗骨间关节滑膜增厚，内见多发点状强回声（箭头）
T，跗骨

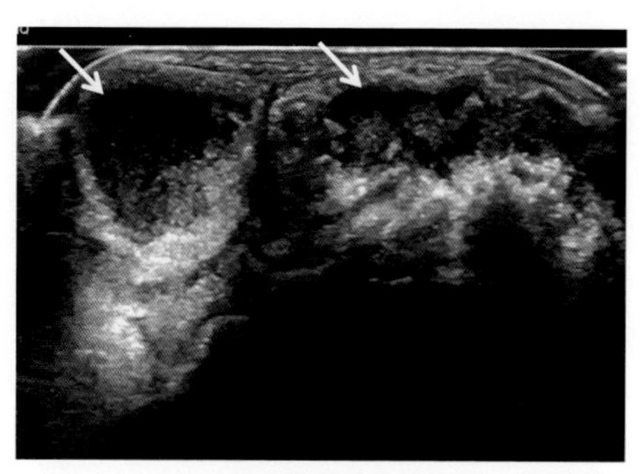

图 6-23-5A　纵切面显示第 1 跖趾关节内侧较大痛风石，中心部呈囊性（箭头）

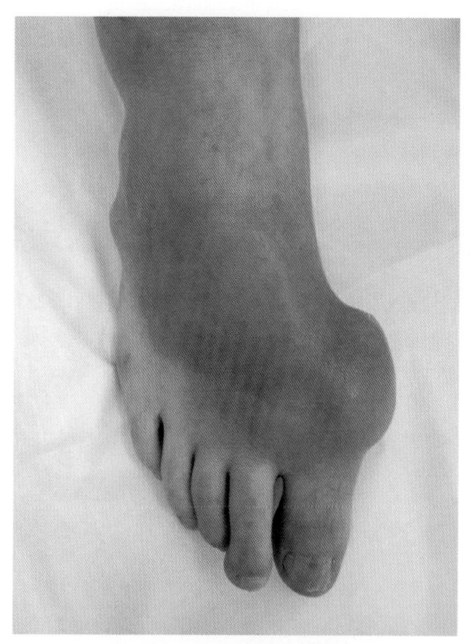

图 6-23-5B　与上图同一患者。显示第 1 跖趾关节内侧较大痛风石

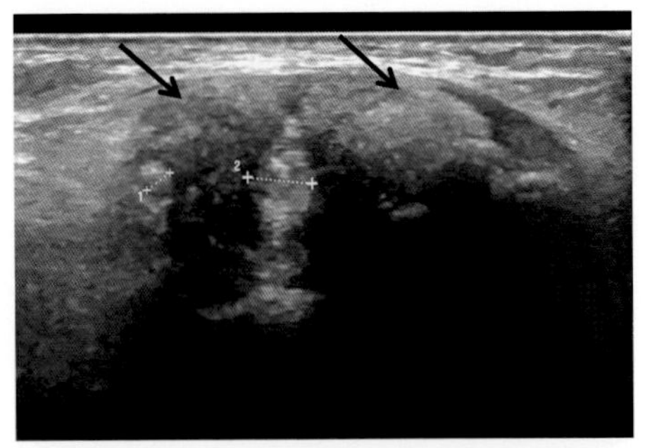

图 6-23-5C 横切面显示胫骨后肌腱和趾长屈肌腱（标尺）周围多发痛风石（箭头）

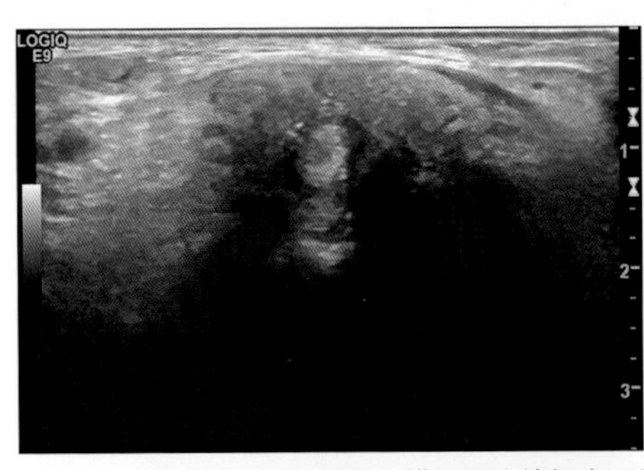

图 6-23-5C 视频 横切面连续扫查可见内踝处胫骨后肌腱和趾长屈肌腱周围多发痛风石

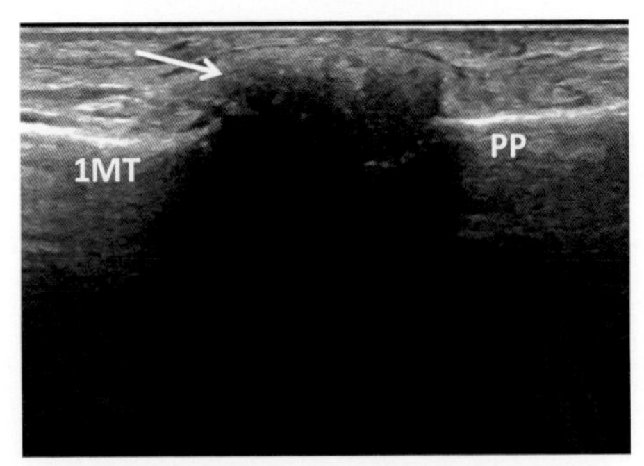

图 6-23-5D 显示第 1 跖趾关节痛风石（箭头），局部关节腔结构显示不清

1MT，第 1 跖骨头；PP，近节趾骨

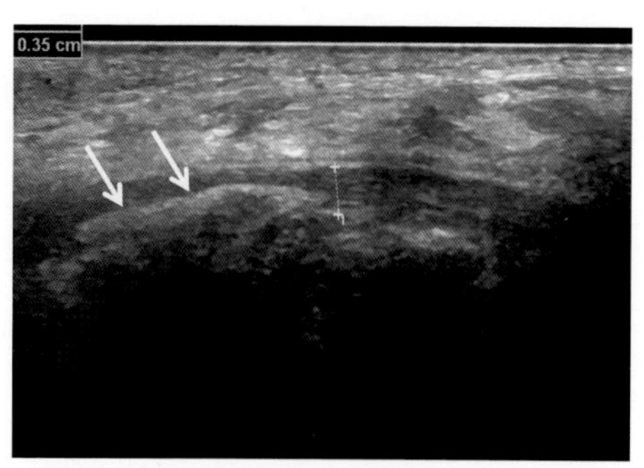

图 6-23-5E　纵切面显示踇长屈肌腱（标尺）内痛风石，呈高回声（箭头）

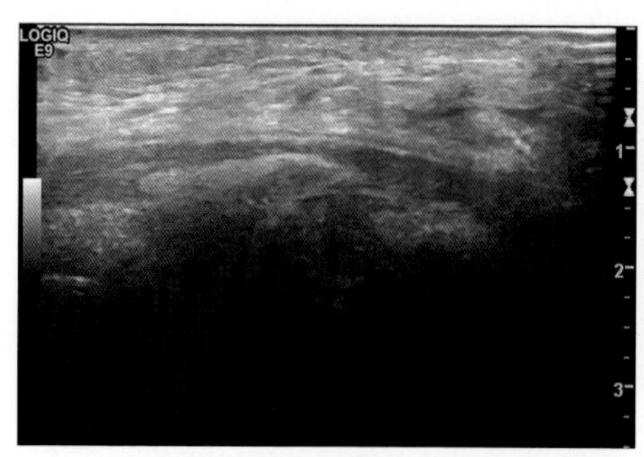

图 6-23-5E 视频　伸屈踇趾时显示移动的踇长屈肌腱及其内部的痛风石

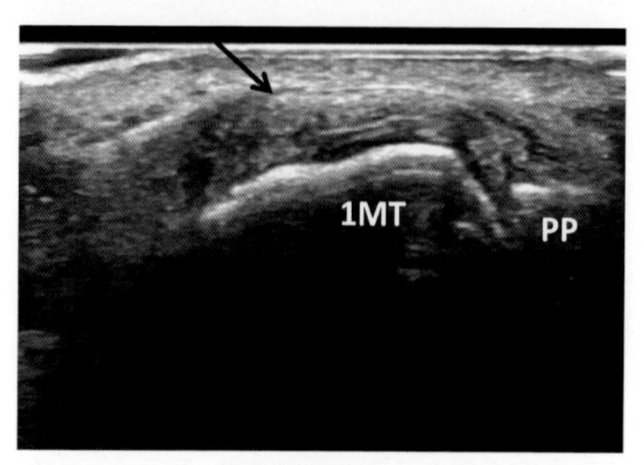

图 6-23-6A　第 1 跖趾关节内侧软组织增厚，回声增高（箭头）

1MT，第 1 跖骨头；PP，近节趾骨

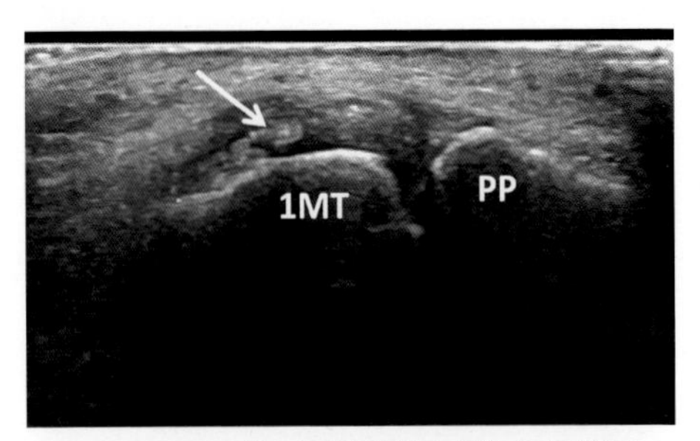

图 6-23-6B　第 1 跖趾关节内侧软组织增厚，内可见多发点状强回声（↑）
1MT，第 1 跖骨头；PP，近节趾骨

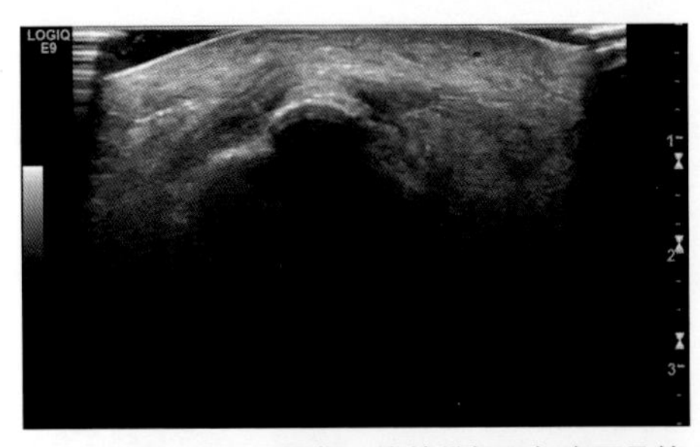

图 6-23-6 视频　连续纵切面扫查可见第 1 跖趾关节内侧软组织内尿酸盐沉积呈强回声

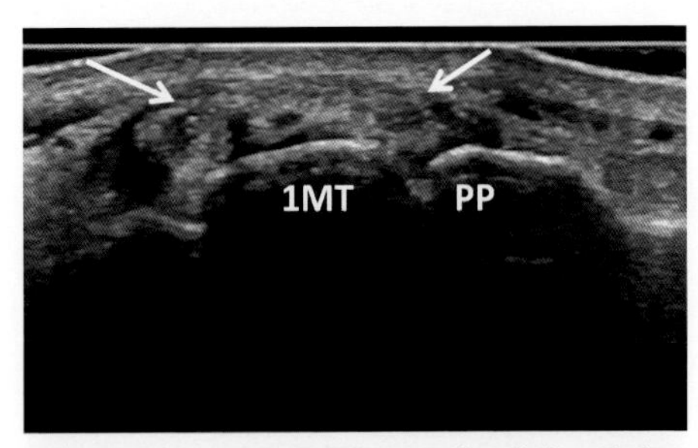

图 6-23-7A　痛风累及第 1 跖趾关节炎，输液后疼痛减轻，复查显示第 1 跖趾关节腔内未见积液。第 1 跖趾关节内侧仍可见软组织增厚，回声增高（箭头）
1MT，第 1 跖骨头；PP，近节趾骨

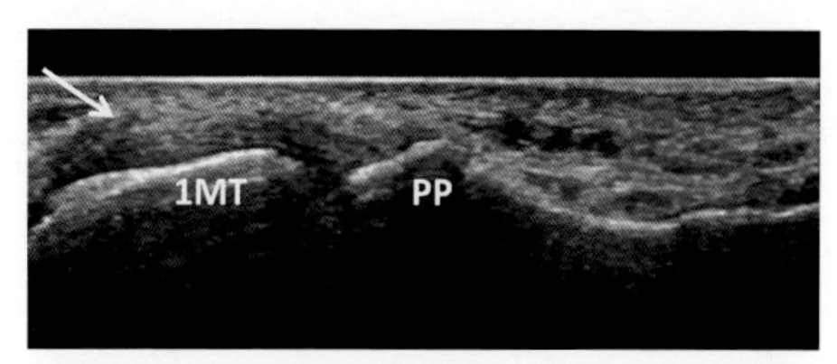

图 6-23-7B　显示对照侧第 1 跖趾关节内侧软组织未见增厚（箭头）

1MT，第 1 跖骨头；PP，近节趾骨

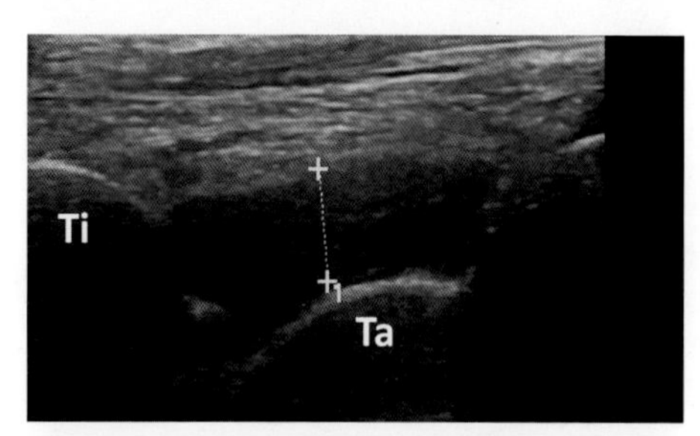

图 6-23-8A　显示踝关节前隐窝积液（标尺）

Ti，胫骨；Ta，距骨

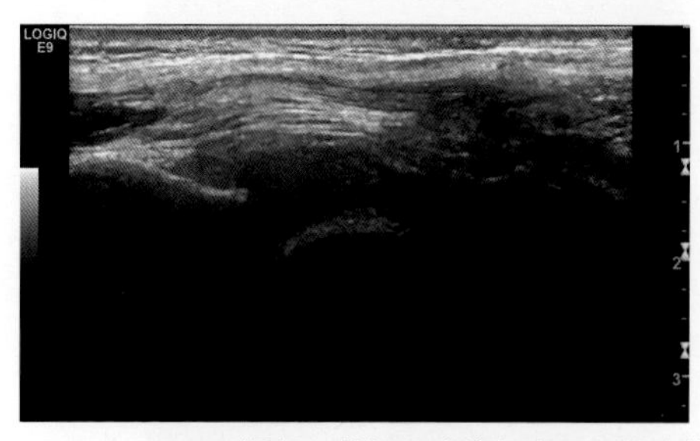

图 6-23-8A 视频　纵切面连续扫查显示踝关节腔前隐窝积液

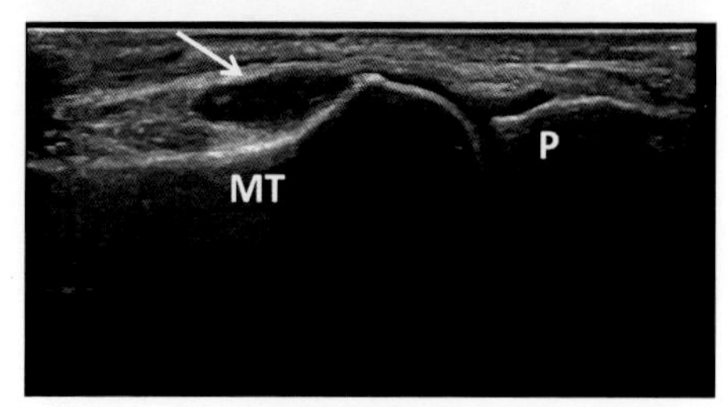

图 6-23-8B　纵切面显示第 1 跖趾关节腔扩张，内呈低回声（↑）

MT，第 1 跖骨头；P，近节趾骨

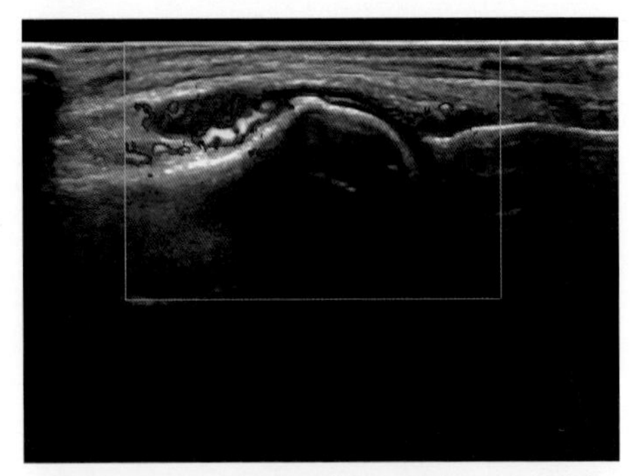

图 6-23-8C　与图 B 为同一患者。PDI 显示第 1 跖趾关节滑膜内可见较丰富血流信号

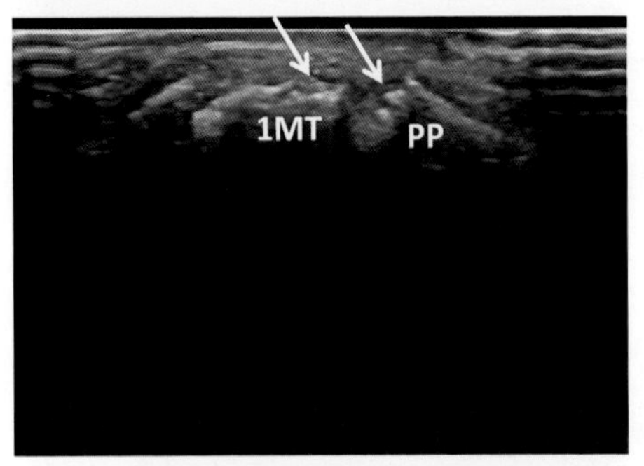

图 6-23-9A　第 1 跖趾关节偏外侧可见骨侵蚀（箭头）
1MT，第 1 跖骨头；PP，近节趾骨

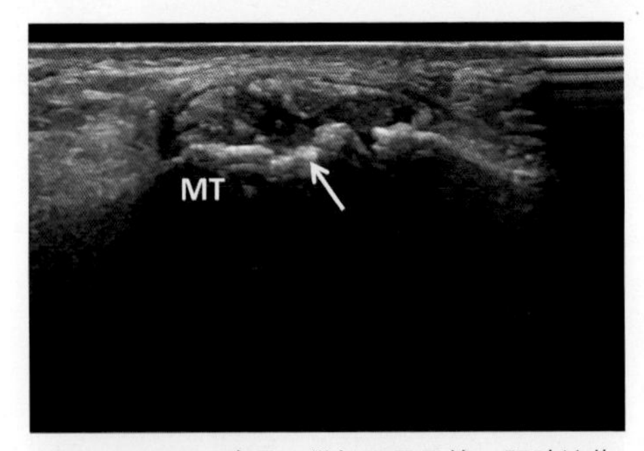

图 6-23-9B　痛风。纵切面显示第 1 跖趾关节滑膜增厚，回声增高，可见骨侵蚀病变（箭头）
MT，第 1 跖骨头

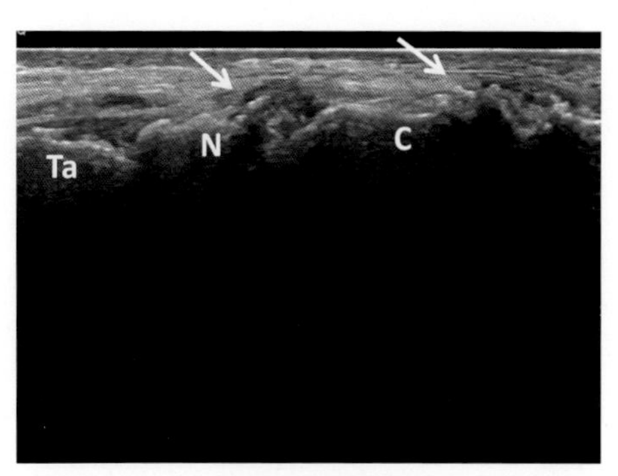

图 6-23-9C　显示跗骨间滑膜增厚，其深方骨质不规则（箭头）

Ta，距骨；N，足舟骨；C，楔骨

【鉴别诊断】

■　正常跖趾关节背侧隐窝内可见少量积液，勿当作异常。

■　假性痛风（CPPD）：其钙化沉积多位于关节软骨内部，而不是位于关节软骨表面。位于纤维软骨内的 CPPD 沉积可呈点状或短线状。

■　类风湿关节炎较易累及前足部关节，其中最常累及第 5 跖趾关节，骨侵蚀病变多见于第 5 跖趾关节的外侧面。

■　骨性关节炎最常累及第 1 跖趾关节，超声可见关节间隙狭窄，骨赘形成、滑膜炎、关节内游离体等。第 2 ～ 5 跖趾关节的骨性关节炎较为少见，但当这些关节成为主要的负重关节时，亦可发生骨性关节炎。

第二十四节　其他典型病例

病例 1　银屑病所致踝内侧肌腱腱鞘炎（图 6-24-1）。

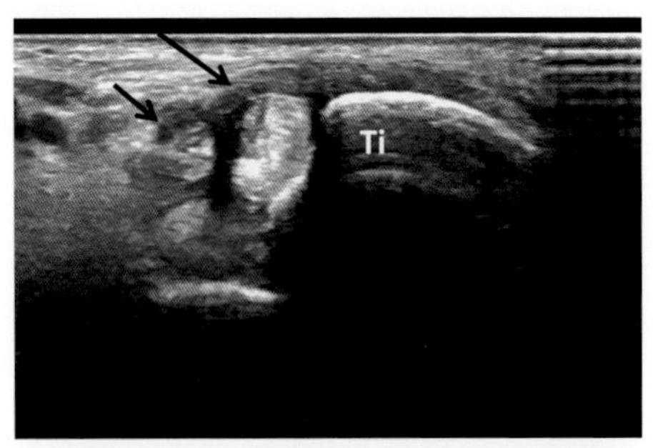

图 6-24-1A　内踝横切面显示胫骨后肌腱（长箭头）和趾长屈肌腱（短箭头）稍增粗，腱鞘增厚，回声减低

Ti，内踝

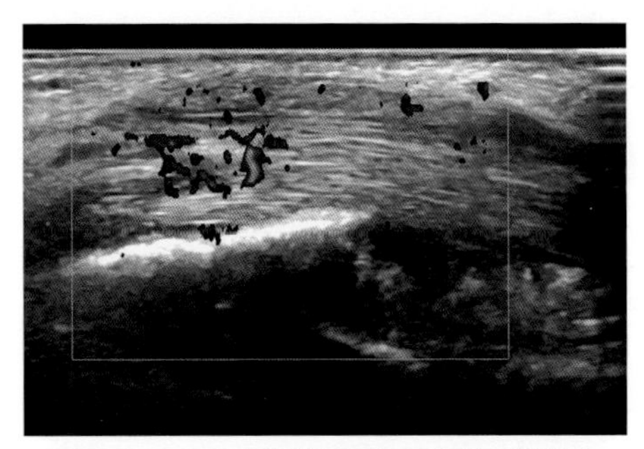

图 6-24-1B　内踝纵切面显示胫骨后肌腱内可见较丰富血流信号

病例 2　银屑病所致足底筋膜末端炎（图 6-24-2）。

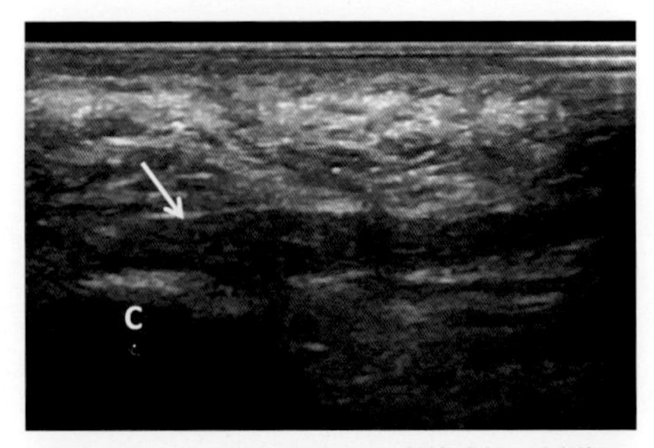

图 6-24-2A　纵切面显示足底筋膜较对侧增厚（箭头），回声减低

C，跟骨

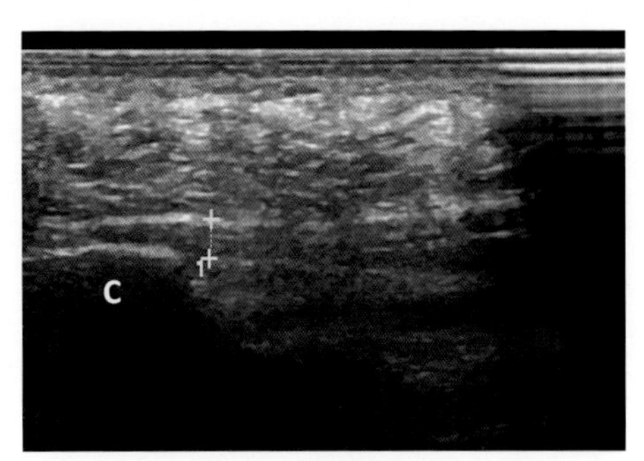

图 6-24-2B　纵切面显示对照侧正常足底筋膜（标尺）
C，跟骨

病例 3　足背腱鞘巨细胞瘤（图 6-24-3）。

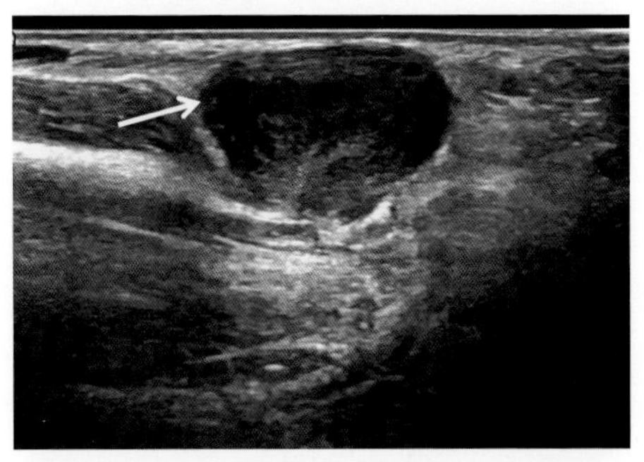

图 6-24-3A　足背纵切面显示第 3 ~ 4 跖骨头之间实性低回声结节，边界清楚（箭头）

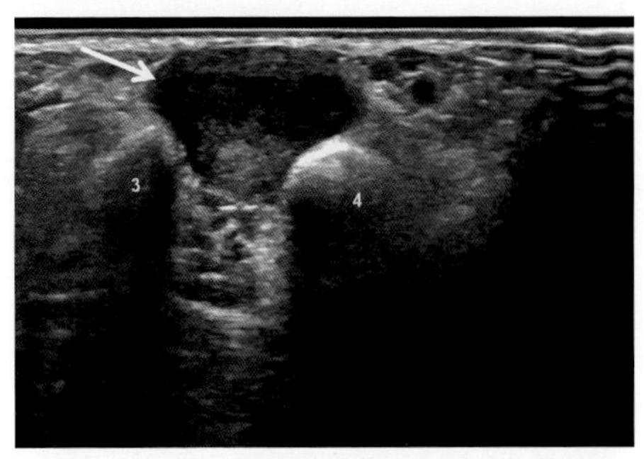

图 6-24-3B　足背横切面显示第 3 ~ 4 跖骨头之间实性低回声结节，边界清楚（箭头）

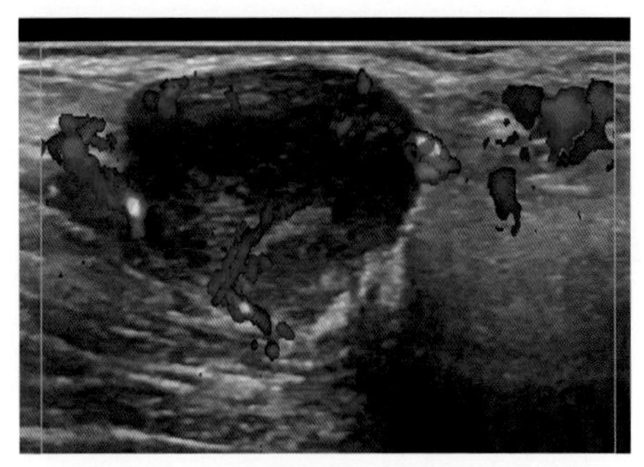

图 6-24-3C　CDFI 显示结节内可见丰富血流信号

病例 4　强直性脊柱炎伴内踝肌腱腱鞘炎（图 6-24-4）。

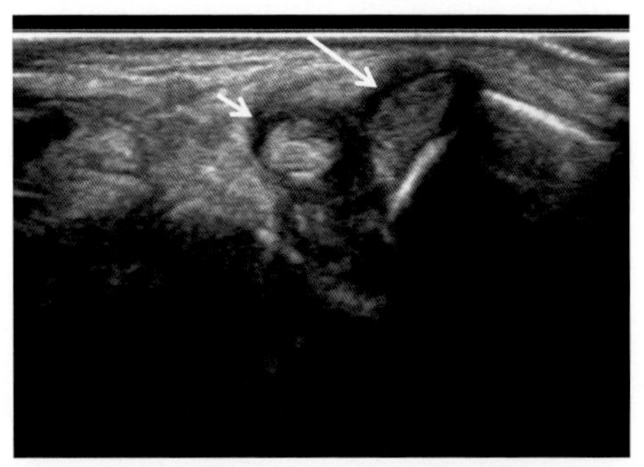

图 6-24-4A　横切面显示内踝胫骨后肌腱（长箭头和趾长屈肌腱（短箭头）腱鞘增厚

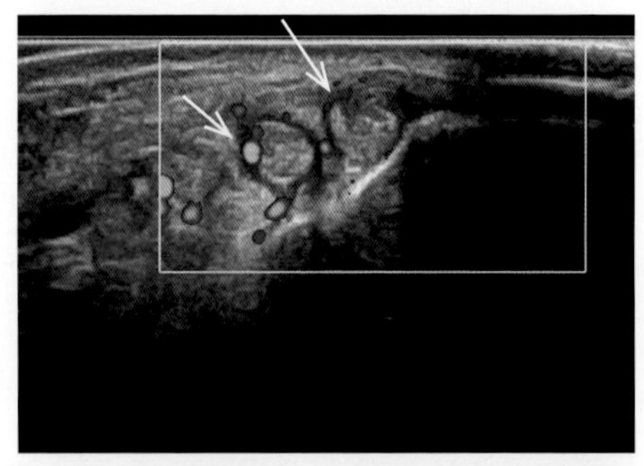

图 6-24-4B　PDI 显示内踝胫骨后肌腱（长箭头）和趾长屈肌腱（短箭头）腱鞘内血流信号增多

参考文献

[1] MatcukJr GR，Mahanty SR，Skalski MR，et al. Stress fractures: pathophysiology，clinical presentation，imaging features，and treatment options. Emergency Radiology，2016；23（4）：365–375.

第7章 周围神经超声检查与常见病变诊断

第一节　周围神经超声检查

检查周围神经时，可应用一些解剖标志结构对神经进行快速定位，如血管、肌肉、骨性结构等。一般先进行横切面检查，发现神经局部有异常时，再进行纵切面检查。检查的内容包括神经连续性是否完整，神经外膜、神经束膜、神经束等回声有无改变，神经周围组织有无异常等。

一、臂丛神经

臂丛神经的超声检查可分为椎旁区、肌间沟区、锁骨上区、锁骨下区和腋窝区等部分检查。可首先横切对神经进行快速定位，再进行纵切面检查。

1. 椎旁区

■　臂丛神经根包括C5、C6、C7、C8和T1神经，但T1神经根部由于位置较深而不作为常规超声检查内容。

■　各神经根的定位可根据颈椎横突的形态或椎动脉入颈椎横突孔的位置等判断。C5、C6颈椎的横突均有前结节和后结节，超声上显示为前、后两个呈结节状的强回声结构，后方伴声影，神经根自前、后结节之间的沟内向外下走行（图7-1-1A、图7-1-1B）；而C7颈椎的横突无前结节，仅有后结节。根据此特征可确定为第7颈椎和相应的C7神经根（图7-1-1C），其他神经根可依次向上、向下而确定。

■　检查时，探头可横切放置在一侧颈部，于颈椎前、后结节之间显示颈神经根结构（图 7-1-1 视频），横切面检查结束后可进行纵切面检查（图 7-1-1D）。

■　超声也可根据椎动脉作为解剖学标志识别臂丛神经根。一般情况下椎动脉从锁骨下动脉发出后首先进入第 6 颈椎横突孔再向上走行，该横突前、后结节之间走行的为 C6 神经根。但少数情况下，椎动脉可从高位的颈椎横突孔进入。

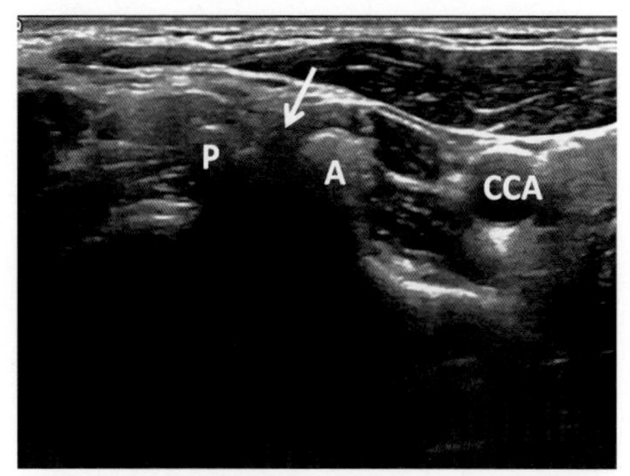

图 7-1-1A　横切面显示右侧第 5 颈椎横突的前结节（A）与后结节（P）及两者之间的第 5 颈神经根（↑）

CCA，颈总动脉

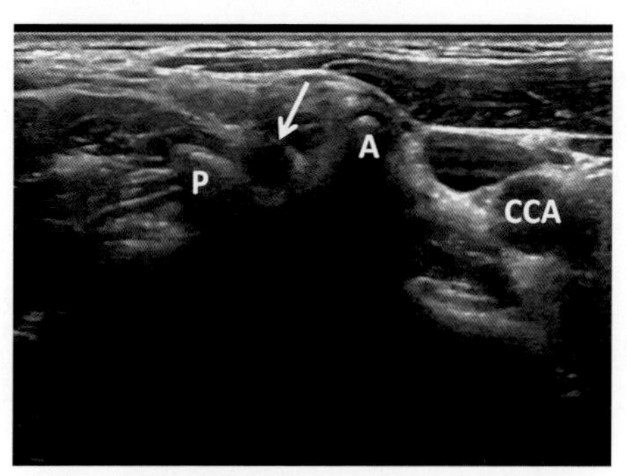

图 7-1-1B　横切面显示右侧第 6 颈椎横突的前结节（A）与后结节（P）及两者之间的第 6 颈神经根（↑）

CCA，颈总动脉

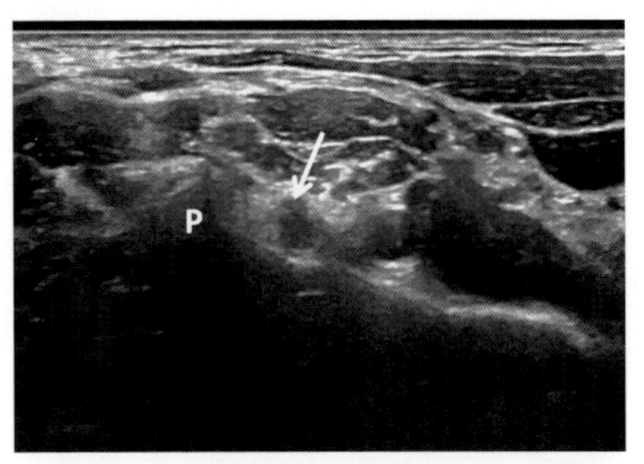

图 7-1-1C　横切面显示右侧第 7 颈椎横突的后结节（P）及其前方的第 7 颈神经根（↑）

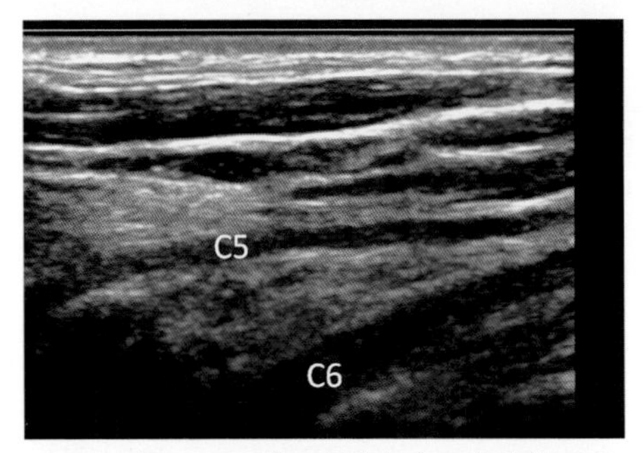

图 7-1-1D　显示第 5 颈神经（C5）和第 6 颈（C6）神经长轴切面，呈长条形低回声

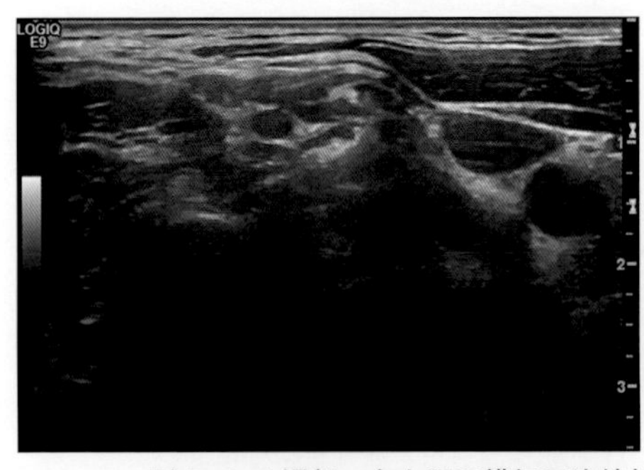

图 7-1-1 视频　自上而下横切面连续扫查显示右侧第 5、第 6、第 7 颈神经根

2. 肌间沟区臂丛

探头斜横切放在颈部外侧，大约在锁骨中线上方 2cm 处，于前、中斜角肌之间可见臂丛神经结构（图 7-1-2），呈多个类圆形低回声结构。

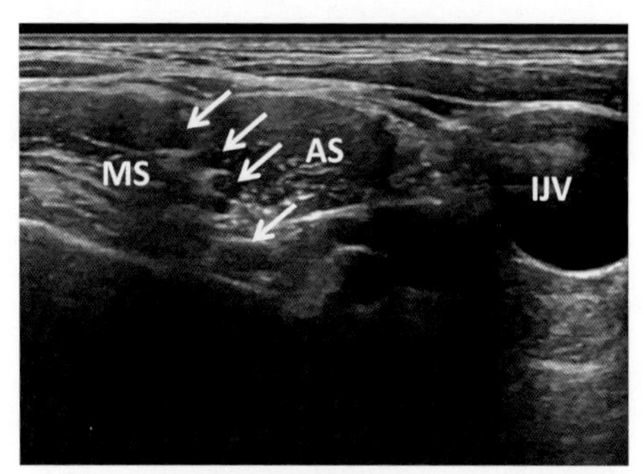

图 7-1-2　横切面显示前斜角肌（AS）与中斜角肌（MS）之间的颈神经根（箭头）

IJV，颈内静脉

3. 锁骨上区

探头放在锁骨上方，首先显示锁骨下动脉的横断面，在其外上方可见臂丛神经结构（图 7-1-3 与视频），呈多个类圆形结构，其深方可见第 1 肋骨强回声，后方伴声影。

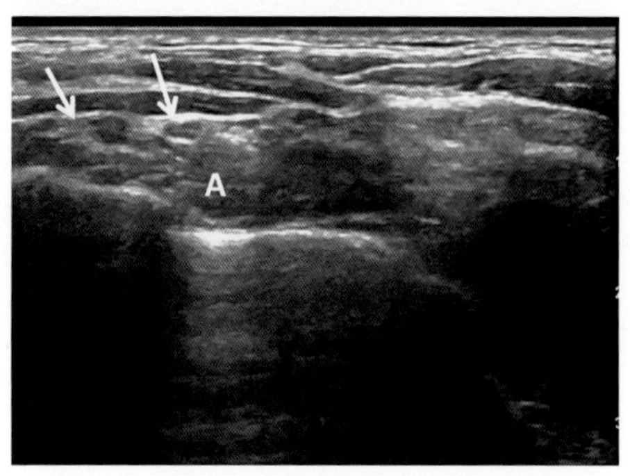

图 7-1-3　横切面于锁骨上区显示臂丛神经各束（箭头）位于锁骨下动脉（A）的外侧

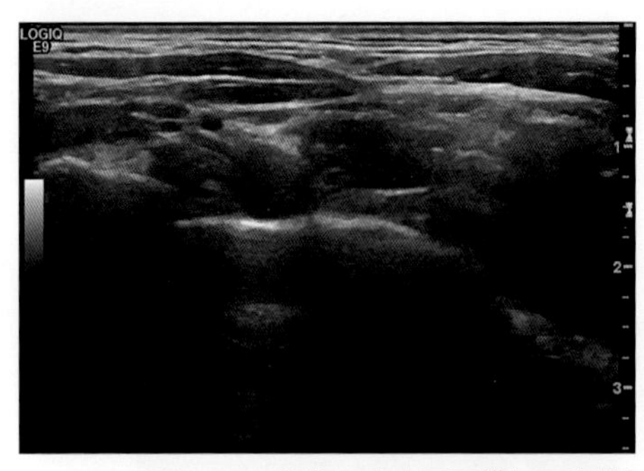

图 7-1-3 视频　自上而下横切面连续扫查显示右侧斜角肌间隙内颈神经根直至锁骨上区

4. 锁骨下区

■　探头放在锁骨下偏外侧，做矢状切面，显示锁骨下动脉和静脉的横断面，血管周围可见臂丛神经的三个束。

■　其中，外侧束位于锁骨下动脉的外侧，内侧束位于锁骨下动脉与锁骨下静脉之间，后束位于锁骨下动脉的深方（图 7-1-4）。

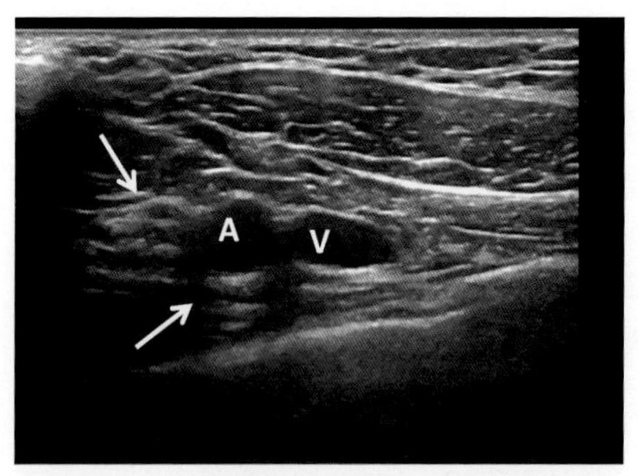

图 7-1-4　于右侧锁骨下方纵切面显示锁骨下动脉（A）与锁骨下静脉（V）周围的臂丛神经各束（箭头）

5. 腋窝区

■　上臂外展 90°，探头置于腋窝，首先横切面显示腋动脉和腋静脉，于血管周围可见数个神经结构。

■　正中神经位于腋动脉的外上方，尺神经位于腋动脉与腋静脉之间，桡神经位于腋动脉的后方。

■　该处也可显示肌皮神经（图 7-1-5）。

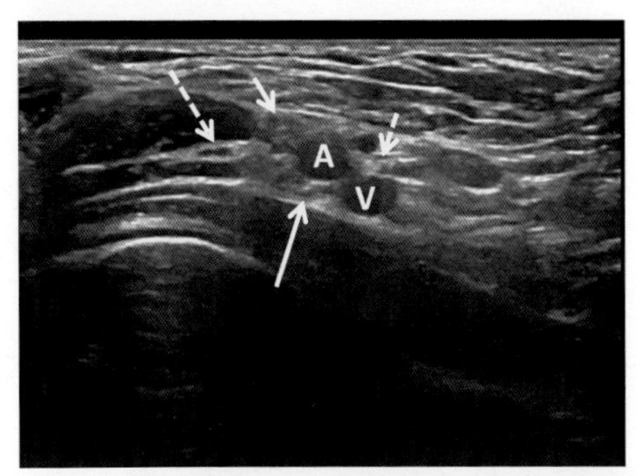

图 7-1-5　右侧腋窝横切面显示腋动脉（A）与腋静脉（V）周围的正中神经（短箭头）、桡神经（长箭头）、尺神经（短虚线箭头）和肌皮神经（长虚线箭头）

二、正中神经超声检查

正中神经检查时，可在不同的解剖部位对其进行定位和识别。

1. 上臂

■　在上臂，正中神经与肱动脉关系密切，位于由内侧肌间隔前束和后束所形成的间隙内。

■　在上臂上段，正中神经首先位于肱动脉的前外侧，继而向下走行在肱动脉的内侧（图 7-1-6 与视频）。

■　纵切面显示正中神经呈条状结构，内部神经纤维束呈低回声，神经束膜呈高回声（图 7-1-7）。

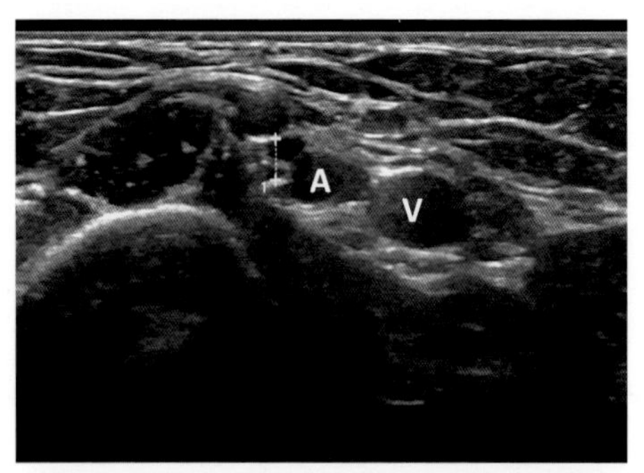

图 7-1-6　右侧上臂上段前内侧横切面显示正中神经（标尺）位于肱动脉（A）的外侧
V，肱静脉

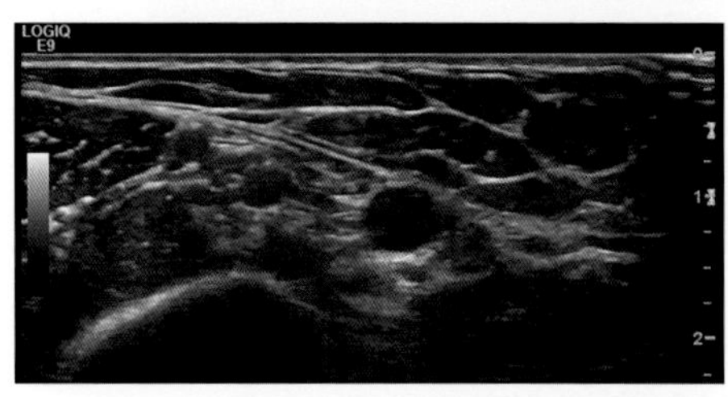

图 7-1-6 视频　自上而下于右侧上臂前内侧连续横切面扫查显示正中神经自肱动脉的前外侧跨过肱动脉继而位于肱动脉的内侧

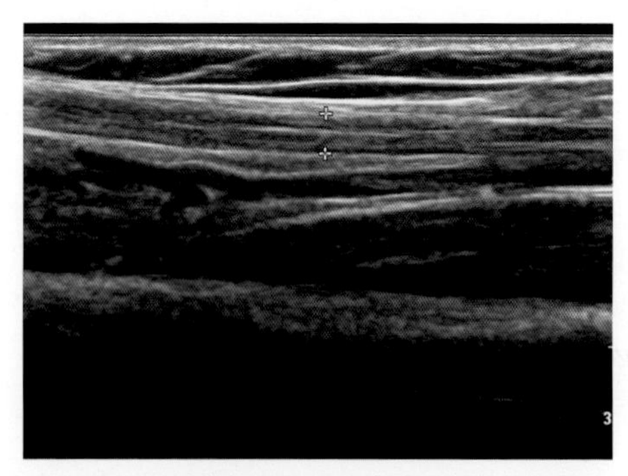

图 7-1-7　上臂纵切面显示正中神经长轴（标尺），内可见神经纤维束回声

2. 肘前部

■　在肘前部，正中神经位置表浅，位于肱动脉的内侧。

■　检查时，探头横切放置在肘前部，于肱动脉的内侧可见正中神经结构，呈筛网状结构。继而向下追踪探查，可见正中神经向深部走行于旋前圆肌肱骨头与尺骨头之间，并邻近尺动脉（图 7-1-8A，B）。

■　再向远侧，正中神经走行在指浅屈肌腱弓的深方，其深方为指深屈肌和拇长屈肌（图 7-1-8B）。

3. 前臂

■　在前臂中段，正中神经走行于前臂的中部，并位于指浅屈肌与指深屈肌之间。

■　检查时，探头横切放置在前臂中段，于指浅屈肌和指深屈肌之间可见正中神经呈筛网状结构（图 7-1-9 与视频）。

■　骨间前神经：

该神经于旋前圆肌尺骨头水平自正中神经发出，走行在骨间膜的前面，并与骨间前动静脉伴行。

于前臂远段，骨间前神经位于拇长屈肌与指深屈肌之间（图 7-1-9）。

检查时，横切面显示拇长屈肌的起始部位，前骨间神经即位于该肌的尺侧。动态屈伸拇指有助于识别拇长屈肌。

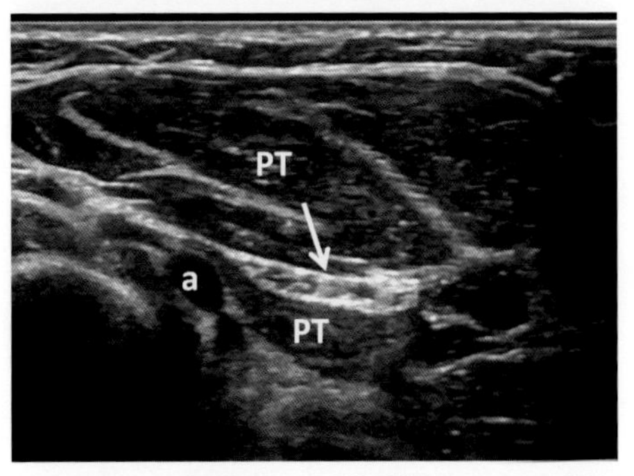

图 7-1-8A　右侧前臂上段前部横切面显示正中神经（箭头）位于旋前圆肌（PT）的深头与浅头之间。尺动脉（a）自正中神经的深方向内侧走行

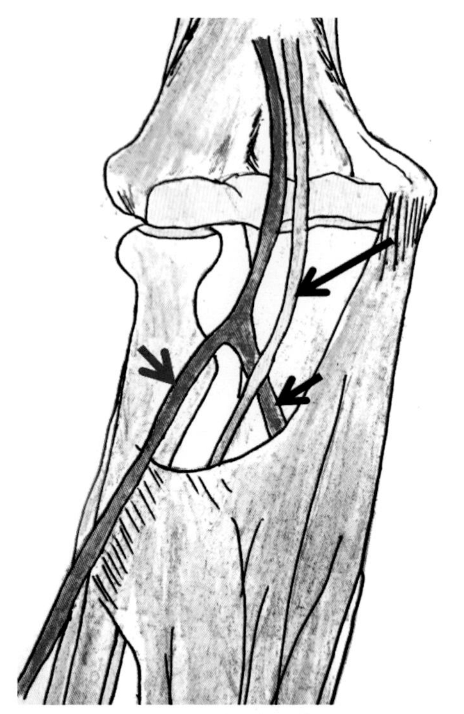

图 7-1-8B　显示尺动脉（短黑箭头）自正中神经（长黑箭头）的深方向内侧走行。短紫箭头为桡动脉

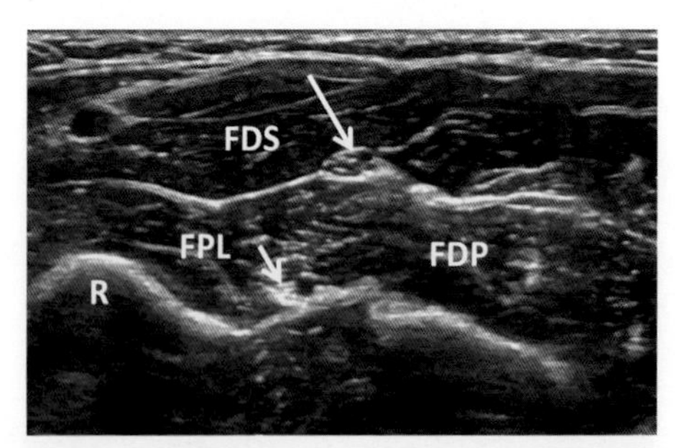

图 7-1-9　右侧前臂前部远段横切面显示前骨间神经（短箭头）位于拇长屈肌（FPL）与指深屈肌（FDP）之间

FDS，指浅屈肌；长箭头：正中神经；R，桡骨

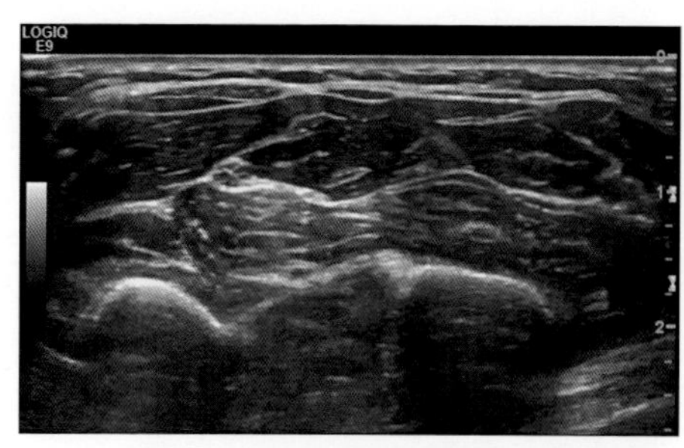

图 7-1-9 视频　前臂前部中下段横切面连续扫查显示正中神经走行于前臂指浅屈肌与指深屈肌之间直至腕部

4. 腕部

■ 在腕管内，正中神经位于腕横韧带下方、第二和第三指屈肌腱的浅侧、拇长屈肌腱的内侧。

■ 检查时，探头横切放置在腕掌侧，显示正中神经位于腕横韧带的下方，呈筛网状结构，其深方为指屈肌腱（图 7-1-10A，B 与视频）。

■ 自该处可分别向上和向下追踪探查。横切面检查结束后，可行纵切面检查（图 7-1-10C）。

■ 腕管内正中神经可出现解剖变异，表现为双支（图 7-1-10D 与视频）。

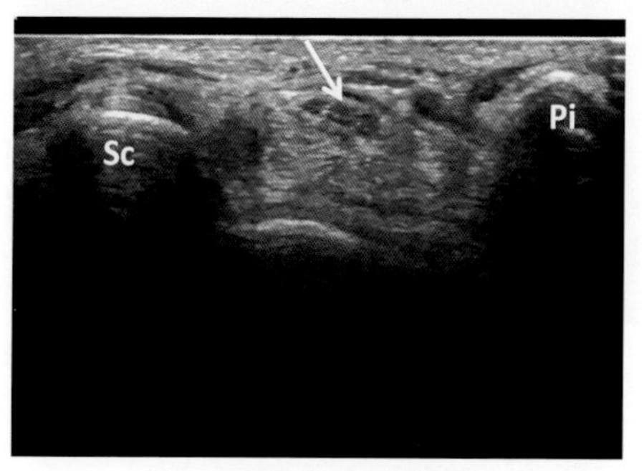

图 7-1-10A　横切面显示近侧腕管内正中神经（箭头）呈筛网状结构

Sc，手舟骨；Pi，豌豆骨

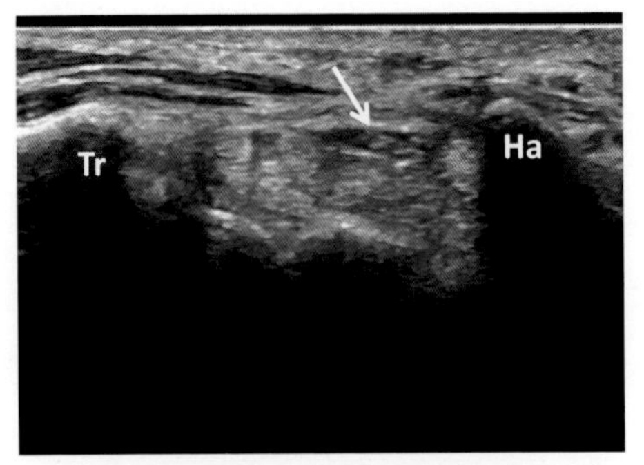

图 7-1-10B　横切面显示远侧腕管内正中神经（箭头）
Tr，大多角骨；Ha，钩骨钩

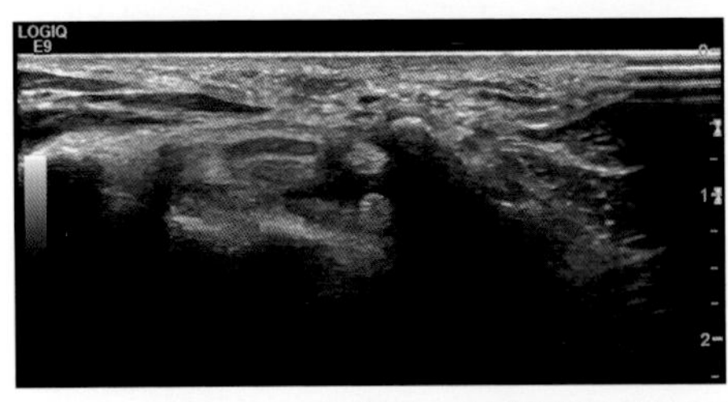

图 7-1-10B 视频　伸屈手指时可见正中神经受指屈肌腱影响而滑动

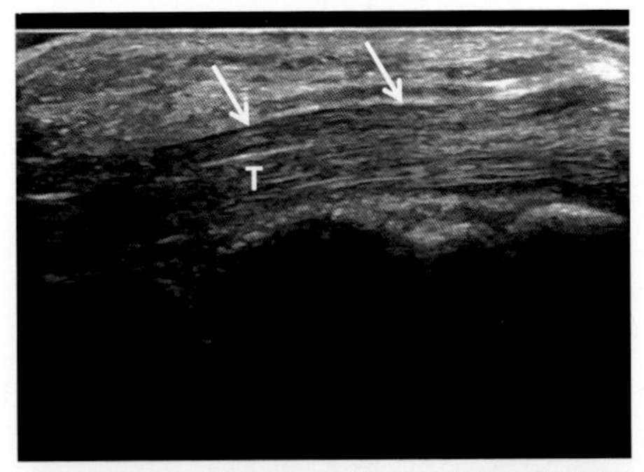

图 7-1-10C　纵切面显示腕管内正中神经长轴切面（箭头），其深方可见指屈肌腱（T）

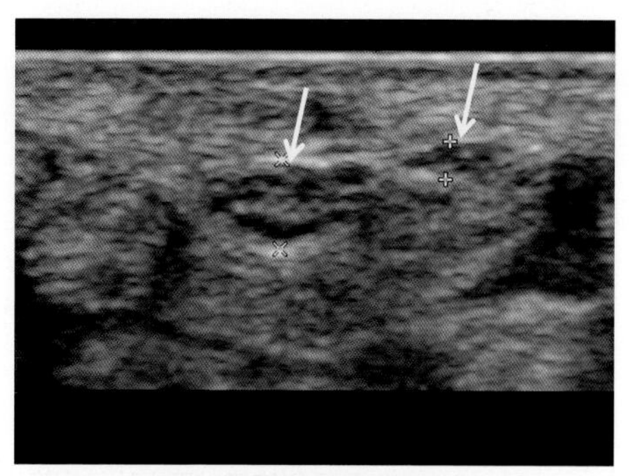

图 7-1-10D　横切面显示腕管内正中神经（箭头）呈双支，一支较粗，另一支较细

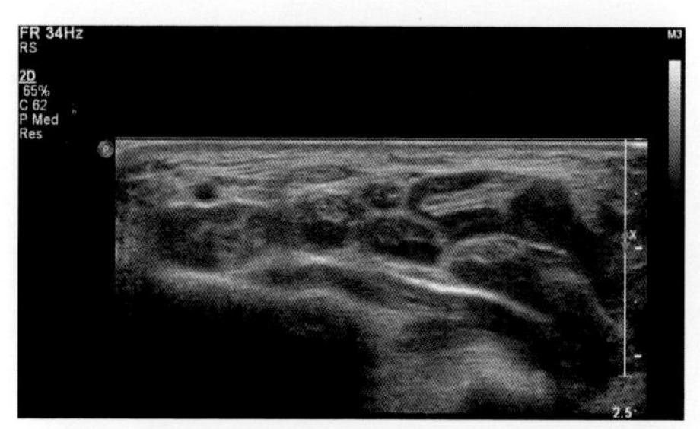

图 7-1-10D 视频　横切面自远侧向近侧显示正中神经呈双支，并于前臂中部汇合

三、尺神经超声检查

检查尺神经时，可在不同的解剖部位对其进行定位和识别。

1.　肘内侧

■　探头横切放置在肘内侧肱骨内上髁与尺骨鹰嘴突之间，显示尺神经短轴切面为邻近肱骨内上髁的筛网状低回声结构，其浅侧为肘管支持带（Osborne 韧带）（图 7-1-11A）。

■　再向下可见尺神经走行于尺侧腕屈肌的肱骨头和尺骨头之间（图 7-1-11B），其浅侧为弓状韧带。自此可分别向上和向下对尺神经进行追踪探查。

■　怀疑尺神经脱位时，可让患者做屈肘动作，横切面动态观察尺神经有无向前脱位。检查时一定注意探头不要用力加压，以阻碍神经脱位的发生。

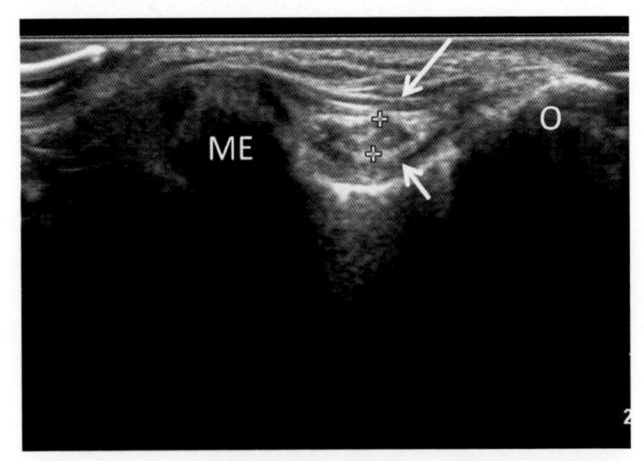

图 7–1–11A　肘内侧横切面显示尺神经（标尺）呈筛网状结构，其浅侧可见肘管支持带（长箭头）、深方可见肘内侧副韧带后束（短箭头）

ME，肱骨内上髁；O，尺骨鹰嘴

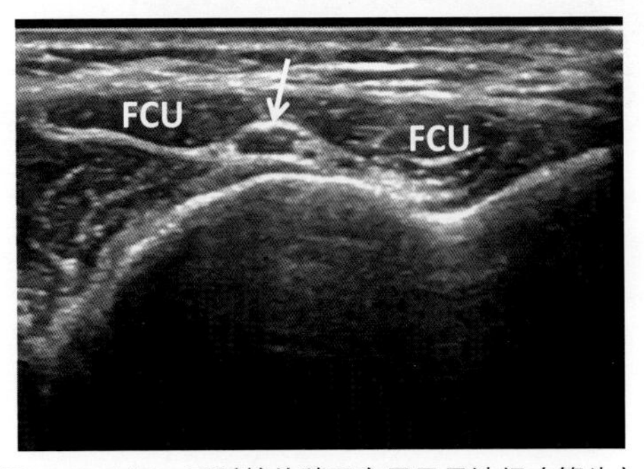

图 7–1–11B　于肘管处稍下方显示尺神经（箭头）位于尺侧腕屈肌的两个头（FCU）之间

2. 前臂

■　在前臂中下段，尺神经走行于尺侧腕屈肌与指深屈肌之间，并与尺动、静脉伴行。

■　检查时，探头可横切放置在前臂前内侧，于尺动、静脉旁可见尺神经结构，呈筛网状（图 7–1–11C 与视频）。

■　于前臂远段，可见尺神经发出背侧支向前臂背侧走行（图 7–1–11D）。

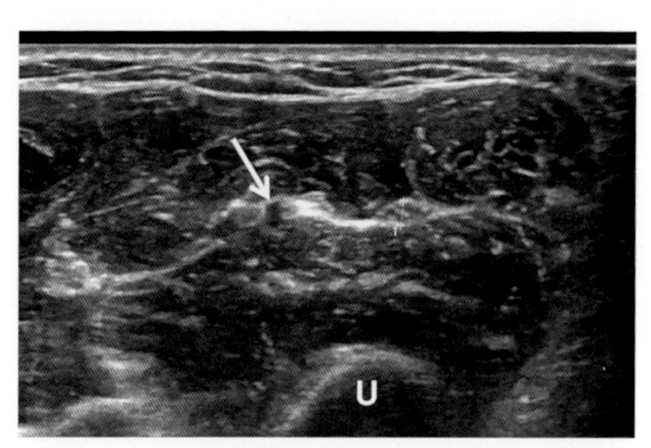

图 7-1-11C　横切面于前臂中上段显示尺动脉（箭头）逐渐向尺侧与尺神经（标尺）靠拢

U，尺骨

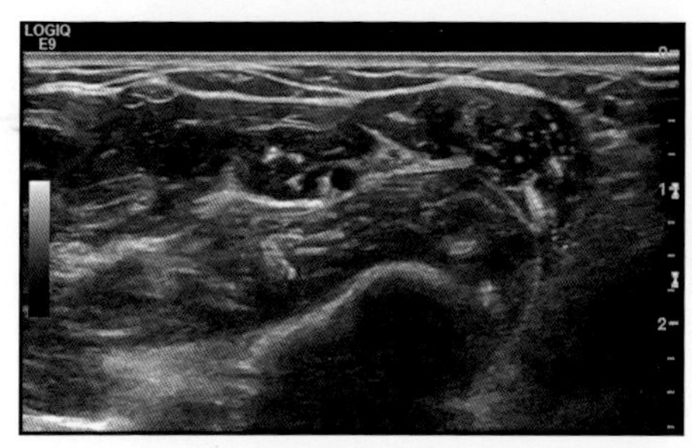

图 7-1-11C 视频　横切面连续扫查显示尺动脉与尺神经逐渐靠近继而伴行走行于前臂中远段

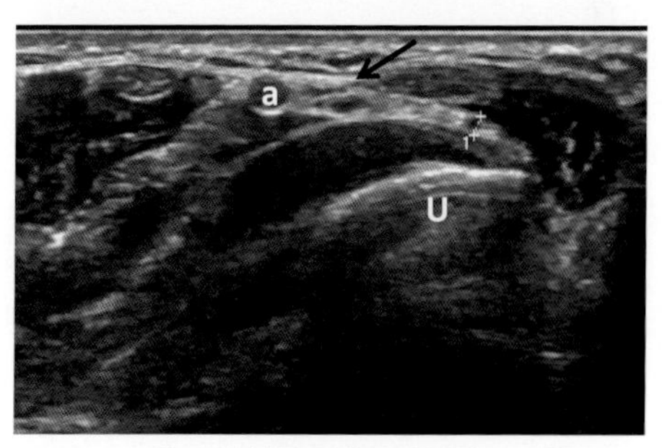

图 7-1-11D　于前臂远段显示尺神经（箭头）与尺动脉（a）伴行，并发出背侧支（标尺）向前臂背侧走行

U，尺骨

3. 腕尺管

■ 于腕尺管内，尺神经与尺动静脉伴行，继而分为深支（运动支）和浅支（感觉支）。

■ 检查时，探头横切放置在腕尺侧近段，可见尺神经位于尺动脉与豌豆骨之间（图 7-1-11E）。向远侧扫查可见尺神经分为浅支和深支，并分别与尺动脉的浅支和深支伴行。

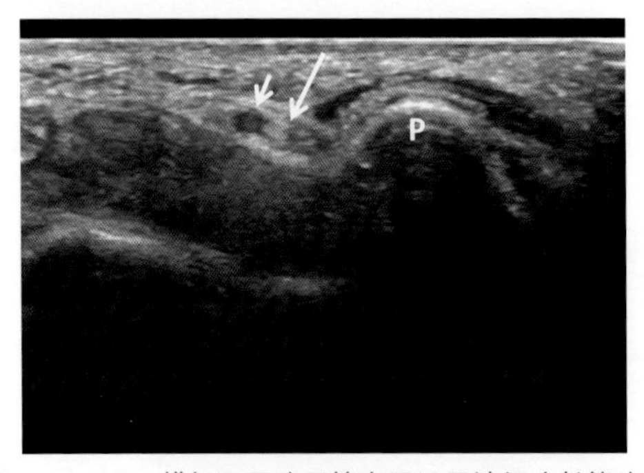

图 7-1-11E　横切面于腕尺管内显示尺神经（长箭头）位于尺动脉（短箭头）与豌豆骨之间
P，豌豆骨

【注意事项】

■ 肘管内还有两个小血管：后尺返动脉和静脉。注意勿将此血管当作尺神经的神经束。

■ 有些人可存在滑车上肘肌，发生率为 1% ～ 34%，为位于肱骨内上髁和尺骨鹰嘴内侧之间的一个副肌，其部位与 Osborne 韧带一致，因此 Osborne 韧带被认为是此副肌的纤维腱膜残留组织。肘管横切面可显示此肌。该肌可导致尺神经的卡压，但也可见于无症状者。

四、桡神经超声检查

检查桡神经及其分支时，可在不同的解剖部位对其进行定位和识别。

1. 桡神经沟处

此处可检查桡神经主干。

■ 患者可侧卧位，检查侧朝上。探头横切放在上臂中段后外侧，首先显示肱骨横切面，呈弧形强回声。于肱骨浅侧寻找桡神经。

■ 正常桡神经横切面呈圆形或椭圆形低回声结构，其旁可见肱深动、静脉（图 7-1-12A，B）。应用彩色多普勒超声可以将桡神经与其旁的血管相鉴别。向下追踪探查可见桡神经穿过外侧肌间隔进入上臂前部，并走行在肱肌与肱桡肌之间，继而分为桡神经深支（骨间后神经）和浅支（图 7-1-12C，D）。

■ 短轴切面检查结束后，行纵切面检查。

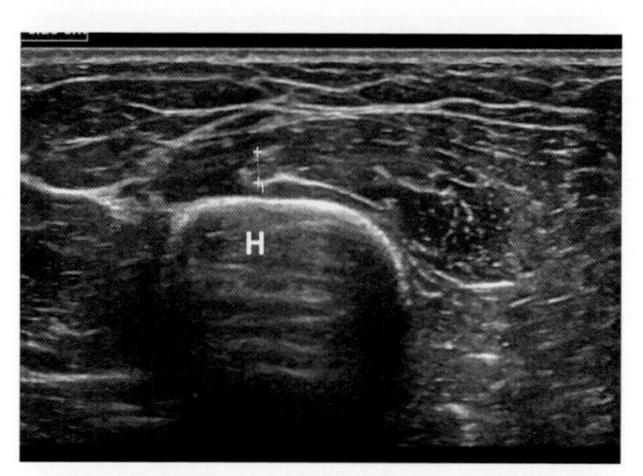

图 7-1-12A 上臂中段外侧横切面显示桡神经沟处桡神经（标尺）紧邻肱骨（H）

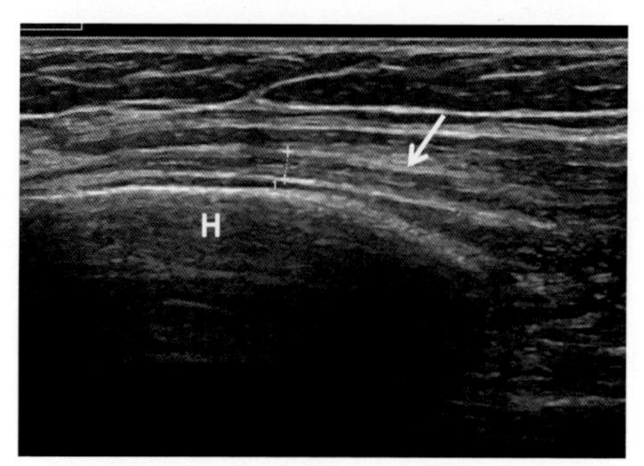

图 7-1-12B 上臂中段外侧纵切面显示桡神经沟处桡神经（标尺与箭头）紧邻肱骨（H）

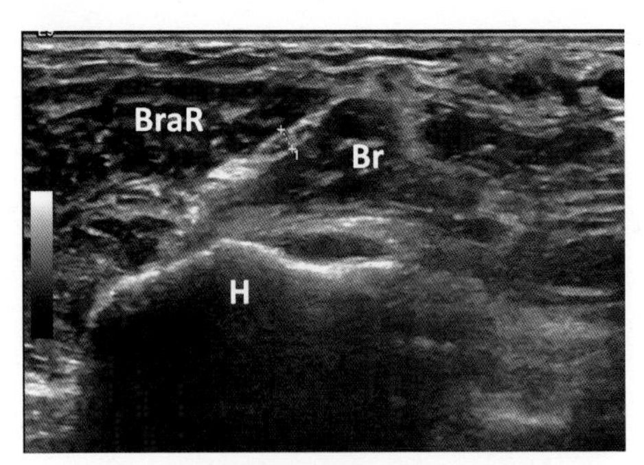

图 7-1-12C　上臂远段前部横切面显示桡神经（标尺）位于肱桡肌（BraR）与肱肌（Br）之间。
H，肱骨

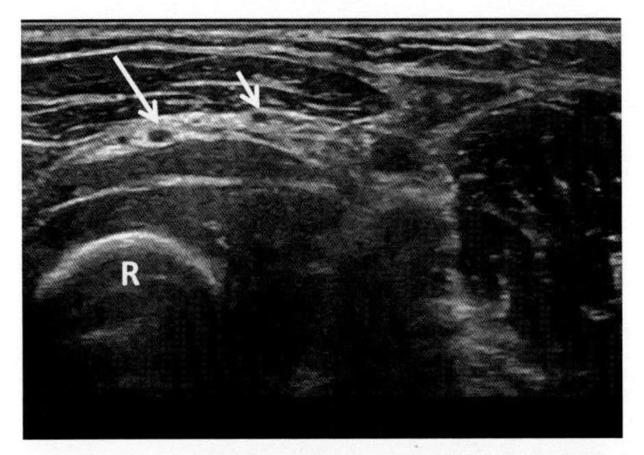

图 7-1-12D　于肘前部横切面显示桡神经分为浅支（短箭头）和深支（长箭头）
R，桡骨头

2. 前臂外上段

此处可检查桡神经深支。

■　探头横切放置在前臂外上段，首先显示桡骨上段，然后在旋后肌深、浅两层之间寻找呈细小点状低回声结构的桡神经深支（图 7-1-13），自此探头横切可分别向上追踪至其与桡神经浅支汇合处，向下追踪至前臂骨间膜背侧。

■　发现神经局部异常时，可进一步行纵切面检查。

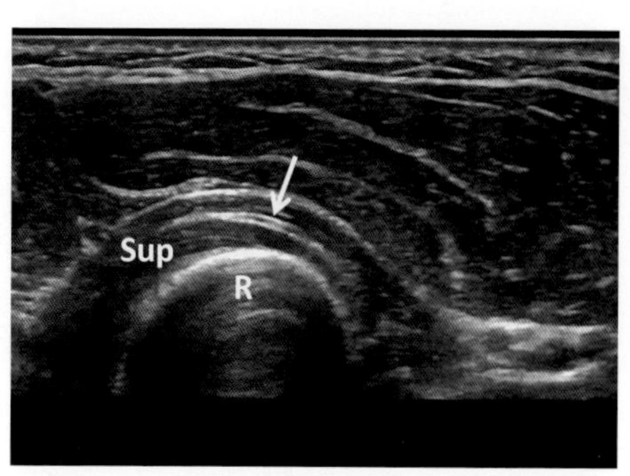

图 7-1-13 前臂外上段桡侧显示桡神经深支即前臂骨间后神经（箭头）位于旋后肌（Sup）深层与浅层之间

R，桡骨外上段

3. 前臂

此处可检查桡神经浅支。

■ 该神经首先与桡动脉伴行走行在肱桡肌深方（图 7-1-14 与视频），继而走行在肱桡肌与桡侧腕长伸肌之间，并从肱桡肌外侧缘穿出向前臂背侧走行。

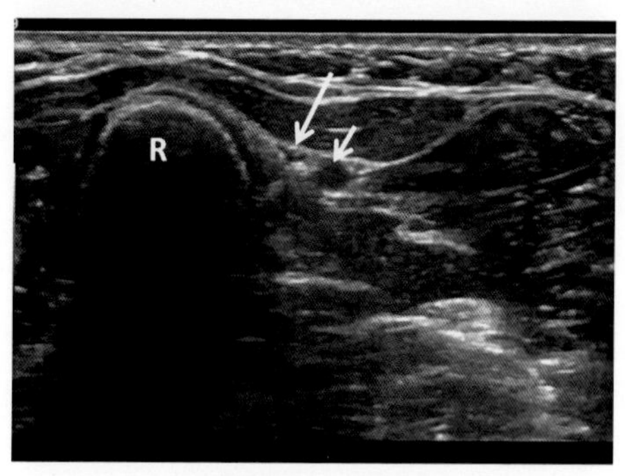

图 7-1-14 于前臂前部中段横切面显示桡神经浅支（长箭头）与桡动脉（短箭头）相伴行

R，桡骨

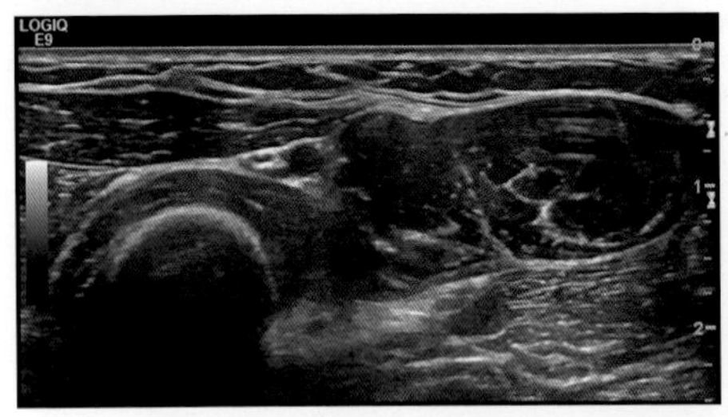

图 7-1-14 视频　前臂自上而下横切面连续扫查
显示桡神经浅支与桡动脉逐渐靠近并伴行

4. 腕部

■　于腕背侧第 1 腔室内肌腱的浅侧可见桡神经浅支（图 7-1-15）。

■　于腕背侧指伸肌腱与拇长伸肌腱之间可见前臂骨间后神经，呈细小低回声结构（图 7-1-16）。

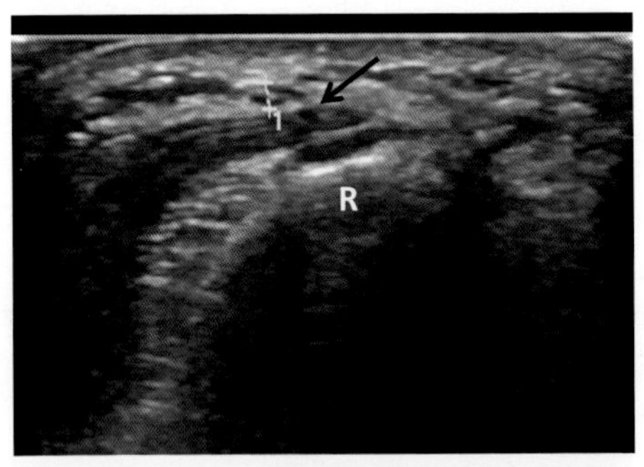

图 7-1-15　于腕部桡侧显示桡神经浅支（标尺）
走行于腕背侧第 1 腔室内肌腱（箭头）浅侧
R，桡骨远端

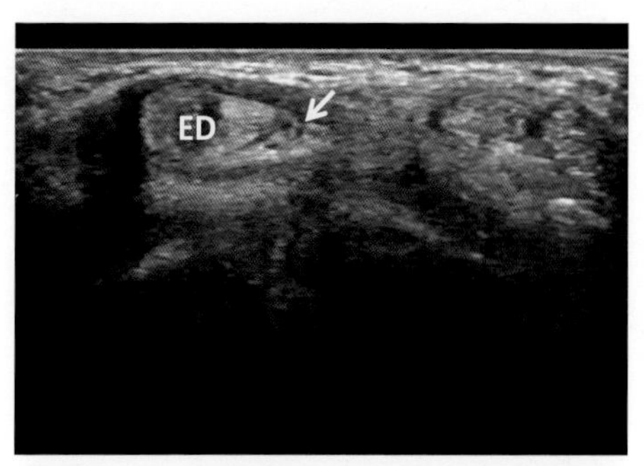

图 7-1-16　腕背侧横切面显示前臂骨间后神经（箭头）位于指伸肌腱（ED）与拇长伸肌腱之间

【注意事项】

■　桡神经深支进入旋后肌之前的管径较进入旋后肌内的管径稍增粗，因该神经进入旋后肌后可发出数支支配旋后肌的肌支。注意勿将此表现当作异常。

■　前臂旋前时，于 Frohse 弓的近侧缘可见桡神经深支走行呈角状，注意勿将此征象当作异常。

五、肌皮神经

检查肌皮神经时，可在不同的解剖部位对其进行定位和识别。

1. 上臂近段

■　肌皮神经起自臂丛神经外侧束，穿过喙肱肌，继而在肱肌的前面走行在肱肌与肱二头肌之间。

■　检查时，探头横切放置在上臂近段的前内侧，于喙肱肌内可见肌皮神经，呈细小筛网状结构，向下追踪可见其向前外侧走行（图 7-1-17A 与视频）。

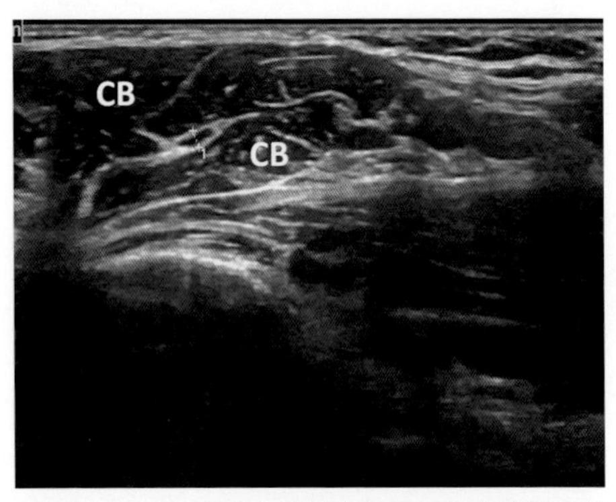

图 7-1-17A　上臂上段前内侧显示肌皮神经短轴（标尺）位于喙肱肌（CB）之间

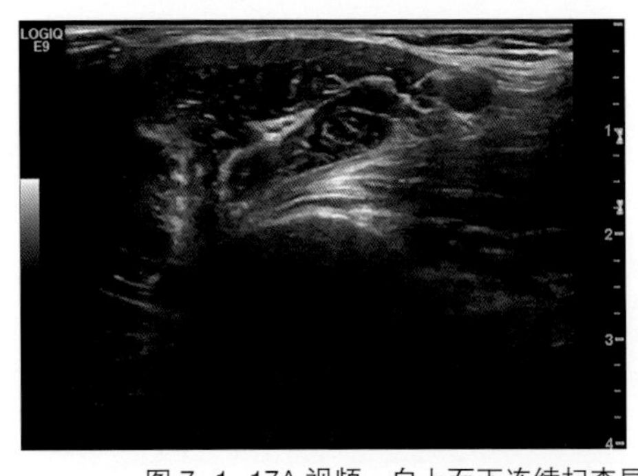

图 7-1-17A 视频　自上而下连续扫查显示肌皮神经走行在喙肱肌的筋膜间隙内

2. 上臂远段

■　探头横切放置在上臂远段前部，于肱二头肌与肱肌之间可见肌皮神经结构（图 7-1-17B 与视频）。

■　向下追踪探查可见该神经于肘前区域穿过浅筋膜至皮下移行为前臂外侧皮神经。

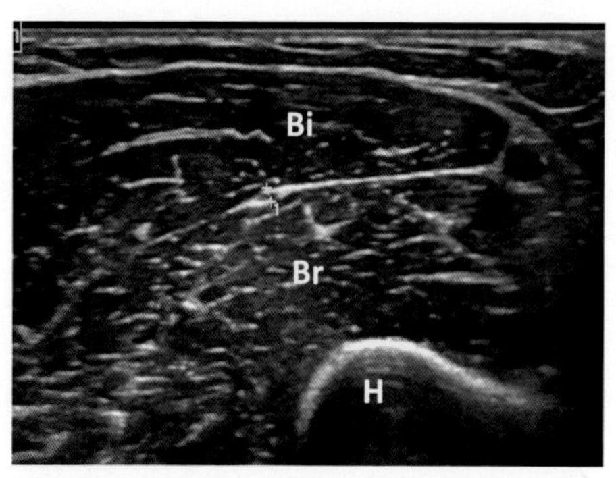

图 7–1–17B　横切面于右侧上臂前部中段显示肌皮神经（标尺）位于肱二头肌（Bi）与肱肌（Br）之间

H，肱骨

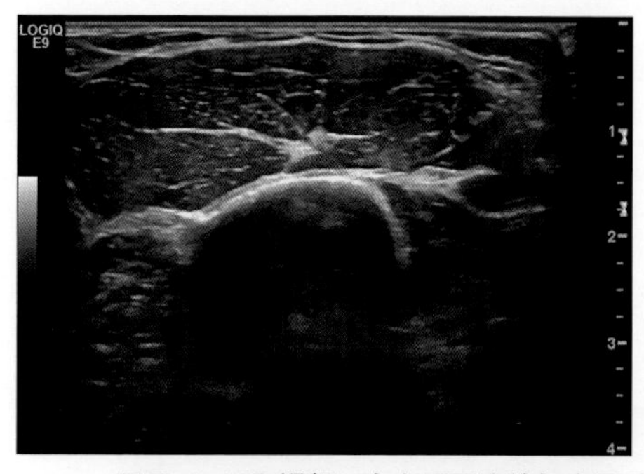

图 7–1–17B 视频　自上而下连续扫查显示肌皮神经自喙肱肌穿出后走行于浅侧的肱二头肌与深方的肱肌之间，呈细小点状回声

3. 肘前区域

■　前臂外侧皮神经为肌皮神经的终末支，为感觉神经，支配前臂外侧掌侧的皮肤感觉。

■　在肘前部区域，前臂外侧皮神经位于肱二头肌远侧肌腱的外侧（图 7–1–17C），并邻近头静脉。在前臂近侧 1/4 段，前臂外侧皮神经位于头静脉的内侧。

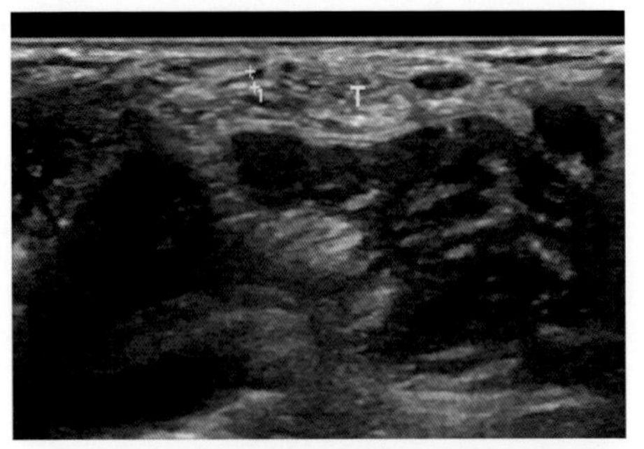

图 7-1-17C　肘前部横切面显示前臂外侧皮神经（标尺）位于肱二头肌远侧肌腱（T）的外侧，呈细小点状低回声

六、腋神经

1. 腋窝区

■　检查时，上臂外展，探头放在腋窝区，首先显示肱骨头。

■　于盂肱关节囊附近可见腋神经，呈条形低回声结构，其旁可见旋肱后动脉（图 7-1-18A）。

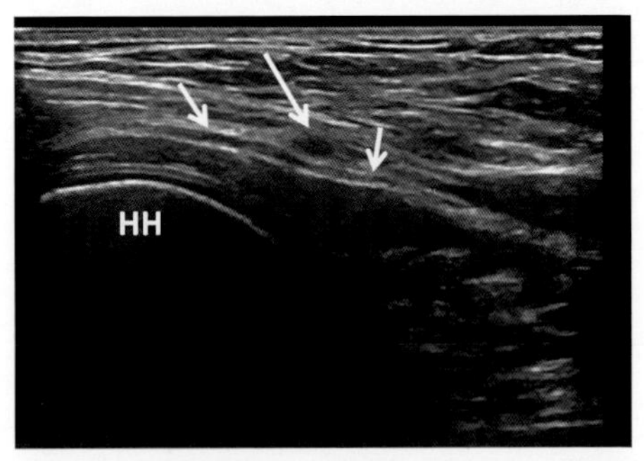

图 7-1-18A　上肢外展位，于腋窝显示腋神经（短箭头）的长轴切面，其旁可见伴行的旋肱后动脉短轴切面（长箭头）
HH，肱骨头

2. 上臂外上段

检查时，上臂中立位，探头纵切放在上臂外上段，可见小圆

肌的短轴切面，于小圆肌下方可见腋神经短轴切面及其旁的旋肱后动静脉（图 7–1–18B）。

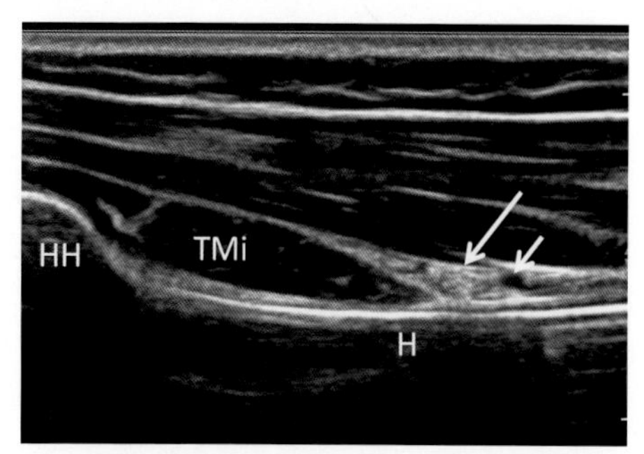

图 7–1–18B　纵切面于上臂外侧上段小圆肌（TMi）的下方可见旋肱后动脉（短箭头）和腋神经（长箭头）

HH，肱骨头；H，肱骨

七、迷走神经

■　迷走神经（vagus nerve）为第 10 对脑神经，经颈静脉孔出颅腔。之后下行入颈动脉鞘内，位于颈内、颈总动脉与颈内静脉之间的后方，经胸廓上口入胸腔。

■　检查时，探头横切位于颈前外侧，首先显示颈动脉和颈内静脉。于颈动脉和颈内静脉的后方可见迷走神经，呈细小筛网状低回声结构（图 7–1–19）。

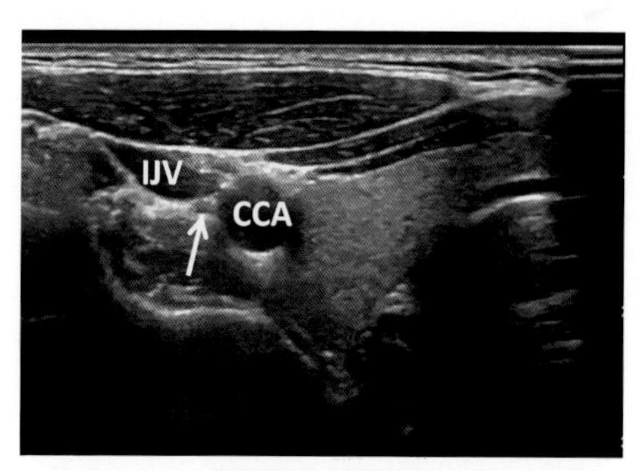

图 7–1–19　横切面于右侧颈部中部迷走神经（箭头）位于颈动脉颈总动脉（CCA）和颈内静脉（IJV）后方

八、副神经

■ 副神经（accessory nerve）是第 11 对脑神经。

■ 出颅腔后，绕颈内静脉向外下走行，经胸锁乳突肌深面继续向外下斜行进入斜方肌深面，分支主要支配胸锁乳突肌和斜方肌，前者主要作用是向对侧转颈，后者作用为耸肩。

■ 一侧副神经损伤时，同侧胸锁乳突肌及斜方肌瘫痪萎缩。因对侧胸锁乳突肌占优势，故平静时下颏转向患侧，而在用力时向对侧转头无力，患侧肩下垂，不能耸肩。

■ 检查时，探头可首先放在颈部前外侧下段，于斜方肌深方显示副神经，呈细小点状低回声，连续向上扫查可见副神经走行在肩胛提肌浅侧，再向上则位于胸锁乳突肌深方（图 7-1-20A，B，C 与视频）。

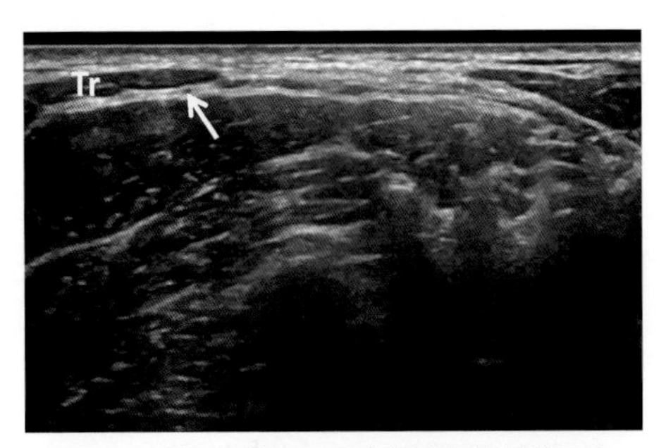

图 7-1-20A　横切面于右侧颈部外侧偏下方显示副神经（箭头）位于斜方肌（Tr）深方，呈细小点状低回声结构

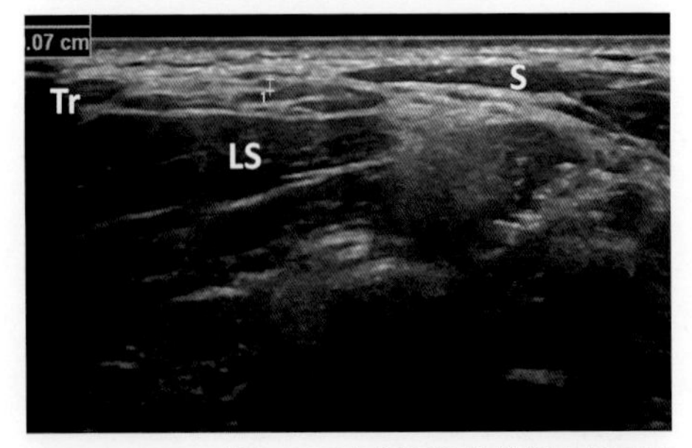

图 7-1-20B　横切面于右侧颈部前外侧中部显示副神经（标尺）位于斜方肌（Tr）与胸锁乳突肌（S）之间，并位于肩胛提肌（LS）的浅侧

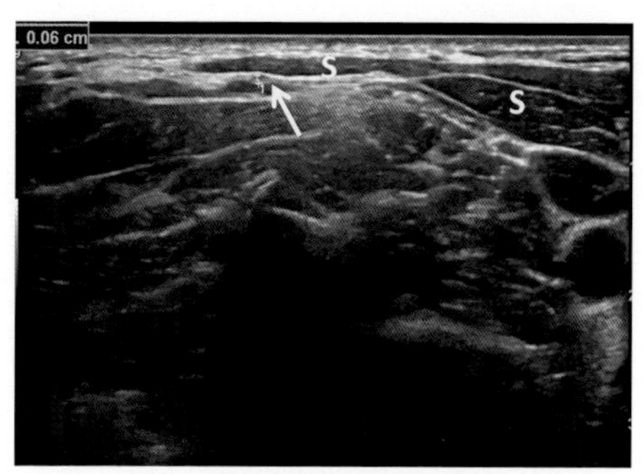

图 7-1-20C　横切面于右侧颈部前外侧中部显示副神经（标尺与箭头）位于胸锁乳突肌（S）后缘的深方

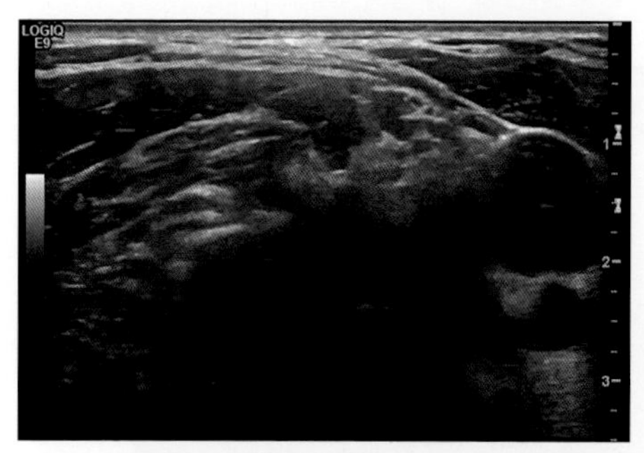

图 7-1-20 视频　自下而上连续扫查可见副神经首先位于斜方肌深方，继而走行在肩胛提肌表面，再向上走行在胸锁乳突肌深方

九、坐骨神经

检查坐骨神经，可在不同的解剖部位对其进行定位和识别。

1. 坐骨结节处

■　探头横切放置在坐骨结节和股骨大转子之间，可见坐骨神经横切面呈筛网状椭圆形结构（图 7-1-21A 与 B），自此可分别向上和向下追踪探查。

■　横切面检查结束后，探头旋转 90° 可进行纵切面检查。

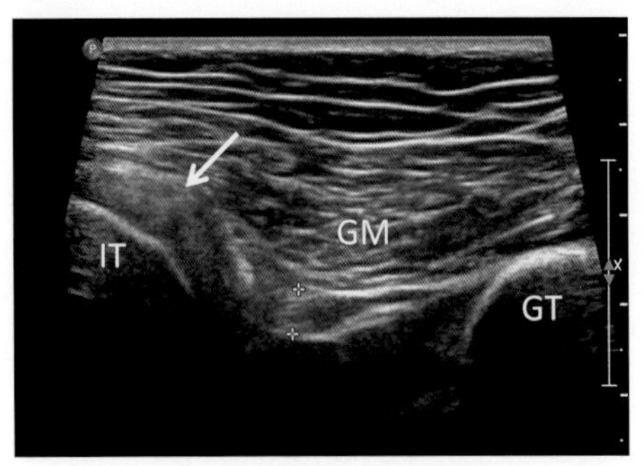

图 7–1–21A　臀后部横切面于坐骨结节（IT）与股骨大转子（GT）之间可见坐骨神经（标尺）位于臀大肌深方（GM）。坐骨结节浅侧可见腘绳肌腱（箭头）

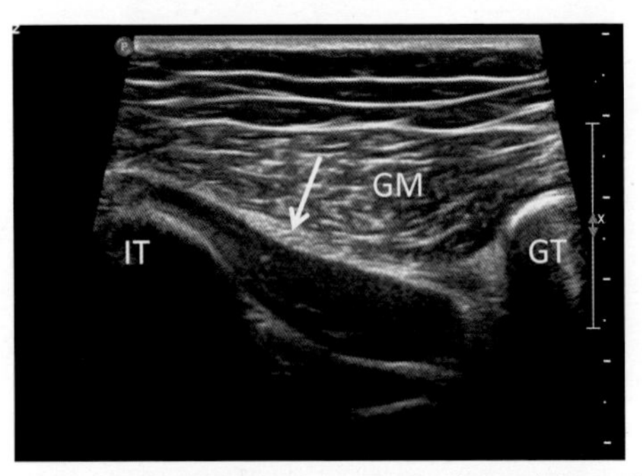

图 7–1–21B　探头稍向上显示坐骨神经呈扁椭圆形筛网状结构（箭头）位于臀大肌（GM）深方
IT，坐骨结节；GT，股骨大转子

2. 大腿后部

■　横切面可见坐骨神经位于股二头肌与大收肌之间，呈筛网状结构（图 7–1–22A）。

■　向下连续扫查，可见坐骨神经分为较粗的胫神经和较细的腓总神经（图 7–1–22B 与视频，图 7–1–22C）。

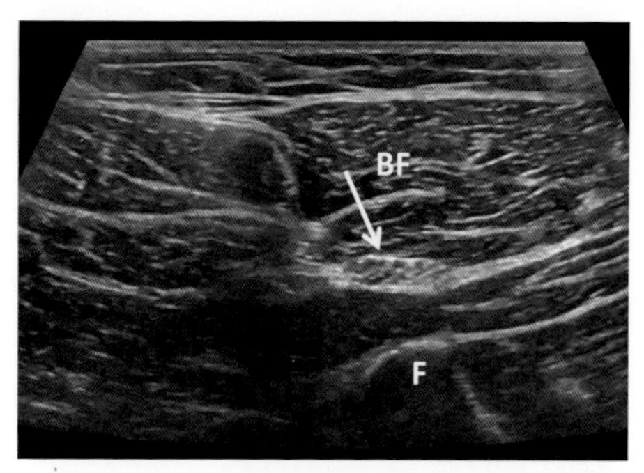

图 7-1-22A　大腿后部中段横切面显示坐骨神经（箭头）位于股二头肌（BF）的深方

F，股骨

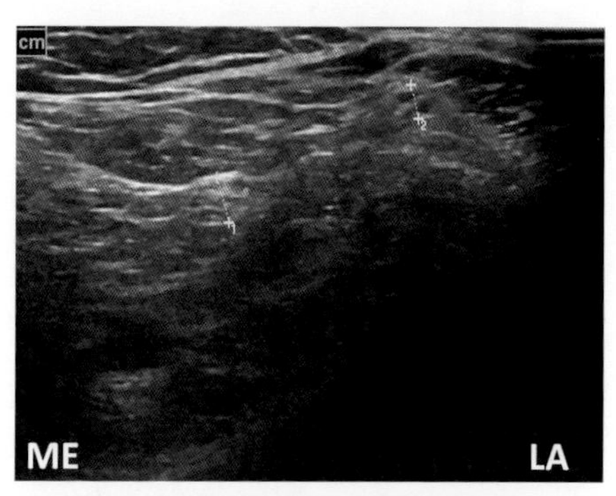

图 7-1-22B　腘窝处横切面显示坐骨神经分为较粗的胫神经和较细的腓总神经（标尺）

LA，外侧；ME，内侧

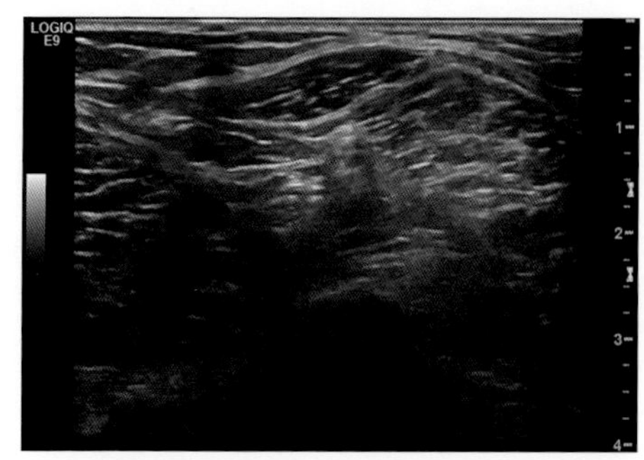

图 7-1-22B 视频　大腿后部中段向下连续横切面显示坐骨神经逐渐分为较粗的胫神经和较细的腓总神经

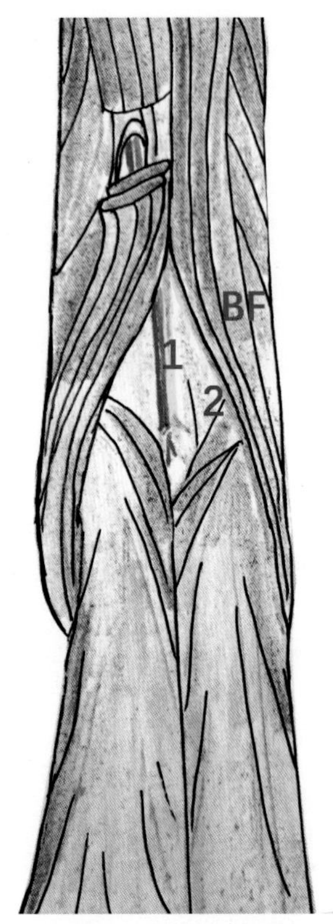

图 7-1-22C　显示坐骨神经在腘窝上端分为胫神经（1）和腓总神经（2）
BF，股二头肌

十、胫神经

1. 腘窝部位

■　探头横切放置在腘窝部显示腘动脉短轴切面，自深向浅依次可见腘动脉、腘静脉和胫神经。

■　胫神经横切面呈筛网状结构（图 7-1-23A），自此可向上追踪探查至其与腓总神经汇合处，向下可见其渐进入小腿肌间，并与胫后动、静脉伴行。

■　纵切面胫神经内可见低回声的神经纤维束和高回声的神经束膜回声（图 7-1-23B）。

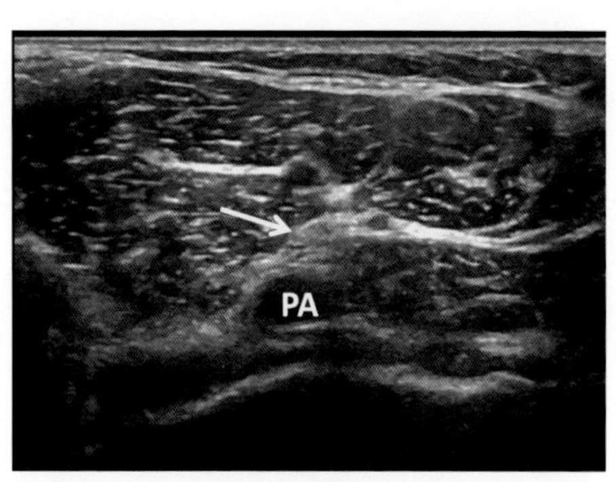

图 7-1-23A　腘窝处横切面显示胫神经（箭头）及其深方的腘动脉（PA）

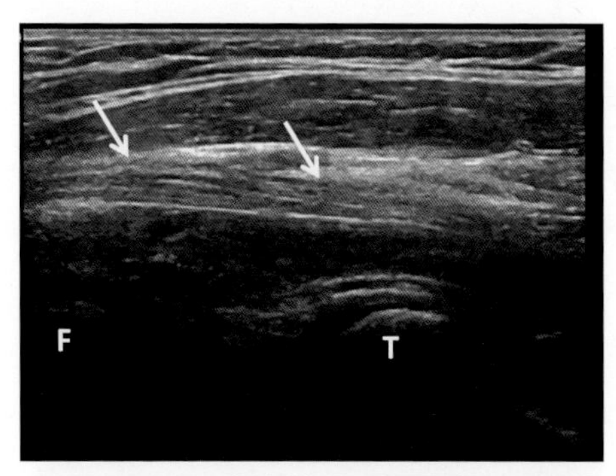

图 7-1-23B　腘窝处纵切面显示胫神经（箭头）长轴切面，内可见低回声的神经纤维束
F，股骨；T，胫骨

2. 小腿部位

■　在小腿部，胫神经与胫后动静脉伴行，位于小腿三头肌的深方。

■　检查时，探头横切面放在小腿后内侧，在胫后动静脉的旁边可见胫神经，呈筛网状结构（图 7-1-24）。

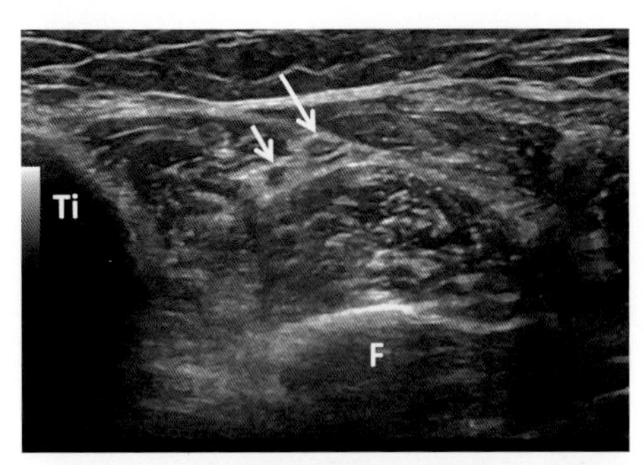

图 7-1-24　小腿前内侧下段显示胫神经（长箭头）呈筛网状结构，并与胫后动脉（短箭头）相伴行

Ti，胫骨；F，腓骨

3. 内踝处

探头横切放置在内踝后方，于趾长屈肌腱的后方可见胫后动、静脉及胫神经（图 7-1-25），自此可分别向上、向下追踪探查胫神经。

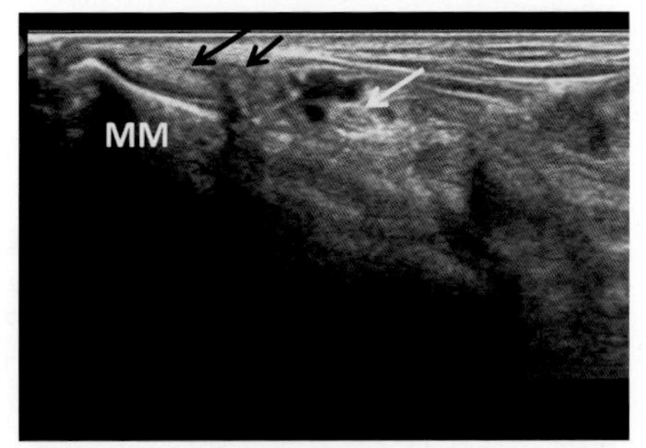

图 7-1-25　踝内侧横切面显示胫神经（白箭头）与胫后动静脉伴行

MM，内踝；长黑箭头，胫骨后肌腱；短黑箭头，趾长屈肌腱

十一、腓总神经

1. 腘窝上部

■　探头横切放在腘窝上部，可首先显示坐骨神经，自此向

下连续扫查可见坐骨神经分为较粗的胫神经和较细的腓总神经。

■　腓总神经斜向外下走行，位于股二头肌腱内侧（图 7-1-26A 与视频）。

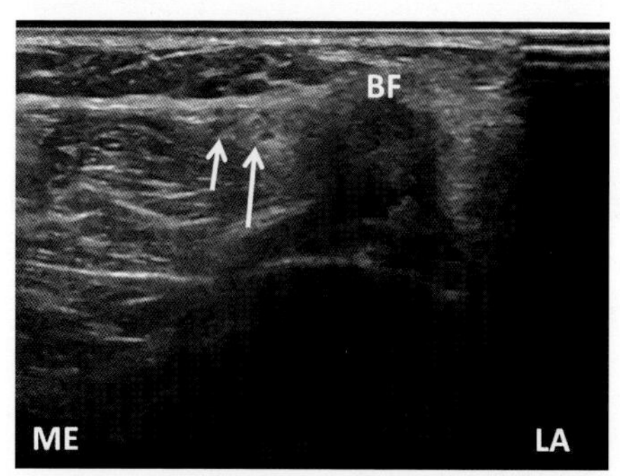

图 7-1-26A　腘窝下部横切面显示腓总神经（长箭头）位于股二头肌腱（BF）的内侧。其内侧分出腓肠外侧皮神经（短箭头）

ME，内侧；LA，外侧

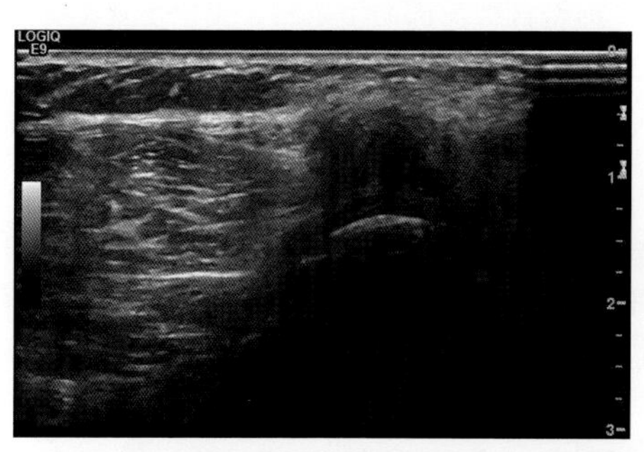

图 7-1-26A 视频　腘窝偏外侧自上而下连续横切面显示腓总神经向外下走行，并绕腓骨颈向小腿前外侧走行

2. 腓骨头附近

■　探头横切放置在腓骨头后方，于腓骨头内后方可见腓总神经，显示为略为扁平的椭圆形筛网状结构（图 7-1-26B）。

■　自此向上探查，可见腓总神经位向上斜行汇入坐骨神经主干。

■　向下追踪探查可见其绕腓骨颈向前下走行，分为腓浅神经和腓深神经。

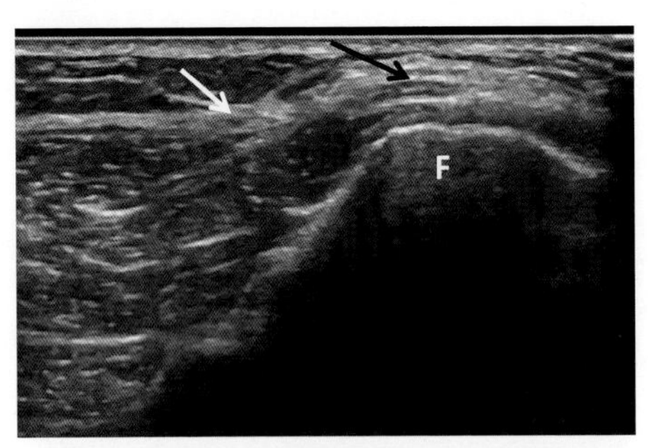

图 7-1-26B　腘窝腓骨头处横切面显示腓总神经（黑箭头）绕腓骨颈（F）向前下走行，并分出腓肠外侧皮神经（白箭头）

十二、腓深神经

腓深神经为腓总神经较粗的一支。在小腿，其与胫前动脉相伴行，紧邻骨间膜的前方。该神经发出运动支支配小腿前筋膜室的肌肉。在踝部，该神经自踝前部向下走行，位于足背动脉旁，且位于拇长伸肌与趾长伸肌之间。

1. 小腿前外侧下段

■　腓深神经位于小腿前筋膜室深部，伴胫前动、静脉下降。

■　横切面放在小腿前外侧下段，于胫前动静脉旁可见腓深神经，呈细小筛网状结构（图 7-1-27A，B 与视频）。

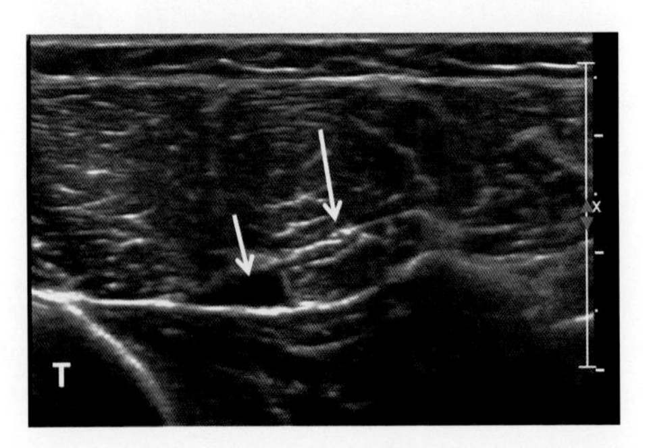

图 7-1-27A　横切面显示小腿前部中上段腓深神经（长箭头）、胫前动脉（短箭头）
T，胫骨

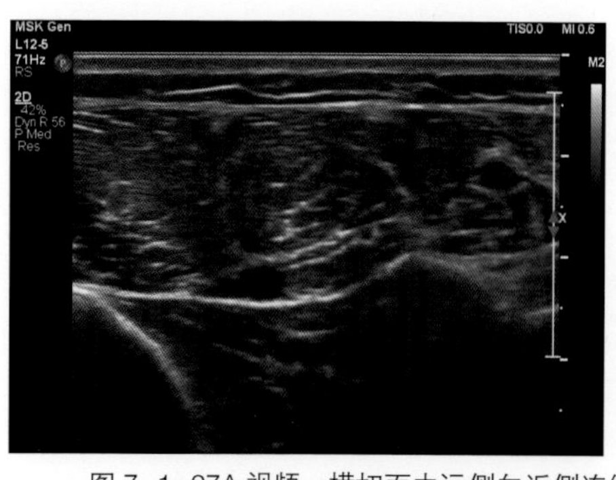

图 7-1-27A 视频　横切面由远侧向近侧连续扫查显示正常腓深神经直至其在腓骨头汇入腓总神经

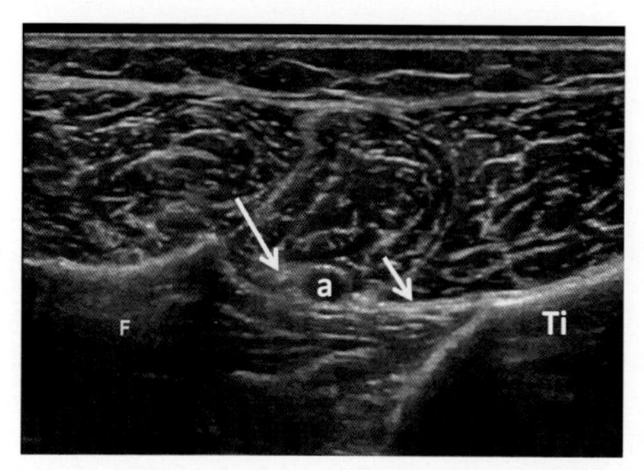

图 7-1-27B　小腿前外侧下段横切面显示腓深神经（长箭头）与胫前动脉（a）伴行，并紧邻骨间膜（短箭头）
F，腓骨；Ti，胫骨

2. 踝前部

横切面于足背动静脉旁可见腓深神经，呈细小筛网状结构（图 7-1-28 与视频）。

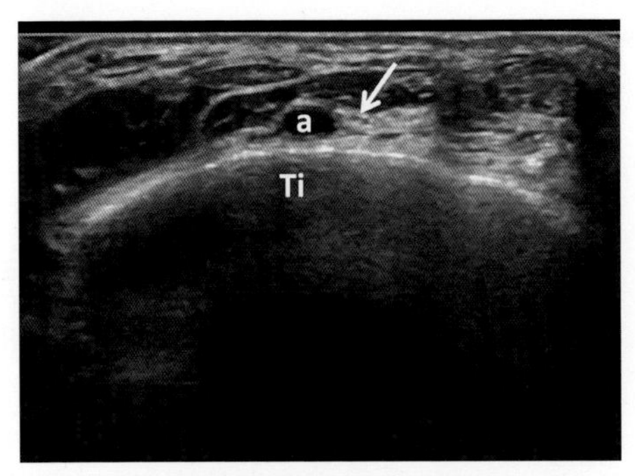

图 7-1-28　踝前部横切面显示腓深神经（箭头）
呈细小点状低回声（箭头），并与足背动脉（a）伴行
Ti，胫骨远段

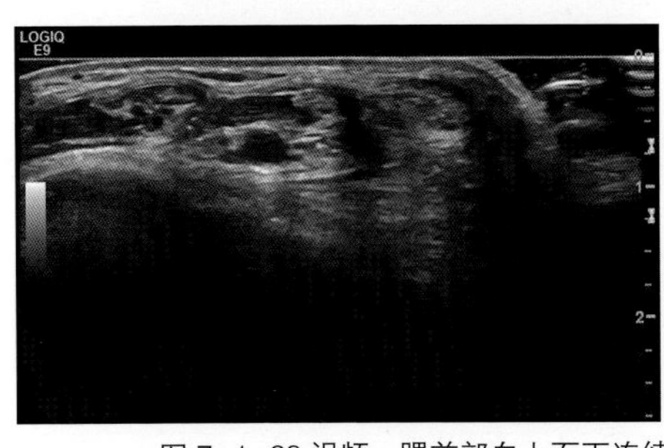

图 7-1-28 视频　踝前部自上而下连续横切面
显示腓深神经自内向外跨过足背动脉向远侧走行

十三、腓浅神经

腓浅神经为腓总神经较细的终末支，支配腓骨长肌和腓骨短肌。腓浅神经走行在腓骨长肌内，在小腿前外侧下段穿出肌层。此穿出点为小腿深筋膜的一个缺陷，一般位于踝上方约 12cm 处。再往下，该神经为纯感觉神经，并分为两支至足背侧：足背内侧皮神经和足背中间皮神经。

小腿外下段

- 可见腓浅神经位于腓骨长肌与趾长伸肌之间的浅筋膜处。
- 继续向上移动探头，可追踪神经直至其穿过深筋膜而入肌层内（图 7-1-29A，B 与视频）。

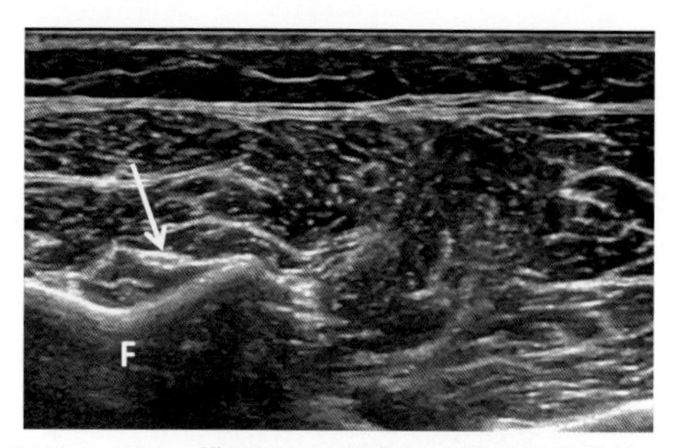

图 7-1-29A　横切面于小腿外侧中段显示腓浅神经（箭头）自肌层内逐渐向浅侧移行

F，腓骨

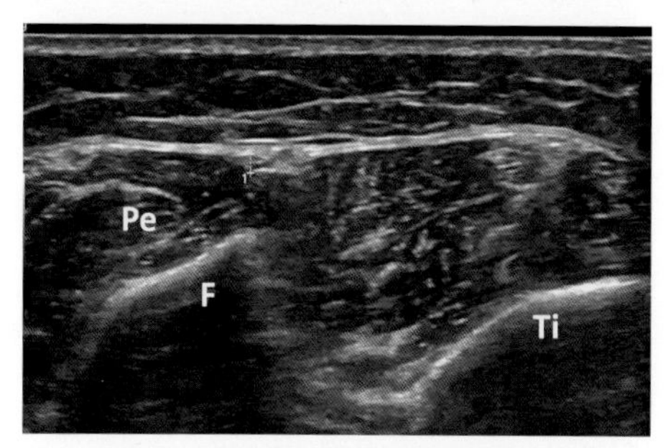

图 7-1-29B　小腿外侧中下段于腓骨长肌（Pe）前缘可见腓浅神经（标尺）自深方穿出，继而走行在皮下

F，腓骨；Ti，胫骨

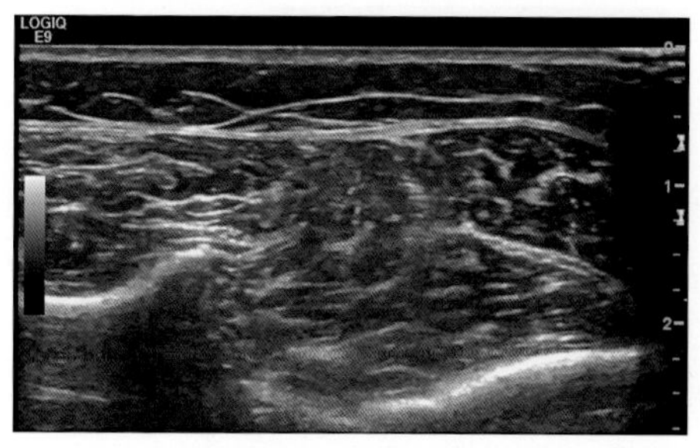

图 7-1-29 视频　小腿外侧中段自上向下连续横切面显示腓浅神经自腓骨长肌内逐渐向浅侧走行继而位于皮下

十四、腓肠神经

■ 腓肠神经由胫神经发出的腓肠内侧神经和腓总神经发出的腓肠外侧神经汇合而成（图 7-1-30A 与视频）。

■ 在小腿近段，腓肠神经位于腓肠肌内侧头与外侧头之间。在小腿远段，该神经位于小腿后外侧。腓肠神经位于跟腱的外侧。在踝水平，腓肠神经分为数支，发出感觉支支配足外侧和第 5 趾。

■ 检查腓肠神经时，探头置于小腿后部中段，可首先显示小隐静脉的短轴，于其旁可见呈筛网样结构的腓肠神经（图 7-1-30B）。

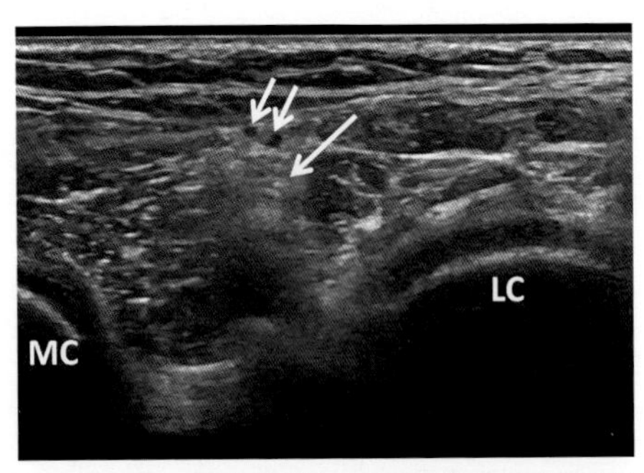

图 7-1-30A 腘窝处横切面显示腓肠内侧皮神经（短箭头）自胫神经（长箭头）分出，继而走行在小腿后部皮下

LC，股骨外侧髁；MC，股骨内侧髁

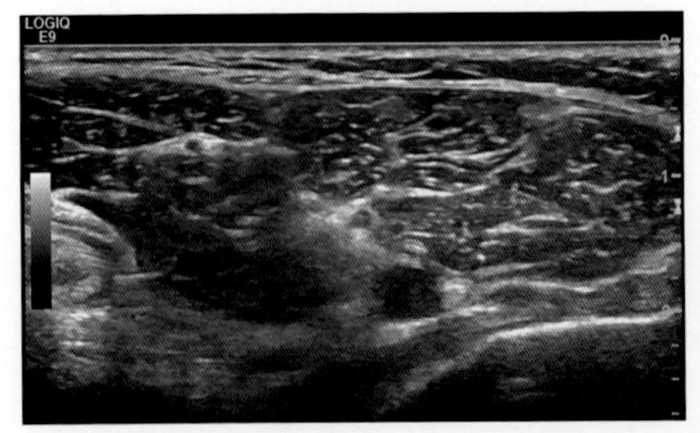

图 7-1-30A 视频 横切面自腘窝向下连续横切面显示腓肠内侧皮神经自胫神经分出后走行在小腿后部皮下

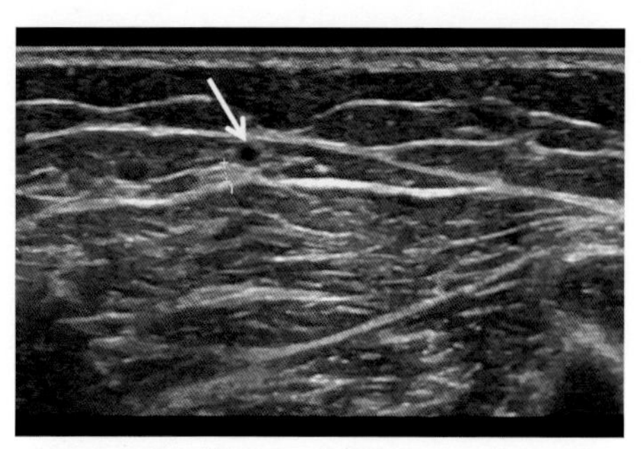

图 7-1-30B　横切面于小腿后部中下段显示腓肠神经（标尺）与小隐静脉（箭头）相伴行

十五、股神经

■ 股神经由腰丛发出后，在腰大肌与髂肌之间下行，并随同髂腰肌经腹股沟韧带深方的肌腔隙入股，在股前方分为数支至耻骨肌、缝匠肌、股四头肌及股前区皮肤，其终支为隐神经。

■ 在腹股沟区，股神经走行在肌腔隙内，该肌腔隙后侧及外侧为髂骨，内侧为髂耻弓，前方为腹股沟韧带，股神经位于髂肌浅侧。

■ 检查时，探头横切放置在腹股沟区中部，可见股神经位于股动脉外侧，呈椭圆形筛网状结构，并位于髂肌筋膜的深方。自此可连续向上或向下追踪探查（图 7-1-31）。

■ 于腹股沟韧带上方可见股神经位于髂肌与腰大肌之间。

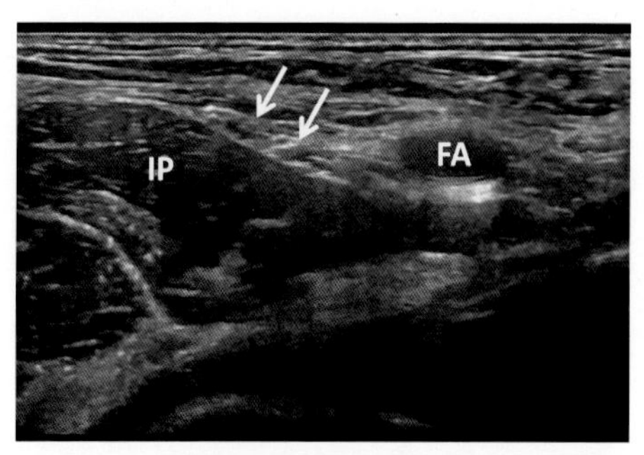

图 7-1-31　横切面于腹股沟韧带中部显示股神经位于股动脉（FA）外侧，呈椭圆形筛网状结构（箭头）。股神经深方为髂肌肌腹（IP），浅方为髂肌筋膜

十六、隐神经

隐神经是股神经最大和最长的皮神经，位于大腿内侧的收肌管内，在收肌管出口处位于缝匠肌与股薄肌之间。在膝内侧，隐神经位于皮下，继而在小腿内侧皮下向下走行，并邻近大隐静脉。

1. 大腿内侧

探头横切放在大腿前内侧中段，于股动静脉旁可见隐神经结构，该神经位于缝匠肌深方（图 7-1-32）。

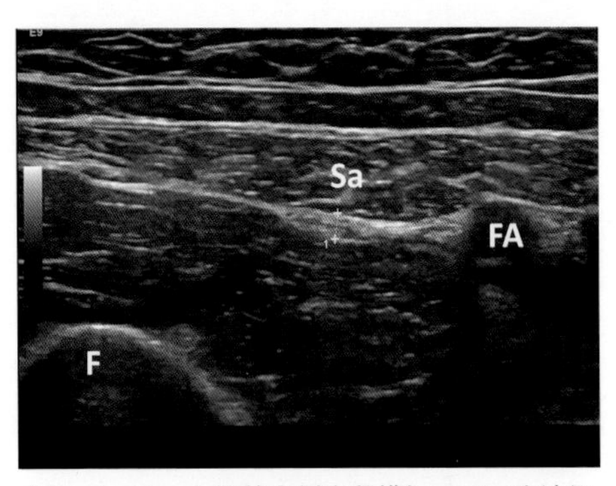

图 7-1-32　大腿前内侧中段横切面显示隐神经（标尺）位于股动脉（FA）旁、缝匠肌（Sa）的深方
F，股骨

2. 小腿前内侧

■　探头横切面放在小腿前内侧，于大隐静脉旁可见隐神经结构。

■　检查时，让患者小腿悬垂于检查床旁，以利于大隐静脉的充盈。于大隐静脉旁可见隐神经。

十七、股外侧皮神经

股外侧皮神经系纯感觉神经，发自腰丛，由 L2、L3 神经根前支组成，自腰大肌外缘穿出后，在腹股沟韧带下方的 3 ～ 5 厘米处进入皮下组织，分布于股外侧皮肤。

■　检查股外侧皮神经时，探头可首先置于髂前上棘内下方显示阔筋膜张肌和缝匠肌的横断面，于阔筋膜张肌和缝匠肌之间的低回声脂肪垫内，可显示股外侧皮神经短轴，呈偏高回声（图 7-1-33A）。

■　连续向上扫查可见股外侧皮神经位于髂前上棘内侧腹股沟韧带外侧端的裂隙内（图 7-1-33B）。

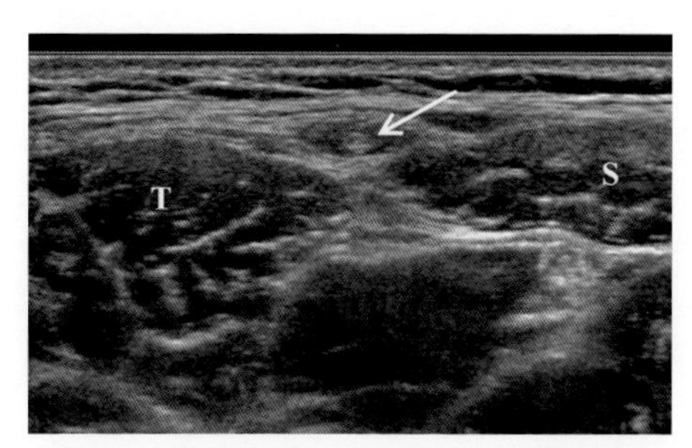

图 7-1-33A　横切面于髂前下棘内下方阔筋膜张肌（T）和缝匠肌（S）之间的低回声脂肪垫内可见股外侧皮神经（箭头），呈稍高回声

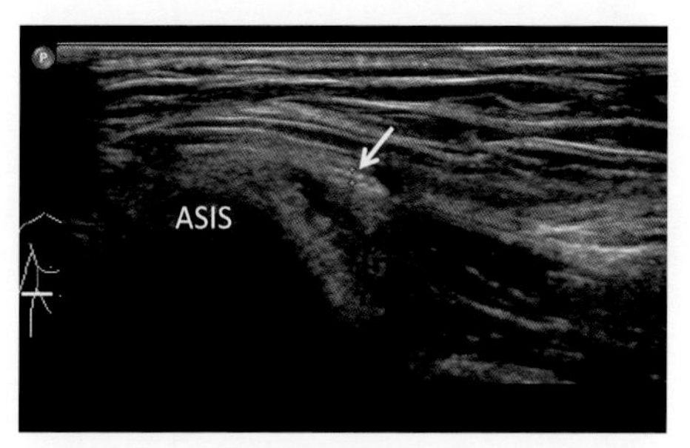

图 7-1-33B　横切面于髂前上棘（ASIS）内侧显示股外侧皮神经（箭头）呈细小筛网状结构

第二节　臂丛神经损伤

【损伤分类】

■　可分为节前损伤和节后损伤。

■ 节前损伤为颈神经根在脊髓部位的丝状结构断裂，又称为根性撕脱伤。由于无法进行直接修补，需做神经移位术。

■ 节后损伤为臂丛神经在椎间孔以外部位的损伤。

【超声表现】

1. 臂丛神经节前损伤

对于节前损伤，超声受骨性结构的遮挡，无法显示椎管内臂丛神经直接撕裂部位，但当神经的远侧断端回缩至颈椎横突以外的部位时，超声可发现颈椎横突部位神经根结构的缺失（图 7-2-1 ～图 7-2-2 与视频）及远侧神经断端。

2. 臂丛神经节后损伤

可分为以下类型：

■ 臂丛神经完全断裂：神经连续性中断，可见神经的近侧或远侧断端，断端可肿胀增厚或回缩呈波浪状或形成梭形低回声结节（图 7-2-3 与视频）。

■ 部分断裂：可见部分神经外膜和神经纤维束中断。

■ 神经卡压：可见神经尚连续，卡压处神经变细或结构显示不清，神经周围可见低回声瘢痕组织或其他异常病变，神经近端可增粗。

■ 其他损伤，如放疗所致的臂丛神经损伤，可以表现为神经弥漫性增粗，回声减低（图 7-2-4 与视频）

【注意事项】

■ 臂丛神经损伤的诊断中，节前或节后损伤的判断至关重要，可指导手术方式的选择。

■ 对于节前损伤，MRI 和脊髓造影 CT 检查是重要的影像学手段。

■ 超声检查由于受骨骼遮挡不能对椎孔内的损伤做出直接诊断，但当臂丛神经节前损伤、神经远段完全脱出椎孔时，可根据颈椎横突前、后结节之间神经根结构的缺失而提示节前损伤的诊断。

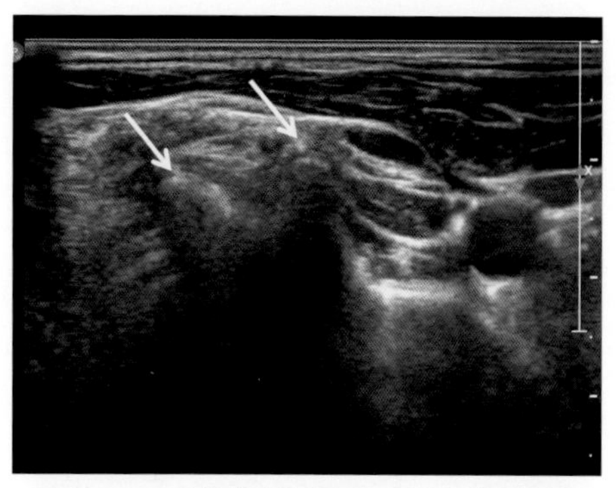

图 7-2-1A　患者为外伤后 3 个月，超声显示右侧臂丛神经 C5 ~ 8 根性撕脱伤。横切面显示第 5 颈椎前、后结节（箭头）之间未见神经根结构

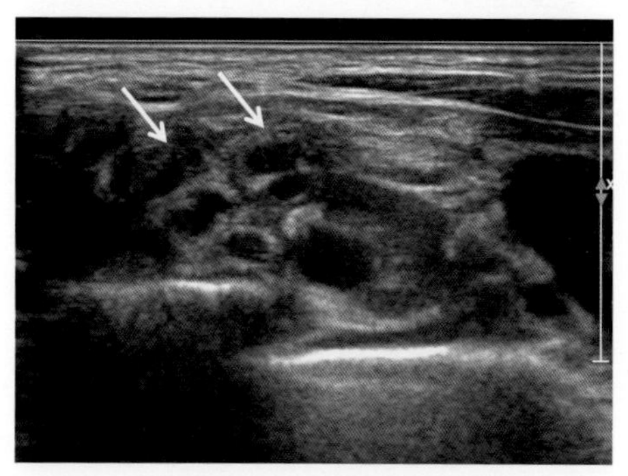

图 7-2-1B　锁骨上区可见臂丛神经远段神经明显增粗（箭头）

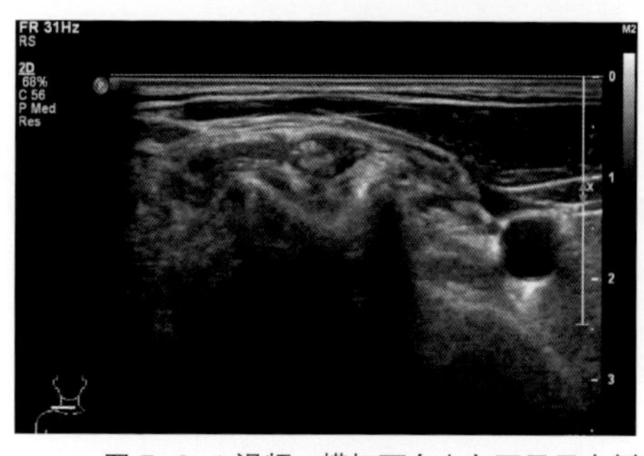

图 7-2-1 视频　横切面自上向下显示右侧第 5、6、7 神经根结构未显示，远侧神经明显增粗

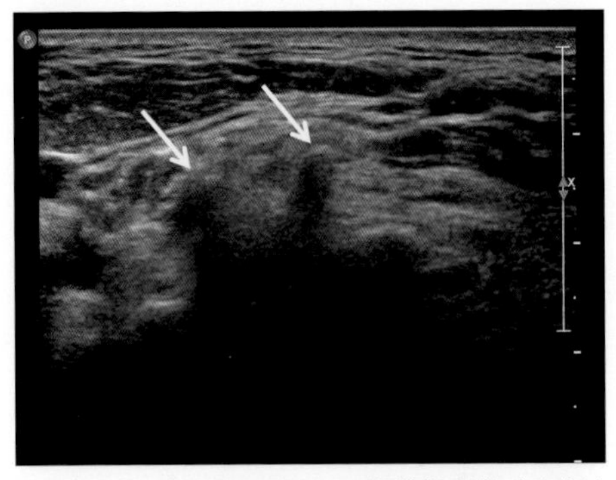

图 7-2-2 A　臂丛神经 C5 ~ 7 根性撕脱伤（左侧）。横切面显示颈 5 横突前、后结节（↑）之间未见神经根结构

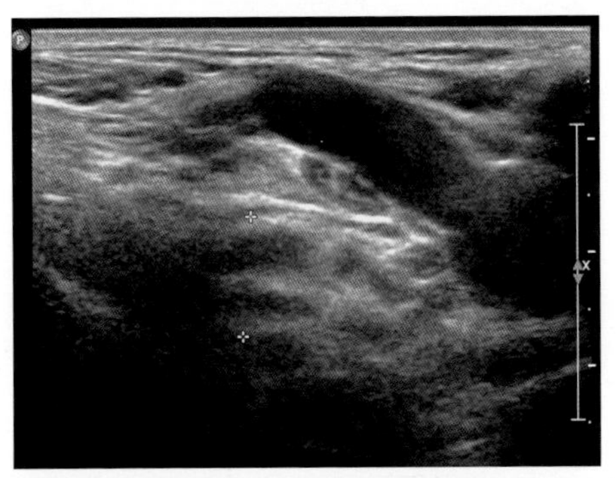

图 7-2-2B　左侧锁骨上方可见神经远侧断端（标尺之间）

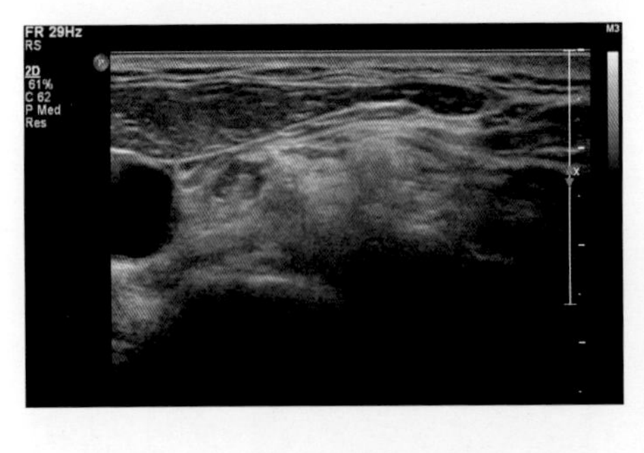

图 7-2-2 视频　横切面自上向下显示第 5、6、7 横突处均未见神经根结构

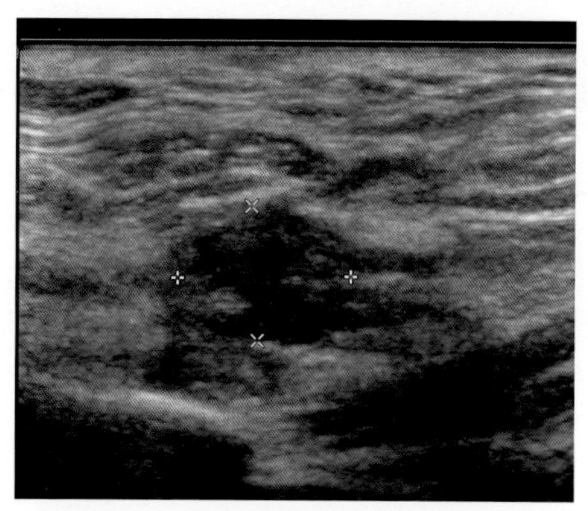

图 7-2-3　上肢截肢术后。显示臂丛神经远侧断端增粗，神经瘤形成（标尺）

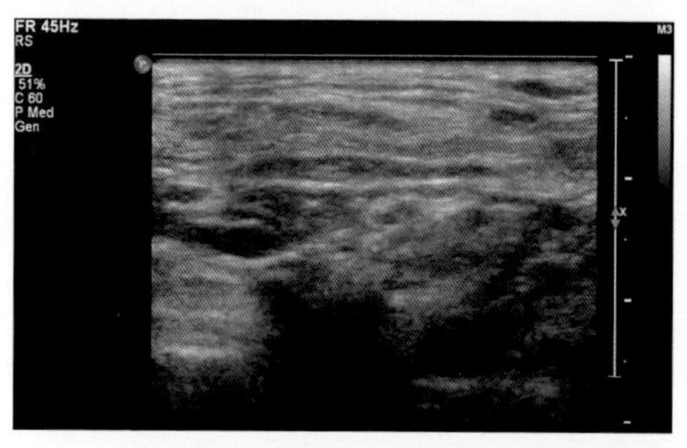

图 7-2-3 视频　自近向远侧横切面扫查可见臂丛神经远端呈低回声结节

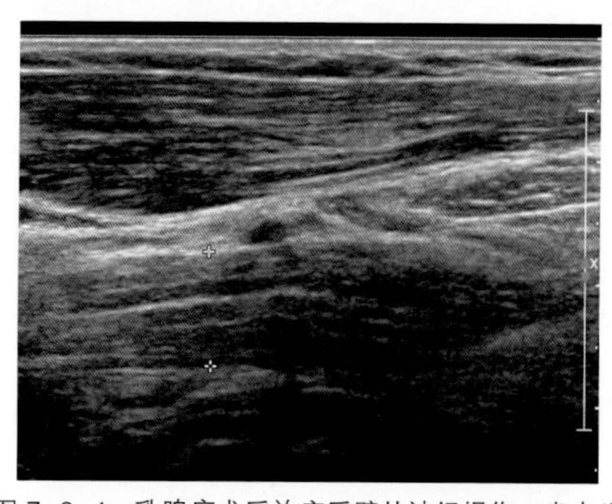

图 7-2-4　乳腺癌术后放疗后臂丛神经损伤。患者为乳腺癌放疗 10 余年。纵切面显示锁骨下区臂丛神经各束明显增粗、回声减低（标尺）

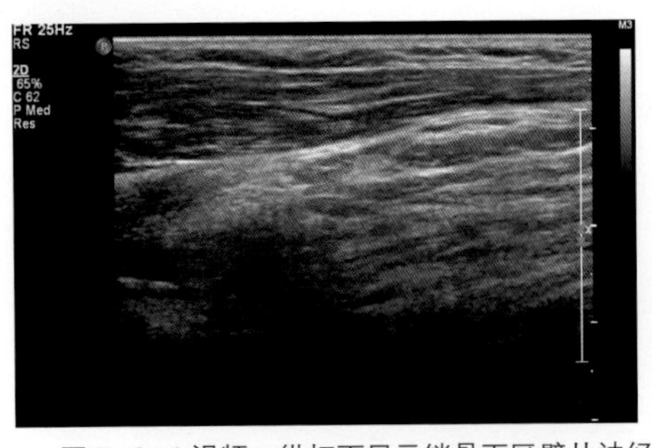

图 7-2-4 视频　纵切面显示锁骨下区臂丛神经各束明显增粗

第三节　腕管综合征

【疾病简介】

■　腕管综合征为正中神经在腕管内受压所引起的临床综合征。其原因可分为局部性和全身性因素。

■　常见局部因素包括腕管容积变小或骨赘、肌肉变异、腕管内肿块、滑膜炎等所致的腕管内容物增多；从事反复的屈、伸腕活动者等。

■　全身因素：本病女性多见，且好发于绝经前后期或妊娠期，可能是由于雌激素的缺乏，失去了抑制垂体激素的作用，从而刺激了结缔组织的生长，使腕管狭窄，腕管内压力增高有关。

【临床表现】

■　中年女性，40 ～ 60 岁好发，开始为感觉障碍，主要为桡侧 3 个半手指麻木、疼痛，夜间加重，夜间发病或症状加重为其一大特点。

■　病变严重者可出现运动障碍，主要为拇指无力或动作不灵活等。

【超声表现】

■　腕管远段内的正中神经受压变扁，腕管近段内的正中神经增粗，回声减低，其内神经纤维束结构有时显示不清。受压处正中神经有时可见切迹征（图 7-3-1 与视频）。

■　PDI 于增粗的神经内可见血流信号增多。

■　定量指标可测量正中神经在腕管近段的横截面积，多数研究认为如＞ $10mm^2$ 可提示腕管综合征。

■　其他定量指标包括腕管近段正中神经横截面积与前臂远段比较 >$2mm^2$、腕管远段神经扁平率即正中神经最大横径与前后径比值 >3、腕横韧带隆起高度 >4mm，诊断时可参考这些指标。

■　超声可发现多种引起腕管综合征的外部原因，包括先天性异常或获得性病变。先天性异常包括腕管处异常肌腹、正中动脉等（图 7-3-2 与视频）；后天性因素包括指屈肌腱腱鞘炎（图 7-3-3 与视频，图 7-3-4 与视频）、腱鞘囊肿、脂肪瘤、血管瘤或淀粉样沉积等。

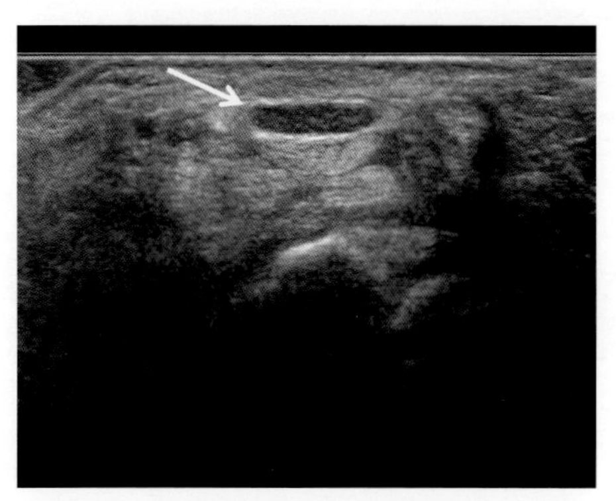

图 7-3-1　横切面显示腕管近段正中神经增粗，内部结构显示不清（箭头）

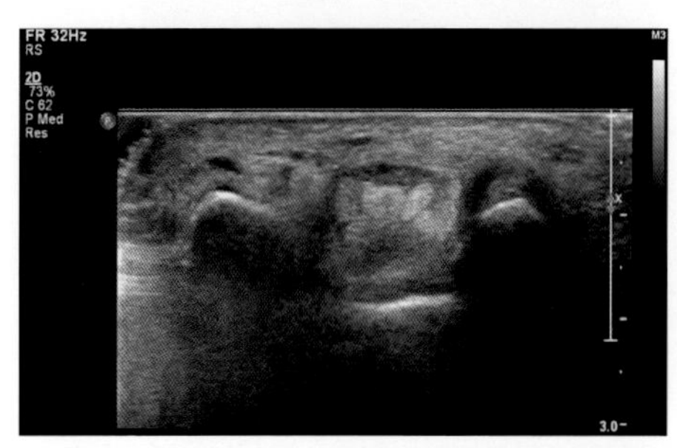

图 7-3-1　视频　横切面自近侧向远侧显示正中神经于腕管远段受压变扁，两侧神经增粗

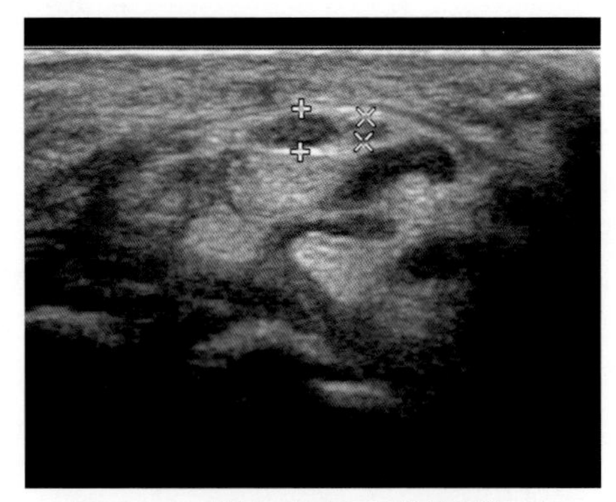

图 7-3-2　横切面扫查可见腕管近段正中神经呈双支（标尺），稍增粗

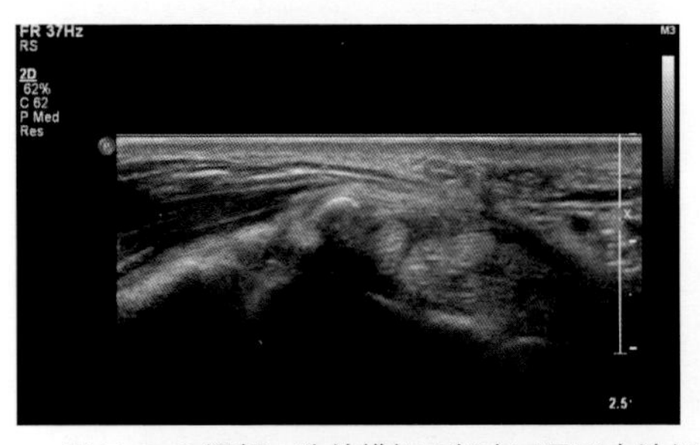

图 7-3-2 视频　连续横切面扫查可见正中神经近段呈双支，稍增粗，于腕管远段变扁，再向远侧出腕管时可见增粗

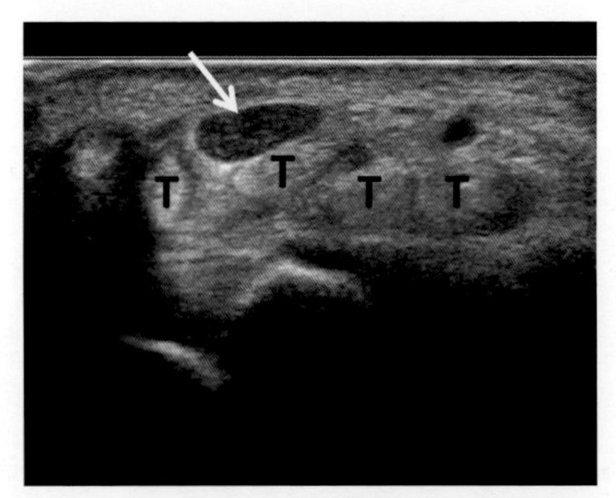

图 7-3-3A　腕管内指屈肌腱腱鞘炎伴腕管综合征。横切面显示腕管近段正中神经增粗（箭头）、内部结构显示不清，其深方可见指屈肌腱（T）

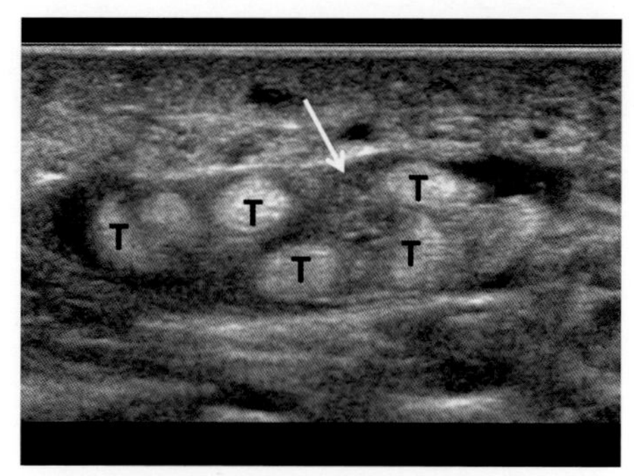

图 7-3-3B　横切面显示腕管远侧指屈肌腱（T）的腱鞘增厚，呈低回声（箭头）

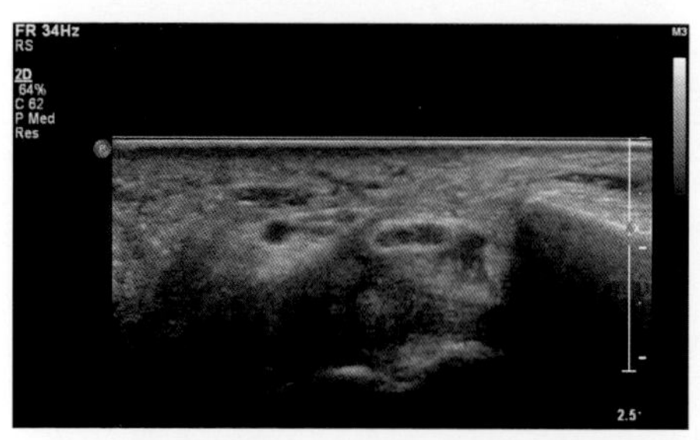

图 7-3-3B 视频　横切面自近侧向远侧扫查可见正中神经于腕管近段增粗，腕管远段变扁，继而再向远侧又见增粗。腕管远侧指屈肌腱腱鞘可见增厚

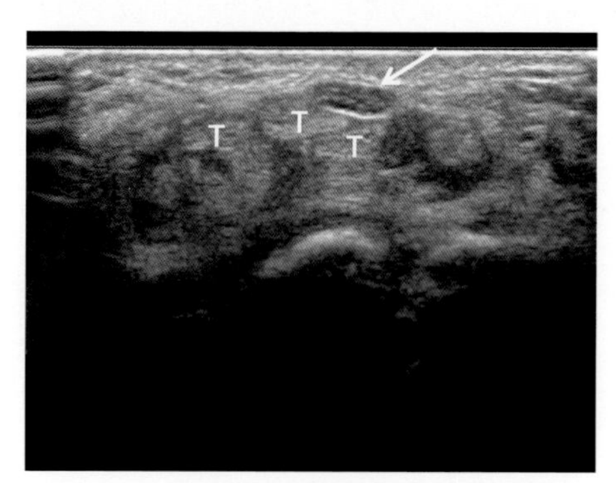

图 7-3-4A　腕管内指屈肌腱腱鞘炎伴腕管综合征。显示腕管近侧正中神经稍增粗（箭头）

T，腕管内指屈肌腱

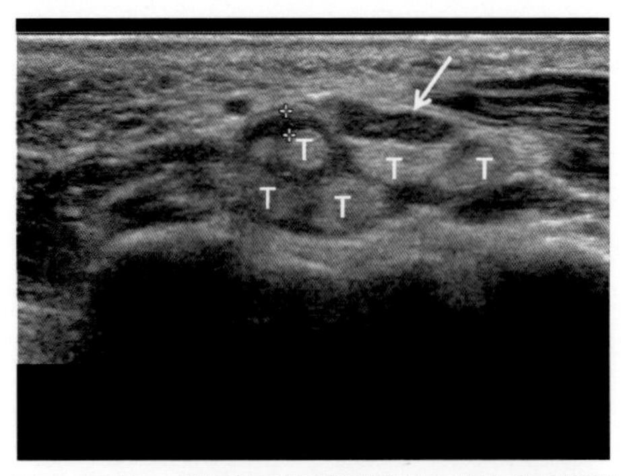

图 7–3–4B　横切显示腕管远侧正中神经明显增粗（箭头），腕管内指屈肌腱（T）的腱鞘增厚，回声减低（标尺）

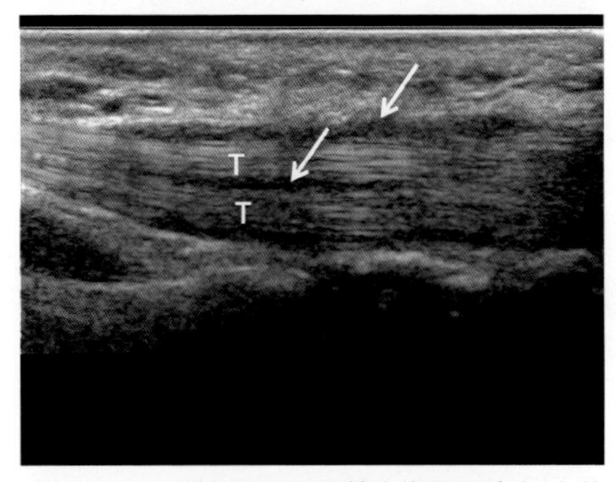

图 7–3–4C　纵切面显示腕管内指屈肌腱（T）的腱鞘增厚，回声减低（箭头）

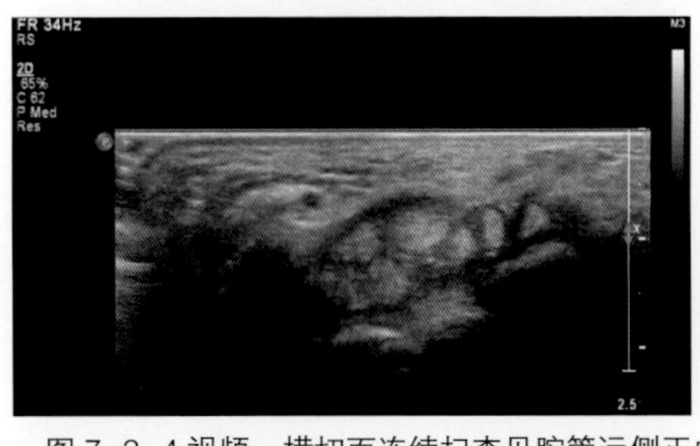

图 7–3–4 视频　横切面连续扫查见腕管远侧正中神经增粗明显

第四节　前臂骨间前神经损伤

【疾病简介】

■　该神经于旋前圆肌尺骨头水平自正中神经发出，走行在骨间膜的前面，并与骨间前动静脉伴行。

■　该神经损伤可导致其支配肌肉的失神经改变：患者可出现拇指与食指捏动作的功能障碍。

【超声表现】

■　超声检查时，在骨间前神经走行区域，检查该神经的连续性、局部有无异常增粗和变细，周围软组织有无占位和瘢痕组织等。

■　骨间前神经较细，如超声直接显示困难，可检查其支配的肌肉有无异常改变。

■　该神经损伤后，超声上可见拇长屈肌、支配示指的指深屈肌（约 50% 的患者可累及支配中指的指深屈肌）和旋前方肌的体积缩小、回声增高，称为 Kiloh-Nevin 综合征。

【注意事项】

仅旋前方肌出现萎缩表现不足以诊断骨间前神经损伤，因单独的旋前方肌萎缩可出现在无前臂骨间前神经损伤的患者。

第五节　肘管综合征

【疾病简介】

■　肘管综合征是指尺神经在肘管这一特殊解剖部位受压，产生以尺神经麻痹为主的临床综合征。

■　常见原因包括肘管底部的尺侧副韧带增厚、异常肘肌、关节内游离体、腱鞘囊肿、骨骼的异常（如肘外翻、骨折所致的畸形、异位骨化灶、骨性关节炎伴有肘内侧骨赘形成）等。

【临床表现】

■ 主要为肘内侧疼痛、手掌尺侧及尺侧一个半手指感觉异常及手内在肌无力。

■ 严重者可出现爪形手，即第一骨间肌和小鱼际肌的萎缩和第 4、第 5 指的半屈畸形，且小指处于外展位，内收障碍。

【超声表现】

■ 尺神经局部受压变细，其近端神经增粗，内部神经纤维束结构显示不清（图 7-5-1A，B 与视频）。

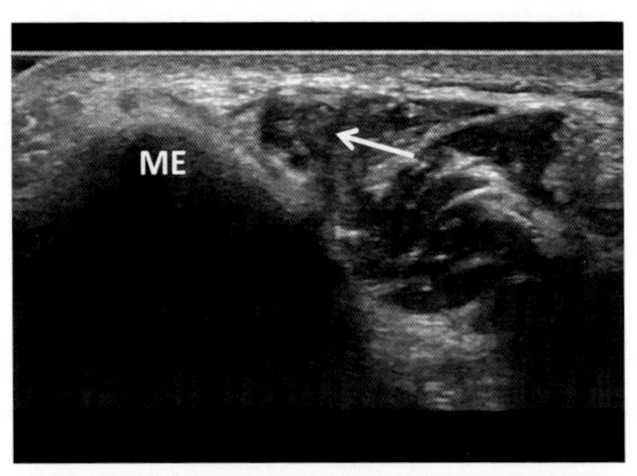

图 7-5-1A 肘部撞伤后 7 年余，尺神经病变。横切面于肘管处显示尺神经增粗（箭头），其内神经纤维束亦增粗

ME，肱骨内上髁

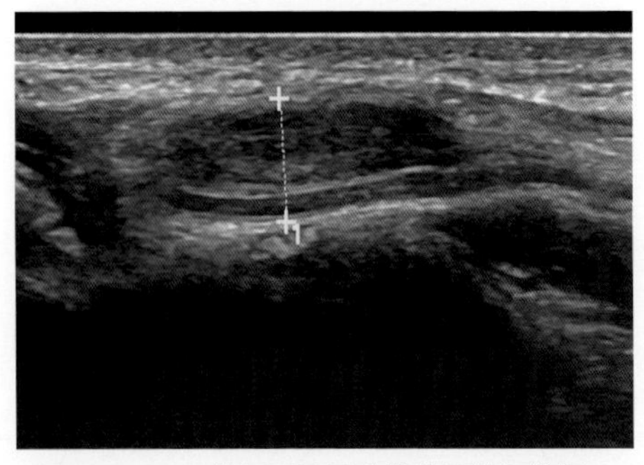

图 7-5-1B 纵切面显示肘管处尺神经增粗，回声减低（标尺）

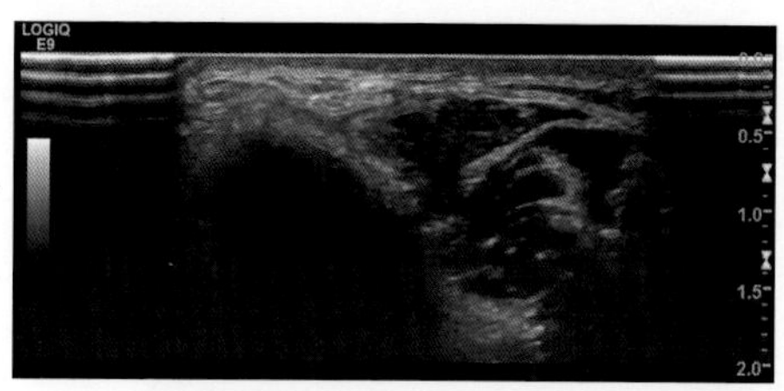

图 7-5-1 视频 1　横切面连续扫查显示肘管内尺神经明显增粗，内神经纤维束结构增粗

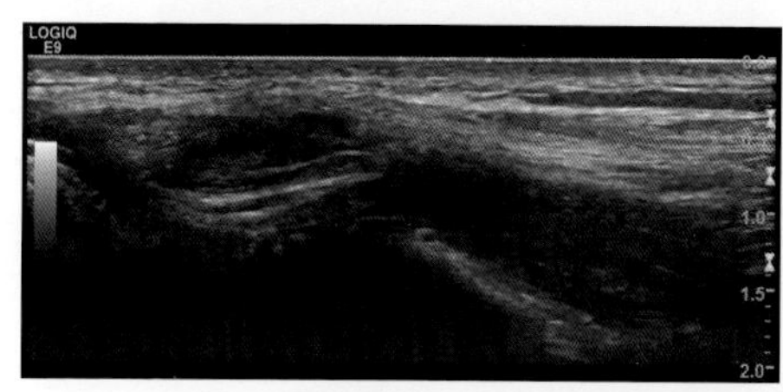

图 7-5-1 视频 2　纵切面连续扫查显示肘管处尺神经局部增粗，内部结构显示欠清

■ 在肱骨内上髁水平横切可对尺神经横截面积进行定量测量，尺神经横截面积 > 7.5mm^2 可提示肘管综合征。

■ 超声检查可发现一些引起尺神经卡压的病因，如先天性或获得性导致肘管内容物增加的病变（占位性病变、骨质增生、滑膜炎等）（图 7-5-2 与视频，图 7-5-3 与视频，图 7-5-4A，B 与视频）。

■ 伴有尺神经脱位者，可进行动态超声检查，即探头横切放置在肱骨内上髁与尺骨鹰嘴之间，让患者做屈肘动作，实时扫查可见尺神经向前移位至肱骨内上髁前方。

【注意事项】

■ 应在肘部伸直状态下测量尺神经的横截面积，以避免肘部屈曲状态下对尺神经的压迫或使尺神经向前脱位；

■ 测量神经横截面积时，不要包括高回声的神经外膜。

■ 应考虑到左右侧肢体尺神经的差异，此差异有时可达横截面积的 20%。

■ 尺神经的脱位可伴有肱三头肌内侧头的脱位，多见于青壮年伴有肌肉健壮者。因此，应注意观察肱三头肌内侧头有无异常脱位。

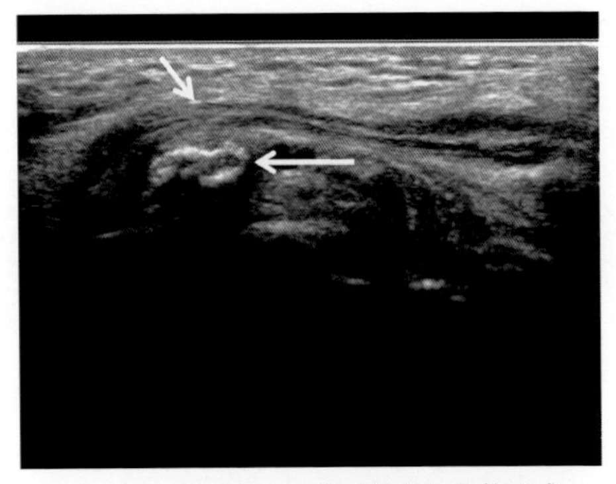

图 7-5-2　肘管综合征伴肘管底部骨赘形成。纵切面显示肘管处尺神经局部变细（短箭头），其两侧神经增粗，尺神经深方可见强回声骨赘（长箭头）

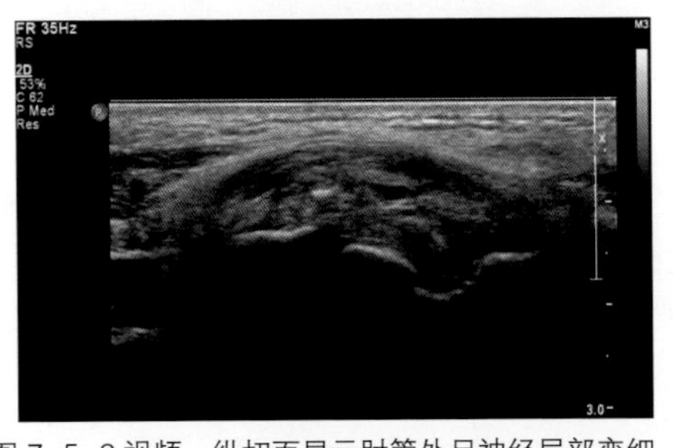

图 7-5-2 视频　纵切面显示肘管处尺神经局部变细，其两侧神经增粗，尺神经深方可见强回声骨赘及囊肿

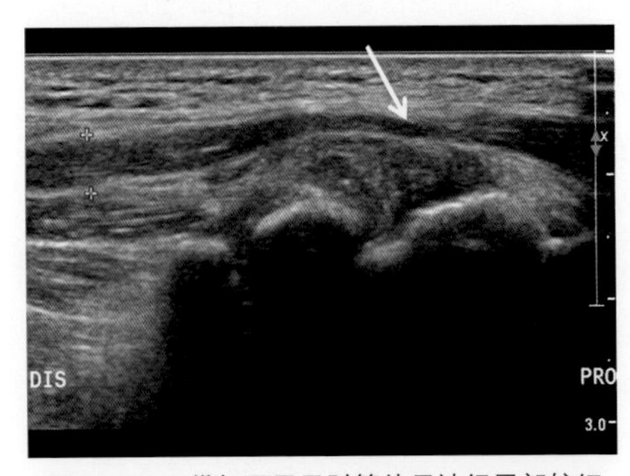

图 7-5-3　纵切面显示肘管处尺神经局部较细（箭头），其两侧神经增粗（标尺）。神经深方可见滑膜增生，呈低回声

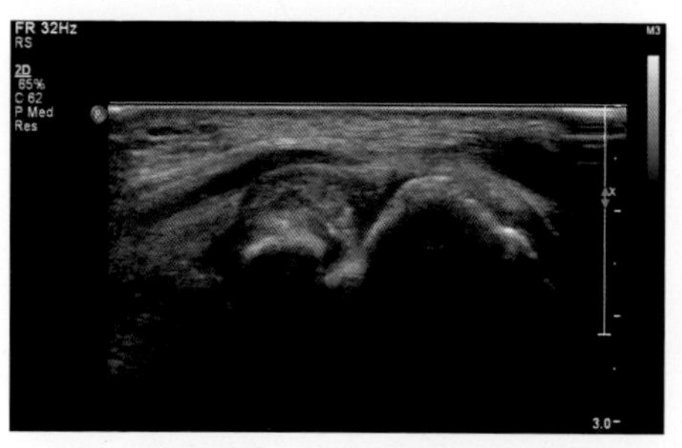

图 7-5-3 视频 1　纵切面扫查显示尺神经在肘管处较细，两侧神经增粗

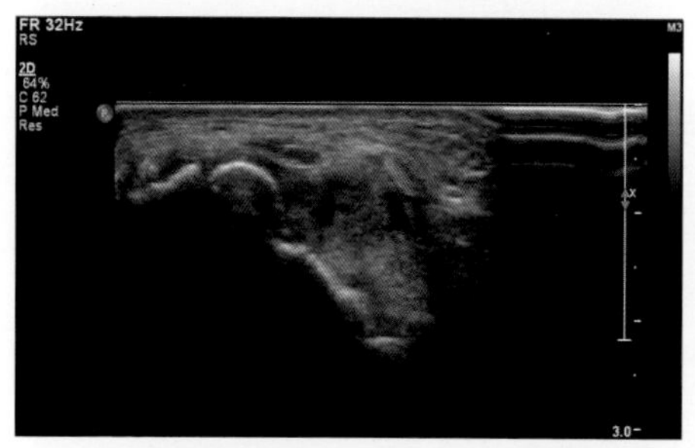

图 7-5-3 视频 2　横切面连续扫查显示尺神经在肘管处局部变细，两侧神经增粗

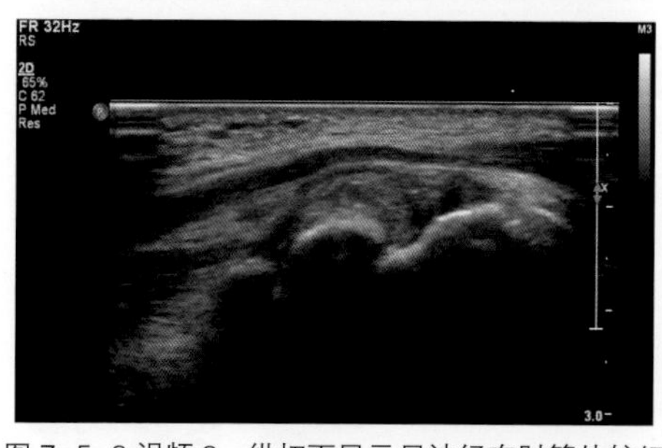

图 7-5-3 视频 3　纵切面显示尺神经在肘管处较细，其深方滑膜增厚

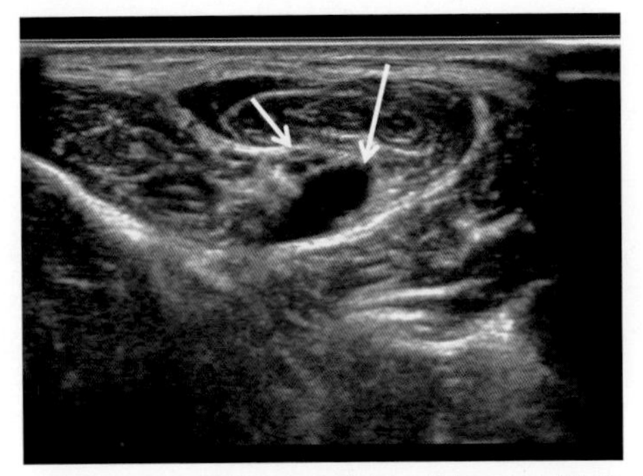

图 7-5-4A　囊肿卡压尺神经。横切面显示肘管处尺神经（短箭头）深方的腱鞘囊肿（长箭头）

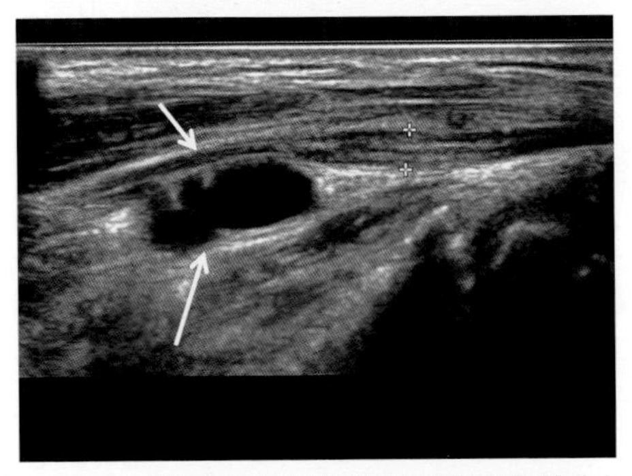

图 7-5-4B　纵切面显示尺神经受压变细（短箭头），其近侧神经增粗（标尺）长箭头为腱鞘囊肿

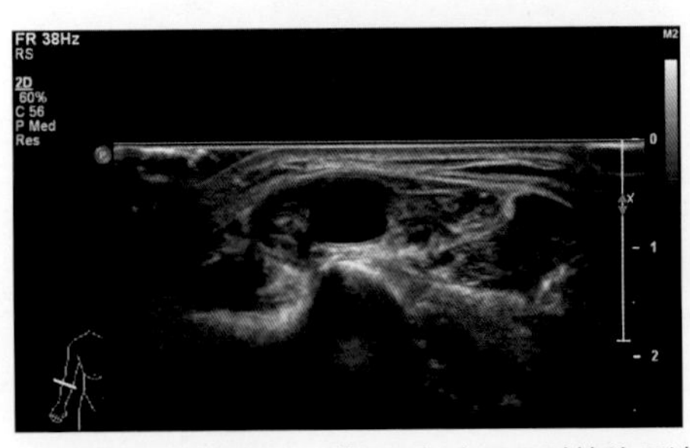

图 7-5-4 视频 1　横切面扫查显示肘管处尺神经旁多发囊肿

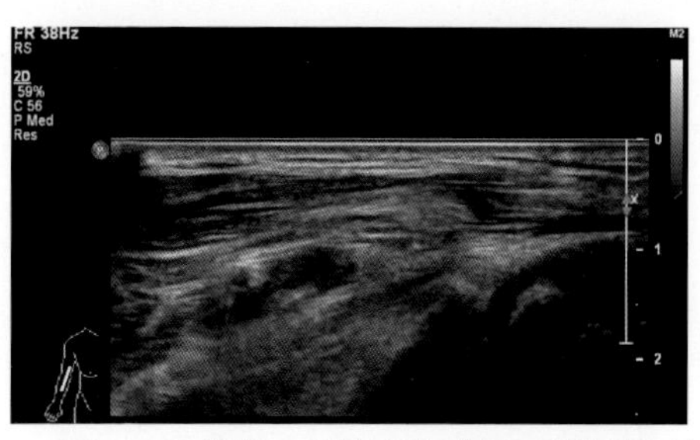

图 7-5-4 视频 2　纵切面扫查显示肘管处尺神经旁多发囊肿

第六节　腕尺管综合征

【疾病简介】

■　为尺神经或其分支在腕尺管内发生的神经卡压综合征。

■　凡能引起腕尺管内容物体积增大或使腕尺管容积减小的病变，都可压迫尺神经，而发生腕尺管综合征。

■　常见有腱鞘囊肿、血管瘤、脂肪瘤、腕掌侧韧带增厚、变异的肌肉或动脉、豌豆骨或钩骨骨折或脱位压迫尺神经等。

【临床表现】

■　累及尺神经主干时，临床可出现手部运动和感觉障碍，表现为尺侧一个半手指麻痛、感觉减退或消失；小鱼际肌萎缩；环指、小指屈曲，不能完全伸直，病程长者可出现爪形手；

■　累及深支时，只有手内在肌运动功能障碍，而无感觉异常；

■　累及浅支时，患者只有感觉障碍，主要是手掌尺侧及尺侧一个半手指的皮肤感觉障碍。

【超声表现】

■ 受累尺神经或其分支常增粗，回声减低（图 7-6-1 与视频）。

■ 有时可发现引起神经卡压的占位性病变，如起自三角 - 豌豆关节的腱鞘囊肿、异常肌肉、尺动脉假性动脉瘤、骨赘等。

■ 除检查尺神经外，还应注意检查尺动脉和尺静脉有无异常。

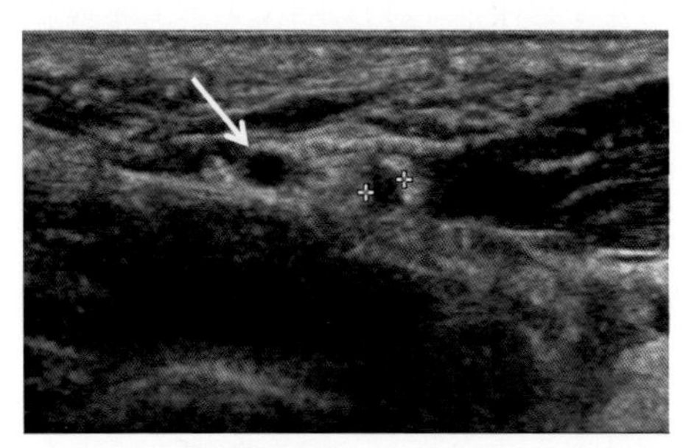

图 7-6-1　尺神经深支损伤，患者右侧小指半屈畸形伴内收不能，无感觉障碍。横切面显示腕尺管远端尺神经深支增粗（标尺）
箭头，尺动脉

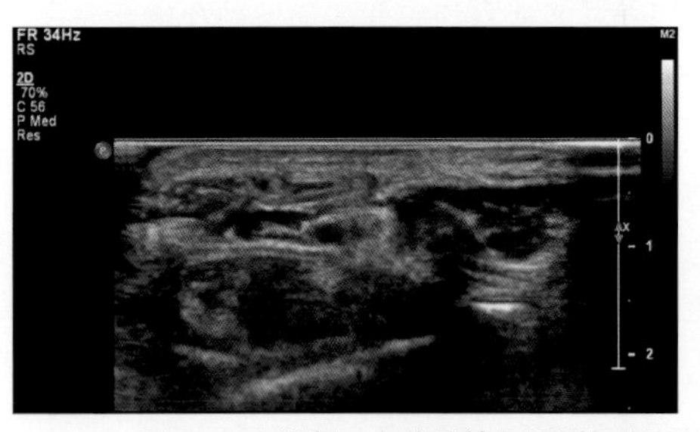

图 7-6-1 视频　自腕尺管向远侧扫查可见尺神经深支增粗、回声减低

第七节　桡神经损伤

【疾病简介】

桡神经损伤的临床症状取决于病变的位置，损伤部位越高，

累及的伸肌数目越多。

■　桡神经沟水平：位于桡神经沟处的桡神经损伤较为常见，与肱骨干骨折、骨折后形成的骨痂或软组织内瘢痕形成等因素有关。患者有垂腕、前臂背外侧感觉障碍，但无肱三头肌功能障碍。另外，睡眠时长时间压迫、全麻时患者不恰当的体位可导致桡神经被卡压在肱骨干上。

■　前臂外上段水平：前臂外上段桡骨骨折或脱位可导致桡神经深支损伤，该处桡神经深支走行于旋后肌深、浅 2 层肌纤维之间，损伤后可出现伸拇、伸指障碍，无垂腕和感觉障碍。

■　Frohse 弓水平：桡神经深支进入旋后肌两个头之间，在入口处，该神经自 Frohse 弓深方经过。Frohse 弓为一纤维带，其在某些人中可缺如。该弓增厚时可导致桡神经深支卡压。

【超声表现】

■　桡神经完全断离时，超声显示桡神经连续性中断，局部未见明确神经结构，有时可见断端神经瘤形成。

■　桡神经或其浅支、深支被周围异常组织卡压者，可见神经局部变细，其周围可见异常回声，如肱骨内固定物、瘢痕组织、骨痂、腱鞘囊肿等病变，而其近端神经可见弥漫性增粗、回声减低（图 7-7-1~ 图 7-7-5 与视频）。

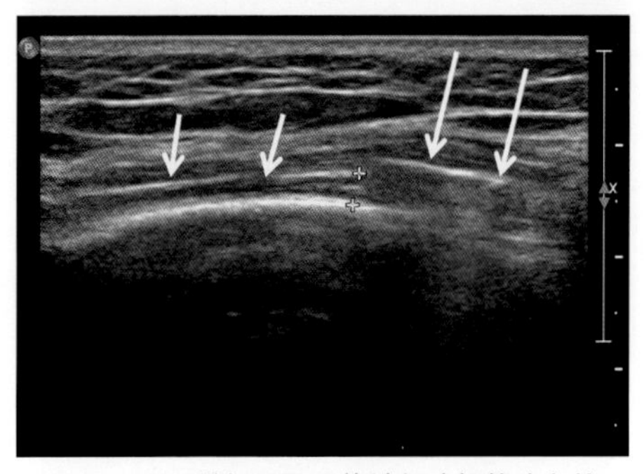

图 7-7-1　纵切面显示桡神经（短箭头）的下段被钢板（长箭头）卡压

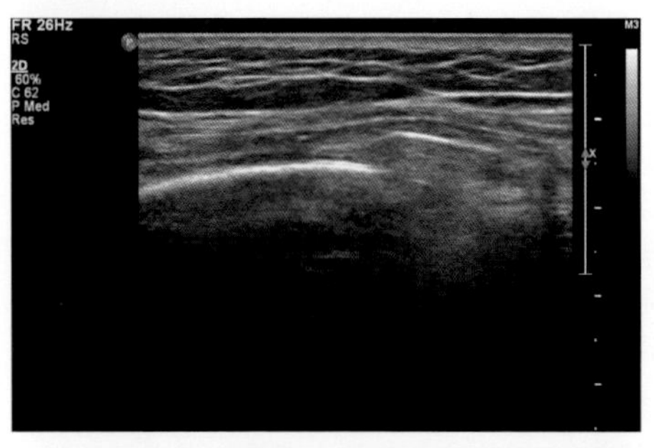

图 7-7-1 视频 1　纵切面显示桡神经被钢板下段卡压

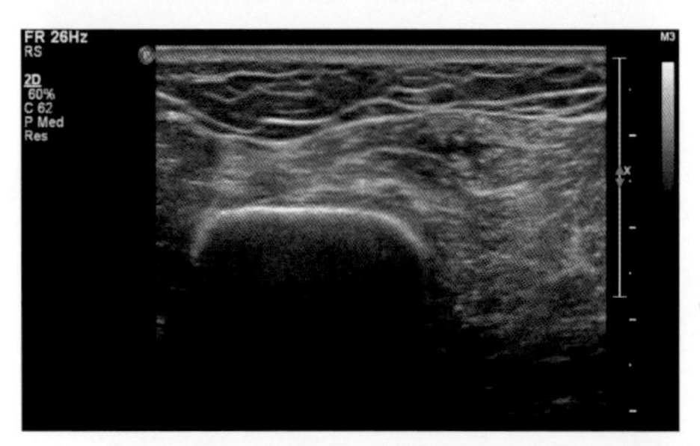

图 7-7-1 视频 2　横切面显示桡神经被钢板下段卡压

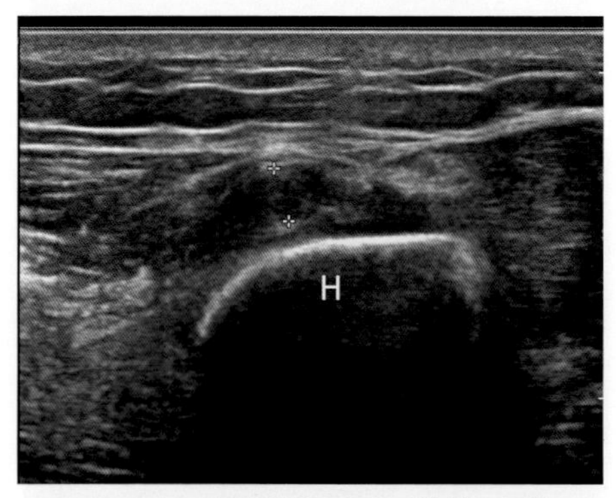

图 7-7-2A　肱骨骨折固定术后桡神经损伤。
横切面显示桡神经增粗（标尺），
与周围组织分界不清
H，肱骨

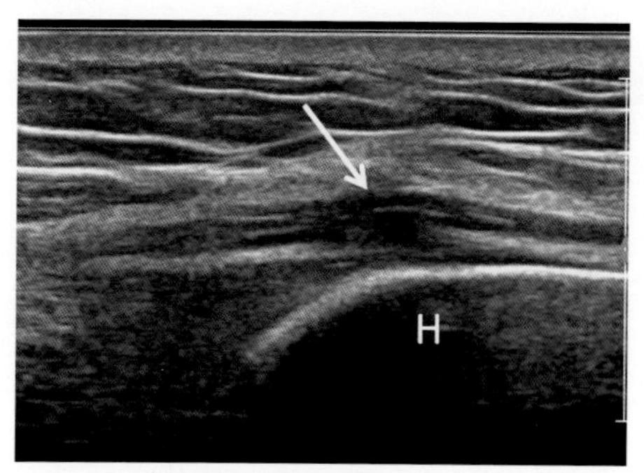

图 7-7-2B　纵切面显示桡神经沟处（H）桡神经增粗，回声减低（箭头）

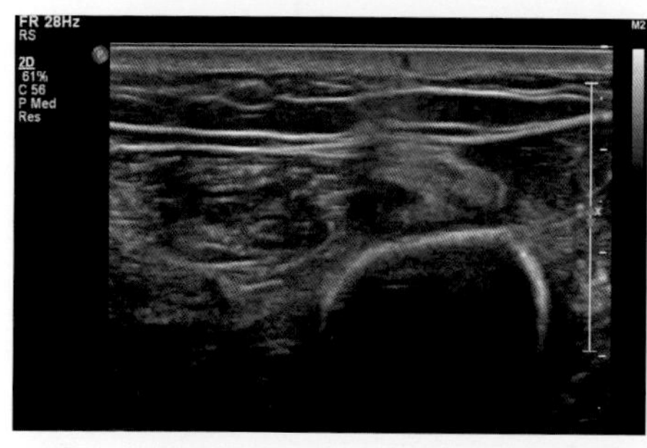

图 7-7-2 视频　横切面自上向下扫查显示桡神经局部边界不清，与周围组织粘连

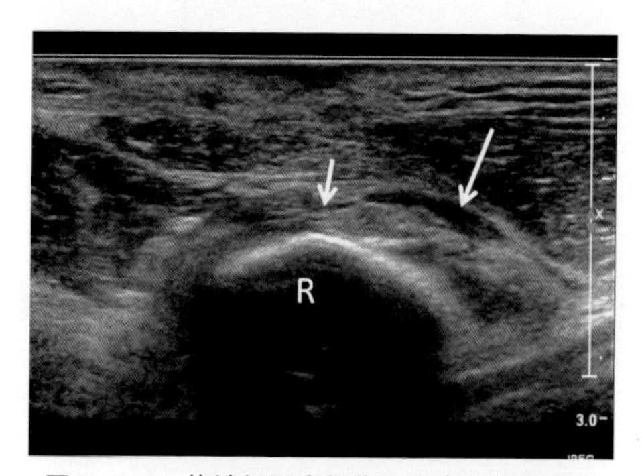

图 7-7-3　桡神经深支损伤。患者为前臂脂肪瘤术后，出现垂腕。纵切面显示桡神经深支局部被周围瘢痕组织卡压变细（短箭头），其两侧神经增粗，回声减低（长箭头）

R，桡骨外上段

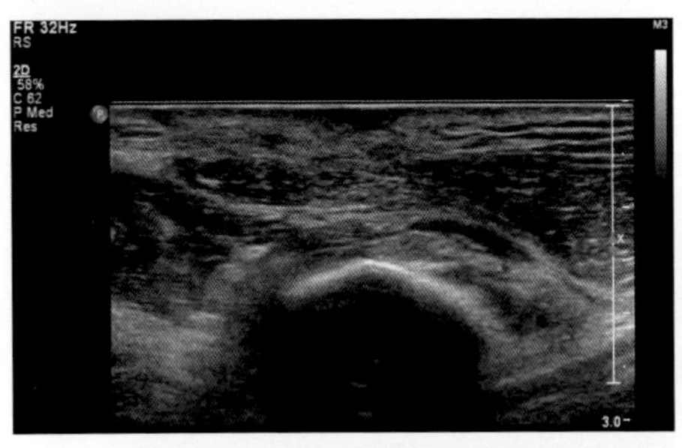

图 7-7-3 视频　纵切面显示桡神经深支局部受压变细，其两侧神经增粗，回声减低

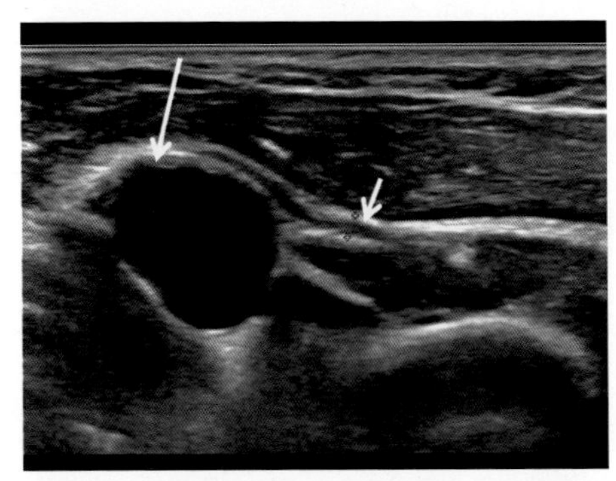

图 7-7-4　腱鞘囊肿卡压桡神经深支。超声显示肘前部桡神经深支（短箭头）被深方的腱鞘囊肿（长箭头）卡压稍增粗

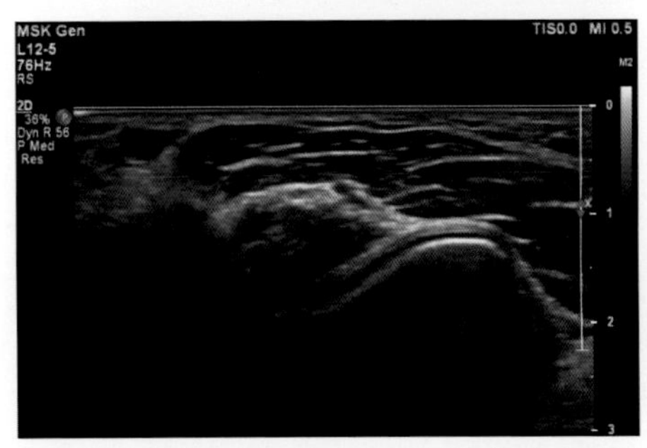

图 7-7-4 视频　横切面自近侧向远侧扫查显示桡神经深支被肘前部腱鞘囊肿卡压而水肿增粗

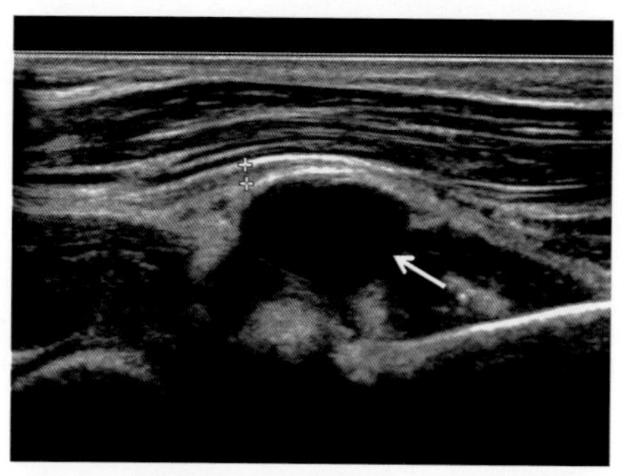

图 7-7-5　腱鞘囊肿卡压桡神经浅支，患者前臂麻痛。纵切面显示肘前部囊肿（箭头）与其浅侧的桡神经浅支（标尺），浅支稍增粗，被深方的囊肿向浅侧挤压

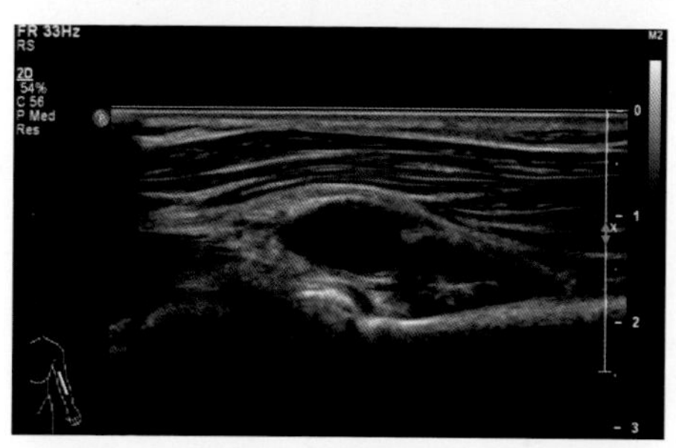

图 7-7-5 视频 1　纵切面显示肘前部囊肿卡压桡神经浅支

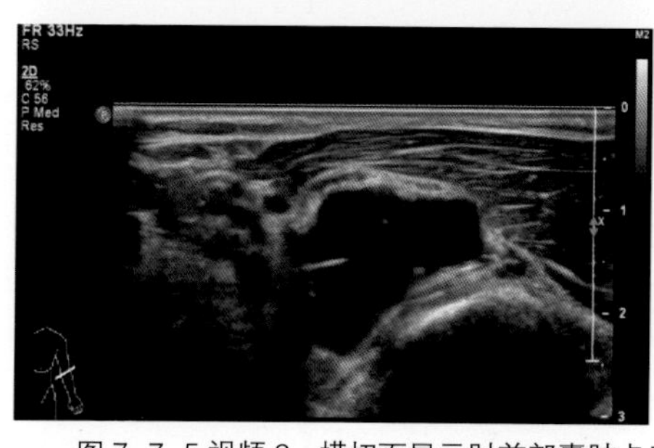

图 7-7-5 视频 2　横切面显示肘前部囊肿卡压桡神经浅支

第八节　Wartenberg's 病变

【疾病简介】

■　为桡神经浅支在前臂远段的损伤所致，常见原因为头静脉炎、头静脉穿刺损伤、局部手术后瘢痕组织等。

■　患者常主诉前臂远段桡侧的麻痛、感觉异常，并累及腕部和拇指。

【局部解剖】

在前部远段，桡神经浅支自肱桡肌与桡侧腕长伸肌之间穿出深筋膜走行在皮下组织内，继而跨过腕背侧第 1 腔室内肌腱，并邻近头静脉。再向远侧，该神经分为数支。

【超声表现】

■　桡神经浅支部分损伤时，神经常增粗，内呈低回声。

■　神经完全断裂时，于神经的断端可见神经瘤形成，呈结节样低回声。

第九节　坐骨神经损伤

【疾病简介】

■　坐骨大孔远侧的坐骨神经损伤多由于严重的创伤所致，如髋部外伤或为髋关节置换手术的并发症。

■　其他的病变包括软组织损伤后瘢痕或显著的骨痂卡压坐骨神经、局部的占位性病变或梨状肌综合征等。

【超声表现】

■　坐骨神经完全断裂：可见神经连续性中断，两断端回缩增厚，有时可见断端神经瘤形成。

■　坐骨神经部分断裂：断裂仅累及部分神经，局部神经结构不清。横切面上可观察损伤累及的面积（图 7-9-1 与图 7-9-2 与视频）。

■　坐骨神经连续性存在，但神经弥漫性增粗、回声减低：可由创伤、挤压伤、缺血性损伤、瘢痕卡压等多种因素所致。有时于神经周围可见异常回声，如骨赘、骨痂、内固定物、瘢痕组织等（图 7-9-3 ～图 7-9-4 与视频）。

【注意事项】

由于坐骨大孔远侧的坐骨神经位置较深，超声对坐骨神经微小病变的敏感性会明显降低，也无法对坐骨大孔近侧的坐骨神经进行检查，因此，应注意与 MR 等其他影像学检查结果相结合。

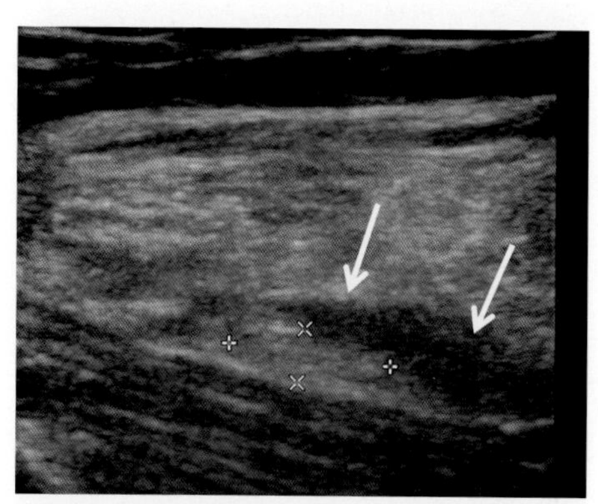

图 7-9-1　患者为大腿后部刀伤后下肢出现运动障碍。横切面扫查显示大腿后部坐骨神经浅层部分损伤，结构不清（长箭头）。深层结构尚正常（标尺）

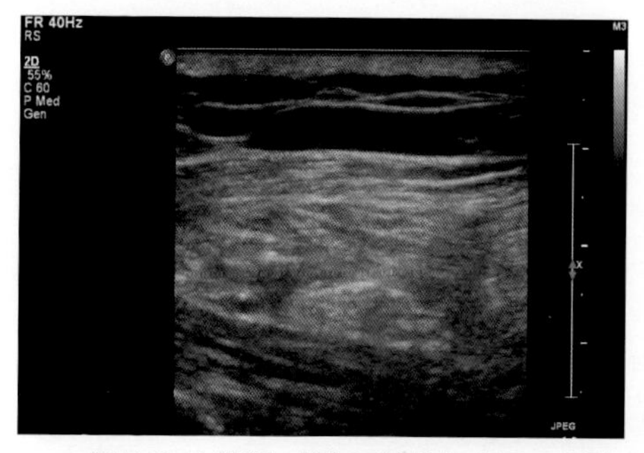

图 7-9-1 视频　横切面连续扫查显示大腿后部坐骨神经浅侧部分损伤，结构不清

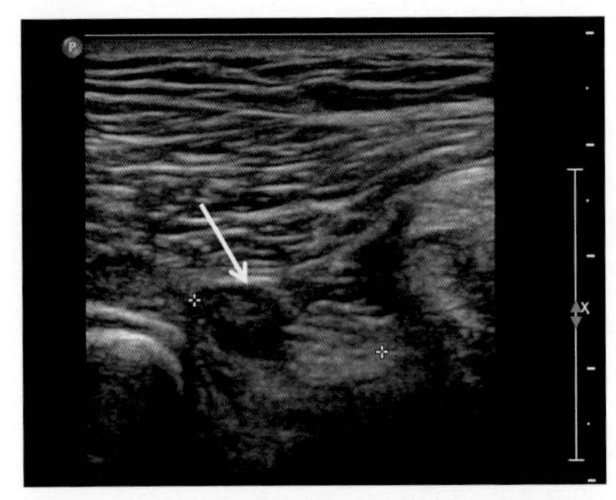

图 7-9-2A　大腿后部贯通伤后臀沟处坐骨神经外侧部分损伤。横切面显示坐骨神经（标尺之间）偏外侧部分回声减低（箭头），内部结构显示不清

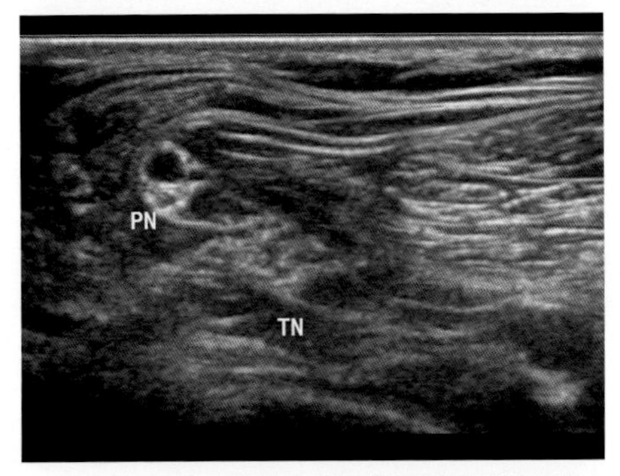

图 7-9-2B　坐骨神经分叉处可见腓总神经部分纤维束显著增粗（PN），内部回声减低
TN，为正常胫神经

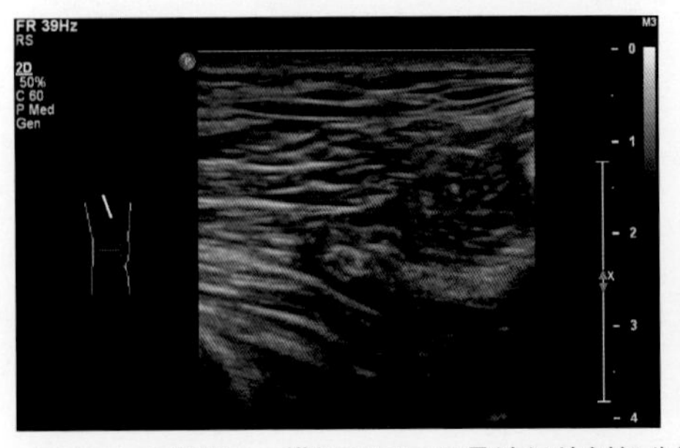

图 7-9-2 视频 1　横切面显示坐骨神经外侧部分增粗，回声减低

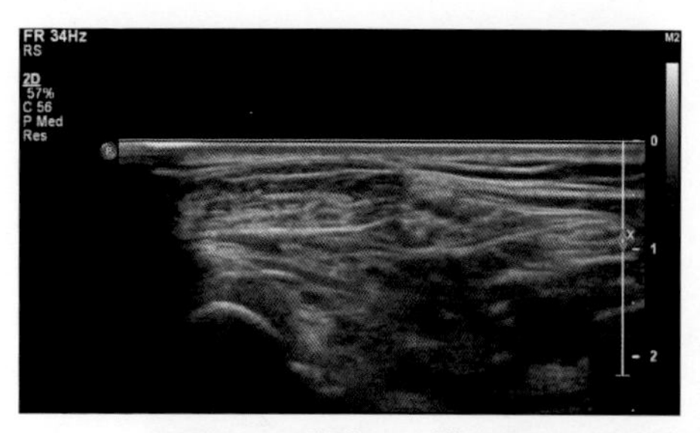

图 7-9-2 视频 2　横切面显示腓总神经增粗

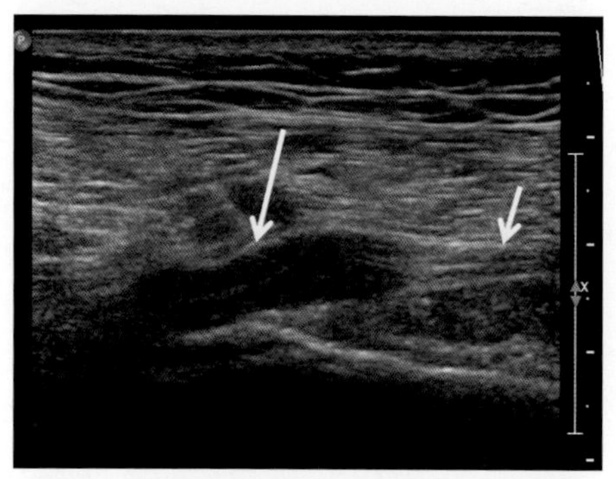

图 7-9-3　髋部手术后坐骨神经损伤。纵切面显示坐骨结节上方坐骨神经增粗、内回声减低（长箭头）。稍远侧坐骨神经回声正常（短箭头）

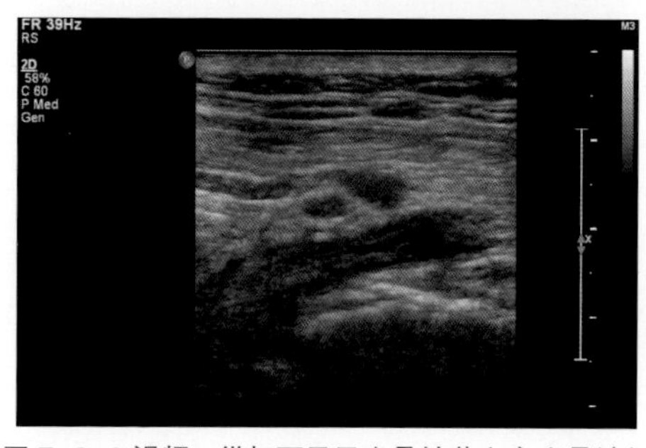

图 7-9-3 视频　纵切面显示坐骨结节上方坐骨神经增粗、内回声减低

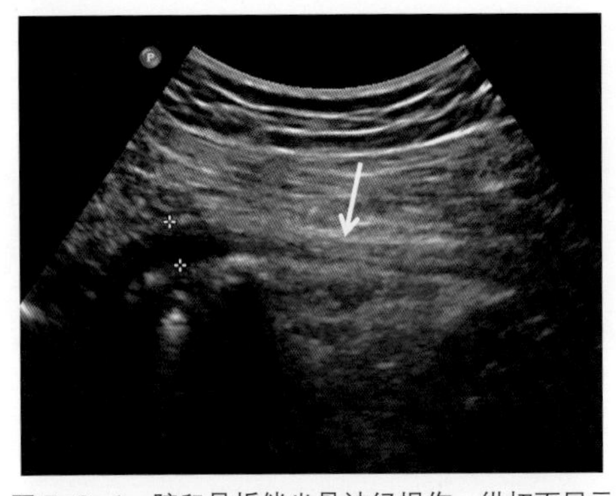

图 7-9-4　髋臼骨折伴坐骨神经损伤。纵切面显示梨状肌下孔处坐骨神经增粗，内部回声减低（标尺）。远侧神经回声正常（箭头）

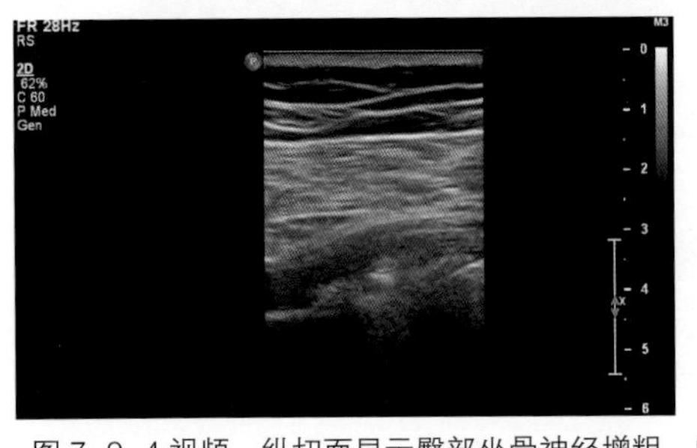

图 7-9-4 视频　纵切面显示臀部坐骨神经增粗，内部回声不均匀

第十节　腓总神经病变

【疾病简介】

■　为腓总神经在腓骨颈部受压而引起的周围神经卡压症。

■　常见病因有外伤、体位不当、石膏或小夹板使用不当，局部占位性病变如胫腓关节腱鞘囊肿、腓骨上端的肿瘤、腓肠豆骨、股二头肌腱腱鞘囊肿、外侧半月板囊肿等。

■　腓总神经损伤后可导致足下垂和跨阈步态，小腿前外侧和足背感觉异常。

【局部解剖】

■ 腓总神经在进入腓管之前，紧贴于腘窝外侧沟内，其外侧为股二头肌腱，前内侧为腓肠肌外侧头。

■ 在腓骨颈下进入腓管，即腓骨长肌纤维与腓骨颈所形成的骨纤维鞘管。在腓管内，腓总神经与腓骨颈之骨膜紧贴，长度约 27mm。

■ 腓总神经在进入腓管之前及在腓管内的区域，位置表浅，与周围组织相对固定，易受到损伤。

【超声表现】

■ 腓总神经受压处可见神经局部变细，其近端神经增粗，回声减低。卡压神经旁有时可见囊肿、骨折片等异常回声。神经完全断裂时，可见神经连续性中断，断端可见神经瘤形成（图 7-10-1 与视频）。

■ 挤压、牵拉或缺血等机制所致的腓总神经损伤，可表现为腓总神经局部增粗，回声减低，内部结构不清（图 7-10-2 ～ 图 7-10-5 与视频）。病变可累及神经的一部分或较大范围。

■ 腓总神经内可发生囊肿性病变，超声显示为神经内部管形的无回声结构及周围受压的神经纤维束回声（图 7-10-6 ～ 图 7-10-7 与视频）。

■ 腓总神经受压后，其所支配肌肉可发生继发性改变，表现为肌肉组织回声增高、体积缩小。

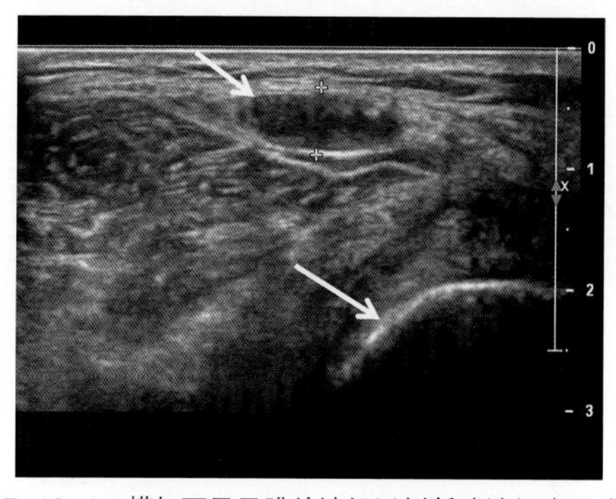

图 7-10-1　横切面显示腓总神经近侧断端神经瘤形成，呈低回声（短箭头）。长箭头为腓骨头

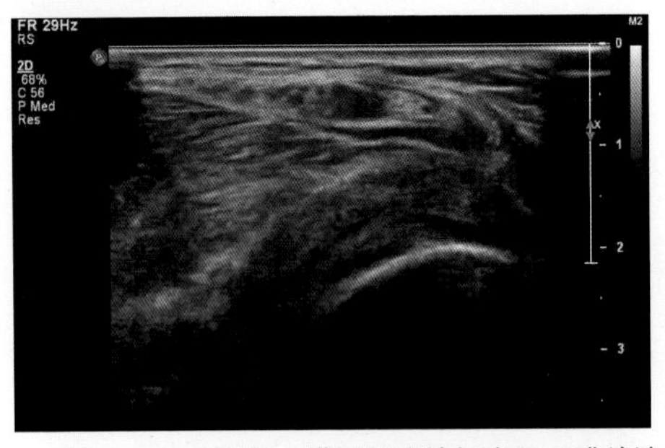

图 7-10-1 视频　横切面连续扫查显示腓总神经完全断裂，近侧断端增粗，残端神经瘤形成，呈低回声

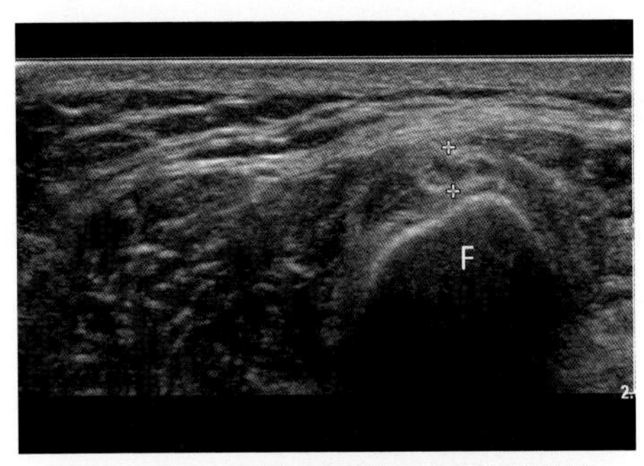

图 7-10-2A　横切面连续扫查可见腓总神经于腓骨颈处（F）增粗（标尺）

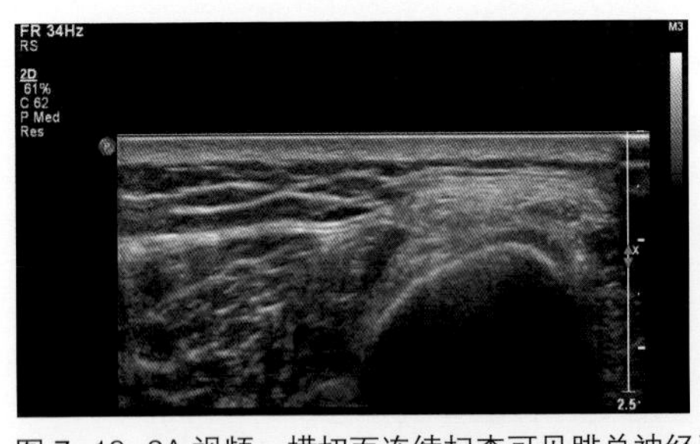

图 7-10-2A 视频　横切面连续扫查可见腓总神经于腓骨颈处增粗，回声减低

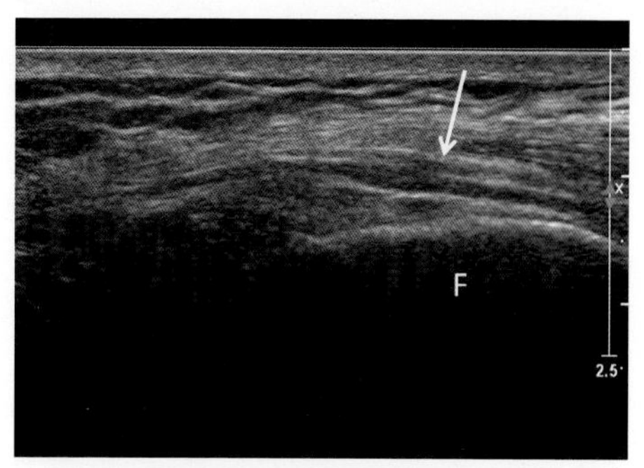

图 7-10-2B　纵切面可见腓总神经增粗，回声减低（箭头）
F，腓骨颈

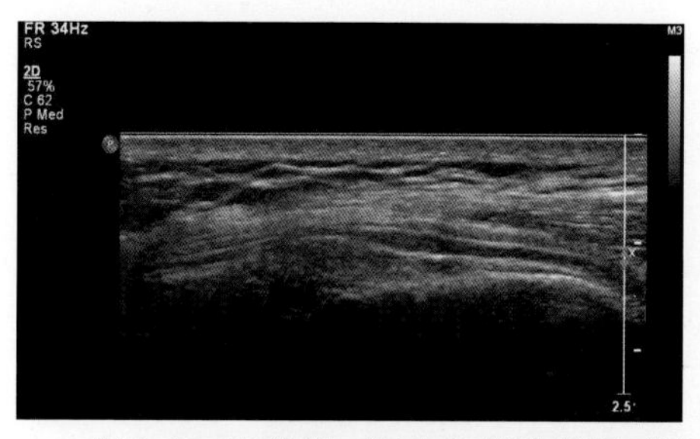

图 7-10-2B 视频　纵切面可见腓总神经增粗，回声减低

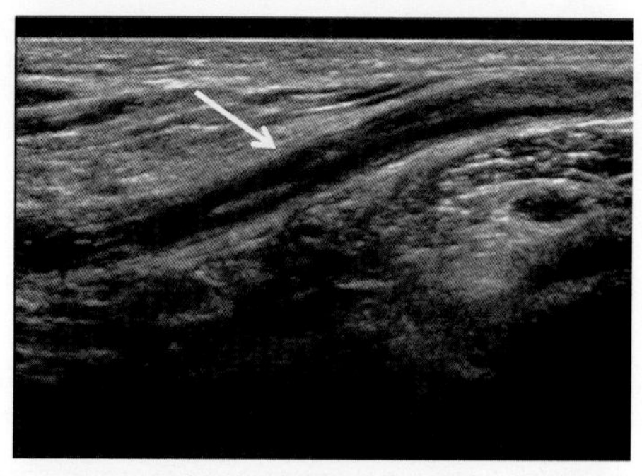

图 7-10-3A　膝部外伤后腓总神经损伤。纵切面显示腓总神经增粗，内部回声减低，结构不清（箭头）

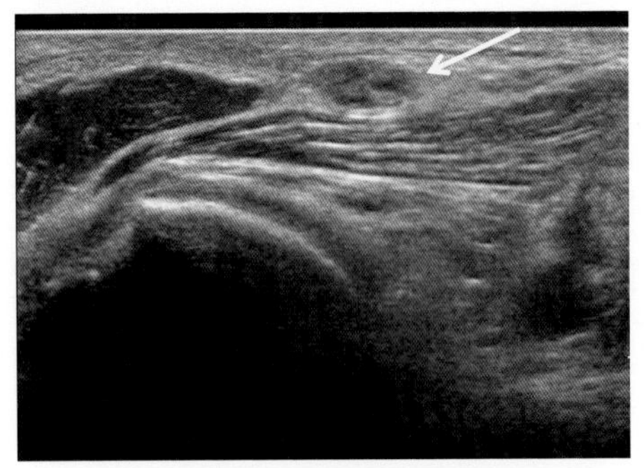

图 7-10-3B　横切面显示腓总神经增粗（箭头），内部结构显示不清

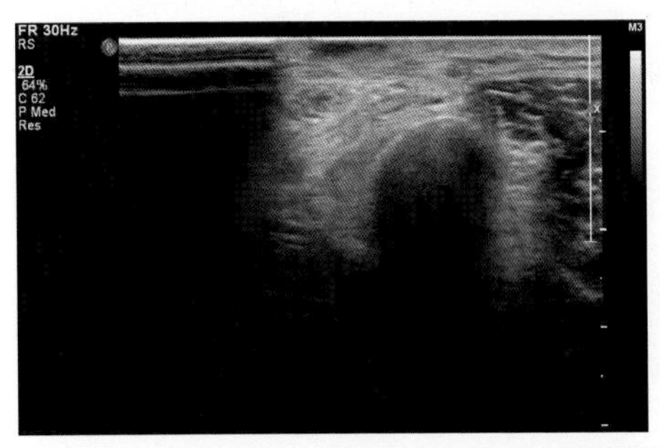

图 7-10-3 视频　横切面自上而下显示增粗的腓总神经及其远侧的腓浅与腓深神经

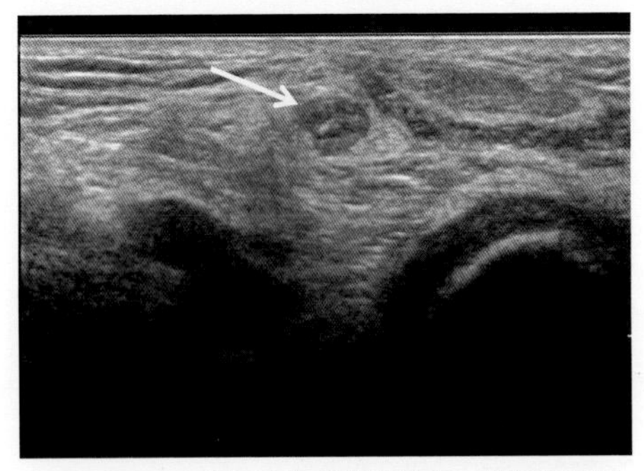

图 7-10-4　膝部外伤后腓总神经。横切面显示腓总神经增粗，内部结构显示不清（箭头）

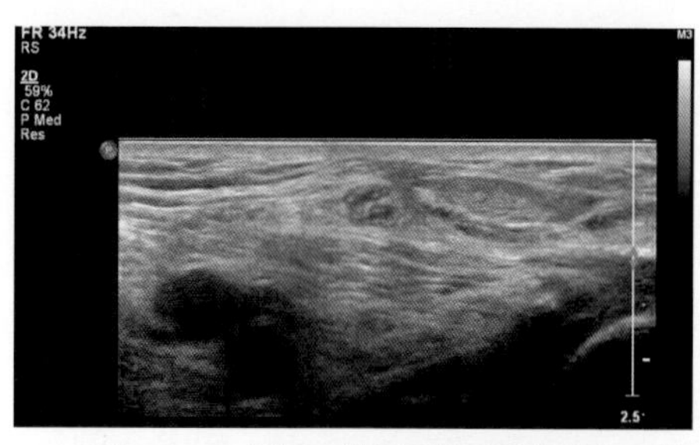

图 7-10-4 视频　横切面显示腓总神经于腓骨头上方走行迂曲伴弥漫性增粗

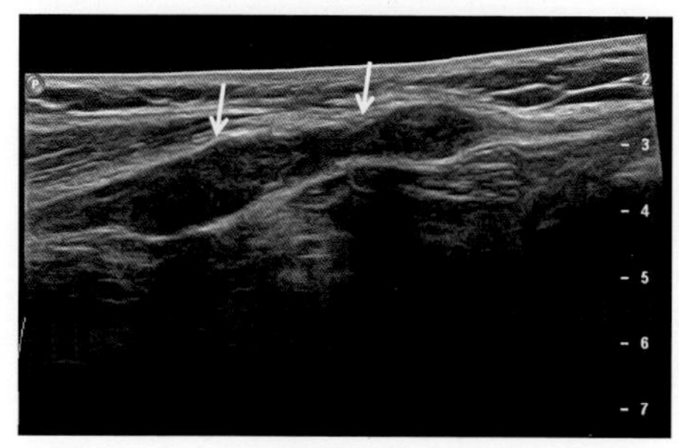

图 7-10-5A　腘窝脂肪瘤术后腓总神经损伤。纵切面显示腓总神经弥漫性增粗，内部结构显示不清（箭头）

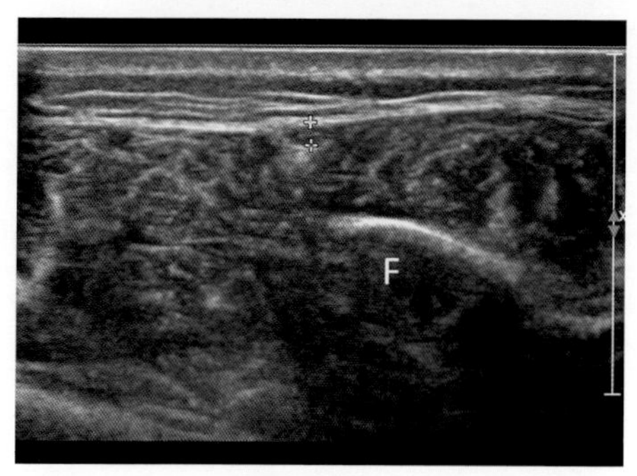

图 7-10-5B　腘窝脂肪瘤术后腓总神经损伤。横切面于小腿外下段显示腓浅神经稍增粗（标尺）

F，腓骨

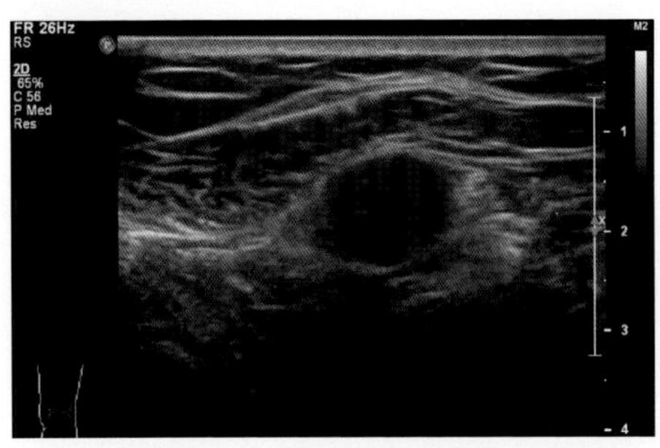

图 7-10-5 视频 1　横切面连续扫查显示腓总神经局部显著增粗

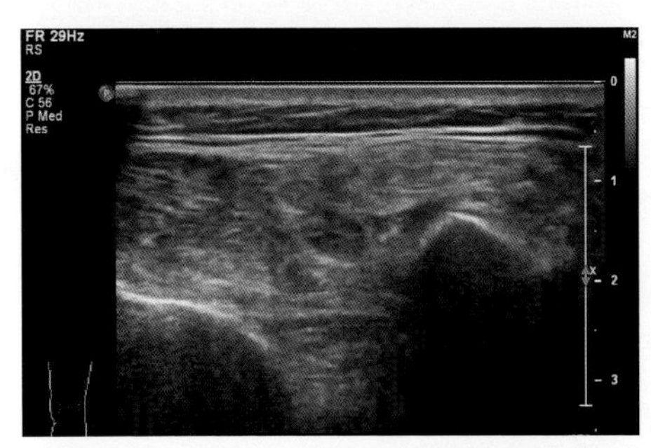

图 7-10-5 视频 2　横切面连续扫查显示腓深神经弥漫性稍增粗

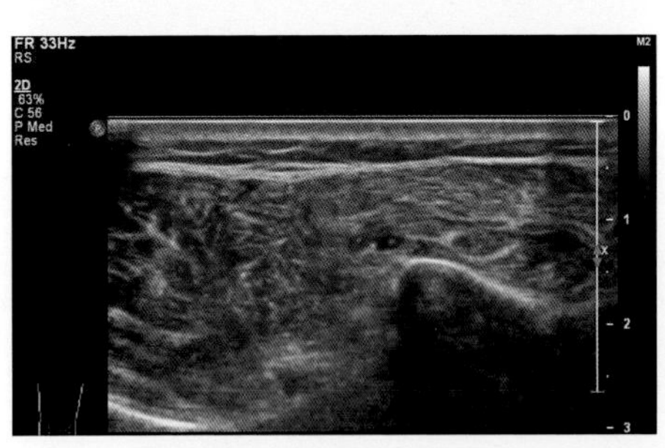

图 7-10-5 视频 3　横切面连续扫查显示腓浅神经弥漫性稍增粗

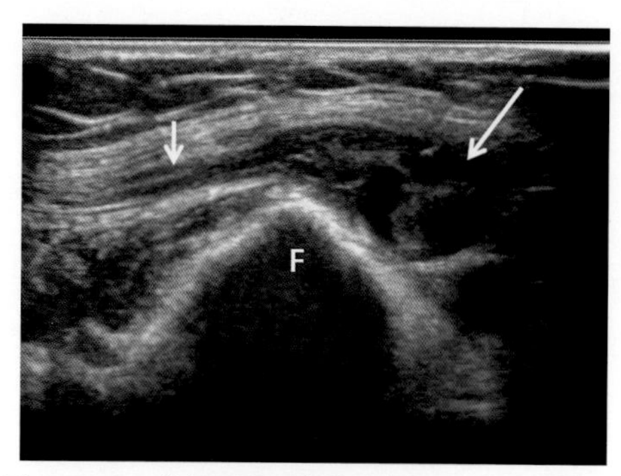

图 7-10-6　纵切面显示囊肿（长箭头）及其近侧的腓总神经（短箭头）

F，腓骨颈

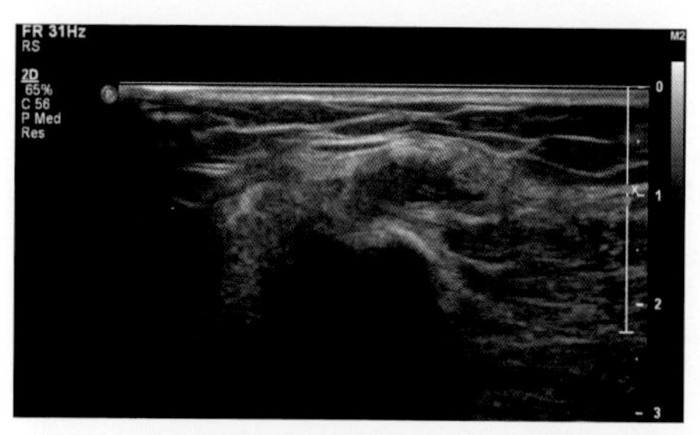

图 7-10-6 视频　横切面自近侧向远侧显示腓总神经内腱鞘囊肿

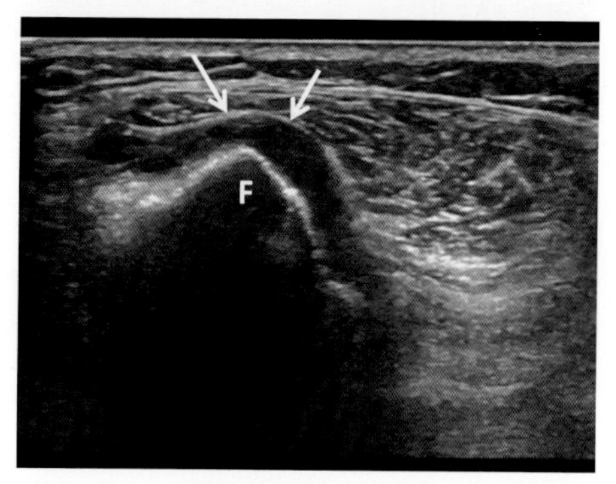

图 7-10-7　患者因垂足就诊。腓骨颈处横切面可见腓总神经内囊肿，呈无回声（箭头）

F，腓骨颈

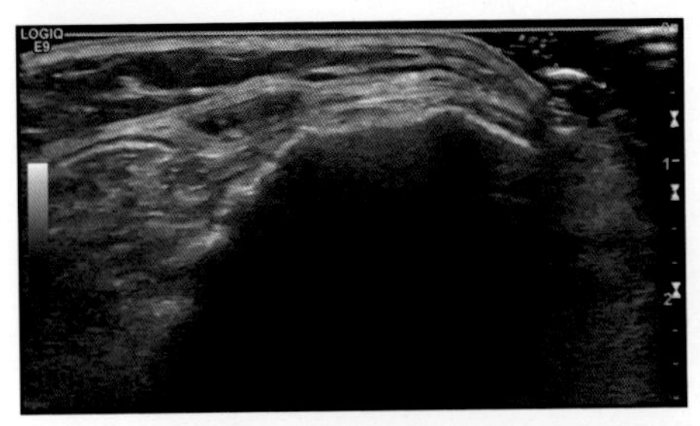

图 7-10-7 视频　横切面自上向下连续扫查可见腓总神经内囊肿

第十一节　腓浅神经病变

【疾病简介】

■　腓浅神经在小腿外侧下段位于皮下，位置表浅，容易受到创伤而损伤。

■　局部的手术亦可造成腓浅神经损伤。

【超声表现】

■　神经完全断裂时，可见神经连续性中断，断端可见神经瘤形成（图 7-11-1A，B 与视频）。

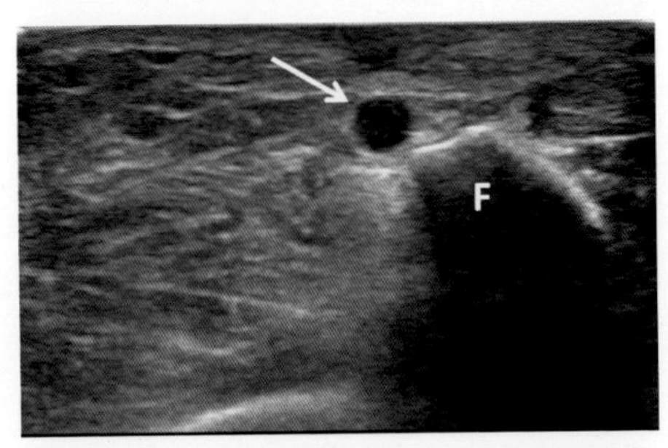

图 7-11-1A　小腿肿瘤切除后，腓浅神经残端神经瘤伴足背麻木。横切面显示腓浅神经残端神经瘤呈低回声结节（箭头）
F，腓骨

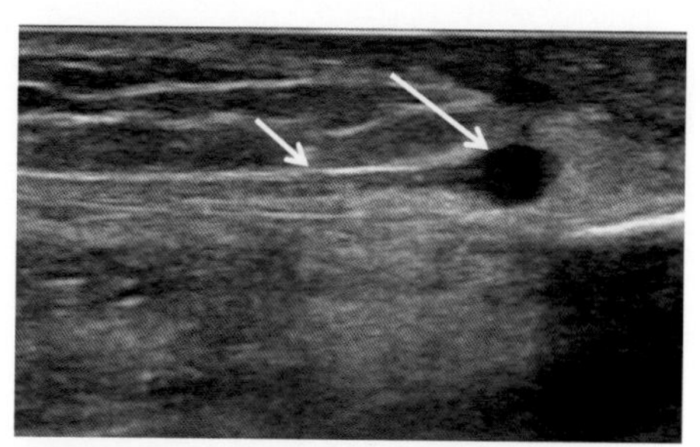

图 7-11-1B　纵切面显示腓浅神经（短箭头）连续中断，近侧断端可见神经瘤呈低回声（长箭头）

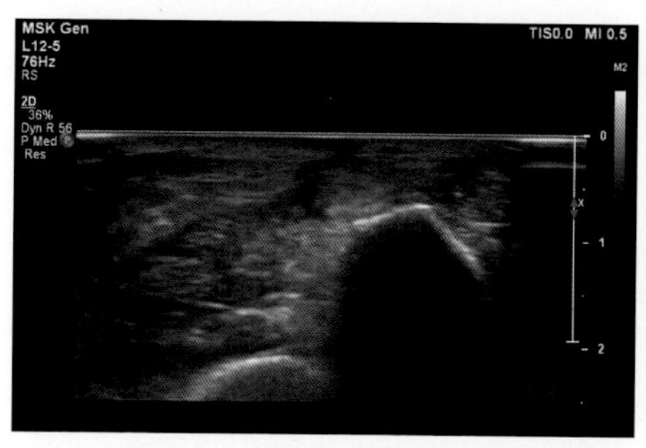

图 7-11-1 视频　横切面显示腓浅神经残端神经瘤

■ 挤压、牵拉或缺血等机制所致的神经损伤，可表现为腓浅神经局部增粗，回声减低，内部结构不清（图 7-11-2A，B 与视频，图 7-11-3 与视频）。

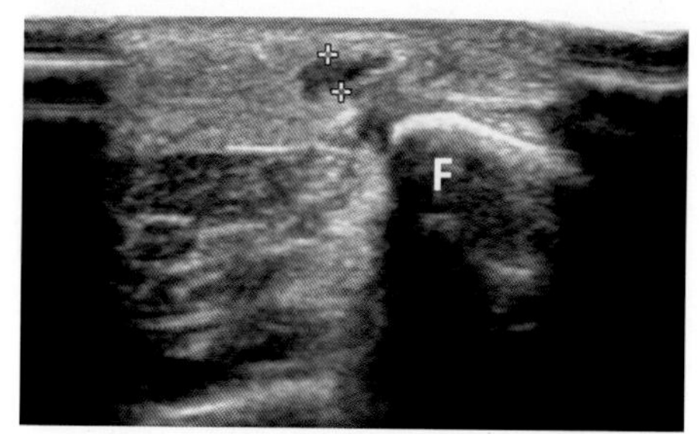

图 7-11-2A　左侧小腿骨折术及腓浅神经松解术后，小腿外下段仍麻木。超声显示腓浅神经弥漫增粗。横切面显示腓浅神经增粗（标尺）

F，腓骨

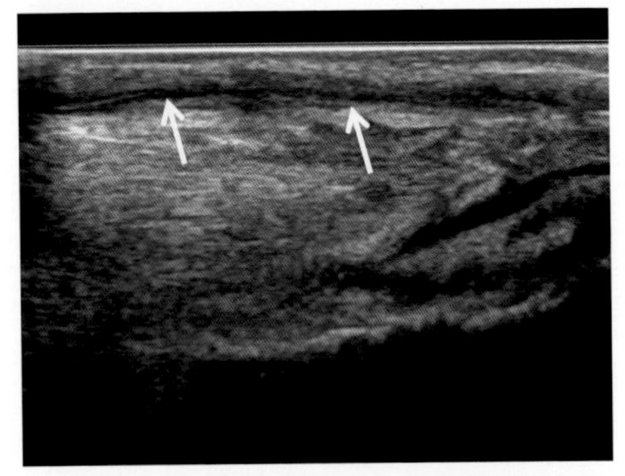

图 7-11-2B　纵切面显示腓浅神经弥漫性增粗（箭头）

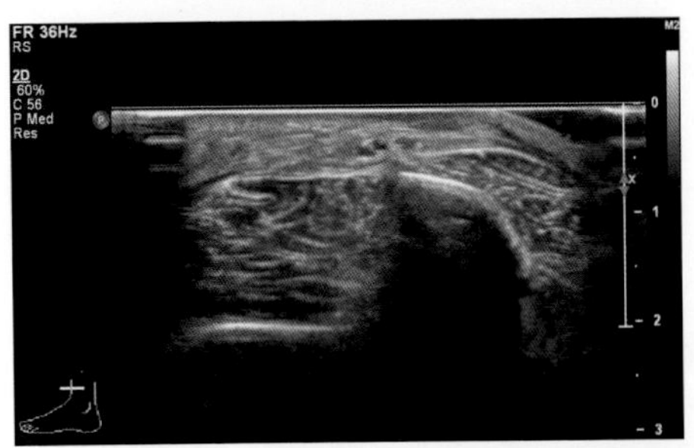

图 7-11-2 视频　横切面显示腓浅神经弥漫增粗

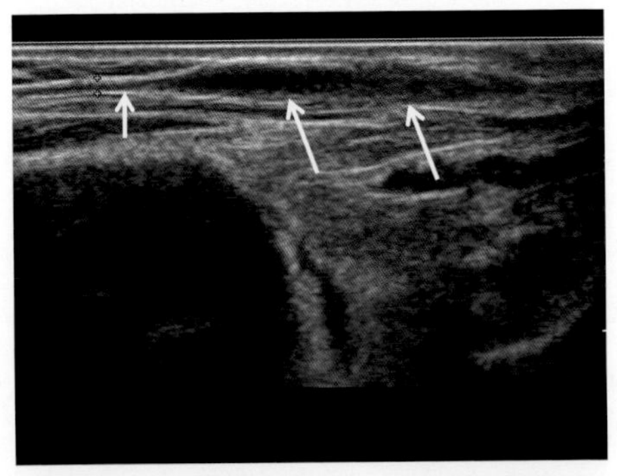

图 7-11-3　静脉曲张术后，腓浅神经损伤。患者有足背麻痛感觉。纵切面显示腓浅神经局部增粗，回声减低（长箭头），其近侧神经显示正常（短箭头）

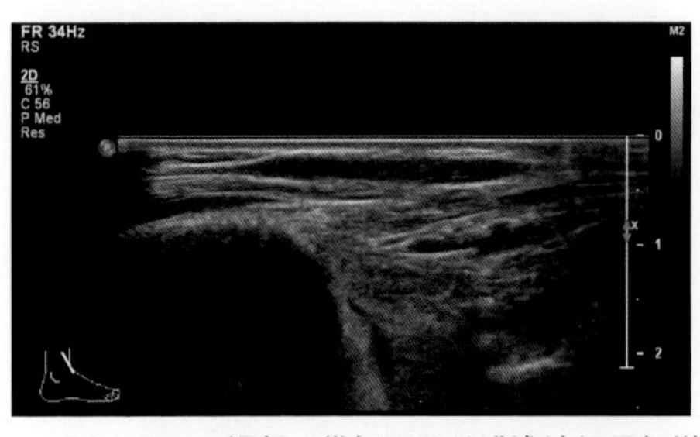

图 7-11-3 视频　纵切面显示腓浅神经局部增粗，回声减低

第十二节　踝管综合征

【疾病简介】

■　为踝管内胫神经及其分支因卡压而产生的局部和足底放射性疼痛、麻木的神经综合征。

■　常见原因为腱鞘囊肿、踝管底部骨赘形成、距跟融合、神经鞘瘤、脂肪瘤、静脉曲张、副肌等。

【超声表现】

■　超声显示胫神经局部受压变细，而卡压近侧神经明显增粗，回声减低。受压神经周围可见异常回声，如腱鞘囊肿、瘢痕组织、骨痂等（图 7-12-1 与视频）。

■　有时受累神经表现为局部增粗，回声减低，内部神经纤维束结构不清。

【注意事项】

■　胫神经紧邻胫后动静脉，寻找神经困难时，可首先应用彩色多普勒显示胫后动静脉，然后在其旁寻找胫神经。

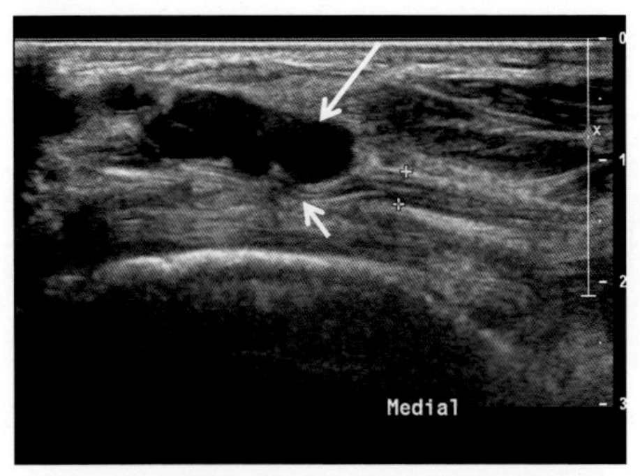

图 7-12-1　踝管综合征。右侧踝管内腱鞘囊肿卡压胫神经内侧支。纵切面显示胫神经内侧支受囊肿（长箭头）卡压变细（短箭头），其远侧神经增粗、回声减低（标尺）

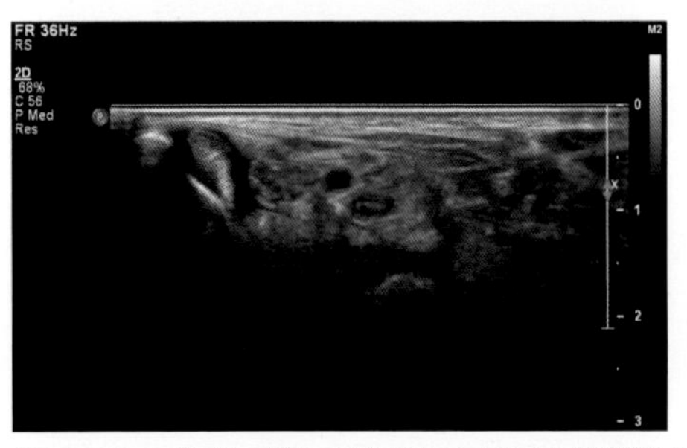

图 7-12-1 视频　横切面连续扫查显示右侧踝管内腱鞘囊肿卡压胫神经内侧支

第十三节　Morton 神经瘤

【疾病简介】

■　Morton 神经瘤为趾足底总神经受到刺激或压迫而引起的临床综合征，其发生与趾足底总神经在跖骨间横韧带下反复磨损，后继发神经变性和神经周围纤维化有关。

■　常见病因有女性穿尖头高跟鞋及男性穿鞋不合适、外伤如跖骨颈骨折、跖趾关节脱位、跖骨间滑囊炎、跖趾关节囊肿等。

【局部解剖】

■　足底内侧神经和足底外侧神经在跖骨底部附近分为 4 支趾足底总神经，大部分人的第三趾足底总神经是由足底内侧神经与足底外侧神经共同组成，支配第三趾蹼。

■　这种解剖特点使这支趾足底总神经为神经分叉所固定，即前方在第 3 趾蹼处分成第 3 趾腓侧固有神经和第 4 趾胫侧固有神经，后方是足底内、外侧神经的连接部，因而 Morton 神经瘤更多见于第 3 跖骨间隙。

【临床表现】

■　多见于中老年女性，常为单侧发病。

■　病变在 4 个足趾间隙均有发生，但更多发生在第 3、第 4 跖骨间隙。

■　患者主诉跖骨头区域轻微疼痛或不适，以后疼痛逐渐加剧，可放射至趾尖。穿高跟尖头皮鞋，疼痛可加重，改穿平底、宽头鞋可有所缓解。

【超声表现】

■　超声检查时，探头可放置在足背或足底进行检查。

■　从足背检查时，检查者可用手指从足底跖骨头间隙向足背加压。相反，从足底检查时，手指可从足背跖骨间隙向足底加压，以利于病变的显示。

■　于跖骨头间隙可见梭形或椭圆形低回声结节，沿跖骨长轴走行。有时可显示神经瘤近侧或远侧的趾足底总神经，其管径较正常稍增粗而较易显示（图 7-13-1A，B）。

■　探头按压神经瘤时，如患者出现较剧烈疼痛，则更支持诊断。

■　有些病例可见神经瘤背侧的囊性积液区即跖骨间滑囊积液，滑囊可被压缩，而神经瘤不能被压缩。

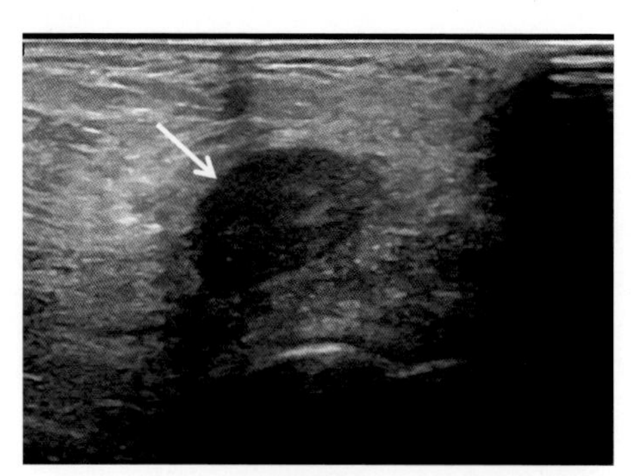

图 7-13-1A　于足背侧第 2 ~ 3 跖骨头间隙可见低回声结节（箭头）

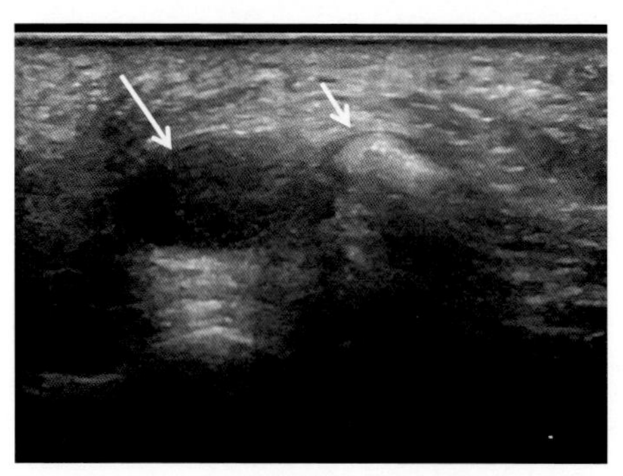

图 7-13-1B　于足底侧第 2 ~ 3 跖骨头间隙可见低回声结节（长箭头），边界尚清，其近侧可见趾足底总神经（短箭头）

第十四节　股神经损伤

【疾病简介】

■　股神经由腰丛发出后，在腰大肌与髂肌之间下行，并随同髂腰肌经肌间隙进入大腿部。

■　在腹股沟区，股神经位于髂肌肌腹与髂腰肌筋膜之间，任何原因引起髂腰肌损伤，导致肌筋膜腔室内压力增加，均可压迫其内的股神经，导致神经嵌压。

■ 常见原因有外伤所致髂腰肌血肿、血友病患者或服用抗凝血药物患者轻微损伤而导致局部血肿或自发形成的血肿。其他引起股神经卡压的病因有术后瘢痕组织包裹、骨内固定物的卡压、肿瘤压迫等。

■ 股神经损伤后，患者主要表现为大腿前内侧至膝及小腿前内侧麻木，伸膝无力，股四头肌逐渐无力而麻痹。

【超声表现】

■ 股神经卡压者，神经局部受压变细，近段神经可见增粗，神经周围可见异常回声，如髂腰肌内血肿、瘢痕组织、骨内固定物等。

■ 挤压、牵拉或缺血等机制所致的股神经损伤，可表现为股神经增粗，回声减低，内部神经纤维束增粗。可累及神经的一部分或较大范围（图 7-14-1A，B，C）。

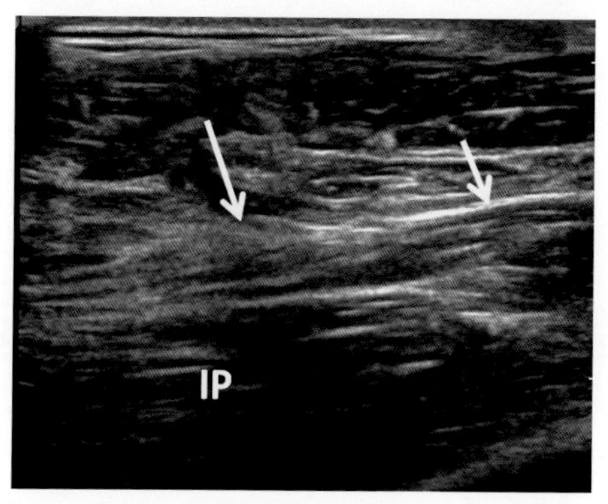

图 7-14-1A　患者为阑尾炎术后出现右侧股神经损伤。于盆腔下部纵切面显示右侧股神经局部神经增粗，神经外膜显示不清（长箭头）。其远侧神经弥漫性增粗（短箭头），内部神经纤维束均增粗
IP，髂腰肌

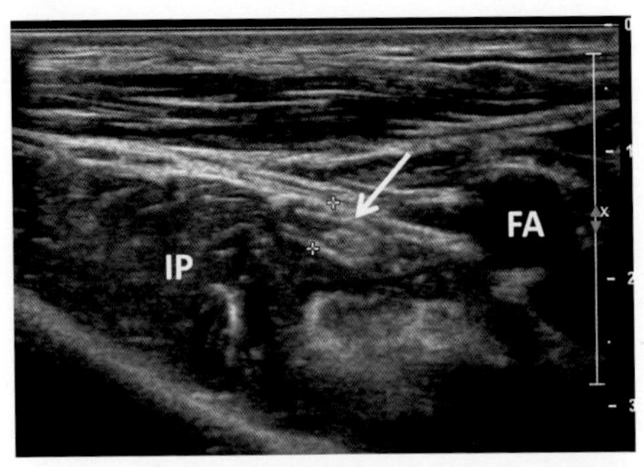

图 7-14-1B 横切面显示右侧腹股沟区股神经增粗（箭头）
FA，股动脉；IP，髂腰肌

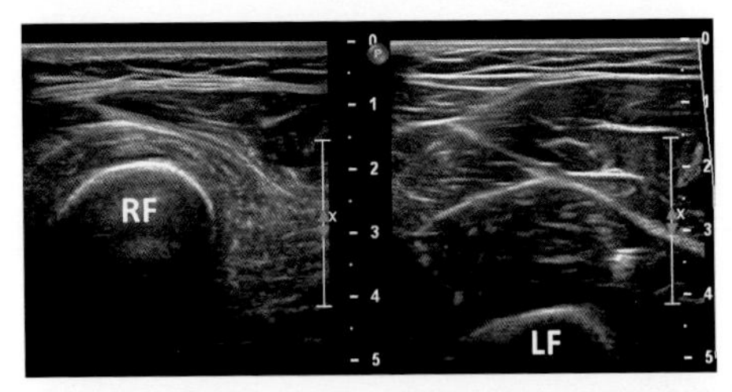

图 7-14-1C 双侧对比显示右侧股四头肌较左侧表现变薄
RF，右侧股骨；LF，左侧股骨

第十五节 股外侧皮神经卡压

【疾病简介】

■ 股外侧皮神经卡压又称感觉异常性股痛，可为特发性，亦可由创伤所致（如髂前上棘的撕脱骨折）、盆腔和腹膜后肿瘤压迫、躯干过伸等所致的神经牵拉伤、肥胖、腰带的挤压、过紧的衣服所致。

■ 临床表现为大腿外侧皮肤疼痛或感觉异常，行走或长时间站立后疼痛可加重。

【超声检查】

■ 股外侧皮神经卡压时，多数患者于髂前上棘处或其近侧可见股外侧皮神经局部增粗，回声减低，而位于腹股沟韧带远侧的股外侧皮神经多表现正常（图 7-15-1A，B ～图 7-15-2A，B，C 与视频）。

■ 纵切面也可显示股外侧皮神经局部增粗，回声减低。其周围软组织无异常。

【注意事项】

超声检查时，应尽可能应用较高频率的超声探头，以提高对股外侧皮神经的显示率。

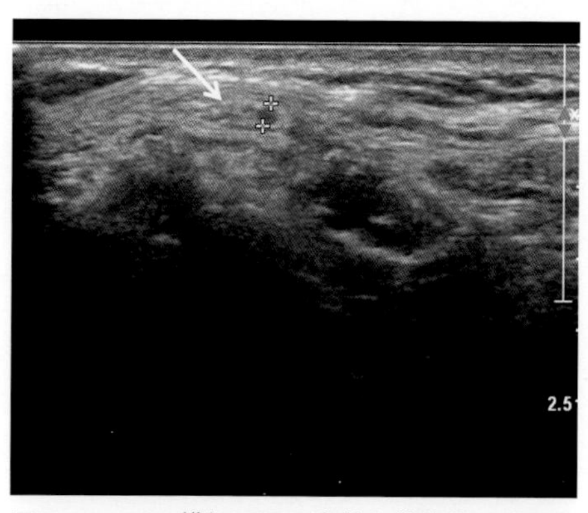

图 7-15-1A 横切面显示髂前上棘处的股外侧皮神经（箭头与标尺），稍增粗

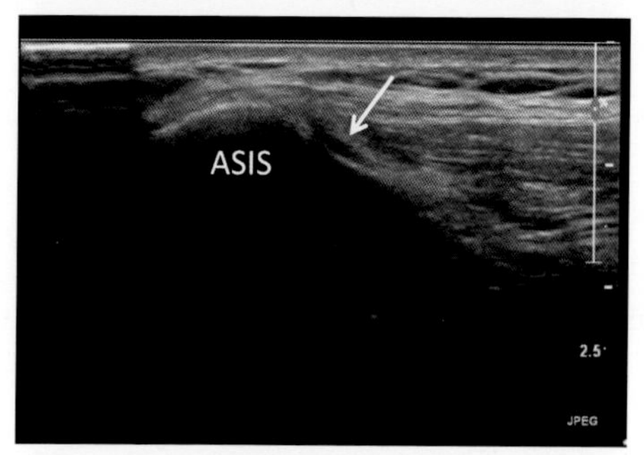

图 7-15-1B 于髂前上棘（ASIS）的上方显示股外侧皮神经增粗，回声减低（箭头）

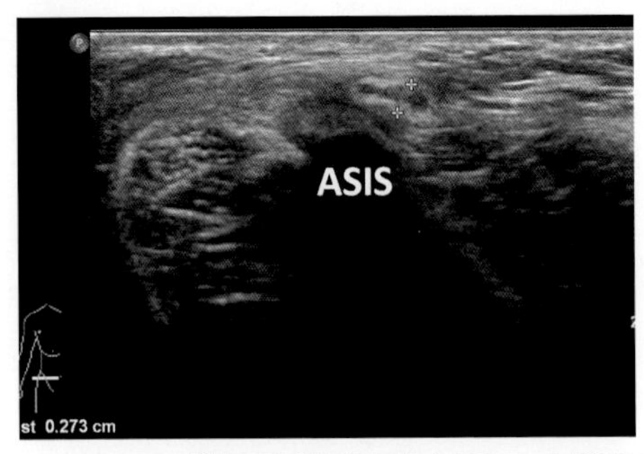

图 7-15-2A　横切面于髂前上棘（ASIS）内侧显示股外侧皮神经增粗伴神经外膜显著增厚（标尺）

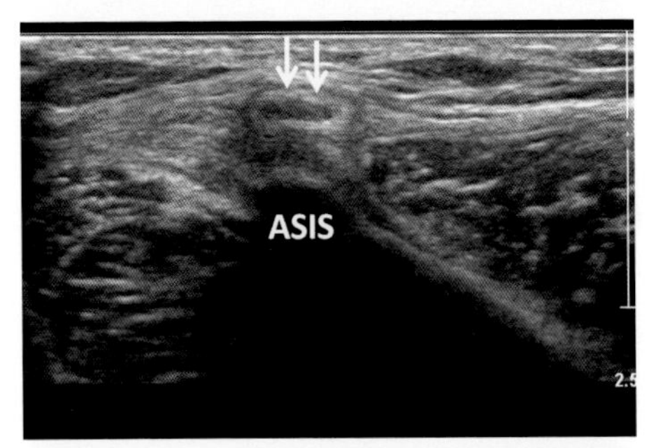

图 7-15-2B　自上一切面稍上方显示股外侧皮神经的神经外膜显著增厚（箭头），呈稍高回声。ASIS，髂前上棘

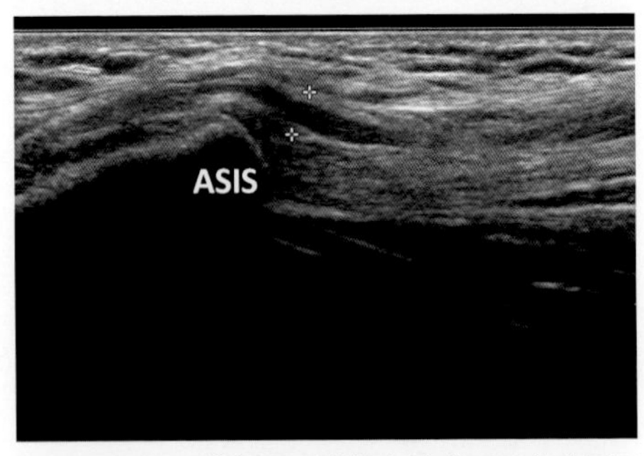

图 7-15-2C　纵切面于髂前上棘（ASIS）处显示股外侧皮神经增粗伴神经外膜显著增厚、回声增高（标尺）

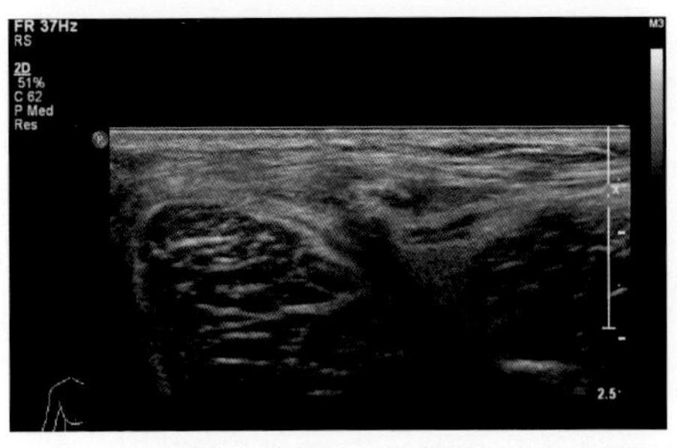

图 7-15-2 视频　自腹股沟韧带稍下方向近侧连续横切面扫查显示股外侧皮神经增粗，神经外膜增厚、回声增高

第十六节　其他典型病例

病例 1　正中神经纤维脂肪错构瘤，患者最近出现右手手指麻痛（图 7-16-1A，B 与视频）。

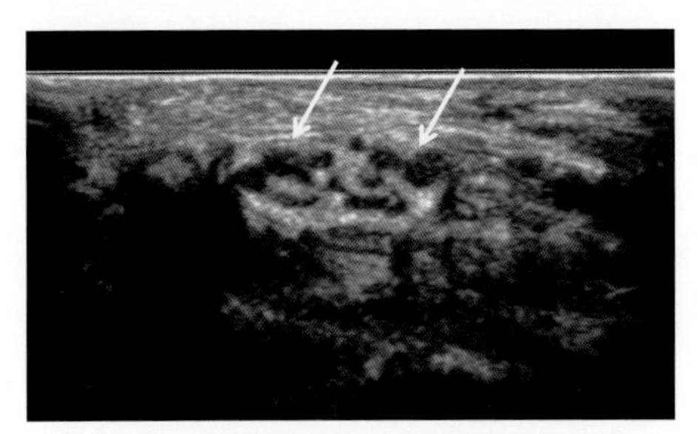

图 7-16-1A　横切面显示右侧腕管内正中神经显著增粗，其内神经束膜显著增厚、回声增高（箭头）

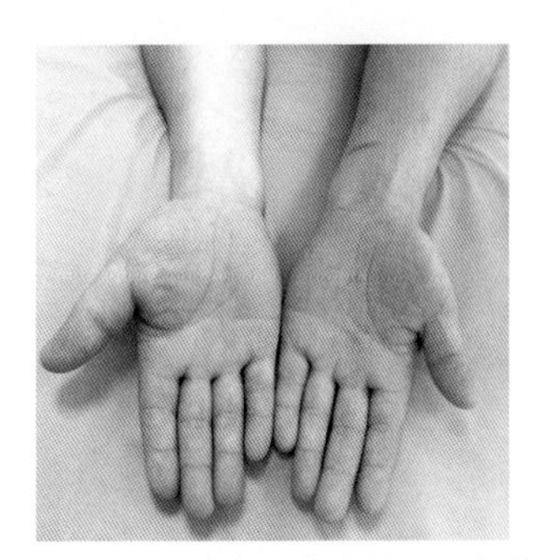

图 7-16-1B　患者右侧手掌尤其是拇指增粗肥大

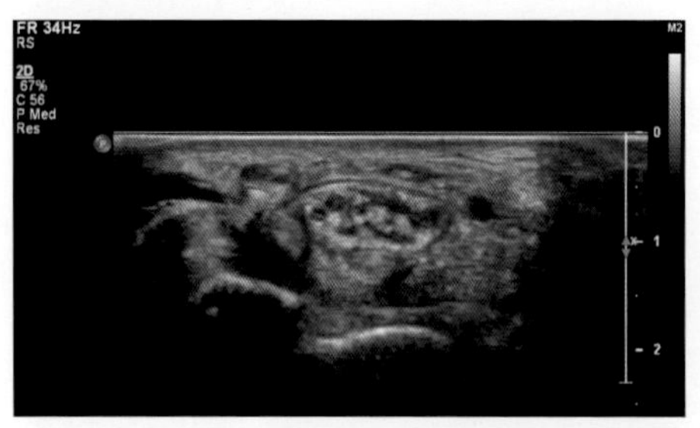

图 7-16-1 视频　横切面显示右侧腕管内正中神经显著增粗，其内神经束膜显著增厚、回声增高

病例 2　正中神经残端瘤。患者为前臂截肢术后，局部疼痛明显（图 7-16-2 与视频）。

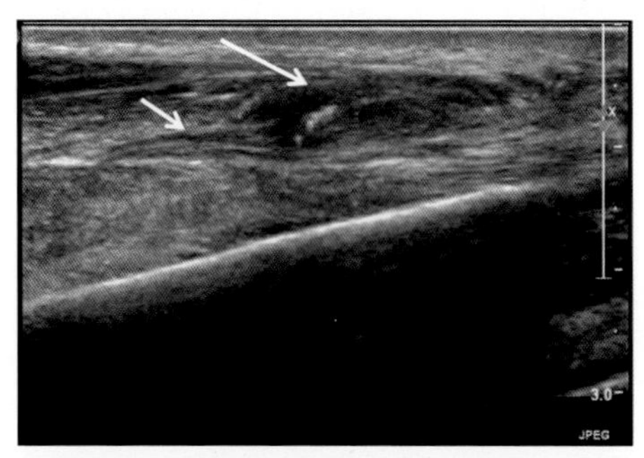

图 7-16-2　纵切面显示正中神经（短箭头）残端神经瘤，呈低回声结节（长箭头）

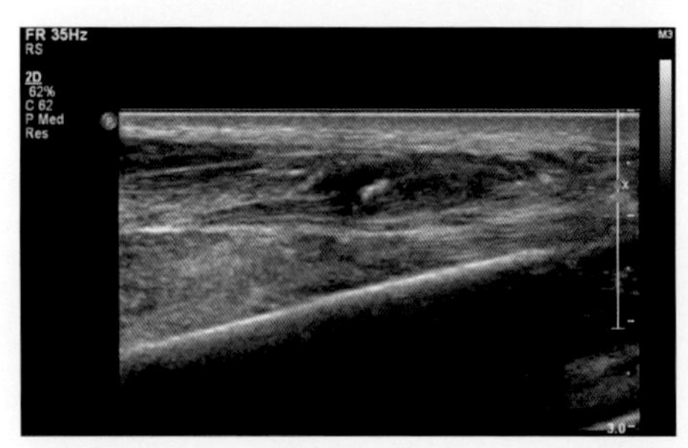

图 7-16-2 视频 1　纵切面显示正中神经残端神经瘤

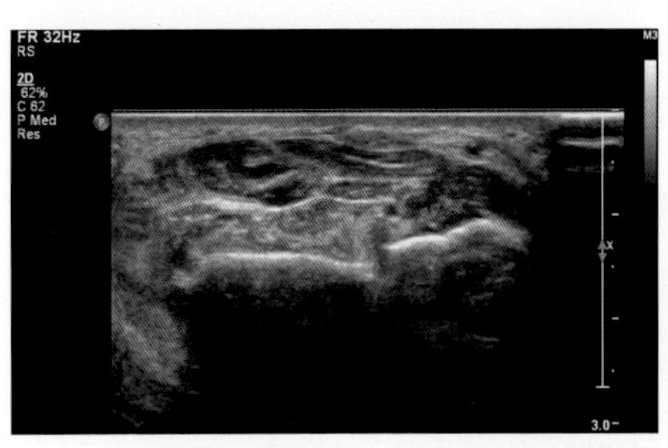

图 7-16-2 视频 2　横切面显示正中神经残端神经瘤

病例 3　肘部正中神经损伤。患者为左侧肘部脱臼后（图 7-16-3 与视频）。

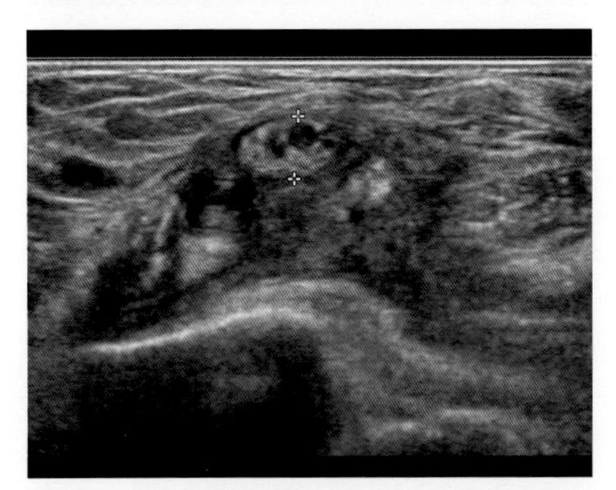

图 7-16-3　肘前部横切面显示正中神经增粗伴神经束膜增厚

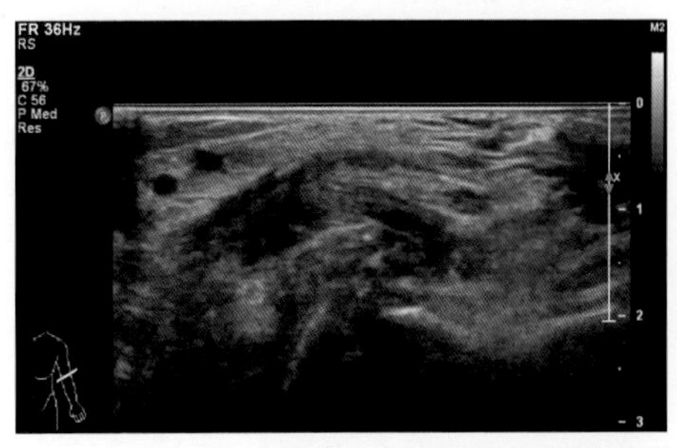

图 7-16-3 视频　肘前部横切面连续扫查显示正中神经走行迂曲伴神经束膜增厚

病例 4　乳腺癌术后肿瘤累及臂丛神经 C7 伴锁骨上区及下区多发转移结节（图 7-16-4 与视频）。

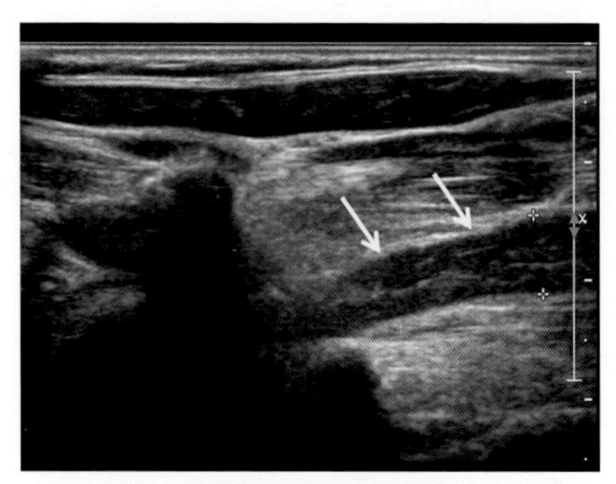

图 7-16-4　乳腺癌术后纵切面显示 C7 神经弥漫性增粗、回声减低（箭头）

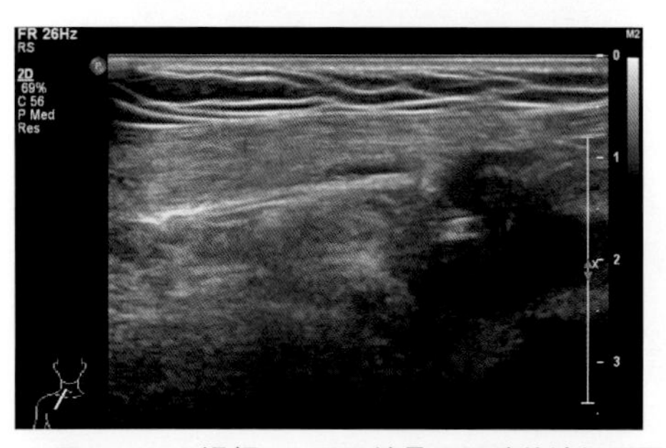

图 7-16-4 视频 1　显示锁骨下区臂丛神经周围多发实性结节

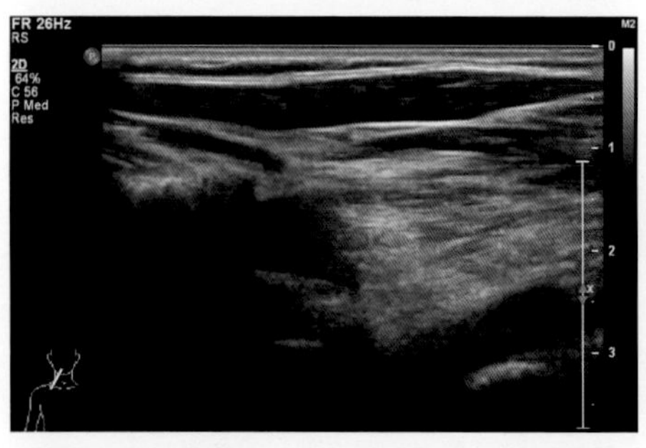

图 7-16-4 视频 2　纵切面显示 C7 神经弥漫性增粗，回声减低

病例 5　正中神经内囊肿（图 7-16-5 与视频）。

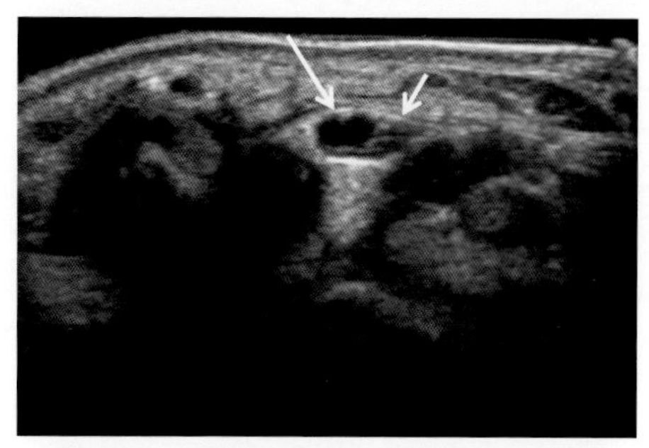

图 7-16-5　横切面显示右侧腕管内正中神经内囊肿（长箭头），其旁可见神经纤维束结构（短箭头）

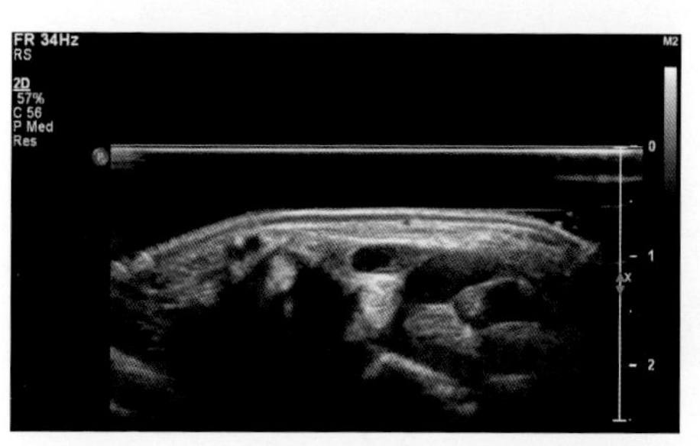

图 7-16-5 视频　横切面显示右侧腕管内正中神经内囊肿

病例 6　前臂正中神经鞘瘤（图 7-16-6 与视频）。

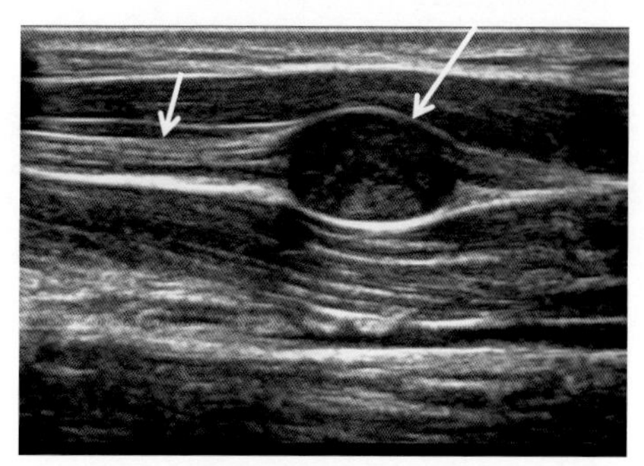

图 7-16-6　纵切面显示结节（长箭头）与正中神经（短箭头）相延续

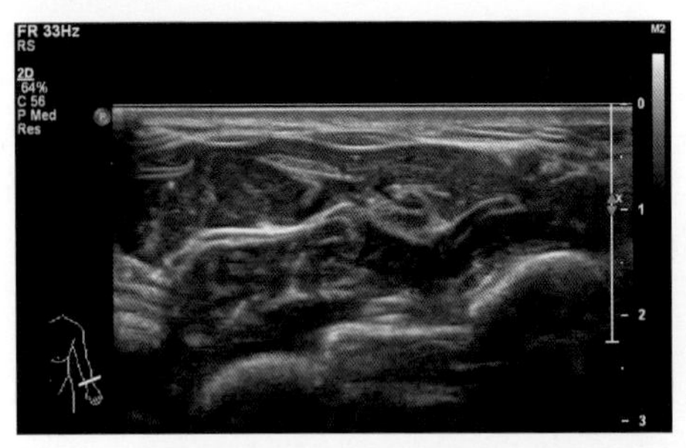

图 7-16-6 视频　横切面连续扫查显示前臂正中神经来源的神经鞘瘤

病例 7　内踝胫神经鞘瘤（图 7-16-7 与视频）。

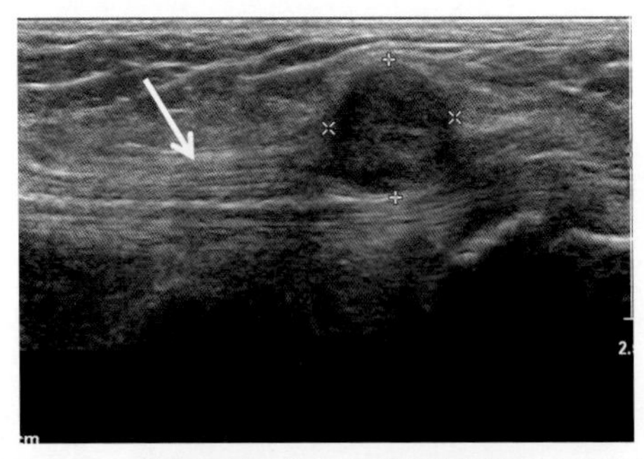

图 7-16-7　纵切面显示位于内踝处的胫神经（箭头）的神经鞘瘤（标尺），呈偏心生长

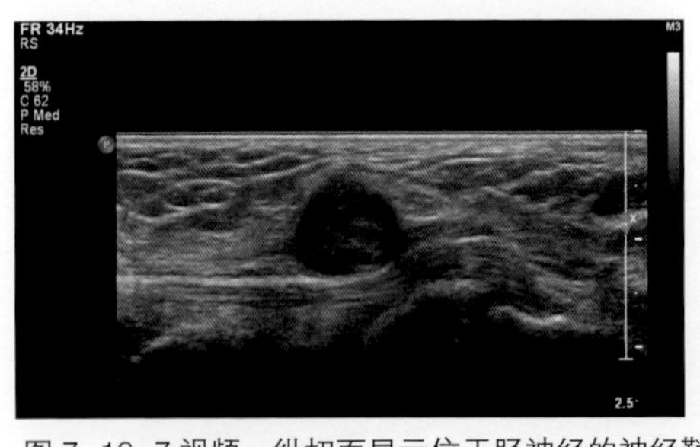

图 7-16-7 视频　纵切面显示位于胫神经的神经鞘瘤，呈偏心生长

病例 8　腓肠神经损伤（图 7-16-8 与视频）。

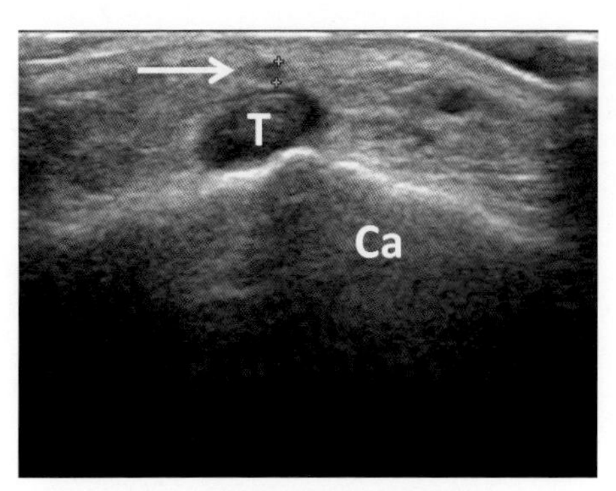

图 7-16-8　横切面显示外踝腓骨肌腱（T）浅侧的腓肠神经局部增粗（箭头）
Ca，跟骨

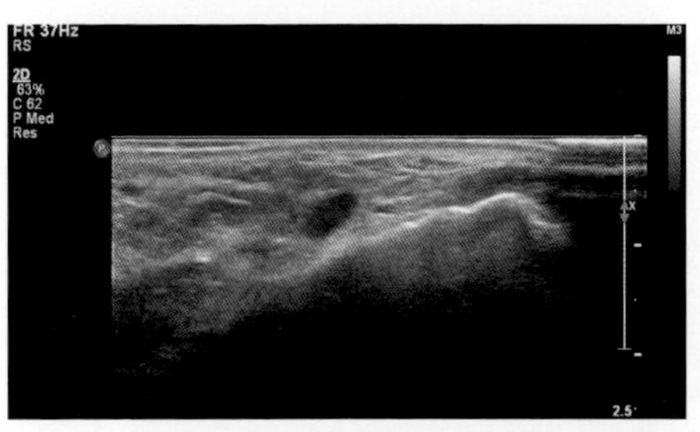

图 7-16-8 视频　连续横切面扫查显示外踝腓骨肌腱浅侧的腓肠神经局部增粗

病例 9　腓肠神经损伤（图 7-16-9 与视频）。

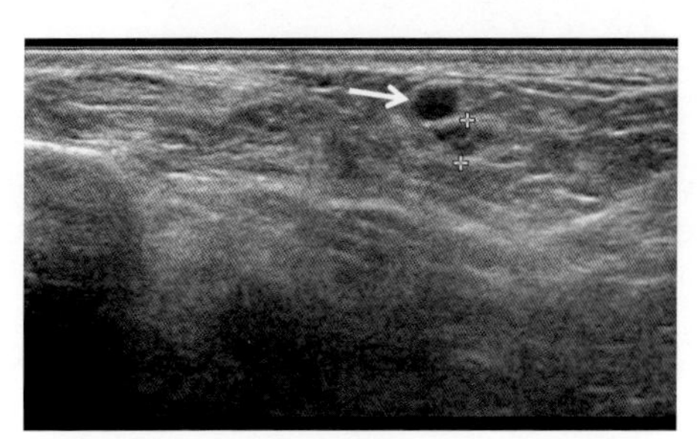

图 7-16-9　外踝处腓肠神经损伤。横切面显示外踝后方腓肠神经局部增粗（标尺），其浅侧可见小隐静脉（箭头）

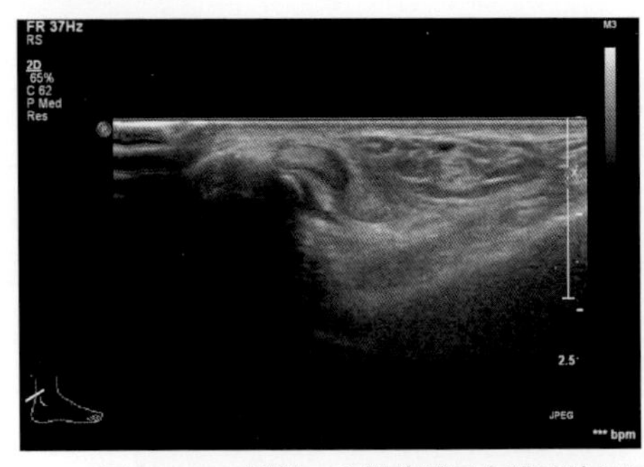

图 7-16-9 视频　左侧外踝后方腓肠神经局部增粗改变

病例 10　左侧桡神经深支起始部沙漏样狭窄，患者，男，16 岁（图 7-16-10 与视频）。

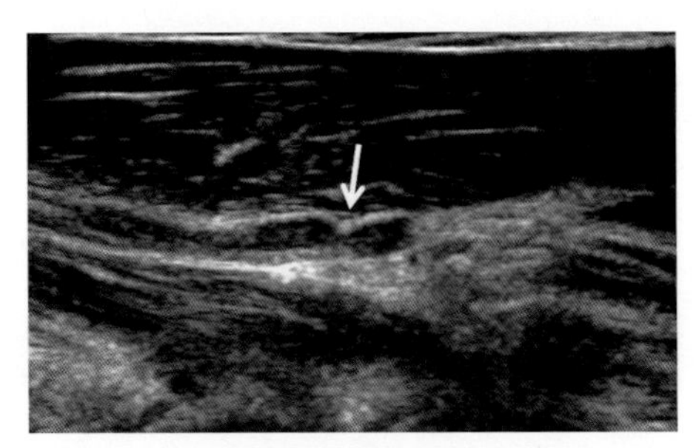

图 7-16-10　纵切面显示桡神经深支局部缩窄（箭头），其两侧神经增粗

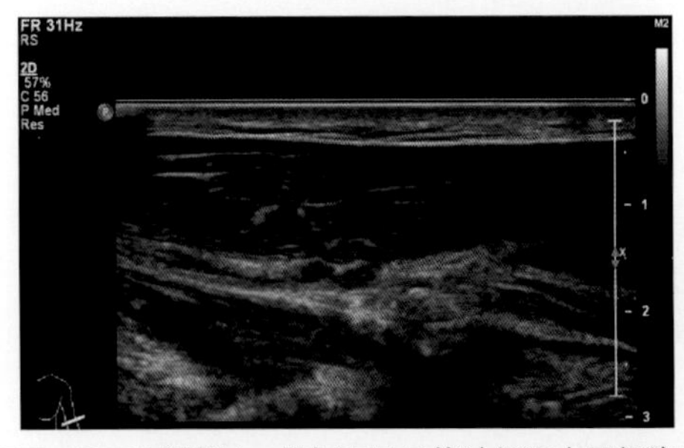

图 7-16-10 视频 1　纵切面显示桡神经深支局部缩窄，其两侧神经增粗

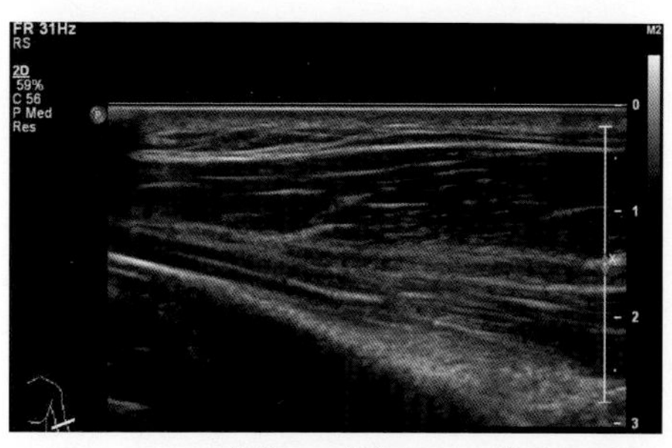

图 7-16-10 视频 2　纵切面显示桡神经深支另一处缩窄病变

病例 11　左侧桡神经深支起始部沙漏样狭窄。患者，女，34 岁，左手伸指障碍 2 个月（图 7-16-11 与视频）。

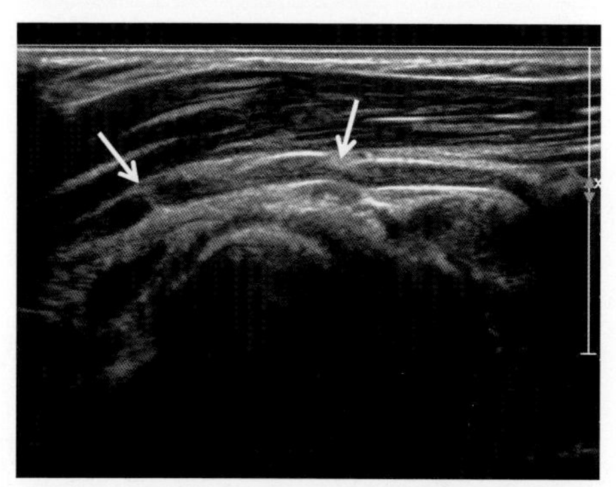

图 7-16-11　纵切面显示桡神经深支两处局限性狭窄（箭头），狭窄两侧神经增粗

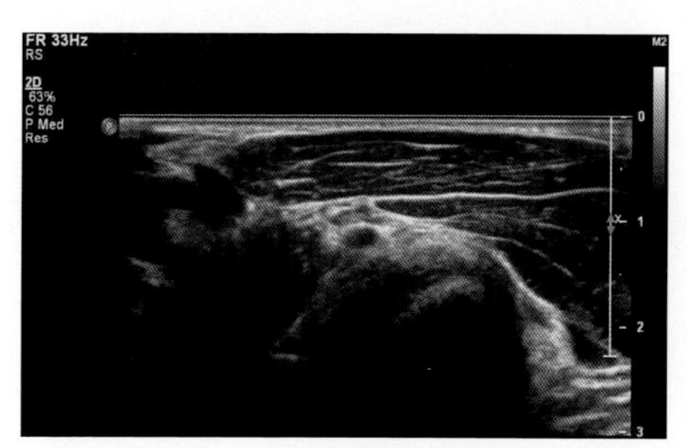

图 7-16-11 视频　横切面连续扫查显示桡神经深支沙漏样狭窄

病例 12　遗传性运动感觉性周围神经病，超声显示双侧下肢坐骨神经、胫神经、腓总神经弥漫增粗改变（图 7-16-12 与视频）。

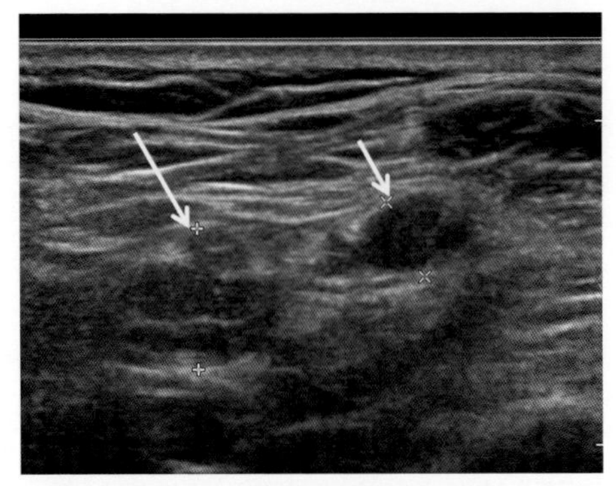

图 7-16-12　横切面显示腘窝处胫神经（长箭头）和腓总神经（短箭头）显著增粗，内部神经纤维束结构显示不清

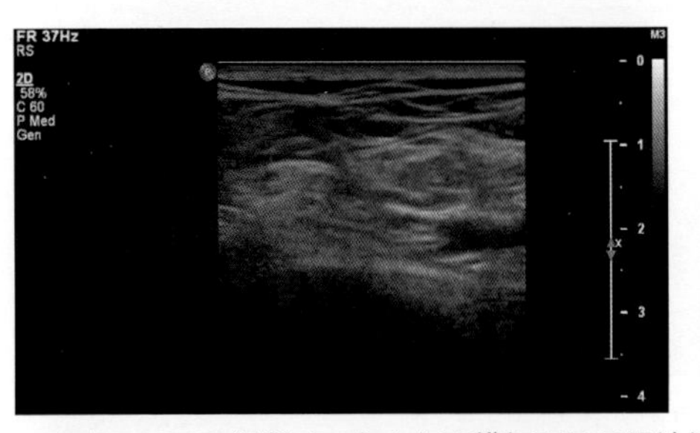

图 7-16-12 视频 1　自上向下横切面显示胫神经显著增粗，最后探头转为纵切面

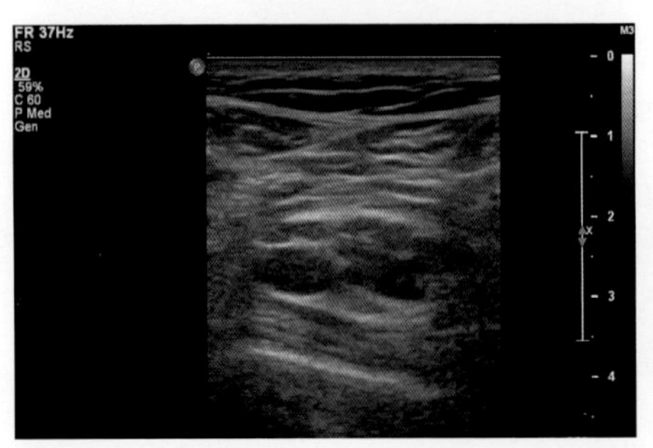

图 7-16-12 视频 2　自上向下连续横切显示坐骨神经显著增粗、回声减低，其内神经纤维束结构显示不清